건강해지려면
절대 의사 말을
믿지 마라!

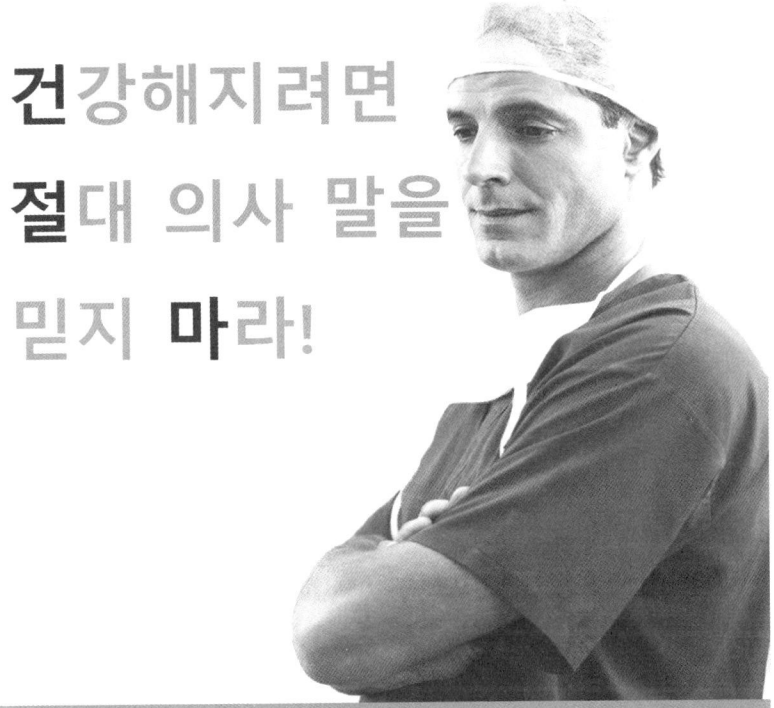

지은이 오남재

당신이 배우고 당신이 치료하라!

건강해지려면 절대 의사 말을 믿지 마라!

★ Copyright 2020 오남재. All Rights Reserved.
무단 복제 및 배포를 금합니다.
단, 일부 내용을 찍어 SNS에 공유하는 것은 괜찮습니다.

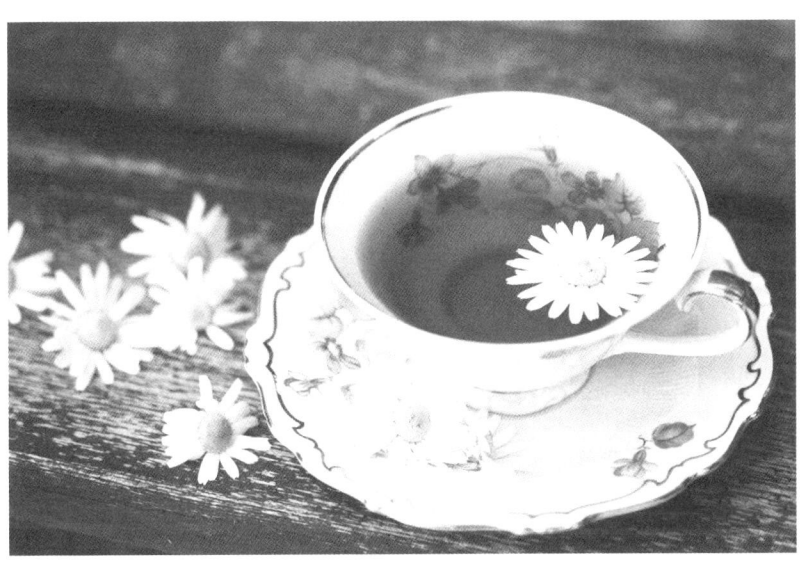

안녕하십니까? 저는 유튜브 채널 Kevin의 건강캠프를 운영하고 있는 유튜버 Kevin입니다. 현재 10만 명의 구독자를 보유하고 있으며 6,000명의 회원을 보유한 다음 카페 cafe.daum.net/liveyoung365도 운영하고 있습니다. 한의사로서 난치병을 위주로 20년 가까이 환자들을 치료하면서 느꼈던 많은 의학 정보를 여러분과 같이 공유하고자 이 책을 출판하게 되었습니다. 한의원을 열고도 10년 정도는 인체가 너무 어려워 환자를 보는 것이 두렵고 무서운 때도 있었습니다. 진료를 마치고 집에 돌아와서, 그리고 주말에도 쉬지 않고 수없이 많은 양의 공부를 하고 강의를 들어가며 밤늦게까지 공부하기도 했는데, 시간만 덧없이 빨리 지나갔습니다. 인체를 이해하는 것은

너무나 어려운 일이었고 인체를 어느 정도나마 이해하게 되는 데까지는 엄청난 시간과 노력이 필요하였습니다. 부동산 전문가가 되려고 해도 10년은 공부해야겠지요? 어떤 한 분야에서 전문가가 된다는 것은 정말 많은 시간과 노력이 필요한 것 같습니다. 환자들을 치료해 보고 경험을 쌓아 온 시간을 늘여가면서 제가 하고 있는 한의학이라는 학문, 그리고 의학이라는 학문, 대체의학, 그 외 인체와 인간에 관련된 다양한 학문을 접하다 보니 어느 순간 문리가 터지면서 현재의 의학과 한의학이 가진 문제가 보이기 시작했습니다. 그래서 현재의 의학, 한의학이 바른길을 가고 있는지에 대해 계속 의심을 품게 되었습니다. 여러분께 하나 여쭈어보겠습니다.

여러분은 지금의 의료 현실에 만족하십니까? 여러분들은 지금의 의료방식을 통해 잘 치료받고 있고 여러분들의 병이 잘 나아가고 있나요?

여러분은 모두 병원과 한의원에 다니며 치료를 받고 있는 의료소비자들입니다. 아프지 않은 사람이 거의 없으니까요. 자신이 의료인이라 할지라도 사람이기 때문에 때로는 의료인도 병이 날 수 있습니다. 그래서 때로는 의료인도 병원에 가고 한의원에 가서 치료를 받을 수 있습니다. 그러나 대부분 병이 잘 낫지 않고 병원에 가도 소용이 없어서 늘 몸에 몇 가지 증상이나 질병을 달고 사는 경우가 흔합니다. 병이 낫지 않는 이유를 자세히 살펴보니 환자 자신의 잘못과 의료인의 잘못이 둘 다 있더군요.

<u>참 지식이라는 것은 "내가 무엇을 모르는지 아는 것"에서 출발한다고 하듯이, 병이 낫지 않는 이유를 정확히 파악해야 여러분들이 더 이상 그 질병으로 고생하지 않을 수 있습니다.</u>

이 책은 병이 낫지 않는 이유와 잘못을 저지르는 의료인의 문제를 설명해 드리고 이를 여러분과 공유하는 책입니다. 오랜 기간 병마와

싸우고 있는 의료소비자라면 이 책을 보면서 같이 분노하고, 같이 공감하고, 같이 답을 찾을 수 있을 것입니다. 이 책은 여러분의 의료지식을 늘리고 현대 의학과 한의학의 한계를 설명해 드릴 것이며, 의사와 한의사의 분발을 요구하는 내용이 주를 이룹니다. 문제가 무엇인지를 아는 것이 진정한 앎의 시작입니다. 현대 의학이 주류 의학이 된 지금, 이유도 원인도 모른 채 아픈 몸을 이끌고 이 병원, 저 병원에 다니는 여러 환자분들을 보면서 약간은 분노에 찬 어조로 글을 썼음도 이해해 주시기 바랍니다.

-유튜버 Kevin 올림-

－이 책을 보실 때 참고 사항－

이 책은 여러분들이 처음 볼 때도 보기 쉽고, 한 번 보고 나서 중요 내용만을 다시 보고 싶을 때도 중요한 내용을 찾기 쉽도록 '<u>Kevin이 생각하기에 중요하고 여러분이 잊지 말고 꼭 기억했으면 하는 내용들</u>'을 <u>밑줄</u>, **굵은 글씨체**, 박스 모양의 형태로 구분하여 두었음을 밝힌다. 강의든, 저술이든 늘 여러분들에게 떠먹여 주듯이 쉽고 편하게, 눈에 쏙쏙 잘 들어오게 하였으면 좋겠다는 바람으로 이렇게 정리해 두었다.

머리말 1

Kevin은 이 책을 일반 의료소비자뿐만 아니라 의사, 한의사, 치과의사, 간호사, 간호조무사, 물리치료사, 조산사, 약사 등 모든 의료 관련 종사자들이 읽었으면 하는 바람이 있다. 의료인들은 자신이 인체의 생리, 병리에 대한 유일한 전문가이며 또한 인간 질병에 대해 거의 다 파악하고 있다고 생각할지 모르겠다. 그러나 사실 그런 의료인들의 편협한 시각 때문에 많은 환자의 질병을 놓치고 있다. 마치 중국이 과거에 자신들만이 지구의 중심이며 나머지 동서남북에는 미개한 오랑캐만 존재한다고 간주하던 안하무인 격의 시각과 동일하다. 중국은 지금 전 세계로부터 여러 가지 문제로 지탄을 받고 있고, 강대국으로서의 역할을 전혀 못하고 있는데 그런 것이 그들의 이런 잘못된 신념에서 비롯된다고 생각한다.

<u>비록 자신이 의료인이라 할지라도 인간의 질병에 대한 완벽한 전문가가 아니며, 자신의 지식과 신념을 때로는 내려놓고, 다양한 학문을 접하고 배워야만 인간의 질병에 대한 큰 틀을 볼 수 있다고 생각한다.</u> 인간의 생로병사와 생리, 병리의 큰 틀을 볼 수 있어야만 인체에 대한 진단과 치료가 쉬워지고 정확해진다.

의료인의 존재 이유는 딱 하나다. 환자를 빠르게 낫게 해주고, 아프지 않게 잘 치료해서 재발 없이 행복하게 살도록 해주는 것이다. 환자들은 자신의 오랜 병을 잘 낫게만 해주면 '의학, 한의학이 무엇이 우수하고 혹은 의사, 한의사 중에 누가 옳다 그르다'라고 구분하지 않을 것이다. 꿩을 잘 잡는 매면 되었지 의사, 한의사를 구분하는 것에 무슨 의미가 있겠는가? 우리나라에는 다른 나라와 달리 특수하게 한의사라는 제도가 존재하는데 이것이 우리나라 환자들에게 화(禍)인지, 복(福)인지에 대해 여러분이 어떤 판단을 내릴지는 Kevin도 잘 모르겠다. 다만 오직 의사와 한의사는 환자에 대한 치료율과 치료 속도로 승부를 내야 한다. 질병 치료율이 얼마나 높은지와 병이 얼마나 빠르게 잘 낫느냐가 환자가 관심사이지, 의학적 근거나 논문은 환자가 원하는 것이 아니라는 것을 절대 잊으면 안 된다. 꿩을 잡지 못하는 매는 하나도 쓸모가 없다.

제발 논문만 가지고 질병이 이렇다 저렇다 얘기하지 말자. 의학적 지식은 항상 업데이트되고 있고 늘 변하고 있기에, 10년 전에 정설로 맞다고 여겼던 의학적 지식이 올해가 되어서는 완전히 폐기되고 그 내용이 정반대로 바뀌는 경우도 많다. <u>또한 논문이라는 것은 논문을 설계한 사람의 의도에 따라 얼마든지 반대의 결과가 나올 수 있다는 것을 독자들도 반드시 알아야 한다. 유튜브를 보다 보면 의사들이 어떤 의학적 사실을 설명할 때 논문을 가지고 근거로 삼는데, 그런 논문조차도 신뢰하기 어려운 것이 많다는 것이다.</u>

유튜브에서 의사들이 논문을 몇 개를 뽑아서 그 논문들을 근거로 이런 약은 뭐가 좋고, 이런 건강기능식품은 어디에 작용을 하고, 어떤 질병에 이 약을 복용했더니 어떤 좋은 결과가 있었다…는 식의 설명에 너무 많은 사람들이 속아(?) 넘어가는 것이 안타까워서 드리는 말이다.

의사 면허의 권위와 의학 논문이라는 권위에 속지 말라!

1. 논문 중에서도 신뢰도가 높은 상위의 논문 2가지

   1) Meta-Analyses 메타분석
   2) Systemic Reviews 체계적 문헌고찰

2. 논문 중에서 걸러지지 않은 신뢰도가 낮은 논문들의 순서

   3) Randomised Controlled Trials
   4) Cohort studies
   5) Case Reports
   6) Background Information/Expert Opinion

논문의 수준도 천차만별이다. 위의 상위 1, 2번째(메타분석, 체계적 문헌 고찰) 정도에 해당하는 논문이라야 그나마 논문의 가치가 있는데, 일반인들이 이런 논문의 수준차가 있다는 사실을 잘 모른다는 것을 이용해 질 낮은 논문을 예로 들어가면서 진실을 호도하는 사람들이 매우 많다.

또한 부디 의료인들은 자신이 하고 있는 치료 행위가 과연 몇 점짜리 치료인지 꼭 반추해보길 바란다. 이 책은 Kevin이 의학, 한의학, 대체의학과 기타 인체를 다루는 많은 학문들을 바탕으로 만들어진 내용이 주를 이루는데, 이 책의 내용이 의료소비자인 여러분의 의학적 시야를 넓히는 발판이 되면 좋겠고, 환자를 치료하는 의료인에게는 Kevin이 지금 공유하는 임상 경험이 의료인들에게 치료의학으로 발전해 나갈 힌트가 되면 더없이 행복할 것 같다. 센스가 있는 의사나 한의사라면 Kevin이 이 책에 소개한 여러 새로운 시각을 통해 치료에 대한 많은 힌트를 얻을 수 있을 것이라고 생각한다. 그러나 혹자는 Kevin의 주장이 터무니없다고 생각하고 책을 읽지 않거나, 읽다가 책을 던져 버리는 사람도 있을 것이다. 그런 분들은 유튜브 검색

창에 'Kevin 건강캠프'를 한번 쳐서 검색해보라. 그곳에 Kevin이 올려놓은 265개 정도의 동영상이 있다. 그 영상을 시청하다 보면 이 책에 다 소개하지 못한 Kevin의 많은 의학적 시각들을 접할 수 있을 것이다. 이를 시청하고 나면 Kevin이 마냥 기존의 의학과 한의학에서 동떨어진 얘기만을 하고 있는 것이 아님도 알게 될 것이다.

머리말 2

우리가 건강에 관련하여 흔하게 듣는 말들이 있다.

> 피가 맑아지고 혈액 순환만 잘되면 모든 병이 낫는다.
> 음식으로 고치지 못하는 병은 약으로도 못 고친다.
> 생채식만 하면 모든 병이 다 낫는다.
> 체질식을 하면 모든 병이 다 낫는다.
> 소금만 잘 먹으면 모든 병이 다 낫는다.
> 체온 1도만 올려주면 모든 병이 다 낫는다.
> 기생충이 만병의 원인이므로 구충만 잘해주면 모든 병이 다 낫는다.
> 만병일독(萬病一毒) : 해독(解毒)만 잘해주면 모든 병이 다 낫는다.

이런 말들이 과연 얼마나 잘 맞는 말들일까? 많은 사람들이 각종 매체에서 '~만 하면 다 낫는다'라고 선전하고 강의하는 경우를 많이 보았을 것이다. 유튜브에도 검색해보면 이런 부류의 얘기를 가지고 건강강의를 하거나, 건강기능식품을 판매하는 사람들이 많이 있다. 과연 혈액을 맑게 하거나, 음식을 개혁하여 생채식만을 하거나, 체질식을 하거나, 소금을 먹거나, 해독만 열심히 한다면 정말 모든 병이 다 나을 수 있을까?

안타깝게도 <u>어느 한 가지만을 실천하여 모든 병이 낫는 방법은</u>

이 세상에 없다. 이것은 사실이다. 인체의 질병은 그 종류가 3만 5천 가지 혹은 5만 가지라고 하는데 위에 설명한 방법들은 일정한 효과가 보장되는 방법이기도 하지만 위에 언급한 어느 하나의 방법만으로는 절대 모든 병을 다 고칠 수 없다. 또한 저 방법들을 모두 다 동원한다 해도 낫지 않는 병도 많을 수밖에 없다. 자세히 내용을 살펴보면 저 내용들도 상당히 근거가 있는 말들이고 실제로 위의 방식을 통해 많은 병이 치료되기도 한다. 그러나 1가지가 빠져 있다. 그것은 바로 구조의 문제다. 구조에 문제가 있으면 위의 방식을 통해 치료를 한다고 해도 잘 낫지 않고 증상이 깔끔하게 해결되지 못한다. 그래서 Kevin은 늘 구조, 영양, 어혈, 독소가 인체를 치료하는 4가지의 중요한 카테고리라고 강조하고 있다. 구조, 영양, 어혈, 독소 중에 구조가 제일 앞에 있는 것은 이 4가지 요소 중에 가장 중요한 요소이기 때문이고 의료인들과 의료소비자들이 가장 잘 모르고 있는 요소이기 때문이다. 이렇게 말하면 여러분들은 구조를 잡아서 병이 낫는다고 하면 '허리디스크나 척추관협착증 같은 체형 관련 질병만 낫는 거 아냐?'라고 생각할 수 있을 것이다. 그러나 그렇지 않다. 골격 질환, 내장 질환, 정신 질환 모두 구조적인 문제와 직접적인 관련이 있다. 다시 한번 말한다. 모든 질병과 구조의 문제는 직접적으로 관련이 되어 있다. 이것을 잊는 순간, 당신은 영원히 의사들에게 속게 된다.

> 죽는 날까지 이 사실을 잊지 말라~! 난치병, 불치병은 모두 구조의 문제가 부리는 장난이다! 정신병까지도 그렇다!

음식으로 모든 병이 나을 수 없는 이유는 음식만으로는 틀어지고, 굳어져 버린 인체의 구조를 잡는 것이 불가능하기 때문이다. 음식을 잘 가려서 소화 흡수가 잘되도록 잘 먹으면 관절의 통증이나 눌린 관절, 굳은 근육이 풀릴 수도 있지만 허리 디스크나 척추관협착증, 테니스 엘보, 족저근막염, 무릎 관절염, 오십견 같은 증상이 좋은 음식을 섭취한다고 모두 다 좋아질 수는 없다. 현재 유튜브에서 그것이 모두 가능하다고 사실을 호도하는 사람들이 있다.

 물론 생채식이나 좋은 음식을 먹는 것이 건강 문제의 해결에 큰 도움이 많이 되긴 하지만 낫지 못하는 증상과 질병도 많을 수밖에 없다. 음식만을, 생채식만을, 체질식만을 강조하는 사람들은 구조의 문제를 간과하기 때문에 결국 "다 낫는다"는 말에 대해 책임을 질 수가 없는 일이 발생한다. 실제로 내장질환의 병도 체형과 밀접하게 관련이 되어 있기 때문에 채식 식단으로 바꾸는 방식으로 병이 다 낫는다거나 영양으로 다 고친다는 말은 절대 참이 될 수 없다. 고려할 것이 영양 말고도 여러 가지가 더 있기 때문이다. 다만 음식이나 좋은 영양이 관절 질환에 충분히 도움을 줄 수는 있다. 또한 음식이나 영양이 매우 중요한 부분이기 때문에 질병 개선에 반드시 필요한 요소임은 Kevin도 인정한다.

> 결론: 인간의 병을 치료함에 있어 "이것 하나로 다 낫는다"라고 하면 그것은 틀린 말이라고 보면 된다. 어느 것 하나를 먹거나, 어느 방식 하나로 쉽게 치료될 인간이 아니기 때문이다. "어느 것 하나로 다 낫는다"라고 말하는 사람이 있다면 그것은 그 사람이 돈을 벌기 위해서 당신을 유혹하는 것이다. 그러나 아주 효과가 없다고 할 수는 없다. 어떤 특정 질환에 효과가 좋은 물질이나 치료 방법이 있기도 하기 때문이다. 다만 그런 한 가지로 모든 병이 다 나을 수는 없다. 절대 안 된다.

 Kevin은 여러분이 유튜브 동영상에서도 쉽게 접할 수 없는 정보를 전하기 위해 이 책을 썼다. 2년 전에 비해 엄청나게 많은 의료인들이 유튜브에 뛰어들어서 이제는 의학 정보가 과잉될 정도다. 관심을 끌기 위한 제목에서부터 빈약한 내용으로 시청자들의 소중한 시간을 낭비하는 정보가 많아지기도 했고, 그와 반대로 아주 양질의 의료 콘텐츠를 올리는 사람들도 많이 늘었다. 다만 동영상의 특성상 전체적인 내용을 한눈에 찾아보기가 어려워졌다. 그래서 동영상을 찾아가면서 보는 일이 오히려 책을 읽는 것보다 시간이 더 걸리는 단점이 있다. 그래서 Kevin의 생각을 정리하여 책을 쓰고 싶었다. <u>책 한 권으로 Kevin이 말하고자 하는 내용을 정리하면 독자들이 한 번을 봐도 보기 쉬울 것이라 생각했다. 여러분들이 책을 보면서 굳이 줄을 긋지 않아도 되도록 중요한 내용은 굵은 글씨체와 밑줄을 첨가하였고, 박스를 만들어 여러분이 꼭 잊지 않고 염두에 두었으면 하는 내용들을 강조해 두었다.</u> Kevin은 강의를 하든, 책을 쓰든 간에 여러분들에게 친절한 사람이 되고 싶다. Kevin만의 작은 배려가 여러분들에게 많은 도움이 되길 바란다.

　자연에는 낮과 밤이 있듯이, 이데올로기에는 민주주의와 공산주의가 있다. 원래 세상은 2가지의 대립, 즉 음양과 흑백이 있고 그 외에 수많은 서로 다른 정보와 반대되는 의견들이 있다. 자신이 흑을 취할지 백을 취할지는 자신의 선택이며, 대부분의 경우에 그 선택으로 오는 결과도 자신이 지게 된다. 그러나 현재는 문명의 발달로 흑백만 있는 것이 아니고 다양한 색의 스펙트럼이 있을 수밖에 없다. 건강에 관한 정보, 건강에 관한 이론도 잘 선택해야 한다.(예를 들자면 저염식을 할 건지, 간간하게 먹을 건지) 돈 벌기보다 어려운, 안 아프고 건강하고 예쁘게 사는 법에 대해 지금부터 설명해 보도록 하겠다.

　Kevin은 당신이 이 책을 읽기 시작했다면 참 좋은 선택을 했다고 말해 줄 수 있겠다.

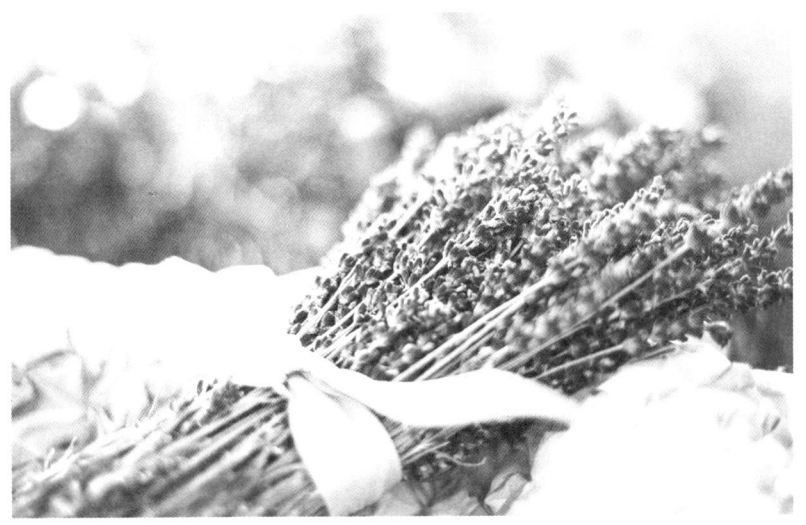

차 례

머리말 1   6
머리말 2   9

1장   건강해지려면 절대 의사의 말을 믿지 마라

이제는 기존의 의료 지식을 싹 다 갈아엎어야 할 타임~!!   27
내 몸은 내가 알아~! 정말로요?   31
과학에 비해 너무나 수준이 낮은 현대 의학과 한의학   31
처절한 반성과 발상의 대전환이 필요한 의학과 한의학   38
의사 말을 믿지 말아야 할 10가지 이유   43
좋은 의사를 알아보는 방법   45
내가 다니는 병원에서 나는 과연 몇 점짜리 치료를 받고 있는가?   45
좋은 대학교, 좋은 의대를 나왔다고 절대 더 좋은 의사는 아니다   47
Kevin이 생각하는 좋은 의사는…   49

2장   기생충과 구충제, 그리고 유튜브

돈이 되지 않으면 움직이지 않는 제약사와 의학계   52
살아있는 모든 식물, 동물에는 기생충, 세균, 바이러스 곰팡이균이 산다!!   56
애완동물에 대한 구충하기   61
태양 볕을 올바르게 쬐는 방법   63
구충 관련하여 독자들에게 꼭 부탁하고 싶은 것   64
혈액 검사를 통해 내 혈액 속의 기생충 감염 여부 알아보기   65

현미경을 통해 피를 관찰해 보면 크게 4가지 측면에서 좋은 참고 자료를 얻을 수 있다	68
정말 내 혈액 속에 기생충이 있다고? 진짜로?	70
가정 내 기생충, 세균, 바이러스, 곰팡이균의 감염지 — 부엌의 싱크대, 변기 그리고 내가 사용하는 핸드폰	72
싱크대의 청결 주의	72
변기의 청결 주의	74
칫솔 사용하기	75
음식 조리대의 청결 주의	75
소파의 청결 주의	76
핸드폰의 청결 주의	77

3장 좀 더 넓은 시야로 당신의 병을 바라보라

스트레스는 당신의 병의 원인이 아니다	80
내 몸이 문제인가? 내 성격이 문제인가? 정말 중요한 얘기다!	82
내가 겪는 불안, 초조 우울감의 진짜 원인	87
우울증은 불안, 초조 증상과 조금 다르다	90
불안증, 우울증약 처방 시 의사들이 알아야 할 일	91
양약을 복용하고 몸이 나빠진 환자의 실제 사례	92
내가 걸려서 죽을병은 정해져 있다. 병에 걸리는 것도 경향성이 존재한다	95
암. 사망자가 매년 더 증가하고 있다고? 사실이다	99
암 수술, 항암제, 방사선치료는 언 발에 오줌 누기라는 결론	103

유방암이 생겼을 때 유방을 잘라내는 절제술이 옳은 치료일까?　　104
잘못된 길을 절대 되돌아갈 수 없는 의료계의 구조적 문제　　107
암이 잘 오는 사람은 어떤 사람일까?　　110
의사보다 똑똑하게 내 몸의 문제를 진단하는 법　　113
망문문절 진단법이란?　　113
내 문제를 셀프로 진단하는 법　　114
점, 잡티, 기미, 티눈, 반점이 알려주는 내 몸의 상태　　115
점과 반점에 대해서 좀 더 알아보자　　116
점에 씨앗 모양의 뿌리가 있다　　119
복부의 온도 재보기　　120
치아교정, 턱관절 때문에 고생하는 분이라면 이미 중환자　　121
손가락을 검사해 보기　　124
발가락을 검사해 보기　　125
자신의 맥박 점검해 보기　　126
홍채를 통해 내 몸 증상 알아보기　　128

4장 내 몸의 틀어진 구조를 바로 잡자! 내 몸의 통나무를 치워라!!

구조의 문제 여부를 진단과 치료에 있어 빠뜨리면 절대 안 된다　　130
당신 몸을 누르는 통나무부터 치우자!　　135
교정을 할 줄 모르는 명의는 없다　　140

5장 경추신경 증후군이란?

여러분이 경추에 대해 알아야 할 내용,	
지그재그목, 경추신경 증후군에 대해 들어보았는가?	142
현대 의학의 신경학, 방사선학이 하고 있는 큰 실수	148
면역을 망치는 경추신경 증후군	152
일자목, 거북목보다 더 심각한 지그재그목을 아셔야	154
내 체형을 망가뜨리는 생활 속 8가지 요소들	157

6장 한의학적 치료와 장단점

한의학적 치료의 장점	177
한의학의 해부도	180
12경락, 음양오행에 관하여	180
한의학적 치료의 장점	188
Kevin에게 이메일을 통해 상담한 사례	191
한의학적 치료의 아쉬운 점	194
진짜 좋은 의사 혹은 한의사가 되려면…	199
한의원에서 많이 시행하는 일반적 치료법에 대해 알아보자	199
침 치료요법	199
다양한 한의학의 침법들	202
침도란?	206
침도 치료의 적응증	207
이런 연부조직이 왜 중요한가?	210
침도 치료와 교정치료를 할 줄 모르면 절대 명의가 될 수 없다 …	213

한의사가 침도를 알게 되면 214
뜸요법 217
부항 요법 221
추나요법 224
추나요법이란? 230
가슴이 찌릿하게 아파서 심장이 안 좋은 줄 알았더니… 233
교정치료는 마사지와 침도 치료가 같이 병행되어야 효과가 극대화된다 235
교정을 할 때 '우두둑' 소리가 나야 좋은 것인가? 237
물리치료 요법 242
한약 요법 244
한약을 먹고 간 수치가 올라가는 이유 246

7장 의학적 치료와 장단점

의학적 치료의 장점 250
의학적 진단의 아쉬운 점 251
일단 현대 의학의 가장 큰 맹점(허점)을 예로 들자면 253
현대 의학(양방) 치료 방법의 장단점 255
부분 부분을 떼어 놓는 국소적 치료 시각이 오히려 병을 키운다 255
위염, 식도염 하나 제대로 고치지 못하는 의학과 한의학 256
모든 병을, 모든 증상을 동시에 케어하고 호전시킬 수 있는
10가지의 중요한 카테고리 요소들 257
좋은 의사를 정의한다면 어떻게 말할 수 있을까? 258

바른 진단만으로는 내 병이 나을 수 없다는 슬픈 사실	263
의료인과 의료소비자가 하고 있는 큰 착각에 대하여	266
의사가 하는 가장 큰 착각	267
우리가 하는 가장 큰 착각	270
병원에 가서 검사를 해도 내 몸의 이상 여부를 알 수 없는 이유	272
양의학의 태생적 한계	273

8장   과연 내 병을 나을 방법은 무엇일까?

당신이 병에 걸리는 것은 당연하다	276
우리가 생각하는 피, 혈액에 대한 큰 착각	283
우리가 알고 있는 노화의 개념에 대한 큰 착각	286
의사들이 약화 사고가 날 수밖에 없는 이유	288
의사들은 지금 당장 다시 고민해보라!	292
위장, 간장에 문제가 이미 와 있는데도 검사해 보면 다 정상!	293
의학은 분류하고 나누는 데는 천재지만…	297
오장육부 중에 간이 제일 중요하다	299
내 몸속의 화장실 때문에 내 온몸이 더럽혀진다	301

9장   숙변은 정말 존재하는가

숙변이 생길 수밖에 없는 이유	308
관장을 하게 되면 정말 놀라운 내 뱃속의 내용물을 만나게 된다	313

살면서 처음 맡아보는 지독한 변 냄새를 맡게 될 것이다	313
숙변 속에서 기생충을 보게 될 것이다	313
어마어마한 숙변 내용물에 놀랄 것이다	318
방귀는 어떻게 생성되나	321
일 년에 우리가 먹는 치킨과 삼겹살, 라면, 아이스크림 등이 얼마나 될까	322
여기에 우리가 병나고 혹은 건강한 것에 대한 정말 큰 해답이 있다는 것을 알고 있는가?	323
맛이 있다는 것에 대한 새로운 정의를 내려야 한다	325
Kevin은 솔직히 환자들이 너무 불쌍하다	327
Kevin에게 질문하고 상담을 원하는 사례	330
지금의 티브이를 비롯한 유튜브 등의 미디어 매체가 병을 만들고 있다	332
우리가 깨닫지 못하고 있는 가장 큰 건강상의 실수	332

10장 온열 치료의 중요성 – 건강을 위한 최소한의 기본 생태계

온열 치료의 4대 요법이란?	336
내 몸속 오장육부가 찬물, 찬 음식, 냉장고의 피해로부터 보호받는 법	338
골드-RX	340
골드-RX를 제일 효과적이고 손쉽게 이용하는 방법	346
온열 벨트	348
족탕기	350
족탕기로 수족탕을 하는 방법	353

감기, 독감, 코로나바이러스가 내 몸에 침범했을 때
초반에 바로 물리치는 법   354
45도의 온도로 수족탕을 하는 이유   355
반신욕기   357
해죽순차+소금   359
해죽순을 제대로 복용하는 방법과 용량   363
복부 냉기가 부르는 여러 가지 병들   365

특집: COVID-19 감염 의심될 때 집에서 할 수 있는 대박 셀프 치료법   367

체중감량, 다이어트는 기존 방식으로 하면 안 된다   371
평생 다이어트만 하는 사람이 있다   373

11장 이런저런 건강 이야기

불임 혹은 난임은 최대의 축복   378
채식의 위험성 – 채식주의자들은 주의할 것   382
육식 VS 채식   384
저염식을 하신 분들의 사례   391
육식을 주로 하게 되면 발생하는 문제   393
콜라나 사이다를 좋아하면 생기는 일   398
여러분 세상 살아가는 게 좀 억울하지 않습니까?   399

여러분은 몸이 아파서, 병원이나 한의원에 갔을 때 속 시원히 내
맘에 들게 잘 낫던가?   400

12장 여러분이 그동안 몰랐던 양약의 실체, 이제는 알아야 한다

고혈압약의 문제   404
혈압약의 부작용   406
뇌혈관이 터지는 이유   412
바보 같은 혈압약의 원리   414
혈압약의 종류   414
제약회사 개발자님들, 의사분들 이런 잘못된 진단과 처방과
양약을 어떻게 생각하는지? 답 좀 해주세요!   417
당뇨약의 문제   419
당뇨가 생기는 원리에 대한 기본 개념   419
당화혈색소는 무엇인가?   420
당뇨약 혈당강하제의 종류   424
고지혈증약의 문제   430
고지혈증을 제대로 이해하기 위한 두 가지 큰 전제   430
좋은 콜레스테롤, 나쁜 콜레스테롤이라고 잘못 부르는 의사들   432
LDL 콜레스테롤 수치를 낮추는 법   433
골다공증약의 문제   436
뼛속으로 혈관이 지나간다   438
우리가 먹는 것이 칼슘인가? 아니면 석회인가를 알아야 한다   443

골다공증약의 부작용을 안다면 골다공증약을 먹을 수 없다	444
칼슘제의 문제	447
칼슘제를 먹지 말고, 자연의 음식에서 보충하라	450
해열제의 문제	453
감기나 몸살이 오면 열이 나는 이유	454
어린아이들의 해열 방법	456
일반 성인들이 해열 방법	457
진통제의 문제	459
호르몬제의 문제	463
수면제와 정신과 약의 문제	469
채소나 과일 속에 기생충이 있다고 무서워하시는 분들을 위해	482
Kevin이 의학, 한의학을 깎아내린 진짜 이유	483
우리에게 익숙한 병원 진료실 풍경을 바꾸자!	484
내 병을 고쳐줄 의사나 한의사를 만나려거든…	488

맺음말

건강을 위해 해야 할 최소한의 기본적 사항들	491
구조의 문제가 정신질환도 일으킨다!!	495
다음 책이나 강의에서 만날 내용―!	499

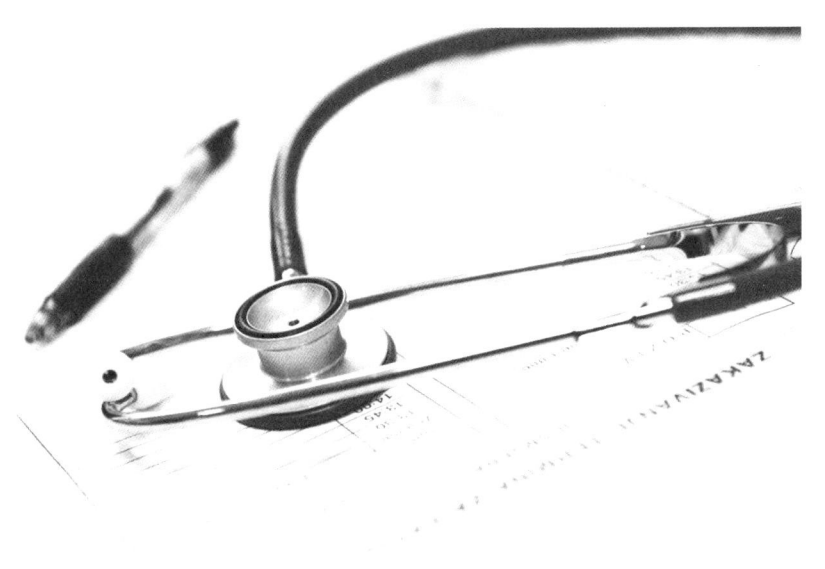

이제는 우리 모두가 깨어나서
진실을 볼 줄
알아야 합니다

1장 건강해지려면 절대 의사의 말을 믿지 마라

> Q. 의사 말을 듣지 않고 정말로 내 건강을 지킬 수 있을까?
> A. 의사 말 듣지 않고도 얼마든지 건강하게 살 수 있다.
>
> Q. 의사들이 질병과 인체를 제일 잘 아는 사람들이 아닌가?
> A. 아니다~! 의사들은 질병과 인체에 대해서 잘 알지 못한다. 오히려 의사 말을 잘 들으면 잘 들을수록 여러분의 건강은 더 나빠질 수 있다!
>
> Q. 의사 말을 안 들으면 누구 말을 들어야 하는가? 대안은 있는가? 그 대안은 무엇인가?
>
> A. 당연히 대안이 있다. 그것도 확실한 대안이 있다. 의사보다 당신이 더욱 의학적으로 똑똑해지면 된다. 몸에 대한 참된 지식으로 무장하라. 그렇게만 하면 평생 의사를 보러 갈 일 없이 건강하게 살 수 있다. 일반인도 6개월이면 모든 지식이 습득 가능하다. Kevin이 알려주겠다.

> 이 책은 당신의 여생을 건강과 행복으로 채워줄 기본서가 될 것이다.

이 책이 출판되고 나면 이제 사람들은 크게 두 부류로 나뉠 것임을 확신한다. 이 책을 읽은 "똑똑한 건강인"과 읽지 않은 "비(非) 건강인"의 두 부류로 나뉠 것이다.

> 의학, 과학이란 말의 권위에 짓눌리지 말고 저항하라! 그리고 진짜 의학, 진짜 과학을 배우라. 의대 교육이, 의사 면허증이 당신의 아픔과 고통을 해결해주는 열쇠가 절대 되지 못함을 병원치료를 오랫동안 받아 본 사람들이라면 알 것이다. 내가 아플 때 내 아픈 몸을 믿고 맡길 곳이 잘 없다는 것을 경험으로 아주 잘 알고 있으리라.

병원, 한의원에 가도 병이 안 낫는 이유를 여러분께 알려드리겠다. 병원에서 돈 버리고 몸을 버렸던 지난날의 당신. 이제 스스로 의학지식으로 무장하고, 의사의 말을 무조건 따르지 말고 내 몸의 소리를 듣고 자연치유의 방법으로 여러분 스스로 건강해지라!

병원과 약국에 있는 건강기능식품 코너에서 당신의 건강을 찾지 마라. 돈과 시간을 모두 잃게 될 것이다. 이 책을 읽고 나면 당신의 의료 관련 비용지출이 대폭 줄어들 것이다. 이미 Kevin의 교육을 받은 수백 명이 그것을 경험하고 있다.

－이제는 기존의 의료 지식을 싹 다 갈아엎어야 할 타임~!!

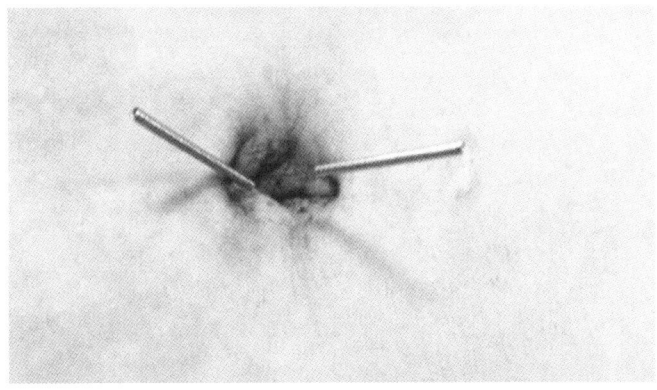

이 사진이 무엇인지 알겠는가? 여러분이 태어나서 그 어느 누구도 단 한 번도 본 적이 없는 사진일 것이다. 세계 최초로 독자 여러분이 보게 된 사진이다

이 사진은 배꼽에 깊숙이 침을 놓은 사진이다. 침 길이가 6cm짜리인데 침이 배꼽 속으로 거의 다 들어갔다. 배꼽은 원래 한의학에서 신궐(神闕)이라고 하여 "신(神)이 살고 있는 대궐"이라고 불렸고 절대로 침을 놓아서는 안 되는 금침혈(禁針穴)로 알려져 있다. 한의대를 졸업한 사람이라면, 한의사라면 누구나 배꼽은 절대 침을 놓아서는 안 되는 자리로 배웠기 때문에 그 어느 누구도 배꼽에 침을 놓아볼 생각조차 하지 않았을 것이다. 신궐혈은 경락 중에서 몸 앞쪽을 흐르는 임맥에 속하는 혈이다. 그러나 Kevin은 이 신궐혈에 침을 많이 놓아보았다. <u>왜 동의보감에서도 침을 놓지 말라고 했는데 Kevin은 침을 놓아 보았을까?</u>

그 이유는 배꼽이 소장(小腸)의 한 중앙에 위치해 있고 어릴 때 탯줄이 있던 위치였기 때문에 이 신궐혈이 인체에 중요한 혈이고 상당히 의미 있는 효과를 낼 수 있는 혈 자리라는 생각을 했기 때문이다. 또한 소장이 배꼽의 바로 밑으로 지나가고 있기 때문에 이 신궐혈에 침을 놓아주면 소장의 기능에 상당한 도움을 줄 수 있을 것이라고 생각했다. 그런 생각에 이르자 Kevin은 몇 년 전에 Kevin의 배꼽에 셀프로 침을 놓아보았다. 엄지손톱 크기만 한 배꼽에 침을 8개 정도를 찔렀다. 배꼽 내부에 전부 침을 놓았는데 동그라미 형태를 하고 있는 배꼽의 12시, 3시, 6시, 9시 방향과 정 중앙, 그리고 그 빈 공간 사이에 침 3개를 추가로 놓아 보았다. 찌를 때 찌릿하듯 아픈 부위가 있어서 그 부위는 살짝 뺐다가 다시 방향을 조금 틀어서 재차 찔렀다. 그렇게 8개의 침을 맞고 30분 정도 유침을 하였다.

침을 맞고 나서 큰일이나 불상사가 벌어지지 않았을까? 동의보감에도, 모든 한의학 서적에도, 금침혈이라고 서술되어 있고 한의대 침구학과 교수님도 배꼽에는 침을 절대 놓아서는 안 된다고 하였는데 말이다.

배꼽에 침을 놓고 30분이 지났고 아직은 Kevin이 살아있

> 었다!
> 그리고 "신(神)이 머무는 대궐"이라는 신궐혈, 허준을 비롯한 2000년간 한의학을 공부했던 중국과 한국의 모든 한의사들이 절대 침을 놓아서는 안 된다고 책에 써 놓고 강조해 놓은 신궐혈에 침을 박은 죄로, Kevin이 미치거나 하지도 않았다. 대신 어떤 일이 일어난 줄 아는가?
>
> 과민성 장 증후군으로 30년 넘게 고생했던 Kevin이 무려 엄청난~~~
> 황금변을 보았다. 실로 수 년 만에 보는 황금변~!! 정말 샛노란 황금 덩어리!

이 사실을 확인한 Kevin은 가족들을 치료해 보게 되었다. 어머님이 뭘 잘못 드셨는지 설사를 며칠째 하신다고 하셔서 역시 안 맞겠다는 어머니를 눕히고 신궐혈에 침을 놓았다. 30분 유침 후 어떤 일이 벌어졌을까?

어머님의 며칠째 반복되던 설사가 바로 멎고 그것으로 끝~!!

신궐혈은 금침혈이 아닌 소화 기능 특히 소장기능에 도움을 주는 좋은 혈자리임이 밝혀졌다. 이론과 실제는 이렇듯 다르다. 한의학의 신비로움으로 인해 신비주의가 되어가는 학문은 더 이상 옳지 않다. 다만 신궐혈을 침 치료할 때 알코올로 침 치료 전후 잘 소독해야 하는 것은 주의해야 할 사항이다.

이와 같은 사건은 사소한 개인적인 경험으로만 치부할 수 없다. 콜럼버스의 계란 세우기처럼 아무도 시도하지 않았던 것을 시도한 의미 있는 사건이라고 생각한다. 한의학의 교과서, 동의보감이 바뀌어야 할 상황이 아닌가? 이런 사고를 가진 Kevin은 그렇기 때문에 다른 의료인들이 상상하지 못할 방법으로 기존의 현대 의학, 한의학을 바라보고 비판을 가하고 이에 대한 해결책도 제시할 사람이 된 것이다.

여러분은 앞으로 의학이라는 권위에 굴복하지 말아야 한다. 의학 따위에 인간의 존엄성이 굴복되어서는 안 된다. 더구나 잘못 진단하고 잘못 치료하고 있는 현대 의학에는 더더욱 굴복해서는 안 되고, 여러분이 의사보다 더 똑똑하게 알고 잘잘못을 따질 수 준까지 올라가야 한다. 그렇지 않은가? 요즘이 어떤 세상인데! 여러분은 이미 충분히 똑똑하다.

이 책을 다 읽을 때쯤이면 여러분은 분명히 의사보다 더 뛰어난 의학적 식견을 가진 의료소비자가 되어있을 것이다.

-건강해지려면 절대 의사 말을 믿지 마라!

건절마!라고 이름 붙인 이 책은 기존 한의학과 현대 의학을 동시에 비판하고 그러면서도 건전한 대안도 제시하고자 저술한 책이다. 대안까지 전부 풀어내기에는 너무나 분량이 많아지기 때문에 추후에 Kevin의 강의나 다른 저서로 대신하기로 하고 현실에 대한 인식부터 제대로 하고자 한다. 즉 우리의 현대 의학, 한의학이 무엇이 잘못되어 있는지에 대해서 정확히 진단하고자 노력하였다. 무엇이든 원인 진단이 제대로 되어야 그 후에 올바른 해결 방법이 생긴다.

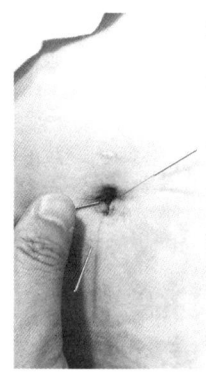

◀배꼽에 깊이 침이 들어간 모습

〈온고지신(溫故知新)을 해야 할 것이 있고 혁파(革罷)해야 할 구습(舊習)이 있다. 인체가 소우주(小宇宙)라는 말에 갇히지 말자. 왜 인체를 자꾸 신비화하고 어려운 객체라고 말하는가? 음양오행, 12경락이라는 이론에 갇혀 한의학은 정말 많은 것을 보지 못하고 있다. 왜 간명하고 쉬운 진리를 알아채지 못하고, 복잡하고 형이상학적인 것만이 고급 학문이고 진짜라고 생각하는가?〉

－내 몸은 내가 알아~! 정말로요?

환자들은 보통 자신의 몸을 잘 안다고 생각한다. 오래 아파보고 스스로 찾아서 공부를 해봤기 때문에 자신의 질병명에 해당하는 여러 가지 증상에 대해 잘 이해하고 있다고 생각하고, "내 몸은 내가 안다"는 식으로 말을 한다. 하지만 이런 환자분과 개인적으로 상담을 해보면 대부분 자신의 몸 상태에 대해서 바르게 알고 있지 못하다. 자신이 인터넷을 통해, 티브이를 통해, 의사의 입을 통해 알게 된 지식은 거의 다 쓸모없는 지식인 경우가 많고 잘못된 의학상식인 경우가 대부분이다. 인터넷 블로그 또는 유튜브에 올라온 의학적 설명들에는 쓸만한 내용이 거의 없다. 유튜브가 생기기 전에 사람들이 많이 보았던 블로그나 인터넷 카페 속 정보 중에 가치 있고 귀 기울여야 할 지식이 전체 내용 중 얼마나 되었을까? Kevin은 인터넷 속 쓸모 있는 의학 정보가 "2%나 될까?"라고 생각한다. 최근에는 조금 더 전문적이고 쓸만한 의학 정보가 늘긴 했다.

유튜브가 생긴 이후로는 양상이 조금 바뀌긴 했지만, 진짜 좋은 의학 정보라는 옥석을 가리는 능력이 부족한 여러분들은 무엇이 옳은 정보인지 가리기가 쉽지 않다. Kevin은 여러분이 병원이나 한의원에 다니고 있다면 어떤 의사나 한의사를 만나야 하는지를 이 책 내용 중에 구분해서 알 수 있게 설명해 놓았다. 또한 현대 의학과 한의학의 문제점도 같이 설명해 두었다. 문제점을 알아야 고칠 생각도 하는 것이다. 문제점을 보아야 해결책도 생각해 볼 수 있는 것이다. 마냥 의사 말만 믿고 의사가 시키는 대로만 따라 한다면 당신은 이 책 제목처럼 절대 건강해질 수가 없다.

－과학에 비해 너무나 수준이 낮은 현대 의학과 한의학

여러분 생각에 허리디스크를 치료하는 것과 우주선을 화성에 보내는 것 중에 어느 것이 더 힘든 기술일 것 같은가?

1970년대 쏘아 올린 우주여행선, 파이오니어 호는 지금도 작동한다. 태양계를 넘어서 태양계 밖을 넘어 행간 우주를 여행하고 있고, 아직도 사진을 찍어 이 자료들을 미국의 NASA 연구소로 전송을 하고 있다. 무려 50년 전에 보낸 우주선이고, Kevin이 태어나기도 전에 보낸 우주선이다. 우리나라는 그 당시 포니 자동차도 만들지 못할 때다. 1975년에야 겨우 대한민국에서 포니를 만들었는데, 미국은 그 먼 옛날에 우주선을 보냈고 그 우주선은 지금까지 작동을 하고 있다. 우주선에 부착된 태양전지가 고장 난 것도 지구에서 명령을 내려 셀프 수리를 한다고 하니 과학의 수준이 정말 놀랍고 경탄스럽기까지 하다. 50년이 지난 지금은 일론 머스크라는 걸출한 인물이 스페이스X를 우주에 반복하여 쏘아 올리고, 다시 그 우주선을 재활용하여 수십 번 사용할 수 있게 만들었다. 우리 개개인 스스로는 청동기나 철을 어떻게 만드는 줄도 모르면서도 과학이 이뤄놓은 문명의 이기를 잘 누리고 살고 있다. 그런데 우리는 이렇게 과학이 발달한 세상에 살고 있는데, 우리가 경험하고 있는 현대 의학의 기술 수준은 현재의 과학 수준과 비교할 때 대등하다고 생각하는가?

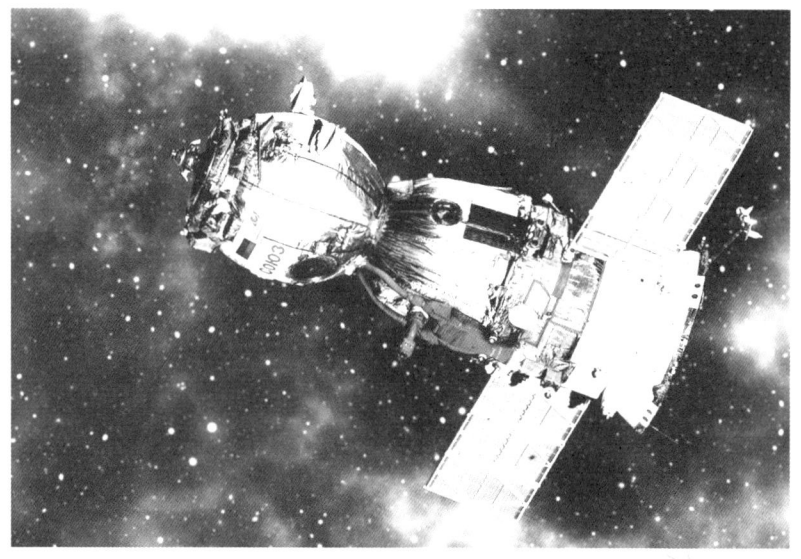

지구에서 쏘아 올린 우주선은 달이나 화성을 향해 정확히 정해진 궤도로, 정해진 시간에 잘 운행하고 또 착륙하고 있다. 우주선도 엄청난 속도로 날아가고 있고, 달이나, 화성도 우리가 상상 못할 빠른 속도로 같이 자전과 공전을 하고 있는데, 그런 변수를 계산하여 이륙과 착륙을 하고 있는 것이다. 또한 달과 화성의 지형과 기후, 토양에 대해서 정확히 분석하여 그에 대한 자료를 이 먼 지구로 보내오고 있다.

> 그러나 우리의 현대 의학은 우주선이 달과 화성을 가고 오고 탐사하듯이 수준 높은 의학을 구사하고 있는가? 전혀 그렇지가 못하다. 바이러스 하나에 온 지구가 전혀 대처를 못하고 속수무책 당하고 있다. 마스크를 매일 쓰고 다녀야 하는 현실에 분노가 치민다. 3살짜리 아이들이 마스크를 하고 아이들이 학교에 가지 못하는 현실을 어떻게 할 것인가? 현대 의학이 이런 우주선을 제작하는 기술만큼 발전하지 못한 이유가 무엇일까? 의학은 늘 과학과 거의 등가의 이름으로 불리고 있는데도 말이다. 현대 의학, 현대 과학! 의학적 근거! 과학적 근거! 라는 표현을 많이 들어보지 않았는가?

현대 의학이라고 부를 수 있는 발전된 의학 기술은 최근 20~30년 사이에 다 이루어졌다고 보는데, 20년 전에는 게놈 프로젝트를 통해 우리의 유전자 정보를 다 파악하기만 하면 암이고 당뇨고 다 나을 것처럼 뉴스에서 떠들어 댔었다. 그러나 지금은 게놈 프로젝트가 다 완료되어 인체 지도가 완성된 것이 십수 년이 지나버렸다. 하지만 우리는 20~30년 전과 다름없이 질병으로 고통받고 있으며, 통계로 보더라도 과거보다 현재가 더 많은 암 환자, 당뇨 환자, 치매 환자, 고혈압, 아토피, 면역질환 환자들이 발생하여 늘 이 환자들이 병원에 넘쳐나고 있다.

무엇인가 좀 이상하지 않은가? 그동안 얼마나 많은 신약이 새로 개발되고 심지어 줄기세포가 인류의 수명을 연장할 것처럼 떠들어대던 것이 불과 얼마 전인데 질병의 발생률과 치료율은 좀처럼 나아지지가 않고 있다. 여러분은 우리가 현대 의학이라는 허명에 속고 있을지도 모른다는 생각이 들지 않는가?

<u>Kevin이 20년 가까이 한의사로 근무하고 임상을 진행하면서 환자를 치료하고 나름 난치병 전문한의원을 10년 넘게 운영하면서 느낀 바를 언급하자면 지금의 현대 의학, 한의학의 수준은 낙제점에 해당한다고 말할 수 있다.</u> 유튜브에서 사용하는 별명은 Kevin(케빈)이고 유튜브 채널 이름은 'Kevin의 건강캠프'이다. 동영상을 본 일부의 시청자들이 Kevin이 영어 이름을 쓰기 때문에 미국에서 면허증을 딴 한의사라고 생각하는 사람들이 많았다. 그러나 Kevin은 전북 익산에 위치한 원광대 한의대를 93년도에 입학하고 졸업 후에 개원한 토종 한국인이며, 토종 한의사다. 용산에 있는 미군 부대에서 카투사로 군 복무를 하여 영어 이름을 쓰는 것이 편할 뿐이다.

Kevin이 현재의 의학과 한의학이 낙제점에 해당한다고 쉽게 얘기할 수 있는 것은 너무 많은 사람들이 가지고 있는 질환인 오십견, 허리디스크, 무릎 관절염, 테니스 엘보, 족저근막염 같은 흔한 관절질환부터 위염, 위궤양, 협심증, 간염, 당뇨병, 고혈압 등의 질병에 대하여 제대로 치료하고 고쳐주는 병원, 한의원이 잘 없기 때문이다. 관절병이든, 오장육부 병이든, 정신 질환이든 치료율이 너무도 떨어진다.

그런데 사실 임상 경력이 30년 된 의사나 한의사들 중에서도 위에 열거한 질환들에 대해서 어느 질환 하나 자신감 있게 "내가 치료할 수 있다"라고 대답할 수 있는 의료인을 찾기 힘들 것이다. 이런 질환들 하나도 제대로 고쳐내지 못하는 게 지금 의학, 한의학이기 때문에 Kevin은 현재의 의료수준이 낙제점이라고 말하고 싶은 것이다.

또한 병을 고쳐주는 의료가 아닌 환자가 돈이 되는 산업화된 의료 시스템 때문에 현대 의학은 아픈 사람들에게 제대로 된 치료를 해주는 게 아니라 적당히 계속 아파서 늘 의사를 만나러 병원에 방문해주어야 하고 의사가 처방한 약을 쉼 없이 죽는 날까지 복용하여 꾸준히 제약회사와 병원의 매출을 올려주고 가끔은 큰 수술도 해주어서 대형병원들이 큰 규모의 흑자를 내는 구조가 되어주어야 하게끔 만들어져 있다. 제약회사의 회장들이 제트 비행기를 타고 전 세계를 여행하는 그런 큰 그림 말이다. <u>환자의 존엄성은 어디에 있고, 환자의 선택권은 어디에 있는가?</u>

의사들은 솔직히 자신이 거대 제약업체의 약을 팔아주는 양약 소매업자가 아닌지를 반성해봐야 한다. 의사가 아니라 '약을 파는 소매업자'라는 말이다. Kevin은 미국의 대형 제약회사의 회장들은 자신들의 약이 절대 환자들을 제대로 고쳐내지 못한다는 사실을 다 알고 있다고 생각한다. 또한 그들의 정보력과 자본력으로 조사를 해본다면 한 달 안에 많은 병들을 제대로 치료하는 방법을 다 알아낼 수 있을 것이라고 본다. Kevin이 그 방법을 대강 알고 있는데 그들이 모를 리가 없다.

그들은 돈을 벌기 위해 제약사업을 하는 것이지 우리를 치료해주기 위해 제약사업을 하는 것이 아님을 의료소비자인 우리들은 분명하고 명확하게 알아야 한다. 우리의 약값 몇천 원, 치료비 몇만 원이 그들의 제트 비행기를 사주는 돈이 되는 것이다. 전 세계에 산재한 제약회사의 로비력과 자금력은 미국의 군수업체보다 강력한 파워를 가지고 있다는 것은 조금만 사회적 관심을 가진 사람이라면 다 알고 있을 것이다. 사실 자본주의 사회에서 돈이 못할 것은 없으며, 사람의 질병을 이용하여 돈을 버는 것이 그들이 하는 일이다.

구충제 파동에서도 보았듯이 분명히 구충제가 많은 질환에 효과가 있음에도 간, 신장에 무리를 줄 수 있으니 복용을 삼가라는 언론플레이가 심했다. Kevin도 장흡충(노란 참외 씨 모양)과 간흡충(검은깨 모양) 모두가 구충제 복용 후에 배출되었다. 구충제가 아니었으면 Kevin은 평생 장에서, 간에서 내 피를 빨아먹는 흡충에게 희생당하면서 살았을 것이다. 구충제를 항암제 대신에 먹었던 사람들이 제기한 주장, 즉 구충제가 항암제로서 효과가 있다는 말에 대해서 그들이 진정 환자를 위해 약을 연구하는 제약업체 사장이라면 값싸고 안전한 구충제가 항암제로서 효과가 있는지 임상 실험을 해봐야 하는 것이 옳다. 그러나 그들은 구충제가 항암제로서의 가치가 있는지에 대한 임상시험을 절대 진행하지 않는다. 왜냐하면 구충제를 팔아서는 돈이 되지 않기 때문이다. 만약에 혹시라도 1알당 500원밖에 하지 않는 구충제가 암을 치료해 버리기라도 한다면, 모든 제약회사는 문을 닫게 되기 때문이다. 인류의 질병 극복이나 난치병, 불치병, 고질병에 대한 것들이 모두 어마어마한 돈과 관련이 있기 때문에 이들은 진실을 알고 있지만 애써 모른 척한다고 보는 것이 맞다. 분명히 그렇다. 전 세계에 전쟁이 더 이상 일어나지 않는 평화가 오면 군수업체 직원들은 전부 실업자가 되어야 하는 것과 마찬가지다.

사실 제약회사만 욕을 할 수는 없는 노릇이다. 인지상정(人之常情)이라는 말처럼 자본주의든 공산주의든 이 세상을 살면서 돈을 싫어하는 사람이 없고, 돈의 위력을 모르는 사람이 없다. 설사 구충제가 암을 다 낫게 할 수 있다고 가정하더라도, 돈이 안 되는데 Kevin이라도 몇조 원이 드는 추가 연구를 하려고 하지 않을 것이다. 이것을 제약회사 사람들이 나쁘다고 얘기하면 안 된다. 왜냐하면 사람 마음은 다 똑같기 때문이다. 여러분이 제약회사 사장이고 구충제를 검증하는 데 2조 원이 든다고 하면 여러분은 하겠는가? 이미 구충제를 비싸게 받을 수 없게 되어 있기 때문에 제약회사 사장은 아마 1조 9천억 원을 손해 보아야 할 것이다. 여러분이라면 이래도 할 것인가? 19,000원이 아니다. 1조 9천억 원이다. 여러분도 입장을 바꾸면 99%는 구충제 임상 실험을 하지 않을 것이다. 그래서 제약회사를 욕할 필요가 없다. <u>대신 우리도 그런 제약회사를 욕하지 말고 우리가 그런 제</u>

약회사 약을 사용하지 않고 우리 스스로 병을 낫게 하는 방법을 배우고 알면 된다. 제약회사는 신약을 만들어 우리 병을 나을 수 있을 것처럼 선전할 것이지만 현명한 의료소비자가 되고 나면 그런 유혹이 전혀 통하지 않게 된다. 우리는 그런 알약을 하나도 먹지 않고, 열이 나도 감기몸살이 와도, 배가 아파도, 당뇨가 생겨도, 고혈압이 와도 셀프로 치료할 수 있는 방법을 알고 있으면 되는 것이다. 얼마나 심플한가?

의사들 사이에서도, "환자를 너무 빨리 낫게 해주면 안 된다. 환자가 금방 나아버리면 병원에 더 이상 오지 않기 때문에 천천히 고쳐주라"고 한다. 빨리 낫게 해주면 안 되는 이유가 돈이 안 되기 때문이라는 말을 스스럼없이 농담처럼, 그러나 진담으로 하는 경우가 많다. 유튜브를 통해 많은 의사, 한의사, 치과의사, 간호사 같은 의료인과 약사, 물리치료사들이 대거 유튜버로 활동하고 있다. 그들이 제공하는 정보는 전문지식과 합하여 많은 인기를 끌고 많은 구독자를 보유하고 있는데, 여기서 우리가 고민해야 할 부분이 있다.

의료지식에 대한 접근성이 그 어떤 시기에 비해 매우 용이해졌고 전문적 의학지식까지 유튜브 동영상을 통해 쉽게 얻을 수 있게 되었다. 하지만 유튜브 영상을 통해 얻은 이런 지식들이 얼마나 여러분의 의학적 지식에 보탬을 주고 있는가? 또한 이런 지식들이 얼마나 여러분의 건강을 회복하는 데 기여하고 있는가?

크게 아프지 않은 사람들은 그나마 이런 단편적인 지식들로 도움을 받을 수도 있으나, 여러 가지 질병과 증상을 동시에 갖고 있는 사람이나 상당 기간 몸이 아픈 사람이나 중년을 넘어가면서 노화의 개념과 같이 질병을 앓는 사람, 노인들이 흔히 앓고 있는 만성병을 가진 질환자들에게는 사실 크게 도움이 되지 못한다.

의사가 아닌 비의료인들도 각종 다양한 비법들을 대방출하고 있고 이를 통해 강의를 하고 있지만, 이제 그런 지식들에 대한 검증도 같이해 보고자 한다. 이런 검증의 기준을 Kevin는 늘 구조, 영양, 어혈, 독소, 온열, 염도의 측면에서 빗대어 본다. 이런 요소들을 잘 버무려 질병을 진단하고, 처방하고 있는가를 살펴보면 그 유튜브 동영상의 강의 내용이 진실에 가까운지 아닌지 판단하기가 아주 어렵지 않다.

　-처절한 반성과 발상의 대전환이 필요한 의학과 한의학

　우리는 병원에 내원하면 의사의 판단에 따라 혈액 검사나 소변검사, 초음파, 엑스레이, CT, MRI 등의 검사를 받는다. 이런 검사들은 실제로 내 불편한 증상을 파악하기 위한 검사인데 불필요하거나 과도한 검사가 이뤄지는 경우도 많다. 사실 문진이나 촉진을 통해 알아낼 수 있는 문제점이 대부분인 경우가 많은데 너무 과도하게 검사가 이루어진다. 잦은 CT, MRI, 초음파 검사는 인체에 상당히 해롭다는 결과가 나와 있다. 이런 과도한 검사는 병원의 경영, 운영과 관계가 있음을 모두 알 것이다.

　몸이 아프거나 불편한 사람은 당연히 자신이 아픈 이유가 어디에 있는지를 명확히 알고 싶어 한다. 두통이 오면 이유가 무엇인지 궁금할 것이다. 소화불량이 오면 '도대체 내 위장에 어떤 문제가 생겨서 그런 것일까?' 알고 싶을 것이다. 의사들의 지시에 따라 여러 가지 검사를 하고 나면 속 시원히 내 원인을 알 수 있을까?

> Kevin의 개인적인 생각으로는 "병원의 진단기를 통해 질병의 원인을 잡아낼 확률은 30%나 될까?"라고 생각한다. 더군다나 검사상으로 나오는 진단이 정확하지 못하고, 틀릴 확률도 매우 매우 높다는 사실을 알아야 한다.

　사실 이 내용은 Kevin이 이 책을 집필하게 된 주요 이유다. 그렇기에 매우 중요한 문제다. 이 글을 보는 독자나 의사들은 '어떤 근거로 그런 얘기를 하느냐'라고 Kevin에게 따지듯이 물을 수 있다. 이제부터 그에 대한 설명을 하도록 하겠다.

의사들은 의학에 관해서는 독보적이고 배타적인 지식을 가지고 있고 수천만 원에서 10억이 넘는 고가의 장비들을 통해 환자들을 바르게 진단할 수 있다고 생각한다. 또한 그들이 가진 수많은 약과 주사로 환자를 잘 치료할 수 있다고 생각한다. 그러나 이제 의사들도 지금의 환자들은 더 이상 바보가 아니라는 것을 알아야 할 것이다.

자, 예를 들어 여러분이 어지럽고, 머리가 아파서 병원에 갔다고 하자. 더구나 이 두통과 어지럼증은 무려 15년이 된 통증이라고 하자. 그러면 의사는 이 환자에 대해 각종 검사를 진행하게 되는데, 대부분의 경우에 예외 없이 뇌 부위의 CT나 MRI를 촬영한다. 그러나 CT나 MRI를 통해 두통의 진짜 원인이 밝혀지는 경우는 많지 않다. 뇌 질환에 의한 두통 환자는 극히 드물기 때문이다. 대부분의 두통 환자들은 "검사상 큰 문제가 없습니다. 뇌는 정상입니다"라는 결과를 의사에게 듣게 된다. 그런 경우 환자들은 예외 없이 진단 결과를 말해 준 의사에게 "아, 감사합니다. 뇌에는 이상이 없다니 다행입니다"라고 답한다. 그런데 막상 두통이나 어지럼증이 온 이유는 결국 비싼 돈을 들이고도 알지 못한 것이다. 의사의 권위에 눌려, 값비싼 진단 장비에 위압되어 비싼 돈을 주고도 아무런 소득도 없이, 불평하지도 못하고 따지지도 못하고 돌아오게 되는 것이다.

또 하나의 양방 진단의 단점을 다른 예를 통해 알아보자. 위가 더부룩하고 가스가 차는 경우에 의사들은 일단 내시경을 권한다. 환자가 위가 불편하다고 느끼기 때문이고 환자도 위내시경을 진행하는 데 있어 아무런 심리적 저항이 없다. 자신의 위가 나쁘다고 생각하기 때문이다. 그러나 위가 더부룩하고 가스가 차는 원인은 매우 다양하다. 심장이 좋지 않아도, 간이 좋지 않아도, 장이 좋지 않아도, 신장이 문제여도 그럴 수 있는 것인데 현대 의학적인 기준으로는 위는 위일 뿐, 간은 간일 뿐, 심장은 심장일 뿐, 신장은 신장일 뿐이고 위장과는 관계가 전혀 없다고 생각한다. 간의 문제 정도 참고할 수는 있겠다.

> 이렇듯 오장육부를 다 분리하여 생각하고 진단하는 의학적인 방식이 우리 병을 제대로 된 시각에서 보는 데에 엄청난 방해를 일으킨다고 할 수 있다. 오장육부의 관계는 오장육부끼리 영향을 미치고 서로 협업을 하는 관계로 보아야 하며 이런 균형 잡힌 시각을 잃어버린 의학은 값비싼 의료 장비에 의존하지만 눈앞에 보이는 흔하고도 뻔한 원인을 두고도 자꾸 틀린 진단을 내리게 된다. 이것은 의학의 숙명이다. 진단이 틀렸으니, 나머지는 볼 것도 없다.

Kevin이 서울 서초동에서 난치병 전문한의원인 세모난 한의원(세상의 모든 난치를 치료하고자 줄임말로 세모난 한의원이라고 지음)을 오픈하고 다양한 난치 질환을 몇 년 동안 집중적으로 치료했던 적이 있었는데, 그때부터 병원에서 이루어지는 진단에 문제가 많다는 것을 더욱 적나라하게 알게 되었다. Kevin도 이 당시에는 의학적으로 부족한 부분이 많아 모든 분들을 다 낫게 해드리지 못하였고, 지금 생각하면 치료해 드리지 못한 분들께 죄송한 마음이 크다.

당시에는 질병의 원인을 구조, 영양, 어혈, 독소 중에서도 구조에 많이 치우쳐 생각했던 때였고, 구충제에 대해서도 잘 몰랐던 때라 진단과 치료에 있어 지금에 비해 부족함이 많았던 시절이다. 무려 8년 전의 일이니, 그때보다는 현재 Kevin의 의학적 지식이 훨씬 발전했다고 봐도 무방할 것이다. 8년간 축적한 여러 지식과 테크닉이 적은 양은 아닐 것이다.

Kevin이 당시에 난치병을 위주로 치료한다고 하면서 네이버 블로그를 운영하였는데, 블로그를 읽어 보시고 Kevin의 진단과 치료 방식에 공감하여 오신 분들이 많았다. 지금도 그 블로그는 존재한다. 네이버에 '세모난 한의원'을 검색하면 그 당시 열심히 만들었던 블로그가 나온다. 당시 우리 한의원에 내원하는 환자분들은 통증이나 불편함을 호소하는 증상이 보통 수십 가지였는데(사실 치료가 절대 쉬운 환자들은 아니었다) 그 증상만 쫓아가는 의사들의 처방인 진통제, 소염제, 항생제, 스테로이드제를 수년간 복용하여 약물에 내성이 생긴 분도 있었고, 이로 인해 환자의 면역이 극도로 저하되었고, 속을 다 버린 채로 내원하신 분들이 많았다.

증상이 워낙 많아서 경험이 일천한 의사가 마주하게 되면 '도대체 어디서부터 치료해야 하나' 하는 생각이 들 정도인 분들이 많았다. 이런저런 치료에도 반응하지 않는 분들이 대부분이었고, TV에 나오는 유명한 의사, 한의사를 다 만나보시고 수년간 고생하다 오신 분들이 많았다. 그런데 문제는 이런 여러 가지 증상으로 고생하시는 분들이 병원에 가서 의사와 상담을 하게 되면 많은 의사들이 별다른 고민 없이 이런 환자들에게 정신과 치료를 권한다는 것이었다.

환자로서는 엄청나게 화가 나고 기분이 나쁜 일이다. 그런데 아주 많은 환자분들이 의사들로부터 정신과 치료 권유를 받았다고 말씀해 주셨다. Kevin이 진단을 해 보면 사실 정신과적인 문제가 있는 것이 아니고, 그럴만한 곳에 문제가 다 있었다. 마치 불임 환자로 내원하신 분들이 전부 병원에서 원인불명이라고 진단받고 왔으나 Kevin이 진찰해보면 불임의 원인이 너무나도 분명했던 그런 사례들처럼 말이다.

지금도 이런 상태로 이 병원, 저 병원을 돌아다니는 사람이 한국에만도 수백만 명이 넘을 것이다. 이러한 환자들은 돈이 있어도 제대로 자신의 병을 낫게 해줄 의사가 없어서 고생하는 경우가 아니겠는가?

이제는 정말 의사와 한의사들의 분발이 필요한 시점이고, 정말

> 근본부터 의료 개혁을 하지 않으면 안 되는 상황이다. 의료 수가가 낮아서 의료의 질이 낮은 게 아니다. 의사와 한의사들의 진단과 치료 실력이 형편없기 때문에 의료의 질이 낮은 것이다. 과거에 Kevin도 그런 문제 많은 한의사였다.

콜럼버스가 계란을 깨서 계란을 세웠듯이 의료계도 "발상의 대전환"을 통해 근본을 다 바꾸어야 한다. 그렇지 않고 지금처럼 지금의 의학, 한의학에서 교육한 대로만 환자를 치료한다면 영원히 아픈 자들을 구제할 방법은 없다는 것을 깨달아야 한다. 나중에도 이야기하겠지만 Kevin은 한의사로 근무했지만 12경락과 음양오행, 혈자리를 무시하고도 난치병 환자를 치료하는 데 거의 불편함을 느끼지 못했다. 한의사가 12경락과 음양오행, 혈 자리를 이용하지 않고 어떻게 질병을 치료할 수 있다는 것일까?

얼마든지 가능하다. 얼마든지 가능하고, 한의학적 원리를 하나도 이용하지 않고도 훌륭하게 환자를 치료할 수 있다는 것을 모든 한의사들이 알았으면 좋겠다. Kevin은 여러 한의사 후배들에게 '혈 자리는 의미가 없다, 혈 자리 관계없이 얼마든지 심한 난치 질환들을 고칠 수 있다'고 하였는데 한의사 후배들은 내 말이 사실임을 앉은 그 자리에서 매번 확인할 수 있었다. 나는 환자를 치료하면서 눈앞에서 보여주었다. 추후에 이 부분에 대한 설명도 할 것이다.

사실, 늘 몸이 아픈 분들은 직장에 다니기도 힘들지만 직장에 다닌다고 하더라도 월급을 전부 진료비로 쓰는 것을 보아왔기 때문에 이 분들의 삶의 질은 그야말로 처참할 정도다. 이러한 분들은 죽지 못해서 사는 분들이 많았다. 이런 경우에 과거에 내 실력이 부족하여 제대로 치료를 완전하게 못해 드린 부분에 대해 너무 죄송한 맘이 들었고 자발적으로 환불을 해드린 기억도 난다. 그래서 무조건 의사는 실력이 좋아야 하고 공부하기를 멈추면 안 된다. 의사라는 직업은 어쩌면 하늘이 내려주는 것이 아닌가 하는 생각도 들고, 소명의식이 없이 의사라는 직업을 가지면 안 된다고 생각한다.

의사 말을 믿지 말아야 할 10가지 이유

1. 혈압약, 당뇨약을 '평생 죽기 전까지 드세요'라고 하기 때문에
2. 병을 일으키는 가장 중요한 원인을 구조에서 찾아야 함에도 구조의 문제를 진단하거나, 구조 문제를 강조하는 의사는 눈을 씻고 봐도 찾기 힘들기 때문에(환자의 구조 문제가 확연히 보임에도 구조에 문제가 있는 줄도 모르고, 구조의 문제를 해결할 방법도 모른다)
3. 100만 원을 들여서 종합 검진을 받고 각종 비싼 검사를 다 했다. 너무너무 아픈 곳이 많아서 갔는데 "특별히 문제는 없습니다. 정상입니다"라고 말하기 때문에
4. 수술만 전문으로 하는 대형병원이 있는데, 그 수술 후유증을 다시 수술하는 재수술 전문병원이 또 있기 때문에
5. 대형병원조차 제약업체로부터 뒷돈을 받는 것이 누구나 아는 공공연한 사실이고, 뉴스에도 적발되는 사례가 보도되고 있기 때문에
6. 증상만 잠시 감추어 결국 더 많은 문제를 일으키게 하는 해열제, 진통제, 소염제, 항생제, 호르몬제, 스테로이드제를 많이 사용하기 때문에
7. 검사 장비에만 의존하고 의사 스스로는 정작 눈앞의 뻔한 문제를 보지 못하고, 의사의 기본인 진단 능력을 다 상실했기 때문에
8. 구충의 중요성을 하나도 몰랐고 알고도 이를 모른 척 일부러 무시하며, 구충제가 심지어 위험해서 복용하지 말라고 하고 있기 때문에
9. 세균, 바이러스를 대처하는 방법을 반대로 알고 있기 때문에
10. 모든 의학이 산업화되어 환자=돈이 되어있는 현실이기 때문에

결국 의학이 완전히 방향성을 잃고 잘못된 길로만 가고 있다는 것이 Kevin의 결론이다. 사실 의학은 너무 먼 길을 잘못 와서 바로잡을 수 있을지나 모르겠다. 아니, 사실 너무 늦어버렸고 너무 멀리 와 버렸다. 우리는 잘못 가고 있는 의학에 몸을 맡기기보다 스스로 몸에 대해, 질병에 대해 알고 자신이 자신의 건강을 챙기는 것이 옳다.

어항에 갇힌 물고기, 혹은 온탕에 들어가 있는 개구리를 비웃는 우리는 우리 스스로가 그런 물고기인 줄을 모른다. 그리고 우리 스스로가 갈수록 뜨거워지는 물에 들어가 있는 개구리라는 것을 모르고 산다. 그렇다! 우리 일반 의료소비자들은 그동안 물고기였고, 개구리였던 것이다. 당신은 뜨거워지는 물속에서 천천히 자기 몸이 익어가는 개구리를 보면서 비웃고 한심하다고 생각했을 것이다. <u>어항에 갇힌 채 오염된 물속에서 헤엄치면서 맑은 물로 옮겨 가지 못하고, 오염된 몸을 치료한다며 던져주는 약을 먹기만 한 것이다. 어항의 물을 깨끗한 물로 새로 갈면 되는데 새로운 물로 옮겨 가기만 하면 되는데, 그럴 생각을 하지 않고, 오염된 물속에서 계속 약을 먹어 왔던 것이다.</u>

더 이상 계속 속으면 당신은 바보다. 속인 의사가 나쁜 것이 아니고, 당신의 마지막 삶을 하얀 색 암 병동에 누워 코에 호스를 꽂은 채 살면 안 되지 않겠는가? 그런 삶의 종말은 어느 누구의 책임도 아닌 자신의 잘못임을 알아야 한다. 적어도 Kevin의 책을 읽었다면 그렇게 인생을 마감해서는 안 된다. 시어머니가, 남편이, 자식이 속을 썩여서 준 스트레스로 인해 발생한 암이 아니라는 것을 확실히, 정확히 알고 나면 자기 병에 대해 남을 원망할 수 없다. 젊은 나이에 암이 온 것은 다 내가 의식주 생활을 잘못한 것일 뿐이다. 다만 집안 내력이 있다면 조상의 영향이 있기도 하겠다.

지금의 의약과 건강기능식품은 모두 환자를 치료하거나 케어하기 위함이 아니라 환자로부터 돈을 벌기 위한 수단으로 바뀐 것을 병원에 오래 다니거나 건강기능식품을 섭취해 본 사람들은 알 것이다. 다른 것은 어떨지 몰라도 의학은 장사처럼 되면 안 되지 않겠는가? 그래 좋다! 의사도 돈을 벌어서 가족을 부양해야 한다니, 돈의 문제에서 자유로울 수는 없다. 하지만, 환자를 잘 낫게만 해준다면 이를 통해 돈을 버는 것이 뭐가 비난받을 일이겠는가? 다만 내가 이런 얘기를 하는 이유는 제약사로부터 리베이트를 받고 그 제약사가 판매하는 양약만을 환자에게 권하고 처방하는 것이 그것이 의료인지, 장사인지 잘 생각해 봐야 한다는 것이다.

좋은 의사를 알아보는 방법

　-내가 다니는 병원에서 나는 과연 몇 점짜리 치료를 받고 있는가?

　치료는 늘 100점 만점짜리 치료부터 80점짜리 치료, 70점짜리 치료, 50점짜리 치료, 30점짜리 치료, 10점짜리 치료, 빵점짜리 치료, 낫기는커녕 손해를 본 치료가 있을 수 있다. 마치 삼계탕을 먹어도 정말 맛집인 삼계탕집이 있는가 하면, 맛집이라고 알고 갔는데 밍밍하고 맛이 없는 삼계탕집이 있는 것처럼 말이다. 똑같은 이름의 마사지를 받아도 정말 잘하는 사람이 있는 반면 너무 허술해서 하나도 시원하지가 않은 마사지사도 있을 수 있다.

　이와 마찬가지로 여러분이 받은 의학적 치료와 여러분이 먹은 건강기능식품이 정말 좋은 효과가 있었는가에 대해서 한 번 정확한 기준을 가지고 얘기를 해보아야 한다. 만약 Kevin이 어떤 환자분에게 "병원치료는 증상만을 감추기 때문에 재발을 잘하고, 수술은 위험하다"라고 얘기한다면 어떤 분은 "나는 허리 수술하고 20년간 아주 잘 지내고 있다." 또 어떤 환자분은 "나는 어깨가 너무 아팠는데, 체외충격파 시술을 하고 많이 좋아졌다"라고 얘기하는 분이 있을 수 있고 또한 "건강기능 식품이 건강에 별로 도움이 되지 않는다"라고 말할 때 어떤 분은 이렇게 말할 수도 있을 것이다. "아닌데? 나는 이래저래 아팠는데 노니를 먹고 엄청 몸이 좋아졌어요"라고 말이다. 분명히 이 환자분은 효과를 보았기 때문에 그런 말씀을 하실 것이고 노니를 먹고 효과를 보고 너무 몸이 좋아진 분이 노니 대리점을 차리는 경우도 흔히 있을 수 있다. 자, 이렇게 효과를 본 분이 있는데 Kevin은 왜 현재 의료가 문제가 있고, 건강기능식품이 건강에 크게 효과가 없다고 말하는가? 정말 중요한 얘기며, 자신과 관련된 이야기이므로 집중해서 읽어 보시기 바란다.

*당신은 과연 몇 점짜리 치료를 받고 있었느냐?
*당신은 과연 몇 점짜리 건강기능 식품을 먹고 있었느냐?

예를 들어 내가 사는 도시에 교정치료가 가능한 의사가 10명이 있다고 가정해보자. 그리고 1회당 10만 원의 비용으로 1시간 동안 교정치료를 받는다고 생각해 보자. 그러면 교정치료를 위한 병원을 선택할 때 교정을 1등으로 잘하는 의사를 만나러 가고 싶은가, 아니면 10등의 실력으로 교정하는 의사를 만나고 싶은가? 누구나 1등으로 잘하는 의사를 만나고 싶을 것이다. 다만 우리는 1등으로 교정을 잘하는 의사가 누구인지를 몰라서 못 가는 것 아니겠는가?

만약 마사지를 받을 때 어떤 새로운 마사지사에게 마사지를 받았는데 너무나 만족스럽게 마사지를 해주었다면 나는 그 사람을 단골 마사지사로 삼고 싶을 것이다. 수치로 표시가 나지 않을 뿐이지, 모든 의사의 실력을 수치로 매겨본다면 10명의 의사의 실력은 1등에서 10등까지 결정될 것이다. 여기서 말하고자 하는 것은 여러분이 어떤 증상이나 질환이 있을 때 의사로부터 치료를 받거나 혹은 어떤 약이나, 건강기능식품을 복용하고 난 후에 내 몸에 호전 반응이 와서 몸 상태가 좋아졌다고 하더라도 사실 늘 치료받은 의사보다 더 실력이 좋은 의사를 만났거나 더 좋은 약, 더 좋은 방법으로 치료를 받았다면 지금보다 여러분의 불편한 증상들이 훨씬 더 많이 개선되었을 수도 있었다는 것이다.

1등 의사를 만났다면 증상이 100% 좋아질 수 있었는데 10등 의사를 만나서 증상이 30%밖에 좋아지지 않았을 수 있었다는 말이다. 그러나 환자의 입장에서는 30%가 좋아졌어도 내가 느끼는 30%만큼의 호전감이 있기 때문에 "나 그 치료하고 좋아졌어, 나 그 건강기능식품 먹고 좋아졌어"라고 말할 수 있다는 것이다.

이 책을 쓰는 이유 중 하나는 바로 실력 있는 의사를 보는 눈(즉 나의 병을 고칠 수 있는 의사를 알아보는 눈)과 좋은 건강기능식품, 혹은 그 건강기능식품의 효능을 넘어서는 귀한 대체물질들에 대해서 제대로 알고 여러분들이 판단의 기준을 세울 수 있으면 좋겠다고 생각하는 것이다. 실력이 1등인 의사, 100점짜리의 좋은 약을 알고 있는데도 일부러 10등짜리 의사와 20점짜리 건강기능식품, 아니 오히려 건강을 해칠 수도 있는 도움이 되지 않는 건강기능식품을 살 사람은 없을 것이기 때문이다.

<u>아시다시피 여기서 문제는 의료소비자인 일반 독자분들은 실력 좋은 의사, 100점짜리 좋은 약을 구분하고 가리는 눈이 없다는 것이다.</u> 그렇기에 Kevin이 이런 눈을 가질 수 있게 하나하나씩 설명해 드릴 것이다. 미리 말하지만, 모든 건강기능식품이 다 좋지 않다고 말할 수는 없다. 그렇기에 건강기능식품도 잘 따지고 드셔야 함은 두말할 나위가 없다. 효자, 효녀 자녀 여러분! 함부로 부모님께 건강기능식품 사드리지 마세요. 돈 낭비에 부모님의 건강이 더 나빠지는 경우도 많이 생기니까요!

-좋은 대학교, 좋은 의대를 나왔다고 절대 더 좋은 의사는 아

니다.

우리나라 의대나 한의대는 수능 점수를 통해 어느 의과대학이 좋은 의대인지가 구분된다. 입학 성적으로 1차 서열이 정해지고 교수진이나, 크고 좋은 규모의 대학 병원이 있는 경우에도 좋은 의과대학으로 인식된다.

> 그러나 사실 잘 생각해보면 좋은 명문 의대나 한의대를 졸업하는 것이 의사의 실력을 보장해주지는 않는다. 우리나라 의대, 치대, 한의대를 입학할 때 이들의 수능 점수 차는 많아야 10점 차이일 뿐 국, 영, 수 몇 문제를 더 맞느냐, 덜 맞느냐의 차이일 뿐 서울대 의대를 나온 의사가 지방대 의대를 나온 의사보다 의사로서의 실력이 낮다고는 절대로 말할 수 없다.

의사는 의사로서의 촉과 감각이 반드시 필요하고 대학을 졸업하고도 본인이 어디에 중점을 두고 열심히 수련하고 공부하였느냐가 의사로서의 실력 차이를 만든다. 나는 어떤 의사로부터 서울대 의대 의사들은 자신들이 '우리나라, 모든 의대 중의 최고이고, 자신들이 최고의 의사이기 때문에 서울의대 출신 의사들이 우리나라 환자들을 위한 질병 치료의 마지막 보루라고 생각한다'는 말을 들은 적이 있다. '서울대 의대에서 못 고치면 어느 의대에서 고치냐'는 이런 생각을 한다고 들었다.

의대나 한의대를 나와서 실제로 임상을 해본 의사나 한의사들은 알 것이다.
임상에 나오면 대학교에서 배운 것은 기본 중의 기본을 배운 것뿐이라는 것을. H대 전자공학과 출신인 Kevin의 둘째 형도 '대학 때 배운 것은 정말 기본을 배운 것이고 사회에서, 회사에서 새로 다 배웠다'라고 말을 하였다. 의사에게는 환자가 바로 교과서이고, 환자를 치료하고 케어하면서 많은 것을 깨우치고 배우게 되어있다. 즉 의사는 임상이 생명인 것이다. 임상을 통해 배우고, 단련되고, 깨쳐야만 진짜 의사가 되는 것이다.

　-Kevin이 생각하는 좋은 의사는…

> 첫째로 환자를 긍휼히 여길 줄 알아야 하며,
> (이런 측은지심이 있는 의사는 나머지 조건을 볼 필요가 없다. 측은지심에서 환자를 잘 치료해 주려는 마음이 생기기 때문이다)
> 둘째로 전문직이라고 으스대거나 환자를 무시하면 안 되고,
> 셋째로 환자를 핀잔을 주지 않고, 상세히 설명을 잘해주어야 하며,
> 넷째로 퇴근 후 술 마시고 노는 의사가 아니라 늘 연구와 공부를 계속해야 하는 의사가 좋은 의사라고 할 수 있겠다.

　이런 의사를 만나는 것은 쉽지 않을 것이다. 이런 품성을 가진 사람은 당연히 실력을 쌓기 위해 노력하고 환자에게 친절할 것이기 때문이다. 그러나 이런 마음을 갖고 의업에 종사하더라도, 인간의 생리, 병리와 질병의 원인과 치료법을 깨치는 일은 정말 지난(至難)한 일이다.

　의사가 되기 위해서는 대학 때부터 엄청난 양의 공부를 해야 한다. 다른 일반과 대학생들이 중간고사, 기말고사 때 4일 정도 시험을 보고 끝나지만 의대, 한의대생들은 최소 2주간을 시험을 매일 봐야 하고 재시라도 걸리면 한 달간 시험을 봐야 한다. 일반인들 중에서 의사들, 한의사들 돈 많이 번다고 싫어하는 분들이 많이 있는 것으로 아는데 의사, 한의사들은 그만큼 다른 사람들보다 성실했고 공부 양이 많았으니 나쁜 시각으로 보지 않으셨으면 한다. Kevin도 엄청난 공부 양에 진짜 힘들었다. 의사 하나 나오는 게 결코 쉬운 일이 아니다.

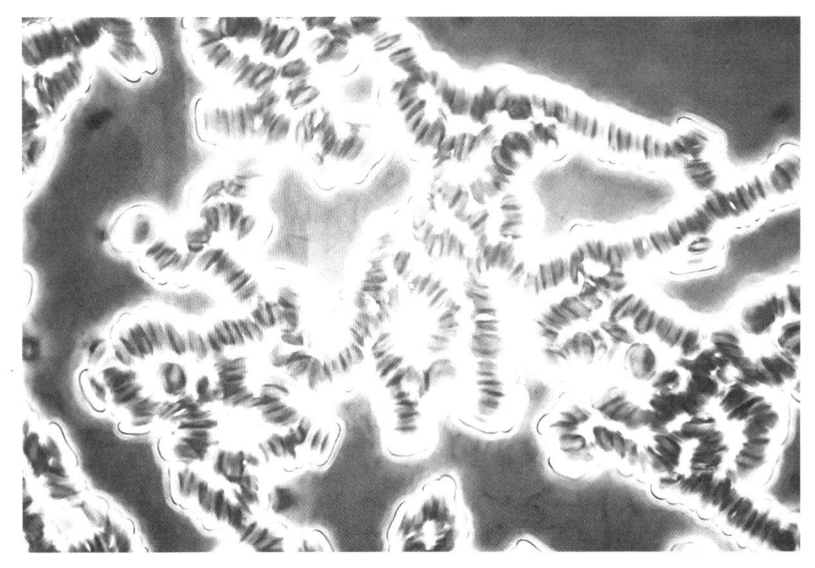

당신의 혈액이 얼마나 더러운지
눈으로 보게 되면
당신의 일상생활을
반성하게 될 것입니다

2장 기생충과 구충제, 그리고 유튜브

-돈이 되지 않으면 움직이지 않는 제약사와 의학계

구충제의 일종인 펜벤다졸을 복용한 미국인 조 티펜스의 폐암이 완치가 되면서 전 세계는 물론 한국에서도 한동안 구충제의 열풍이 휩쓸고 지나갔다. 우리나라도 구충제가 품절이 될 정도로 광풍이 한 번 휩쓸고 지나갔고 Kevin도 알벤다졸, 플루벤다졸, 메벤다졸, 프라지콴텔 같은 구충제들을 유튜브를 통해 소개한 후에 엄청난 호응과 피드백을 얻었다.

Kevin은 암 환자가 구충제를 먹고 암을 완치했다는 소식을 처음 듣고 살짝 관심이 생겼었지만 더 이상 알아보지 않았다. '구충제를 먹고 무슨 암이 치료가 된다는 것인가?' 하고 흘려 버렸던 것이다. 그러다가 그 뉴스를 접한 지 3주 정도 후부터 관련 자료를 찾아보면서 구충제에 대해 관심을 갖기 시작했고 자료를 계속 찾아보면서 '어! 이것 봐라?' 하는 생각이 들어서 계속 구충제에 관한 공부를 계속했다. 모든 암 환자들의 혈액 속에 기생충이 살고 기생충이 사는 정도가 아니라 기생충이 암을 일으키는 원인이라는 논문까지 접하게 되면서 Kevin의 의문과 호기심은 갈수록 더해갔고 몇 주를 열심히 자료를 뒤져 보게 된 결과 "아차차, 그동안 나와 의학계가 어마어마한 사실을 놓치고 있었구나"라는 탄식을 하게 되었다. 그리고 한의대를 다닐 때 잠시 배웠던 기생충학을 떠올리게 되었는데 그 당시에 기생충학은 교수님이나 한의대 학생들 모두가 관심이 없었다. 박제된 기생충 샘플을 멀리서 보기만 해도 징그러워서 고개를 돌릴 지경이었으니 무슨 의학적 관심을 가졌겠는가? 그리고 모든 한의대 학생들이 정말 몸속의 기생충에 대해 전혀 관심을 두지 않았고 그냥 한의대 교과 과목의 하나로만 정말 맛보기 하듯 대충대충 공부를 했었다.

그런데 이번에 새로이 공부하고 보니 기생충이 우리의 일반적인 생각과는 달리, 그리고 의료 전문가라고 할 수 있는 의사나 약사들의 생각과는 달리, '인류 전체가 심각하게 기생충에 감염이 되어 있다'라는 결론에 이르게 되었다. 기생충의 종류는 너무나 다양하였고 눈에 보이는 기생충부터 눈에 보이지 않는 미세 기생충까지 존재하고 심지어 근육 속, 혈액 속, 뇌 속, 세포 속에도 기생충이 존재한다는 사실을 알게 되면서 Kevin은 어마어마한 충격을 받게 되었다.

그 기생충들이 우리 주변에 아주 흔히 널려 있고, 우리의 의식주 생활을 통해 매일 실시간으로 감염이 되고 있고 가족 간 감염이 될 수 있다는 사실, 그리고 내가 좋아하는 강아지나 고양이의 털이나 침, 분변을 통해 매일 나에게 감염될 수 있다는 사실에 놀라움을 금할 수가 없었다.

더구나 그런 감염이 너무 빈번히 일어나고, 구충을 마치고서라도 당장 내일 어떤 음식을 먹다가(덜 익힌 삼겹살을 구워 먹다가), 방에 쌓인 먼지를 청소하다가, 강아지를 쓰다듬다가 얼마든지 재감염이 일어날 수 있다는 충격적인 진실과 마주하게 되었다.

또한, Kevin이 한의대 졸업 이후 진료를 하면서 수십만 명의 환자를 보아 왔는데 환자 진단 시에 나의 진단과 치료 부분에서 기생충 감염에 대한 고려가 전혀 없었다는 것에 대해서 엄청난 반성을 하게 되었다. 오장육부의 질환의 대부분이 기생충의 감염과 관련이 있으며 한 번 감염된 기생충은 알을 까면서 수년, 수십 년간 몸속의 영양분과 피를 빨아먹을 수 있는데 이런 기생충 감염에 대해 Kevin이 인지하지 못하고 있었다는 것이다. 또한 환자를 치료할 때 완전히 기생충의 문제에 대한 부분을 놓쳐버린 것이다. 예를 들자면, 위장이 좋지 않고 소화가 되지 않으며 가스가 차고, 뱃속이 늘 불편하고 대변이 좋지 않은 사람이 있을 때 그것을 한의학적으로 변증(진단)하려고만 했지 기생충이 위나 장 속에 존재하면서 이 환자의 증상과 병을 만들었을 거라는 가능성을 완전히 놓쳐버렸다는 말이다. 이것은 의사로서 어마어마한 실수다!

> 최근에 구충제를 먹고 위장이 편해지고, 소화가 잘되고, 속이 더 이상 쓰리지 않고 설사나 변비가 나왔다는 Kevin의 유튜브 영상에 달린 댓글을 보면서 '내가 한의학적 치료를 하면서 구충을 동시에 진행하였다면 얼마나 많은 환자를 고통 속에서 구해내고 더욱 **빠르게** 치료해줄 수 있었을까?'라고 생각하며 깊고 **뼈**저린 반성을 하였다. 정말 나는 머리를 한 대 맞은 느낌이었다.

이제라도 이런 내용을 알고 유튜브를 통해 많은 이들에게 전파하고 공유할 수 있음에 옛 환자분들에게는 죄송하고 또한 이를 알릴 수 있음에 감사하다.

그런데 구충제를 복용하고 효과를 보는 사람들이 늘어나고 Kevin의 유튜브 영상 댓글에 구충제로 효과 본 분들의 댓글이 엄청나게 늘어나면서 알벤다졸과 플루벤다졸은 전국에서 어마어마한 속도로 팔려나가기 시작했다. 일단 구충제를 드셔 보시고 효과를 느끼신 분들이 기존 치료에서는 얻을 수 없는 전신적인 효과와 그에 더해서 엄청나게 빠른 호전 속도에 알벤다졸의 판매량은 어마어마하게 늘어갔다. 가격이 1,000원, 2,000원밖에 하지 않았기 때문에, 나를 비롯한 가족이 먹고 회사 동료, 이웃과 친구들에게 선물로 주게 되고, 이를 먹고 효과를 본 분들이 또 엄청난 입소문을 내고 또한 나를 비롯한 여러 유튜버들의 구충제 소개 유튜브 영상을 퍼 나르면서, 삽시간에 전국의 모든 약국에서 알벤다졸 제품이 품귀현상을 보이게 되었다.

> *혹시라도 Kevin의 구충제 소개 영상을 보지 않은 사람이 있다면 유튜브 검색창에 "Kevin 기생충", 혹은 "Kevin 구충제"라고 치면 영상이 20여 개가 넘게 뜰 것이다. 그것을 날짜순으로 쭉

> 보면 전체적인 기생충과 구충제 복용법에 대한 이해가 갈 것이다.

Kevin이 구충제 강의 영상을 올리던 초기에 의사와 약사들, 그리고 구충제를 불신하는 사람, 구충제가 간에 나쁘니 먹으면 안 된다는 사람들의 댓글이 종종 올라왔으나 구충제를 먹고 효과를 본 사람들의 후기 댓글이 수백 건, 수천 건을 넘어가고 그 좋아진 증상들의 수준이 잠시 불편했던 증상이 호전되는 것뿐만 아니라 수십 년간 고생했던 다양한 염증 질환, 관절질환, 탈모에 무좀까지 좋아지는 사례가 속출하니 이후로는 '구충제가 문제 있다 혹은 근거 없는 낭설이다'라는 식의 비판 글들이 더 이상 올라오지 않게 되었다. 모두가 스스로 임상을 해서 결과를 올리면서 자가 임상이 이루어졌다. 제약회사가 하지 않은 임상을 우리 의료소비자가 한 셈이다. 사실 구충제의 존재와 효과를 전 국민이 알게 된 것은 우리나라 질병 감소에 엄청난 영향을 미친 큰 사건이다. 건강보험재정뿐만 아니라 각 가정의 진료비를 몇천억을 줄여주는 효과가 있었다고 생각한다. 또한 이번 코로나바이러스를 예방하는데에도 도움이 되었을 것으로 생각하고 있다. 구충제를 몇 달간 복용하신 분들은 미리 기생충을 박멸하여 기생충 안에 있던 세균과 바이러스를 없앤 효과와 면역력 향상을 누렸을 것이기 때문이다. 이제 구충제의 효과를 알아버린 소비자들은 죽는 날까지 열심히 구충을 하여 많은 질병을 예방할 수 있을 것이다.

'1년에 봄, 가을로 2번 정도만 구충하면 되고 우리나라의 생활 환경과 위생환경이 좋아졌으니 우리나라 국민은 기생충 감염이 거의 없다'라고 했던 의사와 약사들은 매우 머쓱한 상황이 되었고 '기생충 박사'라고 알려진 모 의학 박사는 구충제를 먹을 필요가 없다고 방송에 나와서 얘기를 했던 영상 때문에 일반 시청자들에게 유튜브 댓글로 정말 엄청난 비난을 받고 욕을 먹었다.

구충제가 전국적으로 큰 붐이 일었던 것은 케빈의 기생충에 대한 소개와 유튜브라는 매체가 만났기 때문에 가능했다. 암 환자만이 아니라 일반인들도 기생충에 심각하게 노출이 되어있다는 것을 모든 이들이 알게 된 사건으로 Kevin은 지금도 큰 보람을 느낀다.

－살아있는 모든 식물, 동물에는 기생충, 세균, 바이러스, 곰팡이균이 산다!!

기생충 중에는 내 눈에 보이는 기생충뿐만 아니라 눈에 보이지 않는 기생충도 무수히 많고, 더욱 놀라운 사실은 우리 모두는 기생충에 감염이 되어있다는 것이다. 그리고 그 기생충 속에 엄청나게 많은 세균과 바이러스가 살고 있다는 사실들을 유튜브를 통해 공유하게 되었다. 그리고 구충제는 전문의약품이 아니고 일반의약품으로서 가격이 워낙 저렴하여) 일반인들이 접근하기 쉬웠고, 효과 또한 탁월하여 그야말로 가성비가 매우 뛰어났기에 한바탕 광풍이 일어날 수밖에 없었다. 30각을 사서 나를 비롯해 온 가족이 나누어 먹고 효과를 볼 수 있으니, 온 가족이 3만 원을 가지고 큰 행복을 누릴 수 있었다.

그러나 여기서 기억해야 할 것은 기생충을 집중적으로 연구한 사람들은 기생충이 거의 모든 질병 즉 암, 당뇨, 심장병, 관절염, 비염, 위염, 간염, 아토피, 크론병, 과민성장증후군, 허리디스크 등등 우리가 흔히 알고 있는 질환의 원인이라는 주장을 펴고 있지만 사실 기생충만으로 이런 질환이 다 왔다고는 절대 얘기할 수 없다는 것이 Kevin의 생각이다. 그 예로 '훌다 클락 박사'라는 사람은 기생충을 얘기할 때 언급이 되지 않으면 이상할 정도로 30년 넘게 기생충학을 연구하고 7권 이상 기생충에 관한 책을 출판한 기생충 계의 거물인데, 그의 주장은 우리가 걸리는 모든 병은 기생충이나 독소가 관련되어 있으며, 기생충과 독소를 제거하면 모든 병이 나을 수 있다고 주장하였다. 그는 그런 연구 결과를 책을 통해 증거로 남겼고, 많은 암 환자들을 구충이라는 방식을 통해 치료하다가 세상을 떠났다.

> Kevin은 요즘 약국에서 흔히 파는 구충제나 이버멕틴, 니타조사마이드 등등의 추가 구충제에 대해서 더 이상 연구하거나 관심을 갖지 않는다. 그 이유는 구충제만으로 절대 인체의 모든 질환들을 낫게 할 수 없음을 또한 알고 있기 때문이다. 또한 기생충이 모든 병을 일으키는 주원인이 될 수 없음도 알고 있기 때문이다. 기생충은 수많은 발병원인 중 하나일 뿐이다!

<u>구충제에 큰 효과를 보신 분들은 구충제를 더더욱 신봉하며 구충제로 자기 증상의 끝을 보려고 하는데, Kevin의 관점에서 바라보면 이는 크게 잘못된 생각이다.</u>

모든 약에는 적응증이라는 것이 있고, 인체가 병드는 것이 기생충만으로 발생하는 것이 절대 아님을 우리는 반드시 알아야 한다. 그래야 시행착오로 고생하지 않고 돈 낭비, 시간 낭비를 하지 않는다. 일부의 유튜버가 해외 논문 몇 개, 자료 몇 개를 덧붙여서 '이러 이러한 증상이나 질환에 이런 구충제를 썼더니 효과가 있으니, 이런 질병과 증상도 모두 기생충이 일으키는 문제이고 그러니 이 기생충 약을 복용하면 된다'라는 정도의 결론에도 수많은 유튜브 시청자들이 환호했었다.

> 기생충은 Kevin과 수많은 의료인들이 놓쳤던 질병의 원인이 맞긴 하지만 기생충만이 이렇게 수없이 많이 발생하는 증상과 질병의 원인이라는 것은 틀린 의견이라고 나는 단언한다. 즉 구조, 영양, 어혈, 독소와 기생충, 이런 요소들이 동시에 종합적으로 판단되어야만 질병의 진단과 치료의 그물망이 훨씬 촘촘해지고 정확해지는 것이다. 기생충은 역시 질병 발병의 하나의 요소에 불과하다는 것이 Kevin의 결론이다.

기생충은 내가 수십 년간 진단의 기준에서 빠뜨린 목록이지만 앞으로는 절대 놓치지 않을 것이다. 구충을 기본으로 하고 구조, 영양, 어혈, 독소의 순서로 치료를 해나가다 보면 그 어려운 암도, 당뇨도, 중풍도, 고혈압도, 치매도, 각종 모든 염증도 우리가 치료할 수 있는 영역으로 들어올 수 있다.

구충제가 유튜브를 타고 전국에 열풍을 일으키고, 각종 방송과 티브이에서 구충제 관련 보도가 이어질 때다. 구충제 동영상을 본 시청자들이 어느 날 갑자기 약국에서 알벤다졸을 싹쓸이하기 시작하면서 구충제 파동, 알벤다졸 파동이 발생했다. 그런 일이 발생하면서 약국마다 100각씩만 배당이 되어 판매가 되기 시작했고, 나중에야 '구충제가 효과 있다'는 내용을 아신 분들이 나에게 댓글로 '이제 구충제 얘기를 그만해라, 케빈 때문에 정작 필요한 사람, 혹은 암 환자들이 알벤다졸을 구할 수 없게 되었다'며 케빈을 원망하기 시작하였다.

나로서는 좀 난감한 상황이었지만, 충분히 이해가 가는 상황이기도 하였다. 그런데 이때 제약사들이 2020년 2월 정도부터 알벤다졸 생산을 중단한다는 뉴스를 보게 되었다. 어떤 약국에서는 구충제가 품절이 되기도 하고, 어떤 약국에서는 구충제 가격을 두 배로 올려 받기도 하는 일이 발생하였고, 그런 일이 몇 달 동안 지속되었다. 이 알벤다졸 품절 현상과 생산 중단이 일어나면서 많은 사람들은 화가 났고 제약업체, 그리고 의사나 약사에 대해 힐난을 하기도 하였으며 더불어 나 또한 욕을 먹기도 하였다.

이즈음에 방송에서는 몇 회에 걸쳐 9시 뉴스와 아침 뉴스에 구충제를 먹으면 간 손상이 올 수 있음을 경고하는 내용이 반복하여 보도되었다. 그러나 이미 구충제를 통해 수년 이상 고생했던 다양한 증상에 효과를 보신 분들은 계속 늘어났고, 구충제는 이후로도 사랑을 받았으며 지금도 꾸준히 드시는 분들이 많이 있다.

다만 양약으로 만들어진 구충제는 기생충을 사멸시키는 종류와 범위에 있어 각각 다 조금씩 다른 효과를 보이며, 완전한 구충을 하기에는 부족하다는 것도 알아야 한다. 기생충은 보통 알이나, 유충, 성충의 단계를 넘어서 탈피를 하는 과정이 더해져 6단계로 변화하기도 하는데 양약 구충제로 이 모든 것을 박멸하기는 어렵다. 특히 성충이나 유충은 죽어서 대변을 통해 몸 밖으로 나오기도 하여 우리가 직접 관찰을 할 수도 있는데, 알의 경우는 단단한 막 때문에 양약만으로 쉽게 제거되지 않는다는 것을 반드시 알기 바란다.

또한 미세 기생충을 비롯한 수백 종류 이상의 기생충이 나의 몸속에 존재하기 때문에 이를 양약 몇 알로 제거하기는 쉽지 않다. 알벤다졸을 하루 2알 혹은 3알씩 과량으로, 3일 복용 후 4일 쉬는 방식으로 몇 주씩 진행하는 분들도 임상 사례를 많이 올려주기도 하였는데 이 또한 완벽한 구충에는 미치지 못하는 방법이다. 사실 완벽한 구충법이란 없다. 그만큼 자주 재감염이 되기 쉽고 기생충의 종류가 워낙 많기 때문이다.

의사는 사실 기생충이나 구충제에 아예 관심이 없고 그나마 약사가 일 년에 봄, 가을로 1알씩만 구충제를 복용하라는 방법이 그들의 복약지도이고 보니 그런 정도로의 구충으로는 아예 우리 몸속의 기생충을 박멸할 수가 없다. 그래서 의사나 약사가 제안하는 방식의 구충 방법으로는 기생충이 예방도 안 되고 치료도 되지 않는다, 사실 기생충은 예방의 개념이 없고 내 몸에 들어온 이후에 치료만 할 수 있는 것이다.

양약을 통한 구충은 상당히 제한적이기 때문에 나는 알벤다졸 같은 양약 이외에도 한약재나 천연허브를 통한 '훌다 클락' 방식을 여러분에게 추천하였다. 기생충학의 바이블 같은 책을 쓴 사람이 바로 '훌다 클락 박사'라고 위에 언급하였듯이 훌다 클락 박사는 그 방대한 연구와 환자의 임상을 모아 기생충에 관한 7권의 책을 출판하였다. 그 7권의 책 중에 6권은 모두 기생충과 관련된 암환자를 치료하는 방법에 대해 저술한 것이고, 그중 두 번째로 집필한 '병을 넘어서'라는 책은 기생충과 일반 질병과의 관계에 관한 내용을 저술한 것이며 이 책이 전 세계적으로 가장 많이 팔렸다.

이 책에서는 기생충의 종류와 분류, 기생충이 잘 생기는 사람, 질병과 관련된 기생충의 종류, 기생충을 부르는 내 몸의 조건들, 그리고 중금속, 식품첨가물, 생활 속 가구나 집기 등에 존재하는 각종 독소에 대해서도 언급하였다. <u>기생충, 곰팡이, 생활 속의 독소까지 전부 망라되어 있어서 누구나 한 번씩 일독을 하기를 강력히 권한다.</u> Kevin의 온라인 쇼핑몰에서 이 책을 구매할 수 있다. 그래서 Kevin은 양약 구충제를 복용하는 방법 외에 한약으로 된 구충제나 구충에 효과를 보이는 훌다 클락 방식의 천연허브 제품을 통해 추가로 깊고 자세한 구충을 해 보시기를 권한다.

> Kevin의 다음 카페 cafe.daum.net/liveyoung365에 가입하시면 훌다 클락에 관한 제품들에 대한 설명을 쉽고 편하게 동영상으로 보고 이해할 수 있다.

*훌다 클락의 저서 병을 넘어서: www.dibidibi.com/ohs10003에서 구입할 수 있다. 꼭 한 번 읽어 보실 것을 권하며, 이 책을 읽고 자신의 가정을 한 번 둘러보시기 바란다.

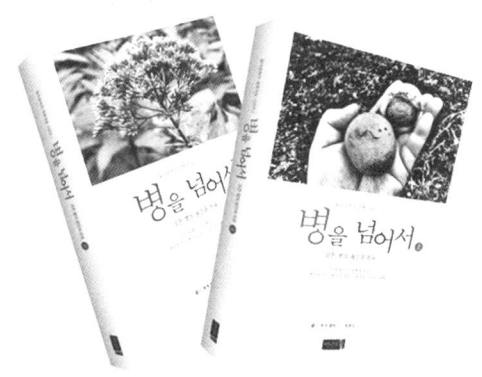

저자 홀다 클락, 병을 넘어서… 개인 위생에 많은 도움이 된다

－애완동물에 대한 구충하기

개나 고양이, 기타 애완동물을 키우고 있다면 구충에 더욱더 신경을 써야 한다. 애완동물은 사람보다 몇 배 자주 구충을 실시해 주어야 한다는 것을 잊으면 안 되겠다. 동물은 사람보다 깨끗하게 지낼 수 없고 상한 음식이나, 대소변 처리에 문제가 많이 있기 때문이다. 애완동물의 소변과 대변을 치울 때마다 반드시 비닐장갑을 끼고 최대한 빨리 치워줘야 한다는 것도 매우 중요하다. 내가 애완동물을 안거나, 애완동물이 나를 핥거나, 혹은 생활 중에 털이 빠질 때 이를 통해서 내 눈, 코, 입, 피부 등으로 기생충이 들어올 수 있다. 먼지나 털에도 세균이나 바이러스, 기생충이 있을 수 있다는 것을 잊으면 안 된다.

사실 제일 안전한 방법은 애완동물을 키우지 않는 것인데, 이미 키우고 있다면 이런 구충에 각별히 신경 써서, 애완동물도 한 달에 몇 번 정도는 심도 있게 구충을 해주는 것이 서로에게 좋다. 강아지나 고양이를 안고 자는 습관은 기생충에게 내 몸을 내어주는 것과 같다.

아무리 애완동물이 좋아도 그런 행동을 해서는 안 된다. 주의를 해도 쉽게 감염되는 것이 기생충인데, 기생충 감염원이나 다름없는 애완동물을 안고 자고, 애완동물이 흘리는 침이나, 땀, 털에서 묻어나오는 각종 기생충을 어떻게 감당하려고 하는가?

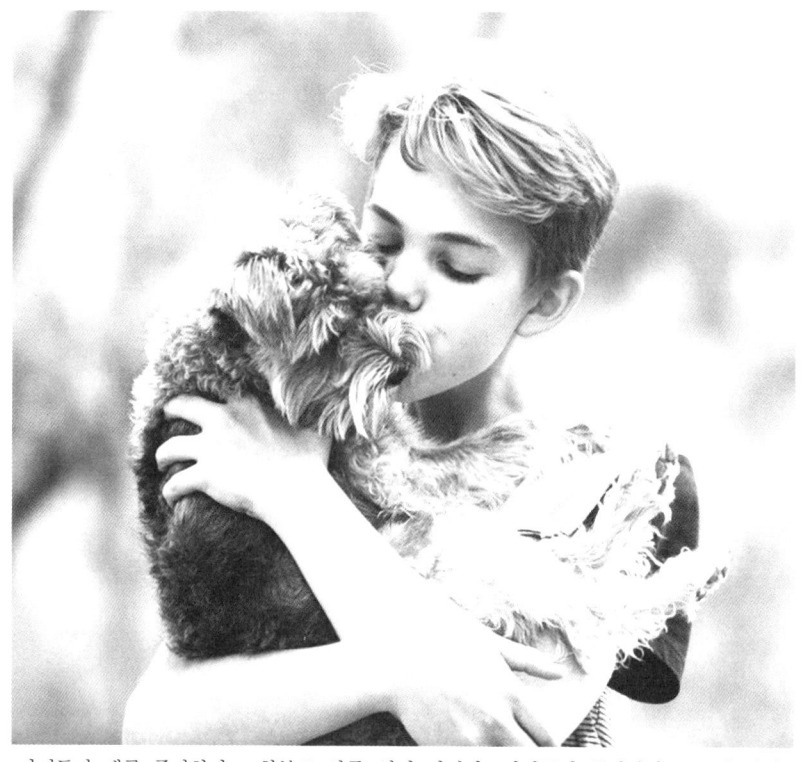

아이들이 개를 좋아한다고 함부로 사줄 일이 아니다. 아이들이 좋아한다고 콜라 사이다, 햄버거, 치킨을 함부로 줘서는 안 되는 것과 같은 이치다

 일상생활 속에서 우리는 아주 흔하게 기생충에 감염이 될 수가 있고, 반지하 같은 곳에 살게 되면 땅의 특성상 늘 습한 기운 때문에 곰팡이와 같이 사는 것과 같은 상황이 된다. 흙 속에 얼마나 많은 세균과 곰팡이가 살고 있는가? 그래서 우리는 어두운 집보다는 밝은 집, 채광이 잘되는 집에 살아야만 한다. 태양 빛이 강하게 내리쬐면

세균, 바이러스, 곰팡이, 기생충은 쉽게 사멸되기 때문에 외출을 할 때는 항상 커튼을 걷어서 밝은 햇볕이 거실과 집안에 들도록 하는 것이 좋다. 그래야만 세균, 바이러스, 곰팡이, 기생충 등의 미생물에 감염되지 않고 건강을 잘 유지할 수 있다. 혹시나 반지하 집에 살고 있다면 하루빨리 이사를 가야 할 것임은 두말할 나위가 없다.

－태양 볕을 올바르게 쬐는 방법

비타민 D 합성을 위해 햇볕을 쬐며 걷거나, 일광욕을 하는데 햇볕을 쬐는 것도 요령이 있다. 태양 빛은 무한한 생명 에너지의 원천으로서, 우리가 태양 빛을 받기 위해 걸을 때는 빛의 세기가 강하지 않은 오전 9~10시 정도나 오후 5시 정도의 빛이 좋다. 한낮은 태양 빛을 많이 받을 수는 있으나 너무 뜨겁고, 자외선의 영향으로 피부가 상할 수 있으니 피해야 한다.

Kevin은 유튜브를 통해 기생충의 심각성과 구충제 복용의 필요성을 알린 것에 대해 매우 큰 자부심을 가지고 있으며, 구충을 통해 효과를 보고 나에게 강한 신뢰와 감사를 보내준 독자들에게도 이 기회를 빌려 감사의 인사를 전하고 싶다.

그래서 구충에 대해 관심이 많은 분들은 양약 복용 외에도, 반드시 훌다 클락 제품 같은 제품군을 이용하여 구충을 추가로 해보기를 권해드린다. <u>보통 훌다 클락 박사가 말한 정석 방법은 천연물질을 이용한 허브 진액을 통해 구충을 최소 6주 동안 진행할 것을 권하였는데, 보통 3주 정도를 해 보고, 이후에 형편에 따라 좀 더 추가하면 된다.</u> 이것이 힘들다면, 생감자즙을 내서 먹어도 구충에 상당한 효과를 볼 수 있다. 훌다 클락 방식의 구충방법은 케빈의 다음 카페에 동영상으로 올려져 있으며(유튜브에는 올리지 않았다) 훌다 클락의 제품은 케빈의 온라인 쇼핑몰에서 편리하게 구입할 수 있다.

―구충 관련하여 독자들에게 꼭 부탁하고 싶은 것

몸속에 많은 기생충이 있는 사람에게는 구충을 하는 것이 그 어떤 의학적, 한의학적 방법보다 효과적인 치료 방법이 될 수 있다. 구충제를 통해 기생충을 없애는 것은 반드시 꼭 해야 하는 치료이긴 하지만, Kevin은 훌다 클락 박사가 말한 대로 기생충이 모든 병의 원인이고 기생충과 독소만 해결해 주면 몸이 건강해진다는 논리는 옳지 않다고 생각한다. 인체를 치료함에 있어 어느 하나의 원인이 모든 병의 원인이고, 어느 한 가지의 치료로 병이 다 나을 만큼 인체가 그리 간단하지 않기 때문이다.

Kevin도 지금까지 수십만 명의 환자를 치료하고 상담해 보았다. 그리고 Kevin 스스로도 구충을 해보았고 지난 몇 달간 임상 사례를 검토하고 내린 결과다. 기생충은 만병을 일으킬 수는 있지만 구조, 영양, 어혈, 독소의 측면을 같이 고려해야 질병에 대한 치료가 훨씬 정확해진다.

> 구충제만으로 나을 수 있는 질환은 분명히 정해져 있고, 효과의 깊이도 각 질환별로 차이가 심하다. 구충으로 말끔히 나을 수 있는 질환도 있지만, 구충제를 먹어도 전혀 효과가 없는 질환도 있다는 뜻이다. 그러므로 구충제에 대한 환상도 옳은 생각이 아님을 반드시 알기 바란다. 구충제로 잘 낫는 질환도 있고, 잘 낫지 않는 질환도 있다고 보면 제일 합리적인 생각일 수가 있겠다.

Kevin이 기생충과 기생충 안에 사는 세균, 바이러스, 곰팡이가 크고 작은 많은 병과 증상을 일으키는 원인이라는 것을 모르고 지낸 지난 20년 가까운 임상 기간에 대해 유튜브를 통해 구독자분들께 그 잘못에 대해 사과하고 반성을 한 적이 있다. Kevin 스스로 기생충을 없애 보기도 하고 독자분들의 자발적인 임상을 통해 구충제 복용 전과 후를 종합하여 본 결과, 구충으로도 전혀 효과를 보지 못한 분들도 많다는 사실과 함께 이분들의 질병과 불편한 증상은 기생충 관련이 아닌 다른 구조나 영양, 어혈, 독소의 문제가 있어서 그런 결과가 나왔으리라는 아주 중요한 추측과 결론에 이르게 되었다. 구충제 공부를 하는 몇 달간 과연 구충제의 효과가 어디까지이며, 어느 질환까지 치료가 가능할지가 심히 궁금하였다. 구충제가 어느 약사의 말대로 플라세보 효과일 뿐인지, 기생충을 죽여서 무좀이 낫는 것이 아니고, 구충제의 진균작용 덕에 무좀이나 발에 생기는 각질이 낫는 것인지, 정말 구충제가 항암효과가 있고, 항염증 작용이 있는 것인지에 대해 매우 궁금하였던 것이 사실이다.

Kevin의 기생충, 구충제 관련 동영상을 시청한 분들이 댓글이나, 이메일, 카페를 통해 자신의 증상을 많이 물어보았다. 그래서 Kevin은 이럴 경우에, 일단 환자들의 몸이 여기저기 증상이 많으며 아픈 곳이 많다고 할 때는 '반드시 다른 병원, 한의원 치료에 앞서 구충제를 먼저 복용하여 구충을 실시해 보라'라고 조언을 해 드리고, 이런 한, 두 달여의 구충을 통해서도 자신들의 증상이 호전되지 않거나 완전히 낫지 못하고 여전히 불편이 남아있을 때에는 자신의 질병의 원인을 구조, 영양, 어혈, 독소 문제에서 추가로 찾으면 된다고 이야기해 준다. 이 내용은 의료인뿐만 아니라 일반 사람도 반드시 숙지를 해야 할 대단히 중요한 핵심 내용이다.

-혈액 검사를 통해 내 혈액 속의 기생충 감염 여부 알아보기

병원에서 실시하는 혈액 검사는 각종 지표를 알아보기 위한 수치인데 다양한 수치와 그 지표에 담긴 의학적 의미가 복잡하기 때문에 일반 환자들은 이를 정확히 이해하기 어렵다. 그러나 현미경을 통해 높은 배율로 자신의 혈액을 직접 관찰하게 되면 남녀노소에 관계없이 환자 자신이 보다 쉽게 직접적으로 혈액의 상태를 이해할 수 있게 된

다.

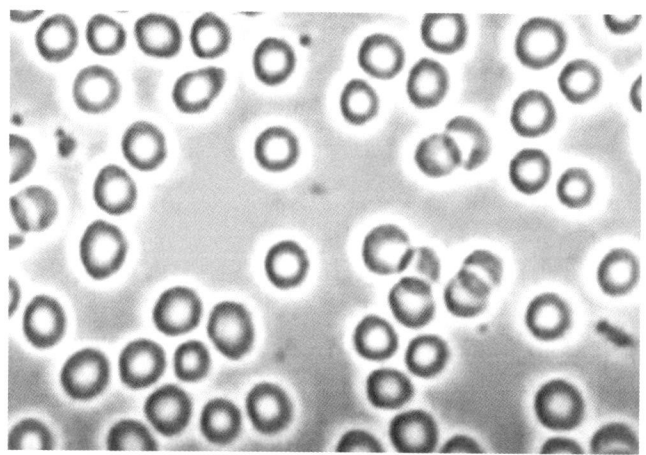

적혈구 하나하나가 다 독립되어있는 상태이며 철분이 결핍된 적혈구의 상태임. 또한 적혈구의 양이 부족하다. 즉 혈액이 부족한 사람으로서 저혈압 환자일 확률이 높다

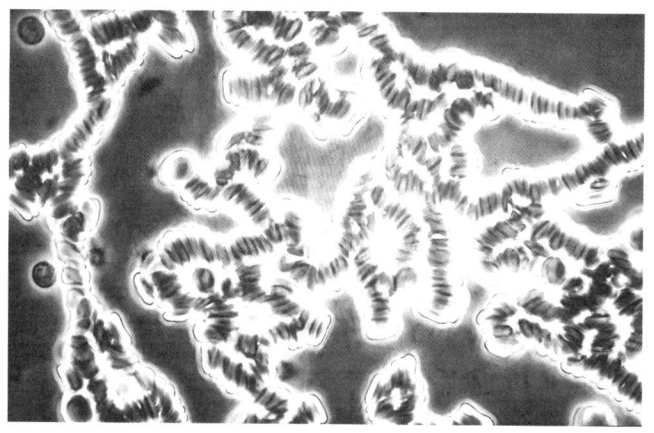

적혈구가 서로 엉겨 붙으면서 엽전 꾸러미처럼 뭉친 모양. 피가 끈적하고 맑지 않을 때 이런 형태를 보인다

이렇게 손가락에서 혈액을 채취해서 혈액의 상태를 관찰하는 방법도 결점이 없는 완전한 진단 방식은 아니다. 그러나 의사들이 인정하

는 의학적인 기준에 부합하지 않는다고 얘기할 수 있지만, 의사들의 혈액 검사도 매우 부실하며 빠진 부분도 많고 틀린 부분도 많다. 혈액 검사상 수치를 가지고 환자의 상태를 해석하는 것도 허점이 많다는 것을 알아야 한다. 이 부분은 추후에 설명하도록 하겠다.

그런데 사실, 의사들이 혈액 검사의 숫자로만 표현된 여러 지표에는 나타나지 않는 몸속의 작은 세균이나 간염균, 곰팡이균 같은 것이 자신의 핏속에서 돌아다니는 것을 보면 환자는 많은 충격을 받는다. 이때 자신이 느끼는 충격과 경각심을 통해 환자는 더욱 열심히 치료에 매진하는 경우를 자주 목격하게 된다. '백문이 불여일견'인 것이 증명되는 셈이다. 즉, 사람들은 흰 종이 위에 적힌 숫자에 의해 충격받는 경우는 적다. 그러나 방금 내 손가락에서 빼낸 혈액을 현미경을 통해 실시간으로 눈앞에서 기생충이나 세균이 움직이는 모습을 보거나, 혹은 떡이 져버린 적혈구의 모양을 보게 되면 충격을 받는 사람들이 많다는 것이다.

또한 병을 치료한 후에 증상이 호전되고 몸이 좋아지면 이에 따라 혈액의 상태도 바뀌게 되므로, 치료 후 컨디션이 좋아진 후에 전과 후를 비교하여 보면 혈액의 상태가 상당한 호전이 있음을 확인할 수 있고, 환자가 이를 직접 자기 눈으로 확인할 경우, 매우 기뻐하며 추가로 더욱 건강 관리에 매진할 동기를 부여받게 된다. 참 간단하고도 효과적인 검사법이 아닌가?

그러나 따뜻한 물만 많이 마신 후에 혈액을 채취하여 다시 검사를 해보면 떡이 져 있던 적혈구(적혈구가 서로 달라붙어 엽전의 형태를 보이는 것을 적혈구의 연전 현상이라고 부른다)는 바로 해결이 되어 적혈구의 형태가 정상으로 보인다면서 이런 혈액 검사는 사기라고 하는 의사들도 있을 것이다. 그러나, 혈액이 현미경의 화면 안에 꽉 차는 경우(혈액량이 충만한 건강인), 혈액이 드문드문 성기고, 현미경 화면에 빈 공간이 많은 경우(혈액량이 적은 건강하지 못한 경우) 등

67

이 잠시 따뜻한 물을 마신다고 혈액이 확 늘어나거나 하지는 않는다. 뒤에 이어지는 설명을 보게 되면 독자들이 쉽게 이해할 수 있을 것이다.

－현미경을 통해 피를 관찰해 보면 크게 4가지 측면에서 좋은 참고 자료를 얻을 수 있다.

> 1. 자신이 혈액의 양이 충분한 사람인지, 부족한 사람인지를 알 수 있다.
>
> 2. 자신의 적혈구, 백혈구, 혈소판의 모양이 예쁘고 건강한지, 모양이 좋지 않고 건강하지 못한지를 알 수 있다.
>
> 3. 내 혈액의 혈장 안에 살고 있는 혈구(적혈구, 백혈구, 혈소판)의 상태를 알 수 있고, 혈장이 건강한지 그렇지 않은지도 알 수 있다 - 혈장이 건강하지 못할 경우에는 혈장이 맑지 못하고 건더기가 많다.
>
> 4. 내 혈액이 건강한 줄만 알았는데, 엄청나게 많은 문제가 있음을 알 수 있다. 자신의 손끝의 극소량의 혈액에서 판단해 낼 수 있는 건강 정보는 많다 - 혈액 검사지의 숫자로는 이해하기 힘들던 내 혈액의 상태가 직관적으로 바로 이해가 된다.

현미경을 통한 혈액 검사를 해보면 환자들이 의식주 생활을 잘못하여, 혈액이 오염되고 탁해지면서 각종 세균, 곰팡이균, 기생충에 감염이 된 것을 볼 수 있다. 그리고 동그랗게 따로 떨어져 호떡처럼 개별적으로 있어야 할 적혈구가 엽전처럼 달라붙어 연전 현상이 심해진 적혈구가 있거나, 호떡처럼 예쁜 모양이 아닌 낫처럼 꺾여진 모양이나 찌그러진 형태의 적혈구가 보인다. 또한 운동성이 떨어져 힘이 없는 백혈구를 볼 수 있으며, 혈액 내에 콜레스테롤, 요산, 가스 등의 존재 또한 확인할 수 있는데 이렇게 되면 환자는 자신의 혈액 문제에 대해 확실한 경각심을 갖게 된다.

이런 혈액 상태를 알고 나면 환자 자신이 건강 관리를 더욱 철저하게 하게 될 모멘텀이 생긴다. 병원에서 의사가 건네주는 이해 안 되는 결과지를 받아 들었을 때와는 완전히 다른 태도인 것이다. 혈액의 부족이나 떡이 진 적혈구의 형태나, 각종 세균, 기생충 등의 상태를 개선하기 위해 더욱 철저히 의식주 생활을 하게 되어 치료에 많은 도움이 된다. 이런 마음가짐이 바로 이런 혈액 검사를 통해 생길 수 있으니, 얼마나 좋은 검사법인가?

당뇨 환자들이 피를 검사할 때 볼펜 같은 란셋으로 손가락 지문 부위의 피를 '찰칵' 하고 빼지 않는가? 그 정도의 아주 작은 소량으로도(즉 우리가 밥에 넣어 먹는 수수나 조 크기 같은 적은 양의 혈액) 현미경으로 관찰해보면 그 안에 기생충이 선명하게 보이는 경우가 있다.

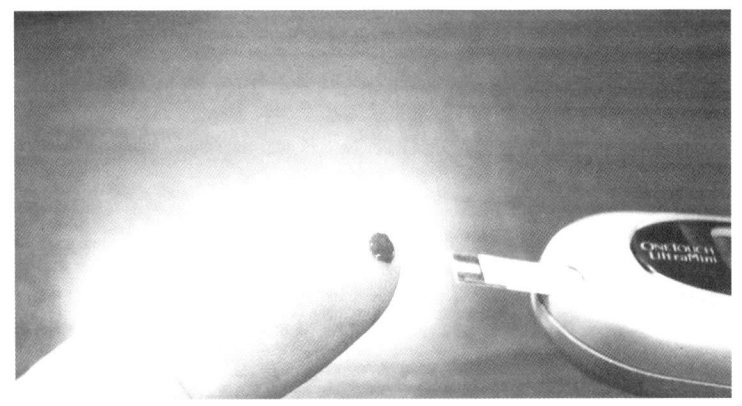

매우 적은 양의 피를 뽑아서 검사를 하는 데도 암 환자나 난치병 환자들은 건강하지 못한 적혈구, 백혈구, 혈소판의 모습이 보이고 기생충과 세균도 많은 빈도로 출현한다

우리는 자신의 혈액에 대해 학교에서 배울 때, '혈액은 산소와 영양분을 가져 날라 인체 전체에 산소와 영양분을 공급해 준다'라고

배웠다. 그래서 혈액은 가장 깨끗하고 생명을 유지하기 위해 필수이며, 매우 성스러운 것으로 생각한다. 그러나 우리는 이제 그런 개념을 버려야 한다.

> 내 피를 현미경을 통해 관찰하게 되면 얼마나 많은 세균과 바이러스, 기생충이 존재하고 세균과 곰팡이균, 유독 가스와 요산, 콜레스테롤 덩어리가 있는지를 확인하게 되고 이를 현미경을 통한 검사로 알게 되면 내가 그동안 얼마나 잘못된 의식주 생활을 하고 있었는가를 자연스럽게 반성하게 될 것이다.

100명 중의 95명 이상은 깨끗한 피보다는 더러운 피가 흐르고 있음을 보게 될 것이다. 우리의 혈액은 깨끗하지 않은 사람이 대부분이다. 혈액이 깨끗하지 않다는 것은 우리 세포의 밥인 혈액이 찬밥, 쉰밥의 형태라는 것이다. 따뜻하고 맛있는 밥이 아닌 찬밥, 쉰밥을 먹는 내 세포가 불쌍하다. 그러기에 원활한 혈액 순환+좋은 혈액을 만들기 위해서 우리는 의식주 생활을 확실하게 개혁해주어야 한다.

자, 이제 여러분이 몰랐던 혈액의 세계로 한 번 발걸음을 옮겨보자. 아래 Kevin이 예로 드는 혈액 속의 기생충 사진들을 보고, 나의 식습관과 주거 생활, 애완동물과 함부로 생활했던 모든 것을 반성하고 제대로 각성하여 이런 눈에 보이지도 않는 기생충, 세균, 바이러스, 곰팡이균에 나의 건강과 소중한 목숨을 빼앗기지 않았으면 한다.

－정말 내 혈액 속에 기생충이 있다고? 진짜로?

내 몸에 혹시라도 기생충이 많다면 사실 현미경을 통한 혈액 검사를 통해서도 기생충을 발견할 수도 있다. 우리가 난치병이라고 말하는 질병을 가진 사람들의 혈액을 검사해 보면 실제로 기생충이 혈액 속에 흔히 보이기도 한다. 혈액을 채취하여 현미경으로 관찰해본 다음 사진을 보자.

적혈구 사이를 유유히 헤엄치고 있는 기생충~!!

충격적이지 않은가? 내 혈액 속에 정말 기생충이 살고 있다!

이렇듯 이름도 모르는 기생충이 얼마나 많을까?

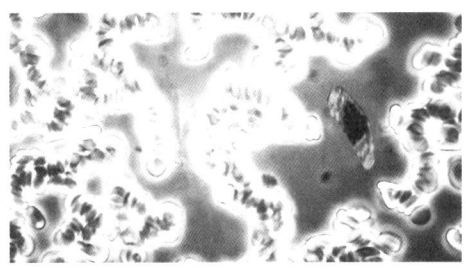

과연 내 몸속의 기생충이 이 종류 하나뿐일까?

내 몸속에 이런 기생충이 몇 마리가 살고 있을까?

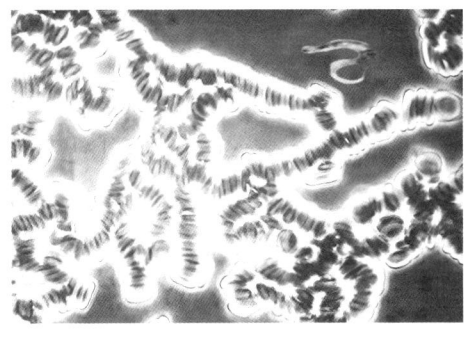

당신의 손가락 끝에 존재하는 모세혈관의 크기는 머리카락 굵기보다 20분의 1이나 작다. 머리카락보다 훨씬 작으니 얼마나 모세혈관이 가는 것인가? 머리카락 굵기의 1/20이다. 이렇게 작은 모세혈관 속에 살고 있는 이런 기생충의 크기는 여러분의 맨눈에는 보이지도 않는다. 그래서 개나 고양이가 당신을 핥거나(개나 고양이의 침 안에 사는 기생충, 세균, 바이러스, 곰팡이가 당신 몸으로 전염되는 순간이다), 당신의 아이를 핥는 것(실로 끔찍하다), 그 개나 고양이의 털이 온 집 구석구석 심지어 차의 의자에까지 덕지덕지 붙어 있다면 당신은 그냥 기생충, 세균과 같이 사는 것이라고 보아야 한다. 우리가 몰랐을 때야 몰랐으니깐 그렇다지만, 알고 나서도 이런 잘못된 생

활을 계속해서는 안 될 일 아닌가?

　내 몸속의 혈액은 보통 자신 체중의 9% 정도에 해당한다. 60킬로의 체중일 경우 약 5.4 리터의 피가 내 적정 혈액량이다. 그런데 내가 검사를 위해 손가락에서 뺀 피는 그야말로 0.1cc의 양도 안 되는 피다. 이런 적은 양의 혈액 속에 이런 기생충이 1마리라도 검출된다면 당신의 나머지 핏속에는 얼마나 많은 기생충이 추가로 더 살고 있겠는가? 수만 마리? 수억 마리? 그리고 이 기생충들은 알을 낳고, 계속 번식한다. 그리고 과연 현미경에 보이는 한 종류의 기생충만 있을 것이라고 생각하는가? 다른 종류의 기생충은 없을까??

　-가정 내 기생충, 세균, 바이러스, 곰팡이균의 감염지-부엌의 싱크대, 변기 그리고 내가 사용하는 핸드폰

　의식주 생활 중에 부엌 공간은 여러분의 건강을 해칠 수 있는 핵심 공간이다. 대부분의 경우, 어머니나 여성들이 많이 사용하는 공간인데 1인 가구가 늘어나면서 이제는 남녀노소의 의미가 없어졌다. 그런데 음식을 만드는 공간, 음식물을 치우고 처리하는 공간인 부엌에서의 사소한 부주의가 여러분의 건강을 해치게 된다. 특히 부엌은 기생충, 세균, 바이러스에 노출되기 쉬운 장소가 되므로 여러분이 특히 이런 곳에서의 청결에 신경을 써야 한다.

　-싱크대의 청결 주의

　싱크대는 늘 음식물 쓰레기가 쌓이기 쉽다. 새로 지은 아파트나 고급 아파트는 음식물 쓰레기 처리기가 빌트인 된 경우도 있어서 이런 문제에서 조금은 자유로울 수 있으나, 일반 빌라나 가정에서는 젖은 음식물 쓰레기로 인해 싱크대는 늘 세균과 곰팡이가 살기 좋은 장소가 된다. 그러므로 우리는 더욱더 음식물 쓰레기 처리에 신경을 써야 하는데, 음식물 쓰레기 처리 이상으로 신경 써야 할 부분이 바로 행

주나 도마, 수세미의 청결 상태 유지다. 수세미는 기름을 닦거나 음식물 잔반, 혹은 고춧가루 같은 것을 닦게 되면 금방 더러워지고 닦아낸 기름도 제거가 쉽게 되지 않는다. 많은 경우에 있어서 세제를 묻혀서 설거지를 한다. 이후에 기름기나 더러움이 남아 있는 행주나 수세미에 세제를 묻혀서 거품을 낸 후 물로 세척했다가 나중에 다시 사용하게 된다.

Kevin은 여러분에게 행주나 수세미를 최소 10개 정도를 새것을 사 놓고 늘 교대를 해 가면서 사용하기를 권한다. 설거지를 마치고 어두운 세면대에 둔 축축한 행주나 수세미는 그야말로 세균, 바이러스, 곰팡이균의 천국이 된다. 그래서 설거지를 마친 후 행주나 수세미를 반드시 UV 자외선 소독기에 넣어서 소독하거나, 출근할 때 반드시 창가에 두고 햇볕에 바삭바삭하게 말려줘야만 한다. 철 수세미도 마찬가지로, 물로 여러 번 헹구어 수세미 안에 남아 있는 음식물 찌꺼기를 확실히 제거하고 반드시 같은 방식으로 말려서 사용해야만 한다.

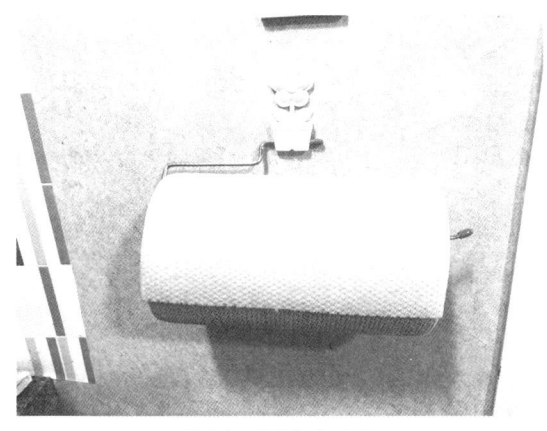

일회용 페이퍼 수세미

쉽게 말하면, 이렇게 제대로 소독하지 않은 행주나 수세미로 그릇이나 도마, 칼을 닦게 되면 반드시 세균, 바이러스, 곰팡이 감염이 생긴다는 것이다. 그래서 새 수세미나 행주를 최소 10개 정도 구비해 두고 한 번 사용한 것은 제대로 소독하고 햇볕에 3일 정도 말리고 나서 다시 사용하라는 것이다. 10개의 여분이 있으면 얼마든지 가능하다. 이런 돈은 아끼지 말라. 큰돈이 들지도 않는다. 그리고 사진에서 보다시피 일회용 페이퍼 수세미도 있으니 간편함과 깔끔함을 원하신다면 이런 제품을 사용해도 좋겠다.

　－변기의 청결 주의

　변기를 깨끗이 청소하는 방법을 알고 있는가?
　락스를 써도 되고, 베이킹소다를 써도 좋다. 락스를 사용한다면 락스를 적당량을 변기에 뿌리고, 골고루 락스가 변기 내부에 묻도록 솔로 변기 내부를 닦아 준 뒤, 5분을 유지하고 이후에 변기 커버를 닫고 물을 내리면 된다. 베이킹소다의 경우에는 어른 수저로 2수저 정도를 변기 내부에 넣고 수도꼭지로 물을 10초 정도만 뿌려가며 베이킹소다를 녹여서 거품을 낸 후에 변기 커버를 닫고 물을 내려주면 간단하게 해결된다.

　<u>변기를 사용 후에는 대변이든 소변이든 간에 반드시 변기 커버를 닫고 물을 내려주어야 한다.</u> 그렇지 않으면, 물이 쏴 하고 내려갈 때 눈에 보이지 않는 미세 물 분자들이 변기 위로 높이 솟구쳐 천정까지 닿고 화장실 전체에 퍼지니 대변이나 소변 미세 분자들이 화장실에 떠돌게 된다. 변기 커버를 반드시 내려야 할 이유가 되고도 남는다. 혹시 그동안 생각 없이 커버를 내리지 않았다면 분변 속에 있는 기생충과 세균, 바이러스에 노출이 되고 있었던 것이었다. 변기 안쪽에는 물이 나오는 구멍들이 있는데, 이런 부분들을 계속적으로 청소가 되게 하려면 치약을 짜서 베이킹소다와 섞어 찰지게 치대면서 공처럼 만든 후에, 이를 변기의 수조 통에 넣어서 물을 내릴 때마다 치약과 베이킹소다의 소독물이 변기 안쪽 물이 나오는 구멍을 매번 저절로 청소하게 해주는 방법도 있다. 다른 유튜버가 올려놓은

내용이 있으니 검색해보기 바란다.

－칫솔 사용하기－ 칫솔을 아깝게 생각하지 말고 한 달에 한 번은 갈아줄 것

우리가 천원, 2천 원은 쉽게 사용하고 만원도 금방 쓰면서 유독 칫솔은 솔이 휘고 닳아져야만 버리는 식으로 칫솔에 대한 애착이 강하다. 칫솔은 입속 세균이 번성하기 좋아서 사용하고 난 칫솔은 세균 번식처가 되어 다시 내 입안으로 세균을 퍼트리는 도구임에도 칫솔이 다 닳아져야만 버리는 습관들이 있다. 아껴서 좋은 것이 있고 아껴서는 안 될 것이 있다. 칫솔 전용 소독기도 판매하니 양치 후에 이런 칫솔 소독기에 보관하던지, 역시 행주와 도마와 마찬가지로 햇볕에 빠짝 말려서 살균을 같이하면 좋겠다. 아낄 것을 아끼고, 버릴 것은 버릴 줄 알아야 한다. 생각보다 우리는 쓸데없이 칫솔에 대해 애착을 가졌다는 것을 생각해보아야 한다. 그래서 칫솔도 사용하고 한 달 정도를 사용한 후 새것으로 갈아 주어야 한다.

입속의 세균은 심장에 염증을 유발하기도 한다는 보고가 있으니, 좋은 칫솔을 골라서 사용하고 자주 바꾸어 주는 노력을 해야 할 것이다. 마트에 가거든 무조건 칫솔을 10개를 사라. 넉넉히 사 놓고, 틈틈이 쓴 후에 버려라. 칫솔에 대해 미련을 갖지 마라. 온 가족에게 알려주고, 그렇게 실천하도록 해보자. 칫솔 만드는 회사에서 Kevin을 많이 칭찬할 것 같다. 매출이 10배로 오를 것이므로….

－음식 조리대의 청결 주의

음식을 조리하기 위해서 우리는 가스 불을 쓰거나, 인덕션을 사용한다. 음식을 만들 때, 특히 식용유를 써서 고기나 생선 같은 것을 볶거나 튀기는 경우가 제일 문제인데 이때 미세먼지가 다량 배출되고 이로 인해 폐 손상이 쉽게 일어날 수 있다는 것을 잘 알아야

한다. 일기 예보에 미세먼지가 심하다고 하면 밖에도 안 나가고 마스크 쓰는 주의를 기울이면서, 집 안에서 음식 조리 중에 발생하는 미세먼지에 대해서는 대부분 잘 모르고 있다. 여성 중에 폐암 환자를 조사해 보니 대부분이 흡연을 하지 않는 사람이라는 보고가 있다. Kevin은 폐암에 걸린 여성들이 바로 음식 조리를 하면서 환기를 게을리하였기 때문에 폐암이 발병한 것이 아닐까 하는 생각을 하고 있다. 환풍기라고 불리는 공기 순환기와 거실의 출입문, 창문 등을 마주 통하게 열고, 음식을 할 동안에 발생하는 집안 전체의 음식 냄새와 연기를 확실하게 제거해 주어야 한다. 식당에서 중화요리에 많이 사용하는 도구인 웍을 가지고 음식을 만드는 일을 오래 한 주방장이나 볶고 조리고 튀기는 일을 많이 하는 사람들은 조리 시 기름이 산화되면서 발생하는 미세먼지와 그을음을 흡입하게 되고 이로 인해 폐가 손상될 수 있다는 것을 꼭 명심하기 바란다. 그런데 사실, 폐암의 원인은 체형의 문제와도 관련이 매우 깊다. 체형이 틀어져도 얼마든지 폐암이 발병할 수 있다는 것을 알기 바란다. 또한 기생충이 폐에 들어가서 폐암을 유발할 수도 있다. 간흡충, 장흡충이 있듯이 폐흡충도 존재한다.

- 소파의 청결 주의

기생충학의 세계적인 전문가인 홀다 클락 박사가 지은 책 '병을 넘어서'의 내용 중에 가죽으로 만든 소파에 엄청난 중금속 성분들이 포함되어 있다는 내용이 있다. 우리는 늘 중금속 오염에 대해 걱정을 하면서 소파가 이런 중금속 덩어리라는 사실은 전혀 모르고 있다. 퇴근하고 집에 와서 소파와 한 몸이 되는 여러분! 패브릭 소파가 아닌 진짜 가죽이나 인공 가죽으로 만든 소파는 당신 피부와 인체 내에 엄청난 중금속 공급원이 될 수 있다. 비싼 소파를 버리고 패브릭으로 바꿀 수 없다면 반드시 당신의 피부가 직접 소파와 닿지 않게 소파에 천으로 된 커버를 씌우기 바란다. 소파 커버도 최소 1주일에 1번 정도는 갈아주는 것이 좋다.

-핸드폰의 청결 주의

　우리의 핸드폰 사랑은 핸드폰 중독이라는 말을 만들 정도로 강하다. 핸드폰이 없으면 불안하고 답답하면서 화장실 갈 때, 샤워를 할 때, 잠을 잘 때도 늘 옆에 두는 것이 바로 핸드폰이다. 우리는 이런 핸드폰의 위생 상태를 알려주는 뉴스를 한 번씩 접하게 되는데 <u>핸드폰이 변기보다 더 세균이 많다는 보도를 들어 보았을 것이다.</u> 핸드폰에는 무려 17,000종류의 세균이 산다고 한다. 그런데도 핸드폰을 제대로 소독하고 사용하는 사람은 거의 없는 것 같다. 예전에는 지폐나 동전 같은 돈이 제일 더러운 세균의 공급원이었다면 지금은 단연코 핸드폰이 가장 많은 세균과 바이러스, 곰팡이균의 공급장소가 될 것이다. 그래서 핸드폰을 수시로 소독을 해야 할 필요가 있다.

　핸드폰을 소독하기 위해 매우 간단한 방법이 있다. 우리가 잡화점인 다O소를 방문하여 스프레이 기능이 있는 80ml짜리 플라스틱 스프레이 병을 3~4병 구입하면 된다. 그리고 약국에 가서 소독약으로 쓰이는 에탄올을 한 병 사자. 이 에탄올을 플라스틱 스프레이 병에 소분하여 따른 후에 집에 하나, 사무실에 하나, 차에 하나, 핸드백 안에 하나를 두면 된다. 그래서 수시로, 핸드폰 액정이나 커버에 에탄올을 뿌려주고, 티슈 같은 것으로 닦아주면 된다. 스프레이가 가볍고 크기가 크지 않으므로 이렇게 하면 하루 종일 쓰는 핸드폰을 안전하게 소독하고 사용할 수 있겠다. 알코올 스왑을 사용해도 좋고, 핸드폰 전용 소독용 폰워시 같은 제품도 있으나 가성비 면에서는 에탄올을 뿌리고, 티슈로 닦아주는 것이 제일 나은 방법일 것 같다. 일회용 마스크도 호흡을 통해 입안의 세균이 잔뜩 서식하게 된다는 뉴스를 접했을 것이다. 일회용 마스크도 말려서 쓰지 말고 하루만 쓰고 바로 버리도록 하자.

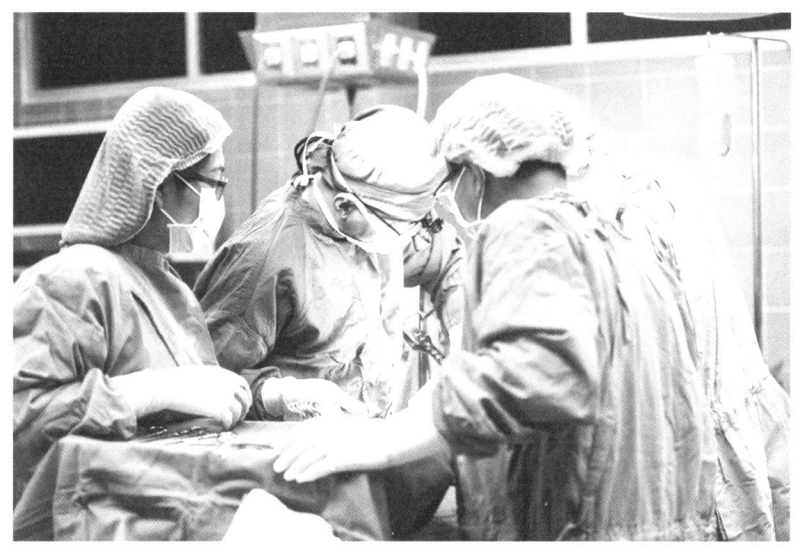

무려 2000년대 이후로도 암에 의한
사망자가 과거에 비해 계속
더 늘고 있습니다. 우리의 의학은 과연
어디로 가고 있나요?

3장 좀 더 넓은 시야로 당신의 병을 바라보라

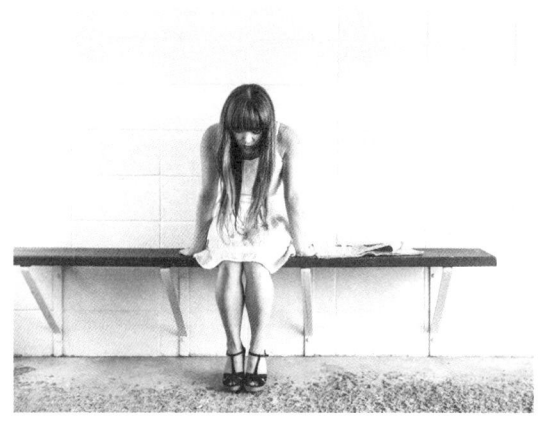

몸이 건강해지면 스트레스를 쉽게 물리쳐 낼 수 있다

─스트레스는 당신의 병의 원인이 아니다.

　당신이 받는 스트레스가 당신의 병의 원인이라고 굳고 확실하게 믿는 사람들이 많을 것이다. 일부는 맞고 일부는 틀리는데, 당신 질환에 있어 스트레스가 원인인 경우는 사실 50% 이하다. 결론부터 말하자면 정말 목숨이 왔다 갔다 하는 상황에 처해 있거나, 사업에 실패해서 큰돈을 날리고 길바닥에 나 앉게 된 경우, 혹은 매일 매일 창문을 손톱으로 긁어대는 사람이 있어서 내가 이를 피할 수 없는 생활 속의 스트레스라면 이런 종류의 스트레스는 병의 원인의 100%가 되기도 하지만 환자들이 호소하는 일상의 스트레스, 즉 남편과의 갈등, 아이나 시부모와의 갈등 정도로는 내가 지금 앓고 있는 병과 관련하여 100% 모두가 이런 스트레스가 원인이라고 말하기가 애매한 경우가 많기 때문이다.
　"내 인생을 책으로 쓰면 몇 권이 된다"라고 말씀하시는 우리나라의 한 맺힌 어머님들, 이런 분들이 대한민국에 어디 한, 두 명이겠는가?

그러나 그들이 모두 화병을 앓는 것은 아니다.

> 스트레스는 질병의 유발 요인의 일부는 될 수 있으나, 사실 스트레스를 질병의 원인으로 몰아가면 치료할 수 있는 질환이 별로 없어진다. 또한 질병의 진짜 원인도 찾지 못하게 된다. 원인뿐만 아니라 치료 방법도 찾지 못하게 되어버린다. 의사들이여, "제발 당신 질병의 원인은 스트레스 때문입니다"라고 말하지 말라. 그 순간 환자를 치료할 방법이 사라져 버린다.

　의사들이 환자에게 조언을 할 때 흔히 "스트레스를 받지 않도록 노력하라"라고 말한다. 그런데 이것이 얼마나 말도 안 되는 얘기인가? 스트레스는 내가 스스로 만드는 게 아니다. 누군가 다른 타인이나 상황이 나에게 주는 것이다. 내가 스스로 통제할 수가 없는 것이다. 스트레스를 받지 않도록 하라, 마음을 차분히 하라, 이런 것들은 아무리 의사가 환자에게 조언을 한다 해도 이를 조언대로 실천할 수 있는 환자는 아무도 없다. 술을 줄이고, 담배를 끊으라고 환자에게 조언하고 자신은 나가서 담배를 피우는 의사도 있다. 스트레스를 받지 않도록 노력하라는 조언은 아무 쓸모가 없고 실천이 힘든 것이다. 스트레스는 실제로 막강한 발병의 원인이 되긴 한다. 그런데 신경성이라든지, 정말 문제가 되는 것은 "스트레스가 문제"라는 식으로 병을 진단해버리면 이 환자는 영영 치료 방법이 없어지는 것과 같다. 예를 들어 시어머니와 갈등이 심해서 병이 왔다고 생각하는 환자, 남편과의 갈등으로 병이 왔다고 생각하는 환자에게 '스트레스가 병입니다'라고 진단해버리면, 시어머니를 안 보고, 남편을 안 보고 살라는 얘기인데, 그래야 병이 낫는다는 것인데, 그것이 가능한 경우가 얼마나 되겠는가?

　<u>Kevin이 하고 싶은 말은 그런 스트레스 환경이라도 환자의 몸 상태를 건강하게 해주면 훨씬 스트레스를 덜 받는 마음가짐, 몸가짐 상태가 된다는 말이다.</u> 우리 의료인들은 그렇게 환자의 몸을

강건하게 하여 스트레스를 이겨낼 수 있는 힘을 줄 수 있어야 한다. 화병이 정신병인가? 절대 아니다. 화병이나 우울증은 자율신경의 문제를 잘 해결해주면 되고, 체형을 바로 잡아주면 엄청나게 좋아진다. 그 방법을 아는 의사가 많지 않을 뿐이다.

> 당신이 아픈 원인이 스트레스 때문이라고 말하고 스트레스를 받지 않도록 노력하라고 조언하는 의사가 있다면 당장 그 병원을 나오라! 이미 그 의사는 당신을 고칠 수 없다고 선언한 것과 마찬가지다.

우리는 몸과 마음을 가진 유기체인데 몸과 마음 중에 어떤 것이 더 우선일까? 육체의 병, 정신의 병은 서로 어떤 관계가 있을까?

－내 몸이 문제인가? 내 성격이 문제인가? 정말 중요한 얘기다!

정말 많은 사람들이 이와 같이 묻는다.

> 내 병이 어디서 온 거죠?
> 몸이 아파서 제 마음과 정신상태가 이런 것인가요?
> 아니면 마음이 모질지 못하고 남한테 싫은 소리를 못하는 저의 성격으로 내가 스트레스를 받아서 이런 병이 온 건가요?

우리가 아픈 것이 정신적인 것에서 오는 것인가? 정신적인 스트레스나 혹은 '불안, 초조하고 건강염려증이 있는 내 마음이 나의 육체적인 병을 만드는 것인가?'라고 하면서 묻는 분이 매우 많다. Kevin이 유튜브와 카페를 운영하고 있기 때문에 정말 많은 분들이 건강상담을 해오시는데, 최근에 가장 많은 질문을 받는 분야가 바로 어지럼증, 협심증, 불안, 초조한 증상에 대한 것이다. 어지럼증의 경우에 병원에 가면 이석증을 의심하여 이에 대한 검사를 하는데 사실 이석증이 원인이 아닌 경우가 굉장히 많고 원인 불명인 경우 또한 매우 많다. 그렇기 때문에 환자들은 이런저런 양약 치료와 한약 치료, 침 치료를 받고도 어지럼증이 전혀 개선되지 않고 증상이 심해지면서 다른 기타 증상으로 더욱더 증상이 번져가며 몸이 급속도로 약해지게 되는 경우가 많다. 대학 병원 같은 큰 병원에서 검사를 받아도 어지럼증에 대한 정확한 진단 결과가 나오지 않는 것은 흔하다.

어지럼증도 여러 가지 종류가 있는데, 이에 대해 의학적 원인 진단이나 진단 매뉴얼이 부족하고 빠져 있다. 어지럼증의 원인의 대부분은 의사나 한의사들이 전혀 생각 못하는 곳에 있다. 의료인들이 의과대학, 한의과 대학에서 정확한 원인을 배운 적이 없고 또한 이런 증상들은 아직 정확하게 치료법이 나와 있지 않다. 쉽게 말하면 의사나 한의사들이 아직 이런 증상을 잘 대처하지 못한다는 것이다. 어지럼증 환자들은 불안, 초조를 동시에 호소하거나 우울증을 호소하는 경우도 매우 많다. 많은 환자들은 대부분 자신이 쉽게 불안, 초조해하는 성격 때문에 심장이 죽을 것처럼 심하게 두근거리고 호흡이 힘들어지며, 밥맛이 떨어지고, 소화력이 저하되고, 기운이 없고 핑 돈다고 한다. <u>이런 증상을 겪는 모든 환자들은 자신의 소심함을 탓하며 쉽게 불안, 초조해하는 자신의 정신적 문제로 모든 원인을 돌린다.</u> 지금껏 만나본 모든 불안, 초조 환자들은 다 이렇게 얘기를 한다.

자, 이런 식의 불안, 초조 증상으로 고생하시는 분들이 대한민국에만 300만 명은 족히 되지 않을까 싶다. 이런 증상이 바로 불안증, 우울증, 불면증, 빈맥증상, 협심증 증상, 화병 증상, 공황장애 증상, 자율신경실조증, 과호흡 증상, 호흡곤란 증상에 해당한다. 얼마나 많은 분들이 이렇게 고생하고 있을까?

이런 분들은 대부분 심장, 폐 검사에서 모두 정상으로 진단이 되고, 신경과 약을 처방받아 하루하루 버티다가, 약의 사용량이 늘어 다른 합병증이 생기는 경우를 많이 보게 된다. 결국에는 약 부작용으로 증세가 악화되면 다시 약을 끊기 위해 엄청난 고생을 한다. 이분들의 원인을 의학에서는 제대로 판단하지 못하고 있기 때문에 이런 질환이 한 번 생기면 평생 고치지 못하고 무한 반복하면서 살게 된다.

Kevin이 속 시원히 답을 주겠다.

<u>이런 증상들을 일으킨 원인 중에 정신적인 문제는 극히 일부분, 몇 퍼센트밖에 해당하지 않는다. 이런 문제들은 모두 소심(小心)이라는 한자에 주목을 해야 한다.</u> 소심(小心)하다는 표현은 글자 그대로 보면 심장이 작다는 것인데 작다는 의미를 기능이 저하되어 있다라고 해석해야 한다. 심장이 실제로 작을 수도 있고, 심장의 기능이 떨어져 있다거나 심장의 기능에 문제가 있을 수 있다고 해석해야 한다. 심장 증상이 심한 사람은 심장이 실제로 심장 판막증이 있다거나 심장벽에 구멍이 나 있는 문제가 있을 수도 있고, 심장이 비대해지거나 쭈그러지거나 하는 문제가 있을 수도 있다. 심장을 둘러싼 관상동맥이 막혀 있다거나 심장으로 가는 신경과 혈관이 막혀 있을 수 있고 혹은 '심장으로 나가는 신경인 흉추 3, 4, 5번이 틀어져 있는 경우도 있다.

심장은 내가 내 의지로 멈출 수 없다. 심장의 박동은 내 의지와 상관이 없다. 이것은 자율신경에 의해서 좌우가 되는데, 이런 심장의 두근거림은 자율신경의 부조화에 의해서 발생한다. 교감신경, 부교감신경이라고 부르는 자율신경의 줄다리기가 균형을 이루지 못하고 특히 교감신경이 우세하게 작용할 때 발생한다.

> 교감신경이라는 것이 강하게 작동하는 순간은 나 혼자 산길을 걸어가고 있다가 엄청난 크기의 호랑이를 만난 상황을 상상하면 된다. 나의 발은 얼어붙고 심장은 무지하게 뛸 것이다. 호랑이의 눈 깜빡임, 앞발의 움찔거림, 콧김에도 내 몸은 다 얼어붙을 것이다. 심장 두근거리는 소리가 내 귀에 다 들린다. 쿵닥 쿵닥~!!

그런데 내 앞에 호랑이가 없는 일상생활에서도 내 몸이 마치 호랑이가 내 눈앞에 있는 것과 같은 상황이 펼쳐지면서 교감신경이 항진되고 내 심장이 두근거리게 되는 것이다.

그래서 이런 정신적인 문제라고 볼 수 있는 공황장애, 불안증, 자율신경실조증, 화병 등은 자율신경을 안정시키는 방법으로 접근하면 된다.

모든 사람들이 불안, 초조, 호흡곤란. 공황장애 등의 증상이 출현하면 정신에 문제가 온 것으로 생각할 것이지만, **사실은 경추가 틀어지고 흉추가 틀어지는 육체의 문제에서 이 증상들이 온 것이라는 것을 알아야 한다.** 이 사실을 아는 사람이 없다. Kevin이 파악하기에 아직까지 어느 누구도 없다. 이것은 Kevin이 의료인들에게 알려주는 정말 중요한 단서다. **또 하나의 힌트는 이런 환자의 문제를 접근할 때 그 환자의 타고난 성격을 잘 살펴보아야 한다는 점이다.**

미국 대통령 도널드 트럼프 같은 유형의 환자가 있고, 남한테 싫은 소리 단 한마디도 못 하고, 자신만을 책망하며 순둥이처럼 살아가는 유형의 환자가 있다.

트럼프 대통령 같은 사람은 자기 할 말, 그리고 해서는 안 될 말까지 아주 쉽게 해버린다. 남을 별로 의식하지 않는다. 그런 사람에게 생기는 공황장애 증상과 남한테 싫은 소리 못하고 늘 자기가 손해 보고 마는 사람들에게 생기는 공황장애 증상은 다르다. 원인도 다르고 치료법도 다르다.

또한 교감신경이 늘 항진되어 발생하는 이런 류의 정신 증상들은 코르티솔 호르몬과 관계가 있는데 이 코르티솔 호르몬 수치가 매우 높아진 상태로 보면 된다. 이 코르티솔 수치가 최고조인 사람은 아주

사소한 자극, 즉 배가 고프다든지, 덥다든지, 춥다든지, 잠시 기운이 없다든지, 소화가 좀 안 된다든지, 살짝 어지럽다든지… 등등의 자극만 있어도 바로 호랑이를 홀로 마주한 것 같은 강 자극이 자기의 몸을 감싸버린다. 그래서 평소 이런 호르몬 관리를 잘해 주어야 한다.

더 넓게 확장하여 보자.

예를 들어 여러분의 아들이 정신 분열증이 있는데, 이는 확실한 정신병이지 않은가? 이런 정신병은 그야말로 진짜 정신의 문제이고 뇌에 이상이 생긴 문제이기 때문에 아무리 육체를 치료한들 낫지 않을 것이지 않은가?

'닭이 먼저냐? 계란이 먼저냐?'라는 문제는 골치가 아프지만, 사실 '육체가 먼저냐, 정신이 먼저냐?'의 문제는 매우 간단한 결론에 이를 수 있다.

정신도 뇌의 작용이기는 하지만, 뇌 속의 신경세포와 시냅스의 조화로 요약이 될 수 있으며 신경세포와 시냅스 사이의 작용이 원활하지 않을 때 온갖 정신적인 문제가 발생한다. 뇌를 어렵게 생각하지 말고 뇌를 간이나 위장, 소장을 대하는 마음으로 생각하면 된다. 똑같다. 심장에서 피를 보내고 그 피를 간이 받고 위장이 받아 일을 하듯이 뇌도 똑같다.

> 간으로 가는 신경과 혈관이 압박받으면 간 기능이 떨어지듯이 뇌로 가는 신경과 혈관이 목의 틀어짐으로 인해 눌리면 뇌 기능에 전체적으로 문제가 오는 것이다.

그렇기 때문에 두통, 어지럼증, 이명, 중풍, 치매, 파킨슨, 다발성 경화증, 소뇌 위축증 등의 질환이 다 한두 가지 테크닉으로 해결이 될 수 있다는 것이다.

또 하나의 중요한 포인트!

신경세포도 혈액세포, 근육세포, 지방세포, 점막 세포, 혈관 세포처럼 핵과 세포질을 가진 세포 중의 하나다. 혈액세포, 근육세포, 점막 세포 등이 어떨 때 문제가 발생하고 어떨 때 원활하게 작동을 하는가? 세포로의 원활한 혈액 공급과 신경전달이 이루어질 때 비로소 세포는 자신의 일을 제대로 할 수 있다. 그렇기에 원활한 신경전달과 혈액 공급이 필수이며 신경전달과 혈액 공급이 방해받는 조건이 발생하면 역시 신경세포도 문제가 생겨서 정신적인 문제가 출현한다는 결론에 도달한다.

> =>결론: 피를 먹고 사는 신경세포가 피를 제대로 받지 못하거나 피를 받더라도 건강한 피를 받지 못하면 정신작용에 문제가 발생한다. **이는 정신의 문제가 뇌로의 혈액 공급이 잘되지 않는 상황에서 시작한 것이라는 의미다.** 혈액을 제대로 받지 못한 신경세포가 오작동을 일으킬 때 정신병이나 정신질환이 출현한다. 결국 정신의 문제도 육체의 문제에서 비롯되었다는 결론에 이르게 된다.
>
> **정신이 먼저냐? 육체가 먼저냐?**
> **Kevin의 답: 육체가 먼저다! 그러므로 육체를 고치면 정신질환도 낫는다.**

자, 이런 결론을 바탕으로 여러분들이 겪고 있는 불안, 초조, 우울감에 대해 알아보자.

－내가 겪는 불안, 초조, 우울감의 진짜 원인

여러분이 이런 정신적인 문제로 고생하고 있다면 다음을 진단받아

보아야 한다. 병원에서 그동안 받아왔던 건강검진은 다 무의미하게 된다. 왜냐하면 의사들은 이런 정신적인 문제는 모두 심리적인 것이 원인이고, 외부 스트레스가 원인이라고 생각하고 진단과 치료를 시작하기 때문이다. 결국 양의학적 치료법은 이런 정신 증상들이 몸의 문제, 육체의 문제가 아닌 정신의 문제라고 생각하면서 환자에 대한 올바른 진단과 치료와는 완전히 멀어져 버린다. 결국 심리 상담 후에 정신과 약을 먹도록 하는 순서로 이어지게 된다.

Kevin은 이런 정신질환이 있을 때 이런 부분을 체크한다.

1. 환자의 혈액이 얼마나 건강한 혈액인지,
2. 환자의 혈액량이 얼마나 되는지,
3. 환자의 적혈구와 백혈구, 혈소판의 상태가 어떤지
4. 환자의 심장과 목으로 가는 신경이 시작되는 목 쪽 경추와 등 쪽 흉추의 구조가 좌우로, 혹은 전후로 많이 틀어지지 않았는지
5. 환자의 뇌 신경 외에 자율신경이 제대로 작동하고 있는지를 확인한다.

한의학적으로 불안, 초조한 기분과 우울한 기분은 약간 다른 장부의 문제로 해석하는데, 불안, 초조 쪽은 심장, 우울 쪽은 폐의 문제로 간주한다. 불안, 초조는 미래의 불확실성에 대해서 일어나는 감정이고, 우울은 과거나 현재의 상황에 대해 일어나는 감정으로 조금은 다르다. 그러나 이 둘은 동시에 같이 치료할 수 있는데 폐, 심장, 간, 위, 소장, 대장의 문제를 동시에 해결해 주어야 한다. 이 중에 직접적인 원인을 가진 장부는 심장, 폐와 간이 되겠다. 이 세 가지 장부의 문제가 혈액 순환장애를 만든다.

1. 신경전달의 측면에서 발생한 문제: 흉추 1번부터 5번까지의

> 흉추가 전부 제자리를 벗어나 폐, 심장, 간으로 가는 전기자극인 신경 전달에 문제가 생기면서 이로 인해 폐, 심장, 간이 제대로 역할을 하지 못해서 불안, 초조, 우울의 증상이 오게 된 것이다.

> 2. 혈액 공급의 측면에서 발생한 문제: 혈액이 심장에서 출발하여 가슴을 거쳐 위로 올라가, 옆 목을 거쳐 뇌로 가는 혈관이 다음 이유로 막히면서 뇌로 혈액이 충분히 전달되지 못한 것이다.
> 1) 흉곽이 틀어지면서 심장으로 가는 신경, 혈관이 압박되어 심장의 박출력에 문제가 왔다.
> 2) 심장 - 옆 목 - 뇌로 혈액이 올라가는데, 이 부위의 혈관이 압박을 받아(1. 흉쇄유돌근의 압박으로 경동맥이 눌림. 2. 경추의 틀어짐으로 인해 추골동맥이 눌림) 뇌로 충분히 혈액이 가지 못한다. 3. 동맥경화로 인해 심장 - 옆 목 - 뇌로 가는 혈액의 양이 줄어들었다.(혈관의 문제)

참고: 경동맥은 목의 앞쪽에서 뇌로 올라가는 동맥이고, 추골동맥은 목의 옆쪽에서 뇌로 올라가는 동맥이다. 경동맥은 뇌의 앞, 옆 부위의 뇌에 혈액을 공급하고, 추골동맥은 뒤쪽과 소뇌에 혈액을 공급한다. 뇌로 올라가는 이 두 동맥 이외에는 뇌로 갈 수 있는 혈액의 길이 없다. 그래서 뇌 건강, 정신 건강에 있어 경동맥과 추골동맥의 압박은 치명적일 수밖에 없다. 정신질환은 그래서 경동맥과 추골동맥의 압박을 풀어주는 일이 그 어떤 일보다 선행되어야 한다.

정신 문제를 겪고 있는 모든 사람들의 목을 만져보고 눌러보고 목이 일자목인지, 거북목인지 등을 살펴보면 금방 답이 보인다.

흉추의 틀어짐을 바로 잡고, 뇌로 올라가는 혈관의 길목인 목과 경추를 바로 잡고, 두개골의 틀어짐까지 잡아주면 뇌의 밥인 혈액의 양이 좋아진다.

폐가 호흡을 통해 혈액에 산소를 잘 싣고(불안, 초조한 분들은 거의 모두 호흡이 힘들고, 깊은숨이 안 쉬어짐), 심장을 강하게 하여 심장 박출력이 높아지고 간 기능이 좋아지면 해독이 됨과 동시에 혈액 만드는 기능이 좋아지면서 뇌의 밥인 혈액의 질이 좋아진다. 결국 척추와 각 장부의 기능이 살아나면서 혈액이 뇌로 잘 가게 되면 불안, 초조, 우울증과 기타 정신 증상은 호전된다.

－우울증은 불안, 초조 증상과 조금 다르다

우울증은 사실 모든 일이 귀찮고 기운이 없고 죽고 싶은 생각이 드는 것인데, 결론을 말하자면 기운이 없는 것이다. 내 몸에 힘이 하나도 없어서 일어나기도 싫고, 내 몸이 땅속으로 깊이 쑥 꺼지는 듯하고, 아침에 일어나면 물에 푹 적셔진 솜처럼 손도 까딱하기 싫고, 밥 먹을 힘도, 티브이 보며 웃을 힘도 없는 것이다. 세상에 낙이 없고, 주말에 야외를 나가거나 쇼핑할 힘도 없는 것이다. 이는 한의학에서 소기(少氣) 증상에 해당하는데, 기운이 많이 부족한 증상이다. 우리는 기운이 생기려면 어떻게 해야 하는가?

우울증도 크게는 2종류로 나누어 볼 수 있다.

1. 일을 하거나 출근해야 할 때는 너무 우울하고 힘든데, 놀러 가거나 혼자 시간을 보낼 때는 그다지 우울하지 않고 생기가 난다
2. 시도 때도 없이 만사가 귀찮고, 살고 싶지 않고, 식욕도 없고, 모든 게 공허하고 아무런 의지가 없다

1번은 쉽게 고쳐질 수 있는 우울증이고, 2번은 시간이 걸리는 우울증이다. 하지만 둘 다 개선은 가능하다. 1번 증상은 체력이 부족해

서 오는 증상으로 체력만 좋게 해주면 바로 좋아질 수 있는 우울증이고, 2번 증상은 체력 증진은 물론 체형과 영양에 관련된 부분까지 전부 케어를 해 주어야 개선이 될 수 있다. 또한 우울증 관련 양약을 많이 먹은 사람들의 경우 약의 독이 뇌와 오장육부에까지 많은 악영향을 끼쳐 놓았기 때문에 이 부분까지 해독하여야 하므로 시간이 더 걸린다.

보통 불안, 초조 증상이 오면서 심장이 심하게 요동치면 대부분 식욕이 뚝 떨어진다. 이것은 내 몸이 나를 보호하기 위한 작용인데, 심장이 두근거리는 것은 심장이 살기 위해서 빠르게 움직일 필요가 생겼기 때문이다. 엔진이 빠르게 움직이는 것은 출력을 내기 위함인데, 이와 마찬가지로 심장이 빠르게 뛰면서 피를 돌려야 하는 경우가 생긴 것이다. <u>심장이 빠르게 뛰는 빈맥 증상은 대부분의 불안, 초조, 우울증 환자들이 혈액이 부족하고, 혈액이 탁한 경우가 많을 때 발생한다. 혈액이 부족하니 자주 뛰어야 하고, 탁하니 더욱 강하게 밀어야 하고, 또한 자주 뛰어야 하기 때문이다.</u>

식욕이 계속 있게 되면 밥을 더 먹게 되고 그렇지 않아도 피가 부족해서 사지말단이나 뇌로 보낼 피가 없는데, 소화를 시키기 위해 그 부족한 피를 나누어 위장으로 보내야 하는 일이 벌어지기 때문에 내 몸은 스스로 입맛을 저하시키는 것이다. 또 다른 하나의 측면은 자율신경의 문제다. 자율신경 중에 교감신경이 항진되면 호랑이를 내 눈앞에서 맞선 상황이라고 했는데, 이럴 때 심장 박동(엔진)을 향상시켜 빠르게 도망갈 수 있게 준비를 한다. 이때 밥맛이 돌고 소화가 잘 되는 사람은 이상한 사람이다. 지금 상황에서 최우선 과제는 도망을 가는 것이지, 먹은 음식 소화시키는 일이거나, 밥 먹는 일이 아니기 때문이다. 이렇듯 자율신경의 측면에서도 심장이 두근거리면 밥맛을 잃게 되고 먹은 음식도 소화가 잘되지 않게 된다.

　－불안증, 우울증약 처방 시 의사들이 알아야 할 일

의사들은 자신이 진단하고 처방하는 일에 대해서 스스로 반성을 많이 해야 한다. 자신이 처방한 약을 장기 복용한 많은 환자들이 그 약으로 인해 건강상 많은 피해를 입고 있다는 것을 아는지, 모르는지 Kevin은 정말 궁금하다. 약에 의한 직접적인 오장육부 기관의 피해와 피부나 세포에 대한 손상, 그리고 처방받은 약을 장기간 혹은 다량 복용하여 발생하는 내성에 대해 의사들은 얼마나 제대로 알고 있고, 그 심각성에 대해서 고민하고 있을까?

한약을 먹으면 간이 망가진다는 한의학에 대한 부정적인 이야기만 반복하지 말고, 전 세계 진료의 99.5%에 해당하는 의료 분야를 책임지고 있는 현대 의학이 책임감을 가지고 자신들의 처방에 대해 고민하고 환자를 생각하며, 양약 복용 후 환자들이 겪는 고통에 대해서 충분히 연구하고 공부하여야 할 것이다.

죽을 때까지 평생 먹는 약은 약이 아니고, 또한 그 약은 그것을 복용하는 사람에게 절대 좋은 영향을 끼칠 수가 없다. 그리고 한 번에 한 주먹씩 처방하여 먹게 하는 약도 그것이 약인지, 독인지 자아비판을 해봐야 한다. Kevin의 부친도 고혈압, 당뇨약을 오래 드시다가 결국 중풍이 왔고 고혈압, 당뇨 후유증과 중풍에 의해 돌아가셨다. 이것이 전 세계 의료의 99%를 넘게 차지하고 있는 의학의 민낯이다.

우리는 그동안 몰라서 혹은 알면서도 대체제가 없기 때문에 양약을 먹어 왔지만 이제는 그렇게 하면 곤란하다. 의료소비자들이 제대로 알고 내 가족과 나의 건강을 스스로 지킬 수 있도록 스스로 관리해 나가야 한다.

　-양약을 복용하고 몸이 나빠진 환자의 실제 사례

흔히 의사들은 불안, 초조, 우울 증상에 신경과 약들을 많이 처방하는데 이런 양약들이 초반에는 효과를 보이는 듯하다가 시간이 갈수록 환자의 증상을 계속 더 악화시키는 사례를 많이 보게 된다. 양약을 장기간 복용한 정신질환 환자들은 뇌뿐만 아니라 오장육부가 이미 망가져 있다. 실제로 이런 환자들을 치료해 보면 복용한 양약의 독이 매우 강하여, 이로 인해 양약 복용을 하지 않은 사람에 비해 치료 속도가 몇 배나 늦다는 사실을 알아야 한다. Kevin이 경험해 본 바로는 항생제를 다량 복용한 환자는 그렇지 않은 환자에 비해 치료 속도가 5~10배는 차이가 난다는 생각이 들었다. 질염과 방광염으로 5년간 고생했던 환자는 소염제, 항생제, 항히스타민제, 호르몬제, 스테로이드를 번갈아 가며 5년간 복용하게 되었고, 이로 인해 기존 항생제에 더 이상 치료 효과가 없는 슈퍼박테리아 균이 발생하여, 질염과 방광염으로 치료를 거의 포기하듯 살다가 온 사람이 있었다. 인터넷에 소개된 유명한 의사라는 의사는 다 검색을 하여, 서울에 있는 지명도 높은 산부인과 의사들, 내과 의사들을 찾아다니면서 5년간 1억의 비용을 들였지만 증상은 계속 나빠졌던 것이다. 결국 염증이 있는 부위를 피가 나도록 긁어도, 질정이나 약을 넣어도 아무런 효과가 없는 상황에서 Kevin을 만나 새로운 삶을 살고 있는데 양약을 모두 끊고, 정말 자연치유의 방법들을 Kevin에게 배워서 지금까지도 잘 관리하면서 살고 있다.

이렇듯 실제로 문제가 있는 많은 사람들을 치료해 본 결과, 양약을 먹은 사람과 그렇지 않은 사람은 치료 속도가 어마어마하게 차이가 남을 매번 확인할 수 있다. 불면증약을 1년 이상 먹은 사람과 힘들어도 견디다가 온 사람은 치료 기간에 확연한 차이를 보인다.

이 정도의 설명이라면 정신질환의 원인과 진단, 치료에 있어 몸과 마음, 혹은 타고난 성격 중에 어느 것이 먼저고 어디가 문제의 원인인지 조금 이해가 되었으리라고 본다.

돈을 버는 능력과 유지하는 능력, 불리는 능력은 서로 다르다.

돈을 잘 버는 능력
돈을 잘 유지하는 능력
돈을 잘 불리는 능력은

=> 전부 각각 다른 능력이다.

의사도 마찬가지.

진단을 잘하는 의사.
치료를 잘하는 의사.

진단과 치료는 완전히 다른 능력이다.
진단 능력과 치료 능력을 둘 다 가진 의사는 매우 드물다.

=> 진단과 치료를 동시에 잘하는 의사가 진짜 명의!

당신은 명의에게 치료 받고 있는가?

-내가 걸려서 죽을병은 정해져 있다. 병에 걸리는 것도 경향성이 존재한다. (유전력과 내가 먹는 음식에 달려있음)

3명의 성인 중에 나이가 들어 죽게 되면 1명은 암으로 죽게 되고 다른 1명은 중풍과 심장질환으로 죽고, 나머지 1명은 다양한 다른 이유로 죽게 된다. 현대를 살고 있는 많은 사람들이 죽는 원인이 이렇게 정해져 있다고 하는 것은 어떻게 보면 상당히 공포스러운 일이다. Kevin은 언제, 어디서, 어떻게 죽을지 가끔 궁금할 때가 있다. 그런데 10명 중 7명 정도의 사람들이 치매로, 암으로, 중풍으로, 심장병으로 죽을 운명이라고 통계가 나와 있으니 이것 참 끔찍한 일이 아닌가? 태어날 때는 뽀얗게, 그리고 아름답고 향기로운 냄새를 가지고 태어났듯이 세상을 끝마칠 때도 그랬으면 좋겠고, 밥 잘 먹고 자다가 영원히 눈을 감는 자연사하는 삶이면 좋겠는데, 그런 사람은 10명 중 1명도 되지 않는 것 같다.

'웰빙(well-being)'이 중요한 만큼 '웰다잉(well-dying)'도 중요하다. 처음 만남보다 마무리가 중요하듯 말이다. 3명 중 2명이 암이나 심장질환으로 죽는 것이 통계상으로 나와 있으니, 우리는 건강을 잘 관리하여 암이나 심장질환에 걸리지 않도록 하면 된다는 결론에 이르게 된다.

여러분은 장수의 비결이 무엇인 줄 아는가? 70~80세에 암이나 중풍, 심장병, 치매에 걸리지 않으면 어렵지 않게 90세, 100세를 넘긴다고 한다.

자, 그러면 암이나 심장질환이 잘 걸리게 되는 이유를 찾아보아야 할 것이다. 암과 심장질환은 상당히 성격이 다른데, 이 두 질환은 완전히 관계가 없다고 하기도 어렵지만, 실제로 이들 질환 사이에 공통점도 없다. 이 두 질환이 비슷한 연결고리가 있다면 암과 심장병이 같이 걸리거나 심장암에 걸려서 죽는 사람이 있어야 하는데, 심장암은 아주 희귀하고 희귀한 암으로 폐암이나 간암, 위암, 전립선암으로 죽은 사람은 많이 봤어도 심장암으로 죽은 사람에 대하여 우리는 들어본 적이 없을 것이다. 우리의 피는 돌고 돌며 전신에 암을 일으킬 수 있는데, 왜 하필 심장암은 없다시피 할 정도로 걸리는 사람이 적을까? 또한 소장암 환자도 없다고 할 정도로 걸리는 사람이 적다. 대장암은 흔히 발병하는데, 바로 그 옆에 위치한 소장암 환자는 왜 없는 것일까? 이런 사실에 대한 원인을 현대 의학에서 밝혀내지 못하고 있기 때문에, Kevin은 현대 의학에 대한 신뢰도가 떨어질 수밖에 없다는 생각을 떨쳐 낼 수가 없다. 심장암과 소장암이 없는 이유를 속 시원하게 밝혀줄 의사가 있으면 좋겠다. 하지만 나는 왜 심장암과 소장암의 발병률이 거의 0에 가까운지에 대한 근사치의 답을 알고 있다. 예전 오프라인 강의 때 참석한 분들에게 일부 설명을 한 적이 있으나, 이 책에는 아직 밝히지 않겠다.

많은 분들이 심장은 염통이라고 부르는데, 염통의 염이라는 글자가 소금 염의 의미이고 소금으로 간이 되어 있어서, 쉽게 암에 걸리지 않는다고 얘기하는데, 맞지 않는 얘기다. 또한 심장과 소장의 온도가 40도 가까이 온도가 올라가는 뜨거운 장기들이기 때문에 암이 잘 생길 수 없다고 하는데 그 부분도 사실과 다르다. 심장, 소장은 화(火)의 장기라서 암이 잘 걸릴 수 없다는 얘기도 하는데 이것도 오행의 관념 속에서 나온 주장일 뿐이다. 어떤 의사는 소장암은 실제로는 많이 발생하는데, 대장 내시경을 통해서 소장을 들여다볼 수 없고, 소장은 다른 장기에 비해 관찰이 어렵기 때문에 실제로 소장암이 있어도 확인이 되지 않아서 잘 모르는 경우가 많다고 주장하였는데, 이것 또한 옳지 않다.

대신 이 문제에 있어서 한 가지의 설명을 덧붙이자면 각종 암과 심장질환에는 이것을 관통하는 하나의 연결고리가 있는데 그것은 구조와 독소의 문제라고 말할 수 있다. 이 두 가지의 문제는 이 질환들을 일으키는 공통된 요소가 될 수 있다. Kevin이 늘 강조하는 질병의 진단과 치료 원리인 구조, 영양, 어혈, 독소 이 4가지의 바퀴 중 구조와 독소의 문제는 암과 심장질환에 밀접하게 관련이 있다. 즉 구조가 틀어지면서 체형이 문제가 생기면 신경전달과 혈액 수송에 문제가 생긴다고 하였고, 그 상태가 수십 년간 지속이 되면 암이나 심장질환에 걸리기 쉽다. 음식을 함부로 먹고 숙변이 생기기 쉬운 음식을 즐겨 먹으면 몸 안에 독소가 가득 차게 되면 암이나, 심장질환이 발생할 수 있다는 뜻이다.

그렇다면 나는 암에 걸리기 쉬울까? 심장질환에 걸리기 쉬울까? 이것은 우리가 먹는 음식에 의해 많이 좌우된다. 식용유로 튀긴 음식과 타거나 기름기 많은 음식을 구워 먹는다면 암에 걸리기가 쉽다. 튀긴 음식은 점액질을 많이 만들어 내어 림프와 혈액 순환을 막는다.

쉽게 말하면 튀기거나 트랜스 지방화된 음식물들은 매우 끈적끈적한 혈액, 림프액을 만들어낸다. 림프액이 끈적하고 림프액에 문제가 오면 백혈구의 역할이 저하되면서 백혈구가 암세포를 억제하는 능력이 현격하게 감소된다. 또한 튀긴 음식들은 트랜스 지방 때문에 우리 몸 전체의 세포호흡이라는 대사에 문제를 일으킨다. 이 세포의 호흡에 문제가 발생하면 암이 발생한다.

최근 암 발생 원인에 대한 연구에서 암세포가 포도당을 먹는 것이 아니라 지방산을 먹는다는 보고가 나왔다. 1931년 노벨생리의학상을 받은 독일의 생리학자 오토 와버그의 연구가 잘못되었다는 것을 한국 연구진이 밝혀낸 것이다. 90년간 믿어왔던 암세포의 먹이가 포도당에서 지방산으로 바뀌는 상황이 되었다. 이로써 비만 환자들의 몸속에 많이 있는 지방세포들이 바로 암세포의 좋은 먹이가 될 것이고, 이로 인해 살찐 사람들에게 암의 먹이가 많기 때문에 비만한 사람은 암에 걸리면 빠르게 암세포가 크게 된다.

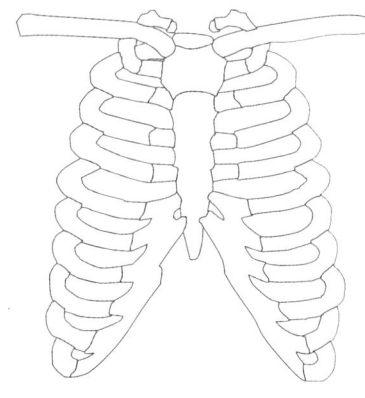
흉곽의 좌우 균형이 맞지 않고 잘 틀어진다

심장질환은 흉곽의 틀어짐에 의해 많은 영향을 받는다. 심장은 왼쪽에 위치하기 때문에 왼쪽의 흉곽이 찌그러들면 발생한다. 심장이 문제가 온 사람은 왼 발가락, 왼발에 문제가 와서 평소 자세가 나빠지고 체형이 기울어져도 왼쪽 흉곽의 모양을 찌그러뜨리기 때문에 이로 인해 심장이 압박을 받게 된다. 이럴 때 협심증이나, 심근경색 같은 질환이 올 수 있다. 또한 등이 정상을 벗어나 많이 굽은 경우에도 심장질환에 매우 취약하다.

엎드렸을 때 등 부위가 일반인들에 비해 심하게 솟아 있는 경우에는 심장질환이나 중풍 같은 뇌 질환까지 같이 오기 쉽다. 간과 심장에 문제가 동시에 있는 사람은 간의 화, 심장의 화가 겹쳐지게 될 때 머리 쪽이 터진다. 또한 심혈관 계통의 문제는 콜레스테롤과 석회가 혈관에 일으키는 죽상경화 때문에 잘 발생한다. 단 음식이 일으키는 당 독소로 인해 피가 끈적해지거나, 삶아 먹거나, 데치거나, 볶는 등의 화식(火食)으로 인해 잘 발생한다. 화식은 채소 속에 들어 있는 미네랄을 모두 석회로 바꾸어 이 석회가 콜레스테롤과 결합하면서 가는 모세혈관을 다 막아버린다. 이것이 고혈압이나 심장병을 일으키는 주요 원인이 된다.

우리나라의 현재 암 발병의 종류별 순위를 보자면

> 남자는 <u>위암이 1위, 대장암이 2위</u>이고
> 여자는 <u>갑상선암이 1위, 유방암이 2위다.</u>

―암 사망자가 매년 더 증가하고 있다고? 사실이다.

우리의 기대나 예상과는 전혀 다르게 1983년부터 2017년까지 암으로 사망하는 환자는 오히려 더 늘고 있다는 보건복지부의 통계가 있다.

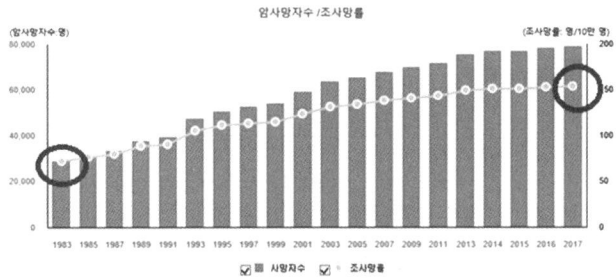

표를 보면 <u>1983년 3만 명 수준의 암 사망자 수가 2017년에는 5만 8천 명 수준으로 증가하였다</u>
참고 자료: 보건복지부 암 사망자 수/조사망률 통계

위 표를 보면 암 사망자 수, 사망률 모두가 지난 34년간 지속적으로 단 한 번도 줄어들지 않고 계속 상승하고 있다. <u>의학 기술은 발달하고 5년 생존율은 더욱 좋아지는 것으로 알고 있었는데, 암으로 인한 사망자가 최근 몇십 년간 더 늘고 있다면 우리는 이를 어떻게 해석해야 하는가?</u> 여러분은 방송 매체를 통해 암 환자의 5년 생존율이 많은 암의 경우에 있어 80~90%가 넘어간다는 보도를 보지 않았는가?

Kevin만 그렇게 알고 있었나? 통계를 보다 보니 우리는 언론에

의해서 이런 사실조차 정확히 모르고 있었다는 사실이다. 솔직히 말해 요즈음 언론이 언론의 역할을 제대로 하는 곳이 있는가? 전부 자신들의 입맛에 맞는 방향으로 바람몰이를 하거나, 광고비 많이 주는 회사에 유리하게 보도하거나, 권력에 야합하는 기사만을 생산할 뿐, 믿을 뉴스나 믿을 기사가 거의 없다. <u>위의 표에서 알 수 있듯이, 1983년부터 최근에 해당하는 2017년까지 암으로 사망한 사람이 계속 늘고 있다는 것이 충격적이지 않은가 말이다.</u>

> 1983년도만 해도 암에 대한 수술, 항암치료, 방사선치료 기술이 낮다고 할 수 있으나 적어도 2000년 이후로는 업그레이드가 거의 필요 없을 정도로 많은 의학적 발전이 이루어졌는데도, 어떻게 매년 사망자가 줄지 않고 늘어가기만 하느냐 말이다. 의학이 발전한다고 환자들에 대한 치료가 더 잘되어가고 있는 상태가 아니라는 말이다. 중풍이란 질환에서도 비슷한 일이 벌어지고 있다. 수 없이 개발된 신약, 당뇨약, 고혈압약, 고지혈증약을 먹어도 결국 중풍이 온다는 결론과 다르지 않다는 것.

   암 환자 발생이 늘어난 부분에 대해서는 늘 언론에서 보도되는 대로 조기 검진의 확대와 진단 장비 기술의 발달로 1cm가 되어야 발견되던 암이 0.5cm만 되어도 보이기 때문에 조기 발견이 많아져 암 환자 발생 수가 많아졌다고 한다지만, 그럼 사망자의 증가에 대해서는 어떻게 설명을 할 것인가? 조기암을 사전에 발견할 수 있고 의료기술이 눈부시게 발전했다면 사망자 수는 당연히 많이 감소해야 하는 것 아닌가?

   여러분이 의사와 병원만을 믿고, 의사의 말만 함부로 믿고 따라서는 안 되는 강력한 이유가 아닐까? 이미 암에 걸린 분들과 미래 암에 걸릴 수 있는 의료소비자인 여러분은 정말 똑똑하게 대처해야 당신의 남은 후반기 인생을 잘 보낼 수 있을 것이다.

―충격! 최근 9년 만에 암 환자가 대폭으로 증가했다

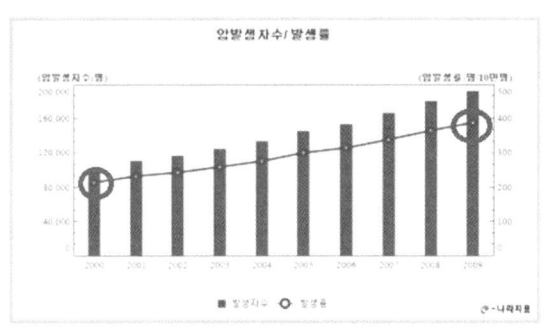

출처 : 보건복지부 암등록통계(통계청 승인통계 11744호)

우리나라의 암 발생 환자 수에 대한 통계: 2000년에 8만 명 수준에서 2009년에 무려 16만 명이 새로이 암에 걸린다는 통계다

　우리가 주의해서 보아야 할 내용은 암 발생자 수와 발생률이 계속 우상향하여 2000년(8만 명)에 비해 2009년(16만 명)에는 두 배가 되었다는 사실이다. 암 발생 환자 수가 10년 만에 두 배가 되었다니, 여러분은 이 통계가 믿어지는가? 여러분들은 우리나라의 암 치료 실력 수준이 높아져서 계속 사망률이 줄어드는 것으로 알고 있지 않았는가? 2000년도만 해도 의학 기술 수준이 매우 발달했던 때가 아닌가?

　이 통계는 보건복지부에서 만든 통계이므로 정확하다. 이것이 의사가 알려주지 않고, 여러분이 몰랐던 언론에서 숨겨온 진실이다! 암 환자 5년 생존율이 높아졌다는 통계만 방송을 통해 자꾸 내보내고 있지, 이렇게 암 환자의 발생 건수나 사망 건수가 계속 급한 경사로 우상향하고 있다는 내용은 본 적이 없을 것이다.
　암 환자 수가 10년 만에 두 배로 늘어났는데, 그새 얼마나 많은 사람이 암 수술, 항암치료, 방사선치료를 받았고 얼마나 많은 사람이 고통 속에서 가진 돈을 다 써가면서 치료받다가 운명을 달리했을까를 생각해 보라. 그 돈은 다 누가 가지고 간 돈이며, 그 고통은 다 누가 겪은 것인가? 환자들을 상담하다 보면 수천만 원에서 수억 원을 쓰는 것이 기본인 질병이 바로 암이다.

<u>전체 사망률 중에서 암 사망률의 증가세가 1위인 것은 양방의 암 치료가 절대 답이 아님을 보여주는 증거라고도 할 수 있겠다.</u>

암 치료 후 5년 생존율이 8~90%에 이르고 한국의 암 치료 기술 수준이 세계적이라는 말에 여러분은 더 이상 속지 않았으면 한다. 왜냐하면 암 수술 후 5년이 지나면 당신은 완치 환자에 속하지만, 5년 뒤 1개월이라도 지난 후에 암이 다시 발견되면 여러분은 더욱 치료가 힘들어지고 재발과 전이가 된 암을 새롭게 치료해야 한다. 그렇게 되면 인간다운 인생의 후반을 누리는 것을 포기해야 할 수도 있다. 이럴 경우 여러분은 다시 병원에서 재발 암과 전이암을 치료하기 위해 혹독한 시련을 맞을 수 있다는 것이 불 보듯 뻔하지 않은가?

－코로나로 죽으나, 암으로 죽으나…

코로나가 유행한 지 6개월 가까이 되어 가면서 이제 코로나로 인한 전 세계 사망자가 20만 명을 돌파하였다. 그러나 여러분은 알고 있는가? 여러분은 코로나로 두려워하고 있으나, 우리나라에서는 현재 매년 20만 명 가까운 새로운 암 환자가 발생한다는 것을. 코로나로 죽으나, 암으로 죽으나 마찬가지 아닌가? 그러나 그 고통은 암이 훨씬 길고, 고통스러우며, 비용이 너무 많이 든다는 것을 알아야 한다. 코로나는 바이러스가 원인이지만, 암은 바이러스와 다른 여러 가지 원인이 종합적으로 뒤섞여 발생한다. 그러나 면역이 떨어지면 코로나나 암에 모두 걸릴 수 있다는 것은 주지의 사실이다. 코로나와 암을 이기는 방법은 무엇일까?

코로나바이러스를 잡아먹는 무적함대가 바로 우리 몸 안에는 이미 살고 있는데 그것은 바로 백혈구다. 이 백혈구를 평소에 강하게 만들어 놓으면 코로나바이러스가 창궐해도 자신은 무사히 지낼 수가 있다.

> 내 몸에 무좀균이 있고, 간염 보균자이고, 염증이 잘 생기는 사람은 이미 백혈구가 힘이 없는 면역력이 매우 저하된 사람이다.

암도 또한 세균, 바이러스, 기생충에 의해서 얼마든지 발생할 수 있다는 것은 의학계에서도 주지하고 있는 사실이므로, 나의 백혈구를 강하게 만들어주면 암 발생 억제와 함께 치료에도 도움이 된다는 것을 알 수 있다. Kevin은 계속해서 책을 출간할 예정인데, 이번 책에는 이런 전반적인 문제 제기를 통해 여러분들의 인식을 전환시키고 추후에는 각각의 질병에 대한 진단과 치료법에 대한 단행본을 내고자 한다.

－'암 수술, 항암제, 방사선치료는 언 발에 오줌 누기'라는 결론

> 암 수술, 항암제, 방사선치료가 마치 해열제, 진통제, 항생제처럼 지금 막 눈에 보이는 열, 통증, 염증을 일시적으로 경감시키는 것처럼, 우리 눈에 보이는 암의 크기만을 줄이는 것과 같은 역할을 하는 것이 아닌지 생각해 보아야 한다. 암을 제거하고, 축소시키고, 잘 보이지 않게 만들어 놓으면 암을 치료한 것이라고 현대 의학은 착각하고 있다.

왜 5년 생존율로 "암이 완치되었다"라고 판정하는가? 5년 생존율로 암을 완치했다고 누가 이야기할 수 있다고 했는가? 의학적 기준이라고? 누가 만든 의학적 기준인가? 정말 웃기는 얘기다. 5년 후에도 재발과 전이가 너무 많은 것이 암인데, 5년 하고 1일 지나서 암이 재발해도 나는 암 완치자인 것이다.

5년 생존율이 늘고 매년 새로운 항암제와 수술 방법이 등장하지만, 재발과 전이는 전혀 통제하고 있지 못하기 때문에 역설적으로 암으로 인한 사망 환자 수가 절대적으로 늘어나는 것이다. 의사만 믿고, 의학만 신봉하고, 병원에만 다니는 분들이 많은데 정말 잘 생각하기 바란다. 이것은 단지 암이라는 질병에만 해당되는 얘기가 아니기 때문이다. 머리부터 발끝까지 모든 질환에 다 해당되는 얘기다. 암에 걸리면 '의사나 병원을 믿어야지 엉뚱한 거 믿고 시간 낭비하다 죽는다'라고 생각하는 분들이 매우 많은 것이 현실인데, 그런 분들이야말로 현실을 제대로 직시해야 한다. 왜냐하면 목숨은 하나뿐이고 나에게도 닥칠 수 있는 일, 혹은 이미 닥쳐버린 일이기 때문이다. 평소에 Kevin이 알려준 대로 몸 관리를 해보고 이를 통해 효과를 보신 분들은 다시는 병원에 안 간다라고 말씀을 해주신다.

　-유방암이 생겼을 때 유방을 잘라내는 절제술이 옳은 치료일까?

　여성들이 많이 걸리는 유방암은 여성들에게는 매우 두려운 암 중 하나다. 유방암에 걸리고 상태가 심하다면 의사들의 권고에 따라 유방을 절제하고 항암요법이나 화학요법을 하는 것이 일반적이고 안전한 방법인 것으로 대부분 알고 있다. 그리하여 여러분께 조금은 충격적인 사진 하나를 소개하고자 한다. 저작권에 문제가 있어 유튜브에 대신 올리도록 하겠으니, "Kevin 유방암"으로 유튜브에서 검색해보기 바란다. 유방암이 재발한 의학적이고, 전문적인 사진은 인터넷상에서 유료로도 구할 수가 없다. 사진을 올리려고 했지만 저작권 문제로 이 책에 싣지 못함을 사과드리며 유튜브에서 검색을 통해서 보실 수 있게 해 드리겠다.

　그 사진은 왼쪽 가슴을 절제하여 제거하고도 몇 년이 지나서 조금 남은 유방 부위에 다시 여러 개의 암 덩어리들이 추가로 붉게 발생한 실제 환자의 사진이다. 여성들에게 매우 흔한 암이 유방암이기 때문에 이 책을 읽고 있다면 유튜브에서 한번 검색해보기 바란다. 절대 유방암에 걸려서 이런 상황이 되면 아니 되겠다.

이 얼마나 안타깝고 끔찍한 일인가? 유방암이 발생하여 유방과 함께 겨드랑이에 있는 림프절까지 다 제거했는데, 이렇게 다시 그 자리에 유방암이 여러 개나 생겼다. 만약에 유방을 제거하고도 다시 암이 생길 것을 알았다면 과연 이 환자는 처음에 유방을 제거하는 수술을 했을까? 하지 않았을 것 같다는 생각은 Kevin만의 생각일까?

여러분은 이 사진을 보고, 놀라움과 끔찍함을 느낄 수 있겠다. 우리는 이 사진 한 장을 통해 더 새로운 사실을 알아야 하는데, 유방을 절제한다고 유방암이 내 몸에서 사라지는 것이 아니며 암 전이의 통로라고 생각하는 림프절을 제거해도 유방암이 같은 부위에 추가로 발생할 수 있다는 것이다.

유방암은 유방절제 수술로 여성성을 상실하는 문제뿐만 아니라, 유방암 수술 후에 호르몬 치료를 시행하기 때문에 호르몬 치료의 부작용인 우울증을 겪는 2차 피해가 발생하게 되고(호르몬제 투여는 사실 우울증만의 문제가 아니라, 호르몬 대사 전체를 망가뜨릴 수 있어 오히려 이런 치료가 암의 재발을 더 촉진시키는 것이 아닌가 하고 Kevin은 추측한다), 5년 동안 재발이 되지 않았다 하더라도 10년 후에 재발을 잘하는 암이기 때문에 병원에서 하라는 대로 후속조치를 잘한다 해도 절대 안심을 할 수가 없는 암이라고 할 수 있겠다.

의사들은 유방은 2개이니 하나를 절제해도 된다고 생각할 수도 있겠다. 한의사는 수술을 하지 않기에 수술에 대한 거부감이 있고, 일반 의료소비자와 똑같은 입장이 되어 수술이라는 것에 대해 생각하게 되는데 수술은 정말 어쩔 수 없는 경우에만 실시해야 한다고 생각한다. 허리디스크를 수술하고 재수술을 4번이나 한 분도 Kevin의 한의원에 다니면서 치료한 적이 있다. 수술을 치료의 한 방편으로 알고 있는 의사들이 잘라내고 붙이는 일들을 '너무 안일한 판단하에 시행하는 것이 아닌가?' 하는 생각이 들 때가 많다. 한국 의사들은 그냥 뭐 좀 이상하면 "수술합시다"라는 말이 너무 쉽게 나온다.

위장은 한 개이기 때문에 위를 잘라내면 위암은 다시 걸리지 않을 수 있겠다. 할리우드의 유명한 배우인 안젤리나 졸리가 유방암이 걸릴 확률이 높다는 진단이 나오자 유방조직을 다 절제하고 가슴 수술을 하였다는 기사를 본 적이 있다. 너무나 편리한 발상이지 않은가? Kevin은 이 기사를 보고 큰 충격을 받았는데, 여러분은 이런 소식에 어떤 반응을 보일지 모르겠다.

우리가 여기서 꼭 기억해야 할 것은 어떤 부위에 암이 발생하였다면 내 몸 전체는 이미 어디든 암이 발생할 수 있는 더러운 독소가 가득 찬 몸으로 바뀌어 있다는 것이다. 암은 내 몸에 독소가 가득 차고 넘쳐서 더 이상 이 독소를 염증으로 바꾸고 양성 종양으로 바꾸어 봐도 몸속에 가득 찬 독소가 해결이 되지 않을 때 악성 종양으로 변화하게 되고, 이 결과물이 바로 암인 것이다. 내 몸이 극도로 독소에 찌들어 있고, 이 독소를 간이 해독하지 못하고 림프에서도 해결하지 못하고, 소장과 대장을 통해, 신장을 통해, 내 피부와 호흡을 통해 배출할 수 없을 때 바로 그 독소가 내 세포를 변형시키고, 그것이 더욱더 진행되면 암으로 발전한다고 본다.

암에 걸린 사람들의 혈액을 검사해 보면 혈액의 오염이 매우 심하고 제대로 된 적혈구, 백혈구, 혈소판의 수가 매우 적다는 것을 알 수 있다. 혈액이 오염된 사람은 기생충, 각종 세균, 곰팡이균이 혈액 중에 많이 보이게 되며, 혈액 내에 독가스나 요산, 지방 덩어리들이 가득하다. 일반적인 건강한 혈구들이 가득한 혈액을 보다가 암 환자들의 혈액을 보면 정말 전쟁이 지나간 것 같은 황폐한 혈액과 혈구의 형태가 보인다.

다음은 손끝에서 소량의 혈액을 채취하여 현미경으로 4,000배 확대하여 바라본 혈액의 모습이다.

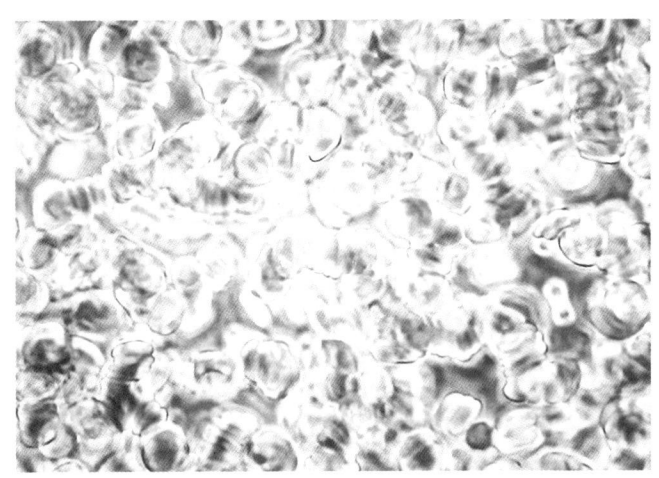

적혈구가 현미경 시야에 꽉 찬 모습 - 혈액이 충만하고, 적혈구끼리 붙어 있는 모습이 목격되기는 하나 이 정도면 아주 건강한 피의 형태에 속한다고 볼 수 있다

－잘못된 길을 절대 되돌아갈 수 없는 의료계의 구조적 문제

한 명의 천재가 세상을 바꾸지만, 한 명의 천재 의사는 세상을 바꾸지 못한다. 왜냐하면 의학은 이미 산업으로 바뀌어 의학 산업이 되어있기 때문에, 병원이 돈을 벌지 못하는 의학 기술은 아무 의미가 없기 때문이다. 그래서 진짜 환자에게 도움이 되고, 치료가 되는 돈 안 되는 의학 기술은 알아도 바로 자동폐기가 된다. 의료개혁은 불가능하다. 의료소비자가 현명하게 바뀌는 수밖에 없다. 그러려면 이 책을 끝까지 잘 읽고 숙지하고, 가족에게도 읽게 하라.

<u>만약에 말이다, 만약에 마늘 10개를 매일 삶아서 한 달간 먹으</u>

면 간암이 낫는다고 가정하면, 병원에서 이 방법을 암환자에게 알려줄까?

간단한 얘기다. 돈이 되면서 환자에게 도움을 주는 기술이어야 병원치료 목록에 들어간다. 알고 있더라도 숨겨야 하며, 병원이 돈을 벌 수 있는 각종 비싼 검사와 주사제, 수술만이 환자들 치료리스트에 올려지게 된다. 만약 수술 없이 암이 나을 수 있는 방법이나 항암제, 방사선치료 없이 암이 낫는 방법을 대학 병원 의사가 공개하고, 발표한다면 그 의사는 그날부로 실직을 하게 될 것이다. 또한 의사가 아닌 한의사나, 대체의학을 하는 사람들이 암 치료법을 정말로 찾아냈다고 하더라도 우리나라에서는 이런 주장을 하는 사람을 마녀를 잡아서 화형에 처하는 중세시대처럼, 똑같은 일이 벌어질 것이다. 의학적 근거가 없네, 전혀 사실무근이네, 유사의학이네, 과학적으로 증명되지 않은 방법이네… 하면서 말이다. 이런 상황에서 아픈 암 환자들은 자신의 통장과 가족의 통장 잔고가 0이 될 때까지 각종 검사와 수술을 받아야 하는 것이다.

어떤 의사가 지금의 의료시스템에 문제가 있다고 주장하면서 옳은 행동을 해도 병원에서 잘리게 된다면 누가 바른 소리를 하고 누가 제대로 의료시스템을 이끌고자 하겠는가? 이미 희망이 없다. 우리가 먹는 양약 1알은 원가가 몇 원, 몇십 원에 불과한데, 팔리는 가격은 몇천 원, 몇만 원, 심지어는 몇백만 원에 해당하는 고가다. 이러니 여러분이라도 이런 약을 팔고 싶지 않겠는가? 그렇다면 우리는 병에 안 걸리는 것이 최선이며, 암에 걸리지 않는 요행을 바랄 수밖에 없는 것 아닐까?

독소들이 넘치고 넘쳐서 도저히 내 몸이 해독할 능력이 없게 되면 암에 걸린다고 했는데, 이런 독소들은 피를 타고 혹은 림프를 타고 몸 전체를 돈다. 어떤 특정 장부가 더욱 좋지 않다면 그곳에 기생충, 세균, 바이러스, 요산, 황화수소 가스부터 수은, 납, 크롬, 니켈 같은 중금속들까지 모여들면서 염증을 일으키고 이런 염증에서 활성산소가 나오면서 근처의 세포와 점막을 망가뜨린다. 이런 상황이 오랫동안 해결이 되지 않으면 양성 종양을 거쳐 악성 종양인 암 덩어리가 출현하게 되는 것이다.

<u>결국 어디에서 암이 발생하여 무슨 암이 되었든 간에 이 사람이 일단 암에 걸렸다면 이미 내 몸 전체, 즉 머리끝부터 발끝까지 모두 암의 추가 예비 발병처가 된 것이나 마찬가지이며 위암, 유방암이 아닌 다른 부위, 즉 뼈나 간, 췌장, 피부, 식도, 뇌하수체, 연골 등의 다른 부위에 암이 추가로 생긴다 해도 전혀 이상하지 않은 상황이 되었다는 것이다.</u>

---

1. 암의 발병은 원래 온몸에 암이 될 독들이 잔뜩 퍼져 있는 상태일 때 발병하고

2. 신체의 각 장부나 기관, 조직 중에 문제가 많이 쌓였던 부분에서 먼저 발병하여 검사를 통해 알게 되는 것, 즉 오장육부 중에 위가 늘 나**빴**던 사람은 위암으로 먼저 병이 발병한다는 것, 간이 특별히 더 나**빴**다면 간암이 발생하는 것이다.

3. 그런데, 위암 혹은 간암이 온 사람이 신체의 다른 부위인들 독이 없이 깨끗할까? 암 환자의 혈액과 림프액이 깨끗할까? 결국 혈액은 머리끝에서 다시 머리끝까지 한 번 순환하는데 1분밖에 걸리지 않기 때문에 혈액과 림프액을 타고 독이 전신으로 수도 없이 퍼지며 인체를 독으로 물들인다.

4. 인체 각 부위에 독이 많이 쌓인 것+특별히 문제가 더 있던 장소+체형이 틀어져 신경전달과 혈액 순환마저 되지 않던 곳에서 전이라고 불리는 다른 암이 추가로 발견되는 것이다.

─암이 잘 오는 사람은 어떤 사람일까?

암이 잘 오는 사람은 크게 4가지를 고려해 봐야 한다.

1. 부모나 가족이 암 환자일 경우
2. 특정 부위의 체형이 심하게 틀어진 경우
3. 암이 잘 발생하는 음식을 먹는 경우
4. 낮과 밤이 바뀐 생활을 하는 경우

1. 부모나 가족이 암 환자일 경우에는 그 부모가 가진 체형과 유전자를 물려받고 특히 좋지 않은 질병 유전자는 거의 예외 없이 자손에게 전달이 될 수밖에 없다. 유전자라고 하는 것을 x, y 염색체로 국한시켜 버리면 많은 것을 또 놓칠 수가 있다. 내가 말하는 유전자라는 것은 어떤 사람이 잘 걸리는 질병의 편향성에 대한 것이다. 부모가 암 환자라면 그들의 몸이 독소로 가득 차 있는 몸 상태라는 것을 말하는 것이고, 그들의 체형이 암이 잘 걸릴 수 있는 체형에 해당하고, 그들이 즐겨 먹는 음식이 암을 잘 유발하는 음식이라는 것이다. 부모나 가족이 가진 독소, 체형, 음식의 특이성 때문에 그것이 고스란히 자녀에게 전달되어 암으로 발병되기 쉬운 것이다.

2. 특정 부위의 체형이 심하게 틀어진 경우는 예를 들자면 갑상선암이 온 사람의 경추는 갑상선을 지배하는 신경과 혈관이 지나가는 부위, 즉 경추 2, 3번의 뼈가 심하게 틀어져 있고, 이런 틀어진 경추의 구조에 의해 갑상선암이 발생하게 된다. 또한 식도암이나 후두암, 폐암, 유방암이 온 사람의 경우는 하부 경추나, 상부 흉추 1~5번의 틀어짐이 심하다. 틀어짐이 심하다는 말은 원래 상하좌우전후가 반듯해야 하는데(인체의 특성상 완벽하게 바른 사람은 없다, 다만 조금 틀어진 것은 신경이나 혈관을 압박하지 않기에 웬만큼 틀어지지 않으면 인체가 이 문제를 이겨낸다) 상당한 수준으로 틀어지면서, 상하,

좌우, 혹은 전후로 척추가 제자리를 벗어나 결국 식도, 후두, 폐, 유방으로 가는 신경과 혈관을 압박하면서 결국 식도 세포, 후두 세포, 폐 세포, 유방 세포로 가는 신경전달과 혈액의 전달이 장기간 부족해지고 이로 인해 각 부위에 암이 발생하게 되는 원리다.

3. 암이 잘 생기는 음식이 있다. 발암 유발 물질들은 검색만 해도 많이 알 수 있는데, 특히 강조하고 싶은 것은 식용유를 사용하여 튀겨낸 음식이다. 식용유에 열을 가하면 이때 식용유가 전부 트랜스 지방으로 바뀌면서 우리 몸 세포 전체에 직접적인 악영향을 미친다. 우리 세포는 미토콘드리아에서 세포호흡을 일으켜야 포도당, 지방산, 아미노산을 태워서 이산화탄소와 물로 변형시키면서 ATP를 생성한다. ATP는 우리에게 열에너지로 작용하고 우리에게 기운을 낼 수 있게 하는 기본 생명 에너지가 된다. 그러나 트랜스 지방은 우리 세포벽에 들러붙으면서 이런 세포호흡을 직접적으로 방해한다. 트랜스 지방이 세포벽에 들러붙어 세포 호흡률이 35% 이하로 떨어지게 되면 세포에 변형이 오고, 이로 인해 암이 발생한다고 알려져 있다. 그래서 탄 음식이나 식용유로 지지고, 볶고, 튀긴 음식을 먹지 말라는 것이다. 돈가스나 기름에 튀긴 라면, 과자 종류도 모두 이에 해당한다.

세포를 구성하는 성분 중에 지방산이 있는데, 튀긴 음식을 자주 먹다 보면 트랜스지방산이 증가하여 우리의 세포벽이 트랜스 지방화가 이루어지면 세포호흡이 심각하게 방해를 받게 된다!

4. 낮과 밤이 바뀐 생활을 오래 하게 되면 자연의 음양, 낮과 밤의 법칙을 완전히 바꾸어 생활하는 것과 같다. 밤이 어두운 것은 일체 활동을 멈추고 잠들라는 것이다. 잠은 시간을 낭비하는 행위가 아니다. 인체가 낮 동안 서거나 앉아서 일을 하면서 뇌가 아닌 상, 하체, 다리 쪽으로 피가 몰린 것을 다시 심장과 뇌로 골고루 혈액을 보내주

는 것이 누워서 눈을 감고 자는 행위인 것이다. 하루에 6~8시간은 잠을 자 주어야 그 시간 동안 온몸이 평평하게 만들어지고, 그 평평한 온몸을 혈액이 별 저항 없이 골고루 돌게 되고 그렇게 몸속 구석구석으로 세포의 밥인 혈액이 흘러 들어갈 수 있는 것이다. 세로토닌-멜라토닌 호르몬의 탈바꿈도 밤에 일찍 잠이 들 때 일어나는 변화인데 밤에 잠을 자지 않으면 이런 현상이 전부 생략되어 버린다. 밝은 낮에 잠드는 것은 암막 커튼을 하고 잠을 잔다 하더라도 확실한 피로 회복이 되지 않는다. 지하에서 장사를 하거나 낮과 밤을 뒤바꿔어 생활하는 사람들은 가능하면 이런 일을 오래 하지 않아야 건강을 유지할 수 있다.

결론: 암이나 심장질환의 발병원인은 기본적으로 잘못된 음식 습관뿐만 아니라 체형의 틀어짐에도 있다는 것을 절대 잊으면 안 된다.

－내 몸에 이로운 건강기능식품을 고르는 간단한 기준

Kevin은 이런 종류의 건강기능식품을 추천하지 않는다.

불포화지방산이 풍부한 피쉬 오일인 오메가-3, 크릴 오일
모든 합성 비타민 A, 비타민 B, 비타민 C, 비타민 D, 비타민 E
코엔자임큐텐, 글루코사민, 철분제 등등

인삼 하나를 예로 들자면 인삼에는 여러 가지 항산화 성분에서부터 다양한 비타민과 미네랄이 존재한다. 인삼 하면 흔히 떠올리는 것이 사포닌이다. 인삼 속에는 매우 많은 다양한 성분이 존재하는데 사포닌 하나만을 인삼에서 추출하여 만든 건기식은 추천하지 않는다는 것이다.

식물 전체가 아닌 일정한 유효성분만을 골라내어 만든 건기식은 몸

에 좋은 효과를 낼 수 없다. 예를 들어 현미 전체를 갈아서 만든 건기식이라든지, 석류 전체를 갈거나, 우려내어 만든 제품은 식물 전체를 사용하기 때문에 이런 제품들은 특정 성분만을 추출하여 만든 제품보다는 훨씬 자연 친화적이고 그나마 나은 효과를 기대할 수 있다는 것이다. 로얄젤리나 프로폴리스처럼 벌이 만든, 즉 자연이 만든 제품에 대해서는 그나마 좋은 점수를 줄 수 있다.

그나마 Kevin이 추천하는 사례는 다음과 같다.

현미를 갈아서 만든 건강식품
오곡을 갈아서 만든 잡곡식 건강식품
석류 전체를 즙을 짜서 만든 건강식품

이러한 건강식품도 사실은 그다지 추천하지 않는다. 제조 공정을 진행할 때 분쇄가 되고, 즙을 짜면서 반드시 열의 접촉으로 제품 자체에 원초적으로 산화가 진행될 수밖에 없기 때문이다.

─의사보다 똑똑하게 내 몸의 문제를 진단하는 법

의사들은 현재 진단 능력이 거의 퇴화가 되어 진단기기가 없으면 눈으로 보면서도 빤히 보이는 환자의 문제를 파악해 내지 못한다. 예를 들어 전쟁이 나서 전기가 나가면 환자 진단에 관련하여 의사들은 아무것도 할 수가 없게 된다. 의사들도 환자가 말해주는 말을 청취하는 병력 청취를 통해서도 어느 정도 진단을 할 수도 있지만, 많은 병들에 있어 환자들도 자신의 몸 상태에 대해 정확히 모르기 때문에 본의가 아니게 의사에게 잘못된 정보를 말하기 일쑤이므로, 의사가 병력을 듣는 것 외에도 망문문절(望聞問切)의 4단계를 통해 어떤 것이 병의 진짜 원인인지 판단할 수 있어야 한다.

─망문문절(望聞問切) 진단법이란?

한의학에서 환자를 진찰하는 방법에는 4가지가 있는데 망진(望診)과 문진(聞診), 문진(問診), 절진(切診)을 일컫는다. 망진(望診)은 눈으로 환자의 상태를 관찰하는 것인데, 환자의 체형이나 안색, 혀의 색깔을 본다. 문진(聞診)은 환자의 숨소리나 목소리, 입에서 나는 냄새 등을 진단한다. 문진(問診)은 환자나 보호자에게 주 증상이나 불편한 점을 직접 묻는다. 절진(切診)은 직접 환자의 몸을 만져보고 눌러 보는 것이다.

Kevin이 수십만 명의 환자를 상담하면서 그동안 여러 병원을 거쳐서 온 환자들과 상담할 때 환자들이 건네는 진단서나 결과지, 진료확인서를 볼 때면, "아, 정말 의료계의 수준이 너무 하향 평준화가 되었구나"라는 생각을 자주 하였다. 문제가 있는 환자 얼굴색을 보고도 환자의 문제를 알아채지 못하며, 맥박에 드러나는 심장이나 혈관 상의 문제도 제대로 파악할지 못하는 경우가 많다. 그래서 Kevin이 여러분 스스로가 자신의 몸을 보면서 셀프로 진단하는 방법 몇 가지를 소개하고자 한다.

－내 문제를 셀프로 진단하는 법

지금부터 의사보다 똑똑하게 내 몸의 문제를 진단하는 방법을 여러분에게 알려 주겠다. 제법 합리적이고, 간단하고 직관적이어서 초등학생도 어떤 부분에서는 의사보다 더 진단을 잘할 수 있는 방법이다.

증세가 심한 경우 암 환자까지도 진단해 낼 수 있는 방법이니 대박이 아닌가? 문제가 있어도 체표로 드러나지 않으면 보아도 안 보이니 모를 수 있으나 심각한 질병이 되었거나, 심각한 질병으로 가고 있다면 내 몸 피부에 문제들이 드러나기 시작하게 된다.

그래서 샤워를 하거나 평소 거울을 볼 때 내 몸에 대해서 유심히 관찰하는 버릇을 들이고 내 몸에 문제가 있는 부위를 자주 촉진하여 내 몸의 통증과 불편함을 찾아내어야 한다. 재미있는 것은 내가 내 몸이 아프다고 전혀 생각하지 못했던 부위들이 문제가 있는 곳으로 확인이 되는 경우가 매우 많다. 그런 문제 부위는 양방 진단 기기나 한의사의 진맥으로도 알아낼 수가 없다. 아래에 소개할 내용을 의료인들도 보고 큰 참고가 되면 좋겠다.

－점, 잡티, 기미, 티눈, 반점이 알려주는 내 몸의 상태

의사들은 점이나 잡티, 기미, 티눈, 반점이 발생하는 이유에 대해 "강한 자외선이 피부 노화를 촉진시키고 멜라닌 색소를 과다하게 증가시켜 점과 기미, 잡티까지 늘어나게 한다"라고 설명한다. 그러나 이는 사실과 다르다. 왜냐하면 우리는 의복을 입고 사는데도 여전히 의복으로 늘 감싼 부위에도 점이 생기기 때문이다. 평생 빛을 받을 일이 없는 성기 근처에도 점이 난 사람들이 많다. 성기가 자외선으로 인해 멜라닌 색소가 과다하게 발생할 일이 뭐가 있는가? 전체를 다 설명하지 못하는 이론은 틀린 이론이다.

여러분이 속이 쓰리고 역류성 식도염 증세가 있고 심장이 두근거리며 호흡이 곤란하고, 만성피로가 있다고 가정해 보자. 이럴 경우에 우리는 위장, 폐, 심장, 간장의 문제가 있는 것으로 생각이 될 수 있는데 상의를 벗고, <u>내 상체를 자세히 살피다 보면 많은 진단 포인트들을 찾아낼 수가 있다.</u>

상체를 벗고 살펴야 할 것은

1. 상체의 앞쪽, 혹은 등 쪽에 커다란 검은 점이 있는지를 보자.
2. 젖꼭지가 좌우 중 어느 쪽이 높거나 낮은지를 비교해보자.
3. 쇄골의 좌우 높낮이를 비교하고 좌우 쇄골 중에 튀어나온 것이 있는지 확인해 보자.

4. 누워있을 때 양쪽 흉곽 갈비뼈 중 한쪽이 더 튀어나오거나 융기되어 있거나 찌그러져 있는지를 보자.

이런 좌우의 균형이 무너져 있을 때는 반드시 그 안쪽의 심장, 폐, 식도, 횡격막, 위장, 소장, 간, 췌장 등에 문제가 생겨 있다고 보는 것이 옳다. Kevin이 유튜브에 올린 역류성 식도염을 셀프로 교정하여 치료하는 방법이 바로 이런 방법을 이용하여 자가 치료를 하는 방법인데 효과가 좋아서 무려 40만 명이 넘게 그 영상을 시청했고, 역류성 식도염 카페에 Kevin의 영상이 소개되어 그렇게 많은 조회 수를 기록했다고 들었다.

실제로 나를 비롯해 매우 많은 구독자들이 따라 하고 효과를 보았는데 흉골과 갈비뼈, 횡격막, 검상돌기 근처에서 감지되는 압통을 셀프 마사지를 통해 풀어주면 수십 년 된 식도염이라도 바로 트림이 줄고, 방귀가 잦아들면서 더부룩하고, 쓰리고 배가 빵빵하던 느낌이 확 줄어드는 것을 알게 되고, 좋아진 상태에서 아주 오랫동안 유지가 된다. 역류성 식도염으로 병원에 가봐야 소염제를 주고, 그 약 기운이 떨어지면 100% 재발을 한다. 많은 사람들이 오장육부 근처의 뼈를 지압하는 것만으로 증상이 호전됨을 느끼고 환호한 방법이다.

그래서 여러분은 자신의 흉곽 부위를 모두 뒤져서 압통이 있는 곳을 열심히 풀어주고 특히 점이나 반점이 있는 부위를 더욱 열심히 마사지해 주면 좋다.

－점과 반점에 대해서 좀 더 알아보자

점은 일반인이 가장 쉽게 확인할 수 있는 진단 포인트인데, 가장 흔하게 검은 점(크기가 클수록 몸 상태가 좋지 않음), 붉은 점, 흰점이 보일 수 있고 혹은 쥐젖, 기미, 티눈, 사마귀 등이 있을 수 있다. 이 점은 해당 장기가 문제가 있고 해당 부위의 기(氣)나 혈액의 흐름에 장애가 오면 발생한다.

의사들은 이런 부분을 죽어도 인정하지 않는다. 그런 모습을 너무 많이 봐왔고, 그런 의학적 근거가 있느냐? 그런 내용을 밝혀 줄 논문이 있느냐면서 논문 타령을 할 것이다. 그러나 의사들이 늘 입에 올리는 "그 좋다는 논문들"을 근거로 어떤 치료에 임했을 때 치료율이나 치료 속도가 좋으냐고 했을 때는 의문 부호가 붙는다.

실험실에서 현미경을 자세히 들여다볼수록 인체에 대해 더욱더 모르게 된다. 세포를 아무리 잘게 자르고 잘라서 본다 한들 그것이 진짜 참과학이 아니란 말이다. 직관적으로 이해해도 요체를 파악하기에 부족함이 없는 내용들을 굳이 나누고 잘라서 수치화하고, 계량화하고, 통계화해서 더욱 어렵게 만드는 것이 지금의 의학이다. 언뜻 전문적인 것처럼 보이고 정확해 보이지만 이미 내가 가야 할 방향과 다른 방향의 버스를 탄 것과 같다.

그래서 역류성 식도염으로 고생하는 사람은 식도가 지나가는 가슴 한 중앙 라인이나 목(천돌혈 근처)에 점이 있기 쉽고, 폐나 심장에 문제가 있는 사람은 흔히 갑바라고 하는 가슴 근육 부위에 점이 나 있다. 유방에 문제가 있는 사람도 역시 그럴 수 있다. 위나 장이 안 좋으면 위나 장이 위치한 부위에 점이 나 있고, 특히 장은 상행결장, 횡행결장, 하행결장으로 ㄷ자 모양으로 되어있는데, 이 장 부위에 문제가 있다면 문제가 있는 부위에 여러 개의 점이 나 있어서 알아보기가 쉽다.

이런 경우는 흔히 많고, 또한 과민성장증후군이 있는 사람은 위 가슴 피부 색깔에 비해 아랫배나 장 쪽의 피부색이 검고, 피부가 목욕탕에 물때가 낀 것처럼 착색이 되어 있으며 피부조직이 거칠고 성겨 보인다. 문제가 없는 상체 부위에 비해 복부 전체의 색상 톤이 검고, 어두워 보이며 지저분해 보인다.

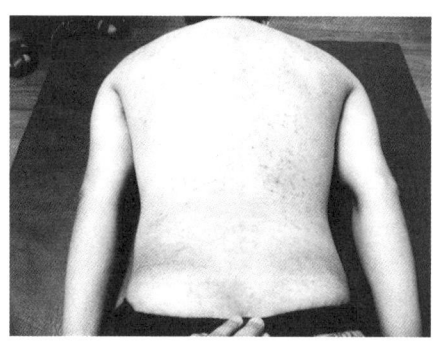

등 전체가 엉망

등드름은 물론 앞쪽 가슴도 여드름이 많이 있다. 양옆 엉치 위쪽 부위도 시커멓게 변했다. 이런 분의 오장육부가 과연 정상일까? 이분은 체형이 심하게 틀어진 것은 기본이고 몸 안에 염증이 많고 독소가 피를 타고 온몸을 돌고 있다고 보면 된다. Kevin에게 셀프 케어법을 배우면 이런 피부 문제까지도 다 해결할 수 있다

즉 상체에 선명하고 크게 드러난 점은 그 피부 안쪽에 해당하는 장기에 이미 문제가 왔고 진단상 즉 혈액 검사상 간 수치가 이상 없다고 나오더라도, 간 부위 근처에 점이 있거나 간 부위에 기미처럼 여러 개의 점이 있다면 이미 간 손상이 많이 진행되었다는 것을 의미한다.

의미 없이 생기는 점은 없다. 재미있는 것은 건강이 회복되고 해당 문제가 해결되면 점이 옅어지고 어떤 경우에는 크지 않은 점일 경우 떨어져 없어지기도 한다. 쥐젖이 사라지기도 한다. Kevin은 그것을 경험한 사람으로서 너무너무 신기했다. "설마 점이 없어지겠나" 했는데 늘 가스가 차고 식도염으로 고생했던 것을 고치고 나니 오목 가슴 부위에 중심선에서 양쪽 방향에 있던 점 2개가 어느 순간 떨어져 나가 있었다. 너무너무 신기했다. Kevin은 환자를 통해 이런 점이 사라졌다거나 기미나 주근깨 색이 옅어졌다는 얘기를 그 동안 많이 들어왔다.

사실 Kevin은 한의원을 운영하면서 점을 빼는 시술을 수천 건을

해보아서 우리 몸에 나는 점이 실제 어떤 형태인지를 잘 알고 있다. 점을 빼고 나서 점을 들춰 내보면 이 점이 피부밑 쪽으로 원추형(아이스크림콘의 형태)으로 생겨 있고, 점 제일 밑에는 곡식 조같이 생긴 형태의 동글동글한 알처럼 생긴 점의 뿌리가 있다. 점이 조금이라도 큰 것들은 예외 없이 이 조같이 생긴 동그란 모양의 점 뿌리가 있는데, 이 점의 뿌리를 제거하지 않으면 점이 잘 재발한다. 그래서 점을 빼줄 때는 반드시 이 동그란 점 뿌리를 잘 찾아서 제거해야 하는데, 이런 점의 뿌리도 인체가 내뿜는 나쁜 에너지나 기운을 먹고 사는 것이 아닌가 하고 추측해 보았다.

－점에 씨앗 모양의 뿌리가 있다

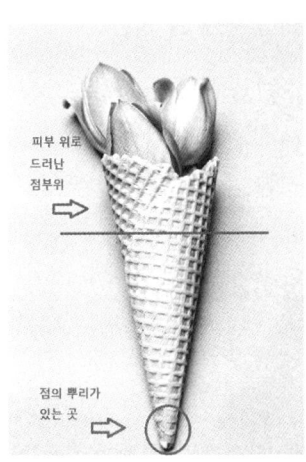

점은 아이스크림 컵처럼 생겼다. 제일 밑 부위에 곡식 "조"의 낱알 같은 점의 뿌리가 존재한다. 이 뿌리까지 다 없애 주어야 점이 확실하게 제거된다

　점을 빼 본 사람은 알 것이다. 피부과에 가서 점을 빼는 시술을 해도 몇 달 후 점이 다시 나기도 하고 점이 오히려 커진 경우도 발생한다는 것을.

　점이 아주 작은 사이즈일 경우에는 레이저나 전기 소작기로 태워버리면 바로 사라지는데, <u>점의 크기가 좀 큰 경우(크다고 해봤자 쌀알</u>

크기보다 작은 사이즈다), 혹은 볼록하게 솟아 있는 경우 콧등에 난 점 등은 재발하기가 쉽다. 그 이유는 피부의 진피층까지 점의 뿌리가 있기 때문이다. 이런 경우 레이저 치료를 하면 오히려 점이 더 커진 채로 재발하는 경우가 있는데, 진피층에 있는 뿌리까지 제거해 주어야만 완벽하게 점을 제거할 수 있고 재발이 없다.

점은 기혈순환의 장애로 인해 발생한다고 보고 있다. 우리 몸의 어떤 부위나 장부에 문제가 오게 되면 이것은 우리 몸 체표에 드러나게 되는데, 거의 모든 사람들이 자신의 몸에 평균 100개 정도의 점이 있다고 한다. 몸이 좋지 않을수록 점의 개수와 크기는 증가한다고 보는 것이 맞다. 붉은 점이든, 흰 점이든, 검은 점이든 기혈의 순환에 장애가 왔을 때 점이 생기는 것이 맞고 피부 전체가 거무튀튀해지거나, 목욕탕의 때가 낀 것처럼 바뀌는 것도 마찬가지로 내 몸의 피부세포들에 문제가 발생한 것인데 이는 피부 안쪽의 장기의 문제와 밀접한 관계가 있다. 피부는 맑고, 탄력 있고 점이 없는 것이 진짜 건강한 피부인 것이다. 아이들이 막 태어났는데 점이 있다면 부모로부터 이미 좋지 않은 장기를 받고 태어난 것으로 보면 된다. 당신의 몸에 있는 점을 다 뒤져 보아라.

-복부의 온도 재보기

또 하나는 상체나 하체의 온도를 체크해 보는 것인데 내 손등의 체온을 기준으로 상대방의 체표 온도를 체크해 보는 것이다.

손바닥이 아닌, 손등으로 상체의 맨살에 손을 대보면서 온도가 주변보다 저하된 곳이 있는지 점검하기도 하고, 동시에 피부의 색이나 매끄러움, 주름, 좌우 균형감을 확인해 보는 것이다. 상체를 점검하고 나서 손등 부위로 복부 전체의 온도를 체크해 보는데, 실제로 대부분의 사람들이 배꼽 이하의 아랫배, 그리고 배꼽, 배꼽 주변으로 피부 온도가 차가운 것을 알 수 있다.

또한 손가락 끝으로 배를 눌러 보면 어느 정도 저항감이 있는 배가 좋은데 배를 손으로 누르면 저항감이 없이 쑥 들어가거나 그와 반대로 저항감이 강하게 딴딴히 올라오는 경우도 있다. 둘 다 모두 정상을 벗어난 경우라고 보면 된다

<u>저항감이 없이 쑥 들어가면 내부 소장, 대장의 벽이 흐물흐물해지고 탄력을 잃은 것이고, 저항감이 강하게 올라오는 경우는 소장, 대장에 가스가 많이 차 있으면서, 숙변과 같은 독소가 어마어마하게 많은 경우가 되겠다.</u>

―치아교정, 턱관절 때문에 고생하는 분이라면 이미 중환자

치아교정을 하는 사람들이 많이 있다. 치아를 교정하는 이유는 치열이 맞지 않고 턱의 부정 교합으로 인해 많이 하게 되는데 사실 턱의 문제가 인체에 일으키는 질병과 불편함이 아주 다양하다. 턱이 틀어진 것은 사실 이미 전신이 상당히 틀어진 사람이라고 보면 된다. 턱의 교합은 매우 중요한 것으로 턱의 교합이 맞지 않으면 턱 자체의 통증과 씹을 때의 불편함뿐만 아니라, 전신의 체형이 이미 틀어져 있기 때문에 골반과 꼬리뼈, 척추 전체가 상당히 측만이 진행된 상태라고 보는 것이 맞다. 뇌신경 12개 중의 9개가 턱관절 부근을

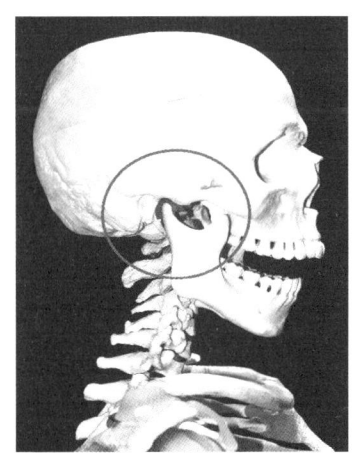

너무 중요한 부위, 턱관절

이 부위는 너무나 중요한 곳이라 목숨처럼 생각하고 늘 셀프 케어를 해주어야 한다

지난다.

척추뼈를 봐도 알 수 있지만 꼬리뼈와 턱관절의 상태를 봐도 이 사람이 얼마나 척추가 심하게 틀어졌는지를 판단할 수가 있다. 턱관절로 고생하거나 치아를 교정하고 있는 사람이라면 척추와 골반, 발목을 반드시 바로 잡아야 하며, 이를 제대로 잡지 못하면 평생 온 몸에 여러 가지 문제가 발생하여 고생을 하기 쉬운 사람이다. 구조의 문제는 내장질환, 오장육부의 질환과 정신질환까지 모두 일으킬 수 있는 발병 원인이 된다고 여러 번 얘기하였다.

FCST라고 하는 턱관절을 교정하여 전신을 치료하는 방법이 있는데 Kevin도 배워서 써본 적이 있고 상당한 시간을 들여 공부한 적이 있는데, 막상 해보니 치료 효과는 기대에 미치지 못하였다. 늘 이론과 실제의 치료율은 큰 차이를 보이기 마련인데, FCST의 이론이 그럴듯하다고 생각하여 배워서 사용해본 것인데, 전신을 교정해서 얻는 결과와 턱관절만을 교정하는 것의 효과는 차이가 컸고 Kevin은 이제 턱관절만을 교정하는 방법은 사용하지 않는다. FCST의 이론에 따르면 50000톤의 선박을 운전하는 것은 배의 선장실에 있는 조그만 방향타(그것이 턱관절이라고 주장함) 하나라고 얘기하고 이 방향타를 고치면 선박 전체(몸 전체의 관절과 체형 전체)를 움직일 수 있다고 주장하지만 <u>실제로 체형이 틀어지면 그 작은 턱관절을 바로 잡는 정도로는 체형교정을 절대 제대로 할 수 없다는 것이 Kevin의 결론이었다. 발목부터 무릎, 골반, 고관절, 요추, 흉추, 경추, 두개골, 턱관절을 다 각각 교정해줘야지 턱관절만을 바로 잡는 방식은 절대 환자가 만족할 결과를 얻을 수 없다.</u> 인체의 근육과 인대, 근막이 얼마나 질기고 단단한데 턱관절을 교정하는 것으로 전신의 체형이 맞아진단 말인가? 생각이 다른 사람도 있겠지만 진짜 그런 분이 있다면 만나서 검증을 해보고 싶다.

Kevin의 경험상으로는 힘들다. 턱관절이 있는 턱관절 주변과 두개골과 뇌가 있는 부위의 근골격은 일부 정리가 될 수 있다고 보지만, 그것도 잠시! 다른 부위의 체형이 틀어지면서 바로 다시 돌아가는 것 같다. 이것은 Kevin의 개인적 의견이다. 다만 Kevin도 이것저것을 많이 해보고 내린 결론임을 밝힌다. 사실 턱관절은 정말 매우 매우 매우 매우 중요한 부위다. 턱관절에 문제가 오면 발생하는 질환이 한, 두 가지가 아니다.

> 턱관절은 목뼈의 경추 1, 2번 그리고 얼굴 뼈, 두개골과 관계가 된다. 턱관절은 다른 여타 관절에 비해 쓰임이 매우 많은 관절인데, 먹고, 마시고, 씹고, 말하는 데 모두 사용이 된다. 관절 부위도 아주 연약한 인대와 피로해지기 쉬운 근육들로 이루어져 있다. 또한 턱관절 옆 부위로 뇌에 뿌리처럼 달려있는 뇌신경 12개 중 9개가 지나가는 중요한 위치에 있다. 서울에서 지방으로 나가는 각종 고속 도로 IC의 주요 관문과 같다.

그래서 턱관절이 고장이 나면 뇌로 가는 신경이 압박을 받고, 또한 전신의 관절이 영향을 받는다. 입을 벌릴 때 크게 안 벌어지거나 벌리고 닫을 때 딱딱 소리가 난다거나 통증이 느껴진다면 유튜브에 있는 'Kevin의 턱관절 교정 영상'을 검색하여 열심히 따라 해보길 권한다. 턱관절은 너무나 중요하고 우리가 흔히 아는 이명, 난청, 머리가 울리는 뇌명과 직접 관련이 되며 두통, 어지럼증, 치통, 얼굴 마비, 3차신경통 그리고 얼굴에 발생하는 모든 피부질환, 얼굴 쪽 대상포진, 경추의 통증, 불면증, 우울증, 초조, 불안 등의 정신질환과 100% 직접 관련이 된다.

턱관절이 문제가 온 사람들은 반드시 초기에 잘 치료하도록 해야 한다. 다만 턱관절을 교정한다고 해서 틀어진 흉곽이나 고관절, 천골, 골반이 잡히지 않으니 이 부분도 참고하기 바란다. 결론을 말하자면 턱관절은 너무나 중요한 부위고 이미 문제가 온 분은 전신의 체형이 틀어진 것이므로 턱관절만 교정하려고 하지 말고, 온몸의 체형도 같이 잡아주는 노력을 해야 한다는 것이다.

　－손가락을 검사해 보기

　손가락의 변형이 온 분들이 심심치 않게 많이 있다. 손가락의 변형이 좀 보기 싫으나 사는 데 크게 지장은 없다고 생각하는 어르신들이 계실 것이다. 그러나 손가락의 변형 자체도 온몸에 문제를 일으킬 수 있는 trigger point(유발 요인)와 같다.

　손가락의 변형뿐만 아니라 엄지와 검지 사이의 합곡 부위의 살이 움푹 파인 경우도 있고, 어제혈이라고 불리는 부위의 살이 움푹 들어간 경우도 있다. 이런 증상들은 모두 <u>손가락 근처의 신경이 압박받아 생긴 것이다.</u> 그로 인해 해당 부위의 근육이 혈액과 신경전달을 받지 못하여 근육이 위축되어 발생한 것이다. 나이가 많이 드신 어르신들 중에는 손톱이 있는 손가락 첫마디나 혹은 둘째 마디에 변형이 심하게 온 경우를 많이 보게 된다.

　이런 경우도 많은 의사들이 "고칠 수 없다거나, 그럴 수도 있다, 손을 많이 쓰고 일을 많이 해서 그렇다"라고 넘기는 경우가 대부분이다. 그러나, 이런 문제는 정말 뼈가 변형된 심한 경우가 아닐 때는 교정을 통해 바로 잡아주어야 한다. Kevin이 강조한 침도 치료와 손가락의 교정치료를 해주면 100%는 아니더라도 매우 만족스럽게 호전될 수 있다.

　손가락에 힘을 주지 못하면, 발가락에 힘을 주지 못하는 것과 같은 일이 벌어진다. 예를 들어 수박을 사서 손에 들고 갈 때, 손가락이 마디 끝까지 굽혀지면서 제대로 꽉 줄을 잡아주면 손목이나 팔꿈치, 어깨 관절의 힘을 많이 쓰지 않아도 되는데, 손가락이 변형되어 힘을 꽉 주지 못하게 되면, 손가락이 할 일을 손목, 팔꿈치, 어깨 관절이 대신해야 하기 때문에 이로 인해 손목인대 손상, 테니스 엘보, 오십견, 어깨 통증이 온다.

 인체는 모~두 연결되어 있다. 점이 하나 없던 것이 생겨도 몸의 문제를 암시해주는 것처럼, 어딘가를 눌렀을 때 통증이 생기거나, 신체의 일부가 변형이 되었다면 이미 문제가 커나가고 있다는 것을 알아야 한다. 오십견이 있는 사람은 어깨만 치료해주어야 할까? 아니면 팔꿈치랑 손가락도 치료해주어야 할까? 당연히 먼 거리에 있는 이런 부위들도 치료를 해주어야 한다. 그래야 제대로 치료가 된다. 이런 내용들도 자세히 알고 싶다면 Kevin의 유튜브 검색창에 "Kevin 손가락"이라고 치면 시청할 수 있다.

 － 발가락을 검사해 보기

 양말을 벗고 자신의 양발을 자세히 관찰해보자. 발가락이 예쁜 모양이 아니라면 일단 문제가 왔다고 보면 된다. 엄지발가락을 비롯해 2, 3, 4, 5번째 발가락을 유심히 관찰해보면 쭉 앞으로 뻗지 못하고 좌우로 혹은 위, 아래로 틀어진 발가락이 발견될 수 있다. 만약 여러분이 의사에게 "제 발가락이 혹은, 손가락이 틀어져 있는데, 이건 왜 그런 거예요? 혹은 이거 문제가 되나요?"라고 했을 때 의사들은 뭐라고 대답을 할까? 아마 대부분의 의사들은 "그거 나이 들고 손 많이 쓰면 틀어질 수도 있지요. 별것 아니에요"라고 할 것이다. 여러분이 "무릎이 시린데 어떻게 해야 하나요?"라고 물어보면 "네, 핫팩 대세요."라고 말하는 것이 현재 의사와 의학의 수준이니 말이다. 뭐 손, 발가락 한 개 틀어진 것을 물어보냐고 퉁명스럽게 말할 것이다.
 그러나 한의학에서는 그 손발의 변형이 경락의 뒤틀림으로 이어진다고 문제가 될 것이라고 얘기할 것이다. 손가락, 발가락에만 침을 놓는 사암 침법에서 손가락, 발가락은 인체의 문제를 모두 조절할 수 있는 중요한 혈자리가 망라된 곳이라, 손발의 변형은 경락의 변형을 일으킬 수 있으므로, 심각하게 생각할 것이다. 또한 근막경선 이론에서는 근막으로 온몸이 머리에서 발가락 끝까지 연결되어 있다고 주장한다. 그렇기에 인체가 말초 부위에서 틀어져도 그와 연결된 근막으로 머리끝, 온몸 전신까지 틀어지게 되므로 손, 발가락의 변형은 작은 문제가 아니다. 손가락의 변형으로 손가락의 힘이 떨어지면, 손목, 팔꿈치, 어깨 관절, 목까지 문제가 오는 것을 아는 이가 적지만, 실제로 매우 직접적인 연관성이 있다.

그래서 Kevin은 손가락, 발가락 변형을 그냥 지나치지 않고, 반드시 해결해 준다. 손, 발가락의 변형이 아직 심하지 않은 분들은 손가락 빼기, 발가락 빼기를 해서 뚝뚝 소리를 계속해서 해주다 보면 손가락, 발가락의 통증이 줄어드는 것을 확인할 수 있다. 꺾지 말고 잡아 빼주라. 모든 교정의 기본은 사실 늘려주는 것이므로, 관절을 늘리며 빼주는 것은 관절에 도움이 된다. 뼈와 뼈가 들러붙을 때 늘 통증이 발생하지 않는가? 관절에 통증이 올 때는 뼈 주변의 인대와 건, 근육 등이 손상이 같이 되면서 신경까지 압박받기 때문에 통증을 느끼게 되는 것이다. 그래서, 손가락, 발가락을 틈틈이 생각날 때마다 손가락을 잡고 잡아 빼서 늘려주면 좋다.

－자신의 맥박 점검해 보기

맥박을 체크하는 것은 매우 쉽다. Kevin의 유튜브에도 맥박을 체크하고 맥박을 잡는 부위, 어떻게 맥박을 재는지에 대한 안내 영상이 있다. 맥박을 잡을 때 일반인들이 하기 제일 쉬운 것은 1분간 맥박을 잡고, 나의 맥박이 1분에 몇 번이나 뛰는지를 알아보는 것이다. 평소 고혈압인 사람은 맥박이 빠르게 뛰기 쉽고, 평소 저혈압인 사람은 맥박도 느리게 뛰기 쉽다. 맥을 짚는 방법은 손목을 짚을 수도 있고, 옆 목 부위의 경동맥을 짚을 수도 있다.

30초 뛰는 횟수를 잰 후에 곱하기 2를 해도 자신의 1분간의 맥박수가 된다. 1분을 다 재도 좋다. 그래서 맥박수가 평상시에 1분에 100회가 보통 넘어가는 사람은 빈맥에 해당되는데, 이런 분들은 심장이 남들보다 자주 뛰기 때문에 심장의 불완전성이 커지면서 불안, 초조한 느낌이 자주 들게 된다. 또한 빈맥은 몸에 열이 있거나 염증이 있을 때 자주 발생하므로, 평소의 맥박수가 1분에 100회를 넘어가면 검사를 받아볼 필요가 있다. 보통 성인은 60~80대 정도가 정상인 경우가 대부분이다. 저혈압인 경우에는 맥박도 매우 낮아서, 최고혈압/최저혈압이 75/60에 맥박수가 60회 정도인 사람들도 있다.

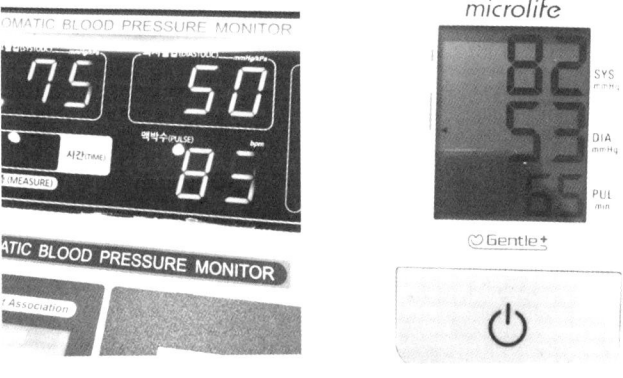

저혈압에 맥박수가 느린 경우에 해당한다. 83회 정도라면 정상 수치에 해당한다. 의외로 저혈압 환자들이 많다

혈압이 낮은 데다가 맥박수도 낮은 경우는 쉽게 어지럽고 간혹 잘 쓰러질 수도 있다. 저혈압은 일단 혈액량 자체가 매우 부족한 사람으로서 고혈압보다도 오히려 위험할 수도 있다는 얘기를 들은 적이 있을 것이다. 혈액량이 부족한 이유를 잘 생각해보면 소화 기능의 문제인 경우, 소화 흡수의 문제인 경우, 소화 흡수한 영양분을 혈액으로 바꾸어 주는 단계의 문제인 경우 등 다양하다. 또한 적혈구, 백혈구, 혈소판을 만들어 내는 골수(뼈)에 냉기가 차서 혹은 뼈의 혈관이 막혀서 혈구를 제대로 만들어 내지 못할 경우도 저혈압이 올 수 있다.

고혈압은 혈액만 맑게 만들고 독소만 잘 제거해도 쉽게 치료가 되는 반면, 저혈압은 혈액을 만드는 기본 시스템이 여러 단계로 망가진 것으로 혈압을 정상으로 만들기 위해서는 고혈압에 비해 훨씬 긴 시간이 필요하고 많은 치료 방법이 같이 병행이 되어야 한다. 고혈압은 혈액만 맑게 해주면 되기 때문에 매우 간단하다. 혈액을 맑게 해주는 과정 중에 체중은 자연 감소하게 된다. 나중에 Kevin이 오프라인 강의를 통해 고혈압, 저혈압을 셀프로 치유할 수 있는 방법에 대해 강의를 하도록 하겠다.

선천적으로 심장 기능이 강하여 맥박수가 1분에 50회 정도로 낮은 마라톤 선수, 수영 선수들도 있음을 알기 바란다. 이런 분들이 심박수나 혈압이 낮은 것은 극히 정상이고, 오히려 심장이 강한 경우이니 자신의 맥박수가 매우 낮다고 "내 몸에 큰 문제가 있구나"라고 헷갈리지 않기 바란다.

－홍채를 통해 내 몸 증상 알아보기

이것은 일정한 교육이 필요하고, 일반인이 바로 알 수 없는 내용이긴 하지만 홍채를 통해 병을 진단하는 방법이 상당히 유의성이 있고 훌륭한 방법이다. 홍채는 정말 많은 정보를 가지고 있다. 그 홍채를 통해 사람의 질병 부위부터, 그 사람의 성격, 현재의 심리상태, 스트레스 정도, 가족관계와 자라나온 환경까지도 파악을 할 수가 있다. 나중에 Kevin이 건강캠프 강의를 할 때 찾아오시면 홍채 보기를 통해 여러분의 문제점을 알려 드릴 수 있는 기회가 있을 것이다.

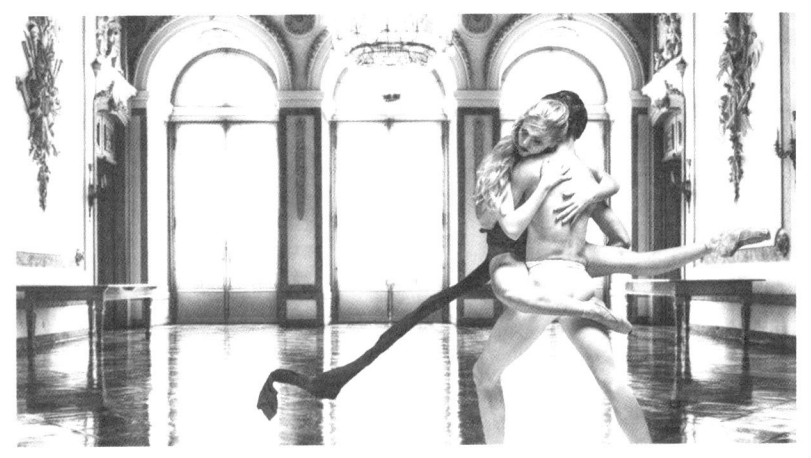

구조의 문제가 얼마나 심각한 질병을
만들어 내는지 모름으로 인해
여러분의 불행이 시작됩니다.

4장 내 몸의 틀어진 구조를 바로 잡자!
내 몸의 통나무를 치워라!!

-구조의 문제 여부를 진단과 치료에 있어 빠뜨리면 절대 안 된다.

인간은 태생적으로 머리에서 발끝까지 구조의 문제가 매우 많이 발생한다. 그러나 병원에 가면 정형외과가 아닌 한 여러분의 질병과 관련된 구조에 대한 얘기나 설명을 전혀 들을 수가 없다. **오장육부(간, 심장, 폐, 위장, 췌장, 소장, 대장, 방광, 신장 등)의 모든 장기 문제는 구조의 틀어짐, 체형의 틀어짐, 특히 두개골, 경추, 흉추와 요추의 틀어짐과 직접적으로 관련이 있다.**

즉 간염, 위염, 폐렴, 과민성장증후군, 크론병, 만성 신부전 등 흔히 알고 있는 모든 질병은 구조가 바르지 않을 때 발생할 수 있다는 것이다. 특히 오장육부의 문제는 흉추와 요추를 바르게 맞추어 가면서 그다음 치료를 진행해야 한다는 것을 의사나 여러분 모두 확실하게 알아야 한다.

현대 의학이 엉망진창이 되고 온 세계에 환자가 넘쳐나는 이유는 이 구조의 문제를 제대로 고쳐주는 의사, 한의사가 잘 없기 때문이다. 구조를 모르고, 구조를 잡아주지 않는 의사는 "절대 명의가 될 수 없다"라고 단언한다.

구조의 문제는 관절 문제만 일으키는 것이 아니라 여러분이 가진 모~든 병을 다 일으킨다는 생각을 죽을 때까지 잊으면 안 된다. 잊으면 망한다!

Kevin이 아무리 이렇게 떠들어도 의사나 간호사는 Kevin의 주장에 콧방귀도 안 뀌는 사람이 많을 것이다. Kevin이 그동안 그렇게 말해도 콧방귀도 안 뀌는 의료인을 수도 없이 많이 봐왔기 때문이다. 그 어떤 치료를 하든 먼저 환자의 체형을 바로 잡고 하지 않으면 효과가 매우 저하되고, 그 어떤 치료를 하든 먼저 체형을 바로 잡고 치료에 임하면 효과가 엄청나게 좋아지고 치료 속도도 월등하게 빨라진다는 것을 아는 의료인은 정말 귀할 정도로 잘 없다. 안다고 하더라도 제대로 구조를 바로잡는 방법을 잘 모른다. 일반병원이나, 한의원에 가도 교정치료를 하는 곳이 드물거니와 교정치료를 하는 곳이라고 해도 제대로 잘하는 곳이 많이 없다는 게 문제다. 오히려 젊은 의사나 젊은 한의사들이 구조에 대해 더 잘 알고 그 분야에 대해 공부하는 것 같다.

예를 들어보자면, 협심증이 있거나 심근경색이 있는 경우, 흉추 3, 4, 5번의 척추가 좌우로 지그재그 형태로 틀어진 경우가 있고 혹은 등이 심하게 후만 되거나, 전만 혹은 일자 등인 경우 많다. 모두 정상의 흉추 곡선을 벗어난 경우다. <u>제일 좋은 등의 모습은 적당히 등이 뒤로 후만 되어 있어야 하고, 좌우의 척추 기립근의 근육이 균등한 크기로 존재하여 흉곽이 틀어지지 않고 제자리에 있어야 된다.</u> 그런데 보통은 흉추 양옆의 근육(척추 기립근) 좌우측을 비교할 때 보통 오른쪽의 등판 근육이 크고 굵고 높아져 있으며 왼쪽의 등판 근육은 작고 낮아져 있다. 이럴 경우 보통 크고 솟아 있는 오른쪽 등판을 압진할 때 왼쪽에 비해 두드러진 통증이 강하게 나타나는 경우가 대부분이다.

또한 재미있는 것은 이런 경우 협심증, 심근경색, 빈맥 등의 심장 증상이 있는 경우가 많은데 이런 환자들의 흉추 3, 4, 5번을 교정해 준 후에 침도 치료를 통해 흉추와 흉추 근처의 압통점을 전부 풀어주면 심장의 압박감이나 불편감, 호흡곤란을 호소하던 협심증, 심근경색, 빈맥, 부정맥 환자들의 증상이 엄청난 속도로 빠르게 호전된다는 것이다. 얼마나 빠르냐 하면 근육을 온열로 마사지한 후에 교정을 해주고, 침도 치료를 통해 압통 부위를 풀어주면 그 즉시 가슴 답답함이 사라지고 빈맥이나 부정맥 증상이 Kevin의 눈앞에서 즉시 호전되는 것을 확인할 수 있다.

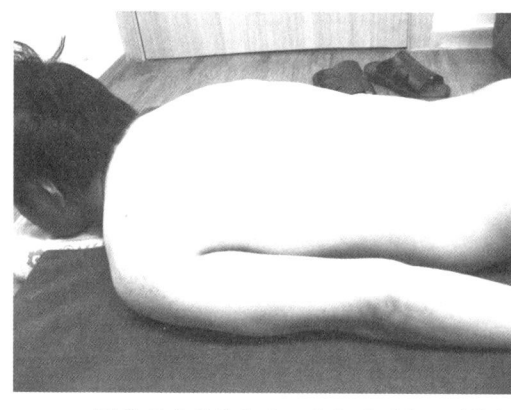

등이 너무 솟고 허리가 움푹함

이렇게 등이 심하게 뒤로 후만 된 경우는 체형적으로 심장병과 중풍 같은 심장 질환과 뇌 질환에 취약할 수밖에 없다

이런 경우는 너무너무 많은데 일시적으로 호전되는 것이 아니라 그 즉시적인 효과와 함께 유지 측면에서 탁월하며 매번 추가로 시술할 때마다 재현성 있게 같은 효과가 나온다. <u>협심증, 심근경색, 빈맥, 부정맥 증상이 오면 심전도를 검사하고 양약을 주는 것이 의사들이 하는 전형적인 치료행위지 않은가? 약을 먹으면 그때뿐, 근본 치료가 되는 것이 아니라 계속 증상도 악화된다.</u>

당신이 심장병을 앓고 있고, 고혈압을 앓고 있는데 당신이 병원에 가서 진찰을 받을 때 어떤 대학 병원 의사가 당신의 흉추를 확인하고 등을 보면서 그 부위를 교정해주거나, 주사를 놔 주던가? 우리나라 사망률의 1, 2위를 다투는 심근경색, 협심증을 이렇게 허술하게 치료할 수 있다는 말인가? 심장병은 당신의 목숨과 직결된다. 이런 병원 의사에게 여러분의 목숨을 맡기는 것

이 불안하고 불만스럽지 않은가?

이 책을 읽는 독자들이여, 제발 이 사실을 알고, 분노했으면 좋겠다. 분노하고 알리고, 바꾸어가라~!! 모든 의사들이 체형을 바르게 치료할 줄 알게 되면 우리나라는 바로 전 세계 1위의 의료선진국으로 올라설 수 있다.

> 이렇게 허술하게 진단한 후에 약 처방을 해준다. 그러다가 시간이 흘러 병이 낫지 않고 악화되어 심장에 혈전이 막히어 길을 가다가 쓰러지면 1,000만 원씩 하는 심장의 관상동맥을 뚫어주는 스텐트 시술을 한다. 이런 스텐트 시술도 해가 지날수록 다시 여러 개를 해야 하는 상황이 온다. 이런 심장병은 사실 모두 예방이 가능하고 대한민국에 스텐트 시술이 단 한 명도 필요 없는 나라를 만들 수 있다. 체형교정과 음식을 개혁하면 모두 가능한 일이다.

여러분, 여러분은 이런 행태에 대해 제대로 알고 제대로 분노해야 한다. 우리는 실험실의 쥐나 토끼, 원숭이가 아니다. 환자로서, 몸이 아픈 사람으로서의 존엄성의 회복은 이런 어이없는 양방의 진단 치료에 대해 제대로 알고 저항하는 것에서 시작한다고 감히 말하고 싶다. 막 태어난 아이를 보면 경외심과 생명의 신비, 존엄성에 대한 생각이 저절로 든다. 마찬가지로 병들고 주름지고 나이 들고 몸이 많이 아픈 환자들이라고 할지라도 역시 경외심과 존엄성의 대상이 되어야 한다. 그저 수술대에 누워 있는 돈 내는 환자가 되지 말아야 한다.

또한 Kevin은 이런 의사들이 "한의사가 무슨 의사냐"며, "의사 같지도 않은 의사"라고 말하는 것에 심하게 분노를 느낀다. 한의학을 "유사의학"이라고 표현하는 의사도 본 적이 있다. 만약 한의사가 진통제나 마취제를 사용할 수 있고 의료기기를 맘대로 사용할 수 있는 동등한 조건이 된다면 한의사가 의사들에게 실력으로 절대 뒤지지 않는다. 하지만 누가 이기면 무엇하나? 그저 환자를 잘 낫게 해주는 게 최고의 의사일 뿐이고, 환자의 의료비를 줄여주면 최고의 의사가 되는 것이다. 경제만 좋아지고, 내 삶과 살림살이가 나아지면 어느 당에서 대통령이 나오든 국민은 상관이 없다고 말하는 분들이 많다. 그렇지 않은가??

> 혹시나 그럴 리가 없겠지만, Kevin의 글을 보고 보건복지부 장관이나 의과대학, 한의과 대학 총장이 나에게 학생이나 의료인을 교육할 기회를 준다면 정말 1년 안에 내가 알고 있는 모든 것을 다 풀어내 주고 싶다. 사실 치매는 두려워할 필요가 하나도 없는 질환인데, 전 세계는 치매를 암보다도 어렵다고 생각하고 있다. 치매는 원인이 파악되면 치료가 어렵지 않은 질환이다.
>
> 인체는 구조, 영양, 어혈, 독소의 측면에서 바라보면 질병에 대한 진단법과 치료법이 90% 이상의 공식화가 가능하다. 누구에게나 해당된다. 어떤 질병을 가지고 있던, 어떤 환경에서 살던, 남녀노소 모두 같은 방식으로 진단하고 치료가 가능하다. 그 공식을 아는 것은 6개월에서 1년이면 다 되고, 나머지는 구조를 제대로 잡는 방법을 의료인의 몸에 반복하여 체득하기만 하면 된다. 6년이라는 긴 시간의 교육과정을 통해 한의대, 의대를 나오고도 임상에서 이렇게 헤매는 것은 10,000% 의대, 한의대 교육의 잘못이고 가르치는 교수진들의 잘못이다. 교수님들 정말 공부를 안 한다. Kevin이 6년의 한의대 과정을 공부해봐서 안다. 의대에 가서는 배우지 않았지만 뻔하다. 1년이면 정말 명의가 되고도 남을 충분한 시간인데 정말 안타깝다.

Kevin의 유튜브를 보고 괴짜 한의사라고 평을 해준 분들이 있다.

그 이유는 다른 의사나 한의사가 말하지 않는 것들을 언급하기 때문일 것이고, 그 내용들이 동의보감의 틀 속에 있지 않고, 오히려 의대 교과서에 있는 내용들에 가깝기도 하고 때로는 전혀 새로운 얘기를 하기 때문일 것이다. Kevin이 올린 의학적 내용의 대부분은 의대 해부학에 근거하며, 뭐에 좋은 한약, 어떤 경락, 음양오행에 대한 내용이 거의 없다. 나는 뭐에 좋은 음식, 뭐에 좋은 한약재 이런 것으로 유튜브 조회 수 올리는 것이 사실 정말 꼴 보기 싫다. 실제로 환자들이 도움받을 수 있는 내용이 아닌 정말 효과도 없을 것들을 무슨 질환에 좋은 비타민 혹은 한약재 이런 것들을 자꾸 올리는 것이 보기 싫었다. 그런 내용들이 수십만, 수백만 뷰의 조회 수가 오르는 것을 보고 정보 공해라고 나는 느꼈다. 인간이 비타민이나 한약재 몇 개로 가진 증상이 좋아질 수가 없다는 것을 잘 알기 때문이다. 실제로 그런 한약재를 달여서 먹어보라. 효과 없다. 그런 정보를 보면서 감사하다고 댓글을 남기는 것을 보면 진실을 아는 Kevin으로서는 솔직히 참 별로다. 이런 정보들은 오히려 시청자들을 더 혼란스럽게 하고 인체를 바라보는 큰 틀을 훼손하고 있다고 보기 때문이다. Kevin이 그런 식으로 동영상을 만들어 올렸으면 구독자 수도 훨씬 많고 조회 수도 많이 늘었으리라. 그런데 그러면 뭐 하나? 진짜 내용, 참 내용을 올려야 하지 않겠는가?

−당신 몸을 누르는 통나무부터 치우자!

협심증, 심근경색의 경우를 나는 나무가 넘어져 통나무가 내 몸을 덮친 상황이라고 말을 하는데, 이런 협심증, 심근경색, 빈맥 환자들의 증상을 가장 빠르게 진전시키는 방법이 바로, 내 몸을 누르는 통나무를 치우는 것이다. 내 몸의 통나무는 바로 내 틀어진 흉추, 요추, 흉곽, 골반, 발목을 가리키며, 이 틀어진 흉추를 침도와 교정으로 바로 잡아주는 것을 내 몸을 누르는 통나무를 치우는 것에 비유하는 것이다. 비슷한 예로 뇌 질환도 이와 같다. 뇌로 올라가는 신경과 혈관은 목 부위에서 많이 눌리고, 우리 목은 일자목, 거북목, 지그재

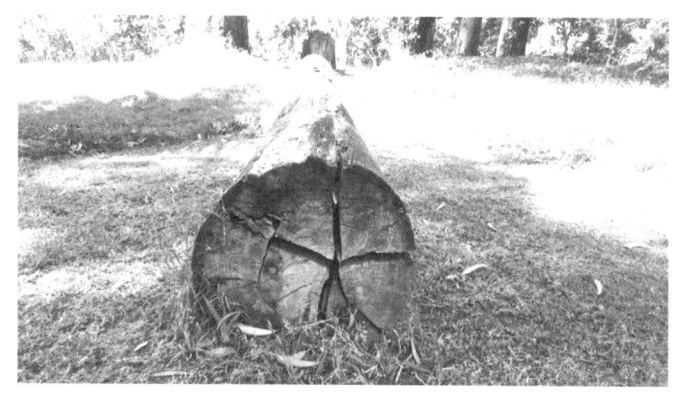

당신의 목과 등, 허리, 골반이 이런 통나무에 짓눌려 있다면 이 통나무부터 치우는 게 급선무다. 문제는 우리 모두가 이렇게 큰 통나무에 짓눌리듯 우리 몸이 압박받고 있다는 사실을 모른다는 것

그 목 등 다양한 형태로 좌우전후앞뒤로 목의 근육과 뼈가 뒤틀려 있다. 심장질환이 흉추의 틀어짐과 깊은 관련이 있다면 중풍, 치매, 파킨슨, 다발성 경화증, 소뇌 위축증과 같은 뇌 부위에 발생하는 뇌 질환들은 흉추+목 부위의 경추의 틀어짐과 관련이 깊다. 장마가 나서 물난리가 났는데, 물이 다 빠지고 보니 사람의 목이 통나무에 눌리고, 등이 통나무에 눌려 있는 것이 보였다. 그러면 똑똑하지 않은 사람이라도 바로 이 통나무부터 치워줄 것이다. 그렇지 않은가? 통나무는 치워주지도 않고 그 사람 아프다고 해서 약을 먹이고 주사만 놔주면 되겠는가? 안 된다.

그런데 여러분이 병원에 가서 심근경색, 협심증, 부정맥 판정을 받을 때 과연 어떤 심계 내과 의사가 여러분 등을 보면서 척추가 틀어졌다고 얘기하면서 그 부위를 진단하고 또한 그 부위를 교정하면서 치료해주던가? 아니다. 절대 그런 의사는 없다. 전 세계 어디에도 없다. 환자 몸을 누르고 있는 거대한 통나무를 보지 못하는 것이다. 통나무를 보지 못하니 통나무를 치울 생각을 하지 못한다. 그래서 그들이 주는 약이 의미가 없어지는 것이다.

여러분이 의사가 아니더라도 구조, 영양, 어혈, 독소 이것을 제대로 알고 이해하기만 하면 여러분도 평생 의사를 만나지 않고도 건강하게 살 수 있다. 다치거나 부러져서, 혹은 아이를 낳을 때나 수술하러 가는 일 빼고는 의사가 필요 없는 세상이 올 수 있다. **요즘 같은 언택트 시대에 굳이 의사를 만나러 가야 하나? 이런 생각은 안 해봤을 것이다. 그러나 Kevin은 그런 세상을 만들 수 있다. 이 책을 쓰는 주목적이기도 하다.**

치매는 몇조 원씩 들여서 본부와 치매 센터를 세우고 병을 치료할 성질의 질병이 아니다. 치매는 암이나 당뇨에 비해서는 그 난이도가 참 쉬운 질환이다. 구조, 영양, 어혈, 독소로만 치매의 관점을 보고, 치료해주면 참 쉬운 질병이다. 또한 치매는 100% 예방도 가능하다. Kevin이 과거 서초동에서 난치 전문한의원을 하면서 치매 환자를 치료해서 좋아진 케이스를 네이버 블로그에 올려놓은 글이 있는데 지금은 그때보다 월등히 나은 방법들을 알고 있다. 그렇기에 사실 치매로 몇조 원씩 건강보험재정을 낭비할 필요가 없다.

*Kevin의 치매 치료 사례가 보고 싶다면 유튜브 검색창에 "Kevin 치매"라고 검색하면 해당 동영상이 뜬다.

Kevin이 20년 가까이 한의사로서 임상을 하면서 기생충의 문제, 구충의 문제를 빠뜨려서 많은 환자를 더 고생시키고, 빠르게 나을 분들을 치료하지 못하고 놓친 사례가 많았다고 말했던 것처럼 <u>의사들도 척추의 문제, 구조의 문제를 진단과 치료 범위 안에 넣지 않으면서 환자분들에게 어마어마한 죄를 짓고 있다.</u>

앞으로 현명한 의료소비자, 아니 의사보다 똑똑한 환자가 되고 싶거든, 내 몸에 나타나는 모든 좋지 않은 증상이 <u>"내 척추가 틀어</u>

지면서 이로 인해 신경이 눌리고 신경과 같이 주행하는 혈관이 압박받으면서 해당 장기나 해당 근육, 인대로의 혈액 공급과 신경 전달이 잘 되지 않아서 그렇구나~"라는 점을 반드시 알아야 한다.

> 즉 내 몸이 어디든 아프게 되면 "내 구조 중에 어디가 문제가 온 거지?"라고 생각해야만 내가 스스로 내 목숨을 구할 수 있다는 말이다. 피부병도 모~~두 체형변화와 관련이 있다는 것을 알라는 말이다. 편도가 부어도, 감기가 와도, 간염이 와도, 변비가 와도, 치질이 생겨도 무조건 체형변화가 그 기저에 있다. 여러분 제발 이것을 잊지 말라!! 제~~발!

이 부분을 모르면 당신은 난치병, 불치병, 만성병에서 헤어나올 수가 없고 의사의 말에 계속 속아 넘어갈 수밖에 없다. 척추의 문제가 허리디스크, 목디스크만 일으키는 줄 아는 의사들과 여러분들인데, 두통, 중풍, 치매, 파킨슨, 루게릭, 어지럼증, 비염, 축농증, 난청, 이명, 목디스크, 갑상선암, 심근경색, 천식, 폐결핵, 유방암, 만성피로, 간염, 간경화, 위장병, 역류성 식도염, 설사, 변비, 과민성장증후군 등 모든 오장육부의 질환이 척추와 직접적 관련이 있다는 것을 알아야 한다는 것이다. <u>의사, 한의사, 간호사 모두 이 사실을 무시하지 말고, 받아들이고, 연구하고, 고민해보고, 적용해 보길 바란다. 그럼 질병이 별것이 아닌 것이 된다. 그 눈을 뜨기만 하면 누구나 명의가 될 수 있다.</u>

다시 정신을 차리고 잘 생각해보라.

여러분들은 두통, 중풍, 치매, 파킨슨, 루게릭, 어지럼증, 비염, 축농증, 난청, 이명, 목디스크, 갑상선암, 심근경색, 천식, 폐결핵, 유방암, 만성피로, 간염, 간경화, 위장병, 역류성 식도염, 설사, 변비, 과민성장증후군 같은 이런 증상이 내 척추의 틀어짐으로 인해 발생한다고 생각해 본 적이 있는가?

자, 그러면 의사, 한의사, 약사, 간호사 중에 위에 언급한 질환들이 척추를 치료해야만 제대로 나을 수 있는 병이라고 생각해 본 의료인이 있는가?

> 아마 여러분이 만나본 의사 중에는 거의 없었을 것이다. 이것이 바로 지금 의료인들의 치료 수준이 하향 평준화된 가장 큰 이유다. 모든 질병에서 기생충의 문제가 **빠져** 버린 것처럼, 구조의 문제도 다 **빠져** 있다. 그러니 진단과 치료가 제대로 될 수가 없다.

하향 평준화. Kevin이 지금의 의료인에게 주고 싶은 점수는 30점이다.

낙제점도 이런 낙제점이 없는 것이다. 나도 의료소비자로서 병원에 입원도 해보고, 주사도 맞아 보고, 양약도 먹기도 했다. 우리 가족을 데리고 병원에 갈 일도 있다. 가족과 함께 의사들의 설명을 들을 때 나는 예외 없이 실망감과 착잡함을 금할 수 없었다. 2~30년간 전문의로 근무한 통증의학과나, 정형외과, 안과의사, 내과 의사로부터 나온 우리 어머니에 대해 나온 진단명과 증상에 대한 설명을 들으면 저절로 한숨이 나온다. 정말 절망적이다. 해도 해도 너무 한다. 진단명이 틀린 것은 기본이고, 수술 얘기가 너무 쉽게 나온다.

구조 의학을 통해 질병을 치료하는 것은 사실 귀찮고 돈이 안 된다. 진단에도 시간이 더 걸리고 번잡하다. 환자가 상의를 벗어야 할 경우도 많고, 의사의 설명도 길어지고 일일이 눌러보고 체크해야 하기 때문에 의사가 힘들다. 대강 얘기 듣고 약 처방할 때 훨씬 많은 환자도 볼 수 있고 편하다. 의사가 직접 환자를 주무르고 교정하는 것도 의사로서는 많은 힘이 든다. 그 대신 의사가 수고로운 만큼 환자는 빠르게 좋아진다. 분명한 사실이다.

그래서 Kevin은 의사든, 한의사든, 구조를 모르고, 구조로 진단하지 않고, 구조를 치료해주지 않는 의사는 결단코 명의가 될 수 없고, 명의가 될 자격도 없다고 단언한다.

-교정을 할 줄 모르는 명의는 없다.

Kevin이 어린 시절 자란 곳은 깡촌 시골인데, 그 시골의 읍내에 약국이 3개 있었다. 그 약국 중 한 곳은 약을 잘 짓기로 소문이 난 곳이었다. 우리 동네 어른들은 몸이 안 좋으면 거의 대부분 그 약국에 가서 약을 지어 먹었다. 거기서 약 한 첩, 혹은 하루분만 먹으면 감기나 통증이 뚝 떨어진다고 소문이 나 있었다. 약을 아주 강하게, 그리고 많은 양의 약을 쓰는 약국이었을 것임이 뻔하다. 이렇듯 환자의 몸은 무시하고 영혼을 팔아 장사를 하면 그것은 참된 행동이 아니다. 왜냐하면 우리는 그런 치료약을 반복적으로 복용하면서 면역이 깨지고 오장육부가 망가져 가다가 결국 큰 병이 올 수도 있기 때문이다. 그냥 약 기운으로 눈속임을 하는 것뿐이다. 그렇게 약을 강하게 쓸수록 내 몸은 훨씬 빠르게 망가져 버린다.

양심이 있는 의사나 약사는 반드시 자신이 처방하는 약에 대해 고민을 하고, 이 약을 환자가 복용했을 때 어떤 부작용이나 문제가 있을지를 고민해야만 한다. 이 부분에 매너리즘을 가지면 안 된다. 그나마 구조에 관하여 관심을 갖는 의사는 정형외과 의사, 신경외과, 방사선과 의사인데, 이들도 심각한 오류를 범하고 있다. 무슨 뜻이냐 하면 문제가 있는 경추나 흉추, 요추를 모두 정상이라고 판정해버리기 때문이다. Kevin이 한의원을 할 때 정형외과, 방사선과 의사로부터 잘못된 판정을 받고 Kevin에게 진료를 받기 위해 온 경우를 매우 많이 보았는데 다음의 내용들을 보면 이해가 될 것이다.

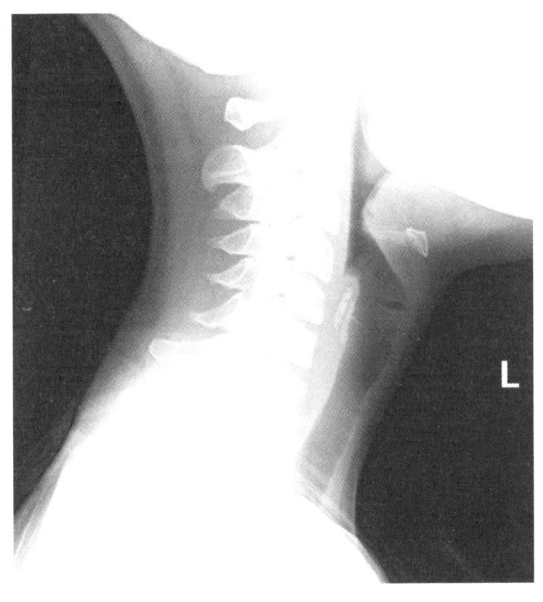

목을 잘 관리하는 자는 살 것이요,
목을 무시하는 자는 죽을 것이니…

5장 경추신경 증후군이란?

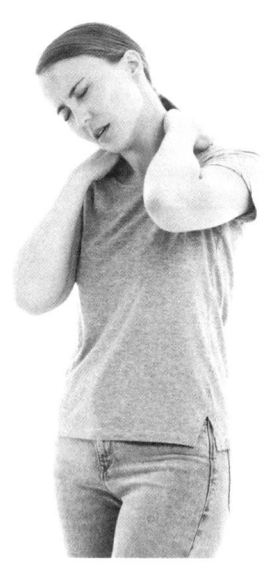

−여러분이 경추에 대해 알아야 할 내용, 지그재그목, 경추신경 증후군에 대해 들어보았는가?

일자목, 거북목, 자라목은 많이 들어봤을 것이다. 그렇지만 아마 지그재그목은 들어보지 못했을 것이다. 왜냐하면 지그재그목은 케빈이 처음으로 만든 말이기 때문이다.

이런 가볍지 않은 문제들이 여러분들의 뒷목과 흉추에서 벌어지고 있다.

경추신경 증후군(뒷부분에 추가로 설명될 것임)과 지그재그목은 여

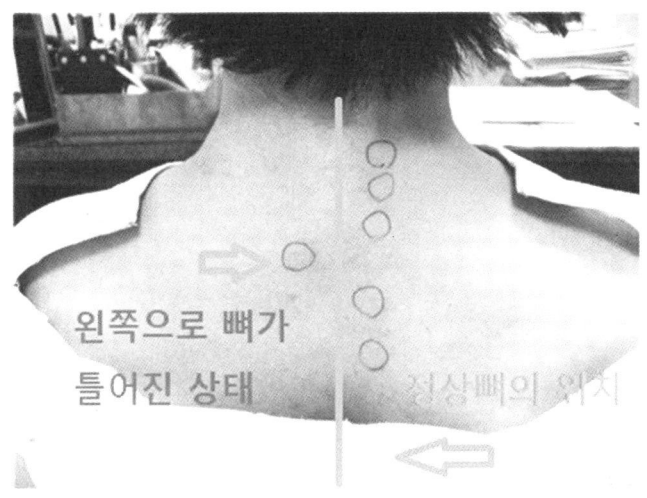

경추와 흉추의 극돌기가 한가운데에 위치하지 않고, 목과 등이 굽고 틀어지면서 경추와 흉추의 극돌기가 같이 틀어진 상태다. 5개의 척추는 오른쪽으로 1개의 척추는 왼쪽으로 틀어진 모습. 이런 경우 목과 어깨뿐만 아니라 해당 척추 신경이 지나가는 조직이나 장기는 피해를 입게 되고 제대로 작동하지 못한다.

러분의 몸에 발생하는 구조상의 문제를 만들 것인데, 이 두 가지 증상은 여러분의 목숨과 관련이 되는 심각한 증상부터, 자잘한 불편함과 통증, 피부 증상까지 만들어 낸다. 이런 두 가지의 현상에 대해서 제대로 이해하지 못하면 여러 가지 질병이 낫지 못하고 결국 만성병으로 돌아선다. 당연히 병원에 가도 검사상으로 아무 문제가 없다는 답을 들을 수밖에 없는데, 그 이유는 바로 뒷목과 경추가 틀어지면서 발생한 경추신경의 문제들과 지그재그목의 원리와 처치에 대한 답을 알고 있는 의사나 한의사들이 많지 않기 때문이다.

뇌를 받쳐주는 7개의 작은 경추가 일자목, 거북목, 지그재그목의 모양이 되면서 이로 인해 다양한 병과 불편함이 출현하게 되고, 이렇게 틀어진 경추가 수십 가지의 질병을 일으키고, 그렇기에 수십 가지의 질병들은 이 경추를 바로 잡는 치료가 생략되면 그 병과 증상이 제대로 호전되지 못한다. 이런 부분에 대한 진단이 제대로 이루어지더라도, 경추의 틀어짐을 제대로 바로 잡는 교정법은 상당히 고난도의 테크닉이다. 그래서 이 경추 교정을 제대로 할 수 있는 사람이 또한 많지 않다. 30년간 경추 교정을 전문적으로 강의하는 강사 중에서도 환자의 경추를 제대로 교정하지 못하는 사람도 본 적이 있다. 제대로 된 경추 교정을 할 수 있다면 수없이 많은 만성, 난치 환자들을 구하고 이런 문제를 가진 분들이 중풍과 치매, 파킨슨, 다발성 경화증, 소뇌 위축증, 간질, 두통, 어지럼증 같은 만성, 난치성 환자로 남지 않게 예방할 수 있는 확실한 방법이 된다.

의사에게 "정상이다, 아무런 문제가 없다"고 판정을 받은 목뼈의 상태(아래쪽에 참고 사진 있음)를 지금부터 Kevin의 기준으로 진단과 판정을 해보겠다. Kevin은 이분의 목 상태를 '경추신경 증후군'과 '지그재그목'에 해당하는 목이라고 진단하고 판정하였다.

이 사진의 주인공은 목과 어깨가 너무 아프고 괴로워서 Kevin에게 치료를 받으러 오셨던 분인데, 자신은 의사로부터 엑스레이 검사상 목과 어깨에 아무런 문제가 없다고 판정을 받았다고 하였다. 그러나 이분은 심한 통증과 불편함을 느끼고 계신 분이었다. 이렇게 환자의 증상과 진단이 맞지 않는 경우가 매우 많다. 이는 의사들이 환자들이 아프다고 하는데도, 그 원인을 파악하지 못하는 것인데, 이런 경우가 매우 많다. 그렇기에 환자들이 돈을 들고 병원에 다녀도 자신의 병이 낫지 않는 것이다.

> 환자의 목에 문제가 있는데도 의사는 눈을 뜨고도, 엑스레이를 보았으면서도 그 문제를 알아보지 못했다. 당신의 목과 어깨가 아프거나 두통, 원인불명의 치통, 어지럼증, 이명, 갑상선 질환, 비염, 삼차신경통, 턱관절통, 어깨와 목 통증, 얼굴 쪽으로 대상포진을 앓아본 사람이라면 다음 내용들을 찬찬히, 유심히 읽어보기 바란다.

이 환자는 카톡으로 Kevin에게 다음과 같은 엑스레이를 보내왔는데 Kevin은 엑스레이를 보는 순간 '역시 경추신경 증후군과 지그재그목의 문제가 있구나'라고 바로 판단할 수 있었다. 이 엑스레이는 Kevin이 첫 진찰 후에 요청을 하여 환자로부터 받은 것이다. 진료 첫날에 이 환자분을 의자에 앉게 하고 뒷목과 어깨 부위를 만져보니 확실하게 목과 어깨의 문제가 보였고 압통점이 많이 있었으며 경추뼈가 틀어진 상태가 만져졌다. Kevin은 이 엑스레이를 보고 상당히 중한 경추신경 증후군 환자로서 "환자가 통증을 호소할 만하다"라고 판정을 하였고, 역시 이분도 경추신경 증후군과 일자목, 그리고 지그재그목의 형태를 하고 있었다.

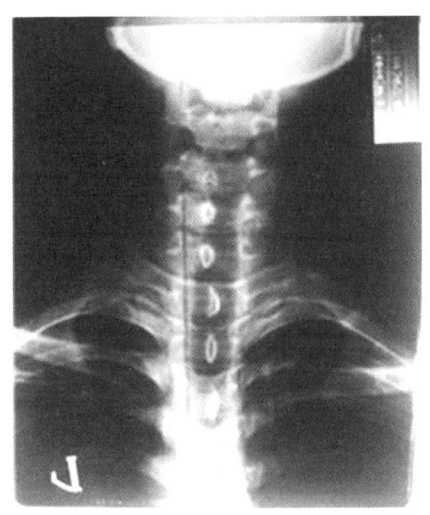

환자분이 카톡으로 Kevin에게 보내준 사진

이분의 주 호소 증상

목 불편, 어깨 불편, 자도 자도 피곤하고, 눈이 침침하고 머리가 맑지 못하고, 식욕부진, 목에 이물감, 소화불량 일단 사진이 뒤집어져 보내온 것인데 좌우의 구분을 무시하고 바로 설명하도록 한다. 여러분이 무심히 그냥 보기에는 별문제가 없어 보일 것이다. 의사들의 눈에도, 그리고 대부분 한의사들의 눈에도 이 경추의 상태를 별문제가 없는 정상으로 볼 것이다. 그러나 이 환자는 이런 정도의 경추 틀어짐으로도 불편함을 호소할 수 있다. 일단 제일 쉽게 눈에 띄는 것이….

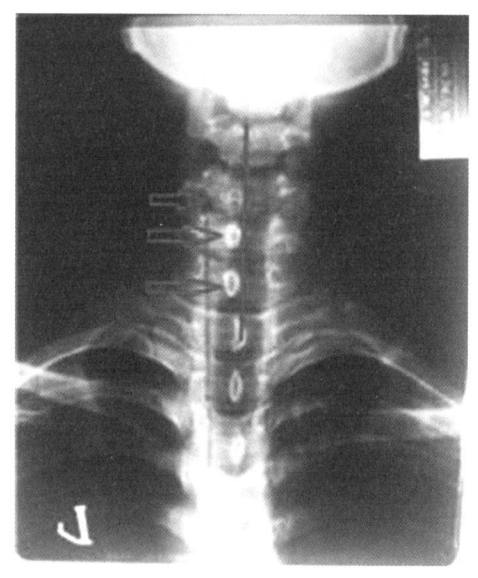

화살표로 표시된 3개의 경추가 척추 중심선에서 이탈되어 있다. 하지만 정형외과나 방사선과 의사들은 이것이 문제가 없다고 한다. 그들은 아무런 문제가 없는 정상 범위의 경추 이탈이라고 보는 것이다. 방사선과 의사들도 이 정도는 다 틀어져 있다고 생각한다. "이 정도는 문제없다"라고 진단한다.
또한…

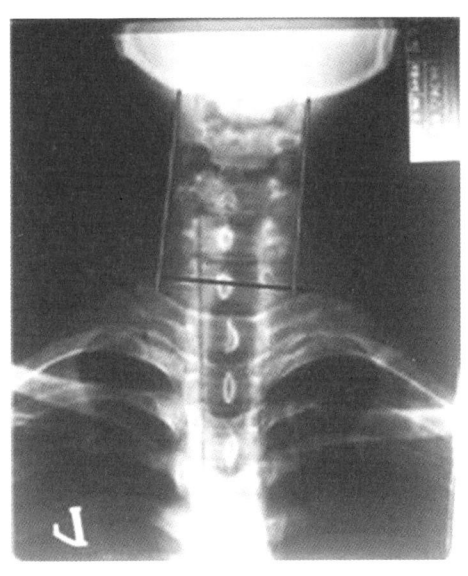

목이 이렇게 기울어져 있다. 좌우의 어깨뼈의 높이가 다르다. 이런 정도의 편차도 의사들은 정상 범위라고 파악을 한다.

또한…

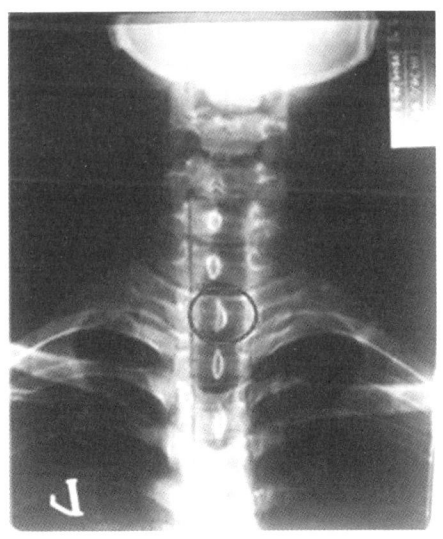

동그라미가 쳐진 경추 6번도 독자가 보기에 약간 우측으로 틀어져 있다. 그러나 당연히 의사들은 이것도 정상 범위의 변형이라고 판단한다. Kevin이 보기에는 이런 정도의 편차도 문제를 많이 일으키는 것으로 판단하는데도 말이다. 사실 이 정도의 경추 사진만 보더라도 이 환자는 상당히 문제가 와 있는 상태일 수 있다. 물론 이런 경우에 환자가 통증으로 목이나 어깨에 뻐근함 등의 자각증상을 가지고 있는 경우도 있고 목이나 어깨가 아닌 얼굴이나 머리 쪽의 불편함을 호소할 수도 있다. 그리고 아무런 증상이 없는 경우도 있다. '경추신경 증후군'이 온 사람들은 위에 선으로 표시된 화살표, 원, 직선 부분이 좌우로 틀어지게 되면 몸이 그 원인으로 인해 여러 가지 증상들이 출현할 수 있다.

- 현대 의학의 신경학, 방사선학이 하고 있는 큰 실수

> 그러나 현대 의학의 신경학, 방사선학에서는 저런 정도의 상태를 전혀 문제가 없다고 판단한다! 이것이 바로 현대 의학의 단점이자 문제의 큰 시작점이다!

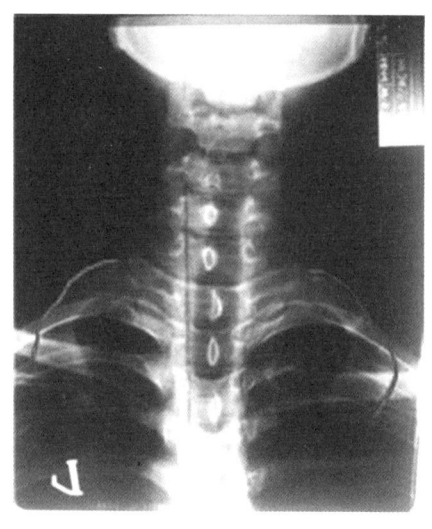

선으로 표시한 부위의 늑골의 높낮이가 차이가 나는 것도 여러 가지 큰 문제를 일으키는 원인이 된다. 이 사진을 보면 쇄골의 높이도 다른 것을 알 수 있다. 이 모든 틀어짐과 좌우 비대칭이 다 문제를 일으킬 수 있다. 즉 의사들이 말하듯 문제가 없는 범위 내의 틀어짐이 아니란 말이다. =>혹시라도 이 책을 읽고 있는 의사가 있다면 앞으로 임상을 진행할 때 환자의 주 호소증과 이런 엑스레이를 비교해서 Kevin처럼 자세히 확인해 보기를 당부한다. 반드시 환자에게 여러 가지 문제가 발생함을 알 수 있다.

환자들은 이런 경추의 틀어짐, 즉 '경추신경 증후군'과 지그재그 목의 문제로 인해서 통증을 호소하는데도 의사들은 전부 엑스레이 상으로 이상이 없다고 진단해 버리곤 한다. 그럼 과연 환자가 의사에게 거짓말하는 것일까? 아니면 환자가 꾀병을 부리는 걸까? 분명히 이 엑스레이를 가져온 환자는 목과 어깨에 많은 불편함을 느끼고 있다.

> Kevin은 이 환자가 호소하는 증상이 충분히 이해가 가고 '과연 엑스레이를 보니 아플 만하다, 바로 잡아 줘야겠다'라고 생각하는 반면에 **의사들은 이런 목은 아무런 문제가 없다고 판단해 버린다는 것이다. 진단의 잘못으로 이 환자는 치료 기간이 길어지고 고생을 하게 된다.**

Kevin에게 오기 전 이 환자를 치료했던 의사가 목, 어깨의 통증이 다른 원인이라고 진단하고 치료한 결과 이 환자는 아무런 효과를 보지 못했다. 그러나 Kevin이 경추의 틀어짐이 원인이라고 보고 치료한 결과 많은 호전이 있었다.

뼈를 원래 자리로 되돌리는 환골(還骨) 교정과 침도를 이용한 1~2번의 치료만으로도 이 환자의 증상이 많이 호전되었다. 누구의 진단과 치료가 맞았는지는 언급하지 않아도 알 것이다.

이 환자는 첫날 Kevin에게 와서 치료를 받고 매우 좋아졌다고 하였다. 다른 한의원에서 한약을 복용하고 경구 알약과 건강보조제도 먹고, 견인치료도 받고, 카이로프락틱 치료를 8회나 받아도 목과 어깨도 불편하고, 소화 상태가 별로 만족스럽지 못했는데 "지금 두 번째 받고 나니 좋네요"라고 말했다. 그날 두 번째 치료를 받고서 가는 길에 목이 많이 편해지고 소화도 많이 호전된 느낌이라고 하였다. 환자 자신도 자신의 상태가 그리 어려운 것 같지 않은데 견인치료를 5주 동안 열심히 받아도 소용이 없고 카이로 치료를 받아도 크게 소용이 없었는데 한, 두 번 만에 이렇게 좋아지니 "기존에 본인이 정형외과 의사에게 받은 설명은 대체 무엇이냐"고 Kevin에게 반문하셨다.

> 정형외과 의사분이 엑스레이를 통해서 이 환자분의 틀어짐을 보고도 "이 정도의 미세한 경추의 틀어짐은 목과 어깨에 통증을 유발하지 않고, 이런 정도의 흉추의 틀어짐이 환자의 소화대사와 자율신경에 별 영향을 미치지 않을 것이다"라고 말했다고 한다. 그나마 **뼈**와 신경에 대해 전문가라고 하는 정형외과 의사들이 이런 부분을 거의 놓치고 있다는 것이 현재의 현대의학 수준이다.
> <<이런 부분만 잡아내도 고생할 환자가 확 줄어들 것이다>>

이런 이유 때문에 Kevin이 의료인들이 좀 참고를 하시라고 이 책을 쓰고 있는 것이다. 아마 의사분에게 자신의 증상(목 불편, 어깨 불편, 자도 자도 피곤하고, 눈이 침침하고 머리가 맑지 못하고, 식욕부진, 목에 이물감, 소화불량)이 목이나 흉추의 틀어짐이 아닌 다른 원인이 있다고 설명을 들으셨다고 한다.

지금 Kevin은 크게 세 가지를 언급하였다.

1. 방사선학의 전문가라고 자부하는 방사선과 의사나, 정형외과 의사들마저도 엑스레이를 보고 이와 같은 문제를 전혀 진단하지 못한다.

2. 이런 문제를 인식하지 못함으로 인해서 다른 누구도 아닌, 전문가라고 불리는 의사들이 수없이 많은 난치환자를 만들어낸다.(이분이 이렇게 계속 양방에서 치료받다 보면 병이 낫지 않을 것이고 그러면 결국 난치환자가 되어버리는 것이다. Kevin이 과거에 난치 전문한의원을 운영했을 때 찾아온 환자분들은 이런 분들이 매우 엄청 정말 대단히 많았다! 대부분 이런 식으로 난치, 만성환자가 만들어져 왔던 것이다. 진단이 틀리니 어떻게 병이 나을 수 있겠는가? 이런 오진이 수도 없이 많다.

3. Kevin이 사용하는 환골 교정, 침도 치료나 온열 마사지 치료 방법을 사용하면 이런 정도는 아주 쉽게 치료가 가능하다.

이런 틀어진 목과 어깨를 가진 환자들은 치매가 올 수 있는 1순위 환자들이다. 치매뿐이랴? 두통, 어지럼증, 자율신경실조증, 이명, 뇌명, 중풍, 파킨슨, 소뇌 위축증, 다발성 경화증, 뇌동맥류 등 매우 다양한 질병에 취약해진다. 그래서 이런 문제를 사전에 풀어주는 것이 중요하다. 또한 위에 언급한 '경추신경 증후군'과 지그재그목을 가진 사람들은 뇌 질환에 걸리기 쉬운 사람들이다.

어떤 의사분은 이런 Kevin의 글과 설명을 보고, "엑스레이를 찍을 때 어떻게 목을 똑바로 하고 찍을 수 있느냐?", "엑스레이 사진상 환자의 목이 틀어져 보이는 것은 당연한데 그렇게 틀어진 것을 가지고 문제라고 말한다면 Kevin의 잘못이다"라고 하시는 분이 있었다. Kevin이 하는 말을 잘못 이해 하고 있는 것이다. 환자가 목 엑스레이 사진을 찍을 때, 당연히 정 중앙으로

> 목을 위치하게 하고 찍을 수는 없다. 그러나 Kevin이 위에 설명한 내용들은 그런 상황과는 다르다.
>
> 의사들은 엑스레이 사진을 보고 이 환자에게 아무 문제가 없다고 하지만 Kevin이 이 환자의 틀어진 경추 부위의 목을 손으로 눌러보면 압통이 심하게 나타난다. 엑스레이를 환자 옆에 놓고 틀어진 경추 부위를 찾아서 눌러 보면 틀어진 부위와 아픈 부위가 일치한다. "엑스레이를 찍을 때 목을 똑바로 하고 찍지 못해서 틀어지게 나온 것을 왜 모르고 문제로 삼느냐?"라는 의사의 말은 '경추신경 증후군'과 '지그재그목'에 대해 전혀 이해를 하지 못하였기 때문에 하는 말이다.

이런 내용을 알았으니 앞으로 환자를 대할 때 Kevin처럼 엑스레이와 실제 환자 목을 같이 비교해 가면서 압진을 해보라. 그 환자의 문제 부위 목 근육에 엄청난 압통이 나타날 것이다. 그리고 교정이나 치료를 통해 이 압통을 해결하고, 치료를 마친 후 환자의 호전감이 어떤지 물어보면 Kevin의 진단과 치료법이 옳았다는 것을 즉시 알게 될 것이다. 그리고 몇 차례 치료하고 난 후에 원래 아팠던 부위를 다시 눌러 보면 더 이상 그 부위가 아프지 않다는 것도 알게 될 것이다.

　-면역을 망치는 경추신경 증후군
　(CNS=Cervical Nerve Syndrome)

　Kevin은 한의사들에게 교정법과 특수 침(침도) 시술을 강의하면서 강의를 듣는 원장님들의 뒷목을 자연스럽게 많이 만져보게 된다. 그렇게 뒷목을 세세하게 진찰을 하다 보면 강의를 듣는 95% 이상의 원장님들이 모두 '경추신경 증후군(CNS)'을 가지고 있다는 것을 확인하게 된다. 경중의 차이만 있을 뿐, 거의 모든 원장님들이 '경추신경 증후군'을 가지고 있다. 의료의 현장에서 질병을 다루는 한의사들의 상태가 이런데, 일반인의 경추 상태는 말해 무엇 하겠는가?

Kevin이 이름 지은 '경추신경 증후군'의 증상은 우리나라에만 4,000만 명 이상 있지 않을까 생각한다. 또한 그 환자 수는 날이 갈수록 늘어날 수밖에 없다. 컴퓨터를 많이 사용하고 스마트폰 사용자가 5,000만 명이 넘어간 이 시점에서 좋지 않은 자세로 컴퓨터와 스마트폰을 반복하여 사용하면 일자목, 자라목, 지그재그목이 되어 목의 커브에 문제가 오게 된다. 이로 인해 '경추신경 증후군'의 증상을 겪게 되는 사람은 갈수록 증가할 수밖에 없다. 지하철에 앉아 있는 좌우의 모든 사람들이 핸드폰 속으로 몸이 다 들어갈 듯 고개를 숙이고 있지 않은가? 어린아이가 안경 도수가 높은 것을 끼고 있다면 100% 경추가 틀어진 경추신경 증후군 환자다. 뒷목을 만져보면 벌써 틀어져 있고 근육이 이상하다.

일자목(거북목)이란??	일자목(거북목) 증상
잘못된 자세를 오랫동안 하게 되어 경추가 자연스러운 C 커브 곡선을 잃어버리고 목 근육과 뼈에 무리를 주게 되어 점점 일자형(I)으로 변하는 것	- 뒷목이 굳어지고 목이 뻣뻣하다 - 목과 어깨에 통증이 반복된다 - 손이나 팔이 저리다
목의 탄력이 줄어들고 퇴행이 앞당겨져 가벼운 충격에도 약해짐 주요 원인: 컴퓨터, 스마트폰의 장시간 사용, 잘못된 자세, 교통사고 등	**일자목(거북목) 증상+다양한 증상** - 소화가 안 되는 경우 - 두통이 있는 경우 - 눈의 피로를 쉽게 느끼는 경우 - 집중력과 기억력 감퇴

	-생리불순이나 생리통이 심한 여성

인터넷을 검색하다 보면 위와 같이 일자목과 거북목이 같은 것인 것처럼 표시해 놓은 자료를 보게 되는데, 일자목과 거북목은 발생 기전이 완전히 다른 문제로 이 둘의 목 형태가 같은 것처럼 표시하면 절대 안 된다

이런 '경추신경 증후군'은 수없이 많은 불편 증상과 질병을 유발하는데, 문제의 근본인 경추 부위를 제대로 치료해주지 않으면 '경추신경 증후군'으로 인해 발생한 여러 증상과 질병들은 절대로 낫지 않는다. 목에 문제가 생기면 얼마나 심각한 질환이 생기는지를 여러분 아무도 모르는 것 같다.

Kevin은 치매 환자를 많이 치료해 보았는데 그때 내린 결론은 무엇이냐? 목은 바로 생명이고, 목은 목숨과 같다. 목의 건강은 뇌의 건강과 동일하다는 결론을 얻었고 목에 문제가 오면 정신병도 발생한다!

그래서 목을 셀프케어 할 수 있는 다양한 방법과 도구를 고안하고 있는 중이다.

－일자목, 거북목보다 더 심각한 지그재그목을 아셔야

'경추신경 증후군'과 더불어 Kevin이 만들어 낸 용어가 바로 '지그재그목'이다. 갈지 자(之), 이런 형태를 지그재그(zigzag)라고 하지 않는가? 우리의 척추 전체에 이런 문제가 발생할 수 있는데, 경추뿐만 아니라 흉추, 요추에도 발생한다. 이 '지그재그목'을 정의 내리고 이것을 치료하는 것은 경추신경과 관련된 다른 질환을 치료함에 있어서도 엄청난 개념의 변화를 가져오는 중요한 내용이 된다. 경추의 문제는 나중에 목숨을 좌우하는 질병까지 만들 수 있고, 목, 어

깨, 머리의 문제뿐만 아니라, 오장육부라는 내장질환에도 엄청난 영향을 미치고, 호르몬의 문제, 하체로 가는 신경 문제까지도 관련이 된다. <u>오장육부의 내장에 문제가 왔을 때 경추에서 문제가 왔다고 생각하는 의사, 한의사가 대한민국에 과연 몇 명이나 될까?</u> 의사나 환자 모두 정말 심각하고 중차대한 의식의 변화가 필요하다. 이것을 모르면 경추의 문제로 인해 발생한 환자들이 겪을 고통을 이해하지도 못하고 이런 환자들을 정확히 치료해 줄 수도 없다.

<u>환자를 제대로 치료하기 위해서는 지금의 잘못된 틀을 깨뜨리는 완전히 새로운 개념을 가지고 진단과 치료에 임해야 한다.</u> Kevin이 여러분께 잘못된 틀이라고 말하는 것은 구조 문제만을 언급한 것이 아니고, 지금 의사들이 가진 다른 문제도 많다는 것을 아시기 바라고, 이를 대체할 올바른 틀을 계속 소개하겠다. <u>그 여러 가지 올바른 틀에 대해 구독자들이 알게 된다면 병원에 근무하는 의사보다 높은 수준의 인체를 정확히 보는 지식이 생기게 된다.</u>

경추신경은 총 8개로 상부 경추신경은 주로 뇌와 얼굴, 눈, 코, 귀, 입과 목으로 신경전달이 되며 경추 4번 이하로는 상체 쪽 가슴 부위까지, 하부 경추는 그 이하에 해당하고 경추 7개 전체로는 전신을 지배하는 신경이 지나간다. 우리 몸의 신경전달에 대하여 양방 해부학에서 이미 많이 밝혀 놓기도 하였지만 지금의 신경분포 배속이 정확한 것이 아니며 진짜 신경분포의 15%밖에 밝히지 못한 것이라고 말하는 외국의 신경과 전문의를 본 적도 있다. 실제로 신경을 치료를 하다 보면 양방의 신경분포 그림과는 전혀 관계없는 부위에 반응이 일어나는 경우를 자주 보게 된다. 신경의 압박이 심각한 사람일수록 그렇게 이상하게 반응이 나타난다.

'경추신경 증후군'은 경추의 문제, 특히 경추가 틀어짐으로 인해 경추신경과 혈관이 압박되고 이로 인해 머리부터 이목구비, 얼굴 피부, 얼굴로 가는 신경과 혈관들이 문제가 되면서 각종 질환과 증상이 발생하는 것을 말한다. 평소 어깨가 무겁고 짓누르는 느낌이 있는 사람들은 대부분 경추신경의 압박으로 인한 경우가 많다.

그렇다면 자신이 경추신경이 문제가 있는 것을 어떻게 알 수 있을까?

> **지금 당장 여러분이 경추신경 증후군 환자인지 아닌지 바로 알 수 있다.** Kevin이 우리나라 인구 5,000만 명 중에 4,000만 명이 경추신경 증후군 환자라고 하였으니, 독자들 대다수가 경추신경 증후군 환자일 것이다. 자, 이제 확인을 해보자. 오른손 엄지로 자신의 뒷목 근육을 세게 눌러보자! 두반극근, 두판상근이라고 부르는 근육을 엄지손으로 눌러 보라는 것이다.(목덜미라고 부르는 부위임) **목뼈 부위도 눌러 보고 목의 뒷덜미 근육 부위를 촘촘하게 눌러 보라. 목뼈에 닿게 깊이 누르면 누를수록 악~! 소리가 나는 사람이 대부분일 것이다.** 특히 경추 2, 3번 오른쪽 부위가 대부분 많이 아플 것이다. 눌러 보고 있는가? 어떤가? 살살 누르지 말고 손톱이 하얗게 될 때까지 세게 눌러야 한다. 그렇게 누르니까 아프다고? 아니다. **문제가 없는 부위는 세게 눌러도 전혀 아프지 않다.** 목 근육을 눌러보다 보면 하나도 아프지 않은 부위도 있음을 알게 될 것이다. Kevin 말을 믿어라!

아프지 않다면 당신은 아주 럭키한 사람이다. 그러나 대부분의 사람들이 뒷목, 옆 목 부위에 압통이 많이 나타날 것이다. 압통이 있어도 평소에 목이나 머리, 어깨가 아프지 않은 사람이 있다면 이 또한 럭키! 그러나 차후에 머리나 어깨에 아픔을 느낄 수 있는 예비 후보일 뿐이다. 만약에 이런 부위가 아픈 분이고 목과 머리, 어깨에 통증과 불편함을 느끼고 있다면 반드시 이렇게 굳고 틀어진 목을 먼저 풀어주어야 한다.

이런 증상을 느끼는 분들이 목 교정을 제대로 받고 침도 치료를 통해 이 압통을 해결해주면 그동안 어떤 마사지나 치료를 해도 낫지 않던 증상이 바로 호전된다. 또한 교정을 한 것과 동시에 자신의 머리와 목이 없어져 버린 것 같은 가벼움을 느낄 수 있고, 어깨의 무거움, 짓눌림이 즉시 사라지고, 또한 즉시 뿌옇게 흐리던 눈이 환해지면서 시야가 넓어지고 편안해지는 것을 알 수 있다.

대부분의 경우에 경추신경의 압박을 풀어주는 교정과 침도 치료를 반복해서 해주면, 오래지 않아 신경의 압박이 풀리고 원래 있던 증상들이 빠르게 회복되는 것을 확인할 수 있다.

－내 체형을 망가뜨리는 생활 속 8가지 요소들

1. 수면 자세 － 몸을 옆으로, 그리고 틀어서 잠을 잔다.
2. 장부의 비대칭
3. 오른손을 주로 사용한다.
4. 뒤통수의 좌우 비대칭
5. 걷는 자세
6. 발목의 틀어짐
7. 먹는 음식의 문제
8. 스트레스

1. 당신의 잘못된 수면 자세 － 오십견, 목디스크, 허리디스크를 부른다.

우리는 대부분의 경우에 6~8시간 정도의 수면을 취한다. 사람들이 불면증에 대해서는 많이들 이야기하고 있지만, 수면 중에 몸이 틀어지는 것에 대해서는 거의 이야기를 들어 본 적이 없을 것이다. Kevin은 예전부터 오십견과 허리디스크의 가장 큰 원인은 수면 자세에서 비롯된다고 주장을 해왔었고, 수면 자세를 바르게 해야 오십견이나 허리디스크에 걸리지 않는다고 언급해 왔다. 왜 수면 자세가 오십견과 허리디스크를 유발하는지 알아보자.

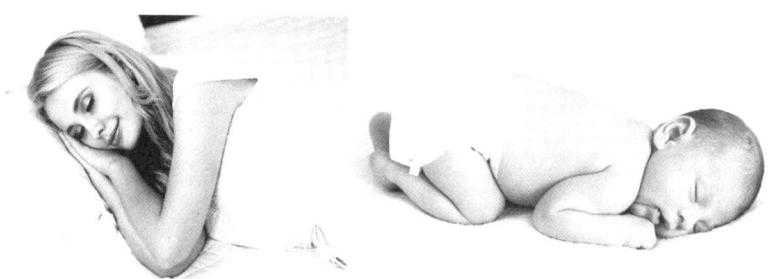

A: 옆으로 누워 자는 경우   B: 엎드려 자는 경우

위의 사진에서 그림 A와 같이 옆으로 잠을 잘 경우에 허리와 어깨, 목의 비틀림이 심해지게 된다. B처럼 엎드려 자는 형태도 목과 흉추 부위에 심한 틀림 현상이 오게 된다. 여러분이 잠을 잘 때 A와 같이 잠을 자보면, 조금만 시간이 지나도 어깨가 짓눌려 어깨 부위에 통증을 느끼는 것을 알 수가 있다. 목디스크나 오십견이 온 사람 중에 심하게 일한 것도 없고 평소 팔을 잘 쓰지도 않는데 오십견이 왔다거나 목이 늘 뻣뻣해서 고생인 사람들은 대부분 이런 경우가 많다. 한쪽으로 주로 몸을 틀어서 잠을 잘 경우, 체중이 모두 한쪽으로 실려 목이 꺾이고 그쪽의 어깨가 눌리게 되고 눌린 어깨로는 혈액 공급이 잘되지 않을 뿐만 아니라 근육과 인대가 굳게 된다. 어깨뿐만 아니라 가슴의 대흉근도 눌리고, 흉쇄유돌근도 문제가 온다. 잠을 의식 없이 8시간을 자게 되니 얼마나 몸에 무리가 오겠는가? 허리도 마찬가지다. 자세를 옆으로 틀게 되면 두개골, 경추, 흉추, 요추, 골반, 고관절의 정렬이 다 깨지게 되고, 이런 부정렬의 상태에 자신의 체중이 가해지게 되므로 머리-척추-골반은 더욱 부담을 받게 된다. 이런 이유로 몸을 틀어 옆으로 자는 자세는 내 몸의 균형을 깨는 가장 큰 원인이 된다.

또한 얼굴에 생기는 팔자 주름도 옆으로 누울 때, 볼이 베개에 쓸리면서 팔자 주름이 더욱 진해진다는 것도 알기 바란다. 그래서 옆으로 잠을 자는 것은 여러모로 건강에 좋지 못하다. 여러분은 습관을 바꾸어야 한다. 그러기 위해서는 베개가 매우 중요하다. 왜냐하면 잠이 들어버리면 의식이 없게 되므로 내가 뒤척이든, 엎어지든, 알 수도 없고 자는 동안에 내 의지대로 자세를 바꿀 수도 없기 때문이다. 척추에 무리가 없는 가장 좋은 자세는 반듯하게 천장 방향을 보고 잠을 자는 것이다. 이 자세가 모든 수면 자세 중에 제일 척추에 부담이 없고, 오십견이나 허리디스크가 유발되지 않는 자세인 것이다.

　<u>그래서 Kevin은 잠이 들어도 바른 자세로 계속 자게 할 수 있는 베개를 만들고 있다. 잠이 들어도 몸을 틀고 잘 수 없는 형태이고, 잠이 든 그대로 편안히 올바른 자세로 잘 수 있다. 출시가 되면 여러분께 유튜브를 통해 알리도록 하겠다.</u>

　2. 장부의 비대칭

　척추를 나무의 몸통에 비유한다면 오장육부는 나뭇가지에 달린 과일에 비유할 수 있다. 나뭇가지는 나무의 몸통과 과일을 이어주므로 척추 신경에 해당한다고 할 수 있겠다.

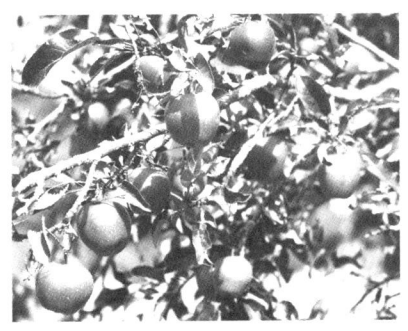

이렇듯 오장육부는 나무에 달린 과일처럼 폐의 모양을 한 과일, 심장의 모양을 한 과일, 간장 모양의 과일이라고 생각하면 된다. 과일이 나무에 열릴 때 비슷한 크기와 무게를 가진 과일이 대칭으로 있을 때 과일나무가 넘어지지 않고 바로 서 있을 수 있다. 그러나 오장육부의 장기들은 모두 척추에 매달려 있는데 좌우의 장기들이 크기와 위치가 달라 좌우대칭이 되지 않는다.

양쪽에 두 개의 장기가 있는 경우도 있고,(폐와 콩팥) 한쪽에 한 개만 장기가 있는 경우도 있다.(간, 심장, 췌장, 비장) 그렇기에 이러한 좌우 장기의 비대칭이 우리 몸의 좌우 균형을 깨뜨릴 수 있는 요인이 된다. 이 문제는 태생적인 원인이기에 누구나 등과 허리가 휘고, 온몸의 관절이 제 위치를 벗어나 뒤틀리게 된다. 우리는 누구나 신체의 좌우가 데칼코마니처럼 딱 맞지는 않는다. 그래서 척추가 틀어지는 것은 당연한 일인데 문제는 척추가 틀어지면 척추에서 나오는 신경이 압박이 될 수 있고 그럴 경우에 내 몸에 크고 작은 문제가 발생하게 된다는 것이다. 그렇다면 우리는 척추의 관리를 어떻게 해야 할까? 척추에 문제가 생기면 다양한 문제가 발생하는데, 가볍게는 무좀이나 대상포진 같은 피부병부터 오장육부의 문제, 호르몬의 불균형, 자율신경의 문제, 정신질환의 문제, 전신 마비까지도 발생할 수가 있다.

Kevin이 늘 강조했던 것이 구조의 관점으로 인체의 문제를 바라보자는 것인데 독자들 역시도 자신의 몸이 아픈 경우 구조의 문제에 문제가 와서 자신의 병이 왔다는 것을 상상조차 하지 못한다. 관절이나, 척추가 아파야 겨우 "어디가 어긋나서 그런가 보다"라고만 생각한다는 말이다. 정신질환, 뇌 질환, 호르몬 질환, 내장질환이 모~두 구조의 틀어짐과 관계가 있다는 것을 이 책을 읽은 오늘 이후로는 절대 잊지 말자! 이 사실만 잊지 않아

> 도 여러분이 의료인들보다 인체를 더 정확히 이해하는 인체 전문가가 된다.

현대 의학에서 대상포진을 설명할 때 몸에 herpes zoster라는 바이러스가 숨어 있다가, 몸이 피곤하거나 면역력이 떨어질 때 피부의 신경을 따라 좌측이나 우측 한쪽으로만 수포성 염증을 일으키는 질환이라고 얘기한다. 그리고 대상포진은 인체의 면역력이 저하되어 발생하는 병이라고 하는데, 이 또한 정확한 원인분석이 아니다. 면역력이 떨어진 사람이 대상포진이 오는 것이 틀린 것은 아니지만, 이 말은 "모든 병은 스트레스가 원인이다, 면역력의 저하에서 온다"는 등의 말과 비슷한 표현으로 그야말로 두리뭉실한 진단이 아닐 수 없다. <u>Kevin이 분명히 말하지만 두리뭉실한 진단은 틀린 진단이다!</u>

대상포진이 오는 원인을 면역력의 저하로 돌리는 것은 30점짜리 진단이다. 이보다 훨씬 정확한 답은 대상포진이 발생한 근처의 척추가 틀어지면서, 틀어진 척추가 근처 신경을 압박하게 되고, 신경이 압박된 부위에 수포성 염증이 발생하게 되는 것이 진짜 원인이다. <u>그래서 문제가 온 정확한 부위는 신경의 압박이 일어난 곳이 될 것이고, 그 시작점에 해당하는 틀어진 척추를 찾아서 치료가 들어가야 한다.</u>

> 그러나 현대 의학은 면역력이 떨어져서 대상포진이 온 사람에게 독한 스테로이드를 주사하고, 스테로이드제 약과 함께 항생제를 처방하니, 이것이 무슨 제대로 된 진단이고 처방이란 말인가? 스테로이드는 면역력이 떨어진 사람에게 쓰면 더더욱 면역력을 급전직하시키는 약인데 말이다. 면역력이 떨어진 사람에게 이렇듯 강한 약을 쓰게 되면 당장 염증은 좋아지겠지만, 재발이 쉽게 일어나고, 당장 그 가렵고, 쿡쿡 찌르는 통증은 사라지더라

> 도, 강한 양약의 독 때문에 더욱 면역력이 떨어진 환자는 나중에 잘 낫지 않는 신경통이 해당 부위에 발생하여 두고두고 고생을 하게 된다. **나이 드신 어르신들이 대상포진이 잘 오는데, 바로 이런 분들에게 스테로이드, 항생제를 쓴 경우에 재발성 신경통이 아주 잘 발생하게 된다.** Kevin은 의사들이 대상포진이 왔을 때 강한 스테로이드제를 사용해버림으로써 이로 인해 오히려 대상포진 부위의 신경통이 남게 되고 잦은 재발과 함께 신경통이 더욱 가중되는 것이 아닌가라고 강하게 의심하고 있다.

이렇듯 현대 의학이 잘못하고 있고, 잘못된 방향으로 가고 있는 사례는 수도 없이 많다. 현대 의학의 진단이 틀림으로 인해서 그에 따라 처방이 틀린 예가 너무나 많고 이로 인한 피해는 전부 환자가 입는다. 의사 말을 잘 들으면 절대 건강해질 수가 없다고 말하는 Kevin의 말이 이해가 가는가?

척추가 틀어진 부분의 근육과 척추를 찾아서 마사지와 온열, 침도 치료를 해주면 스테로이드 같은 주사나 약을 하나도 쓰지 않고도 대상포진을 낫게 할 수 있다. 그렇기에 평소 척추의 관리가 중요한 것이 바로 이런 이유다. Kevin은 골드-RX 온열마사지기와 등을 두드려주는 도구를 이용해 평소 자신의 체형을 셀프로 교정하는 방법에 대해서 유튜브에 올려놓았다.

　*유튜브 동영상 검색창에 "Kevin 대상포진" "Kevin 골드-RX"를 검색해보라.

여러분은 척수경색이라는 병명을 들어본 적이 있는가? 뇌경색은 많이 들어봤지만, 척수경색에 대해서는 잘 모를 것이다. 한의학에도 나오는 질병이 아니고, 한의대에서 배운 질환도 아니기 때문에 한의사들에게도 생소한 질환이다.

> **척수경색: Spinal Cord Stroke**
> 척수 혈관이 막혀서 발생하는 질환. 해부학적 구조상 흉부 척수의 척수동맥이 상대적으로 혈류량이 적기 때문에 척수경색의 호발 부위로 알려져 있음. **특별한 치료법이 없어 치료의 경과나 예후는 좋지 않으며, 사망, 휠체어 사용 등 후유증이 남을 가능성이 매우 높다.**

현대 의학에서 척수경색은 원인불명이며 치료 방법도 없다고 정의하기 때문에 일단 척수경색이 오면 몇 년씩 재활 치료를 받는데, 사실 비용만 많이 들고 힘들지 제대로 효과를 볼 수가 없다. Kevin은 척수경색 환자를 여러 명 치료해 본 적이 있으며, 그 치료 내용은 Kevin의 네이버 블로그에 아직도 몇몇의 사례가 남아 있다. Kevin도 한의과 대학을 다닐 때 척수경색에 대해서 따로 배운 적이 없다. 그러나 Kevin은 척수경색 환자를 처음 보고 진찰을 해본 결과, 척수경색이라는 질병은 척추의 틀어짐에서 비롯하여 틀어진 척추 근처의 신경과 혈관이 눌리고 막히면서 발생한 것으로, <u>척수경색이 온 사람의 척추를 만져보면 심하게 틀어진 흉추나 요추가 반드시 발견된다.</u> 골반교정과 동시에 심하게 틀어진 흉추, 요추를 찾고 문제 발생 부위의 근육과 뼈를 온열과 마사지, 침도 치료를 통해 잡아주면 현대의학에서 불치병이라고 하는 척수경색도 상당히 치료 효과가 좋다.

척수경색으로 하지가 마비되고 발가락도 움직이지 못했던 40대 남성분이 치료 전에는 휠체어를 타고 왔다가, 치료 후에는 휠체어를 버리고 직장으로 복귀한 사례도 있다. 치료 기간은 채 두 달이 걸리지 않았던 것으로 기억한다. 내가 척수경색을 치료할 수 있었던 것은 한의학의 음양오행에 입각한 것도 아니었고, 한약 처방이나 주사나, 약 치료도 아니었다. 양의학이 정립해 놓은 해부학 책을 보면서 답을 찾아낸 것이다. 한의학보다 훨씬 우수한 신무기를 많이 가진 양의학이 이런 환자들을 제대로 진단하지도 치료하지도 못하는 현실이 참 안타깝다.

- 오른손을 주로 사용한다.

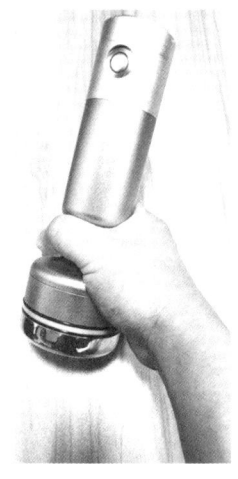

이와 같이 물건을 오른손으로 잡을 때 몸이 뒤틀림

정확한 통계는 모르지만 한국에서는 오른손을 사용하는 사람이 왼손을 사용하는 사람보다 훨씬 많다. 오른손을 사용하여 물건을 집는다고 가정을 해보자. 오른손을 뻗으면 고개가 오른쪽으로 돌아가고 이때 경추도 오른쪽으로 돌아가게 되고, 또한 흉곽 상부의 몸통이 오른쪽으로 기울면서 돌아간다.

오른손을 뻗음->고개도 같이 오른쪽으로 돌아감->경추도 오른쪽으로 돌아감->흉곽 상부도 오른쪽으로 돌아감->견갑골도 오른쪽 외측, 바깥으로 틀어짐

이때 오른쪽 견갑골도 오른쪽 외측과 바깥으로 틀어지게 된다. 물건을 집을 때 우리는 주로 오른손으로 집으려 하지 왼손으로 잘 집어 들지 않는다. 이런 자연스런 습관 때문에 여러분의 상부의 경추, 상흉추 등이 한쪽으로 틀어지게 되는 것이다. 한쪽(주로 오른쪽)으로 틀어진 목과 흉추는 그 외 부위의 경추나 두개골, 흉곽이 보상 형태로서 반대 방향으로 휘게 하는 체형의 변화를 만들어 낸다. 즉 S자 형태처럼 경추와 흉추가 틀어지게 된다는 뜻이다.

여러분은 우리가 손을 좌우 모두 다 쓸 수 있다면, 뇌가 균형 있게 발전하여 감성과 이성이 고루 발달하고 언어와 수리, 논리와 창의력이 동시에 잘 발달될 수 있다는 것을 알고 있을 것이다. 왼팔의 힘과 오른팔의 힘이 차이가 나는 것은 한쪽 팔만 열심히 쓴 결과인데, 우리는 가능하면 양팔을 다 쓰는 습관을 가지도록 해야 한다. 다리를 꼬는 것도 좌우를 번갈아 가면서 꼬면 크게 문제가 되지 않는다. 한쪽으로만 다리를 꼬기 때문에 문제가 커지는 것임을 알아두기 바란다. 다리를 꼬았을 때 불편한 쪽의 골반이 문제가 있는 경우가 대부분이다. 일부러 그 불편한 쪽 다리를 계속 올리다 보면 일부 교정의 효과를 누릴 수 있다. 습관상 다리를 올리는 버릇을 하고 있는데, 골반이 틀어진다고 일부러 다리 올리지 말고 가만히 있으라고 하면 그 자체도 힘이 든다. 다리를 교대로 번갈아 꼬되, 잘 안 가는 쪽 다리를 더 자주 꼬아주면 오히려 교정이 된다는 의미다.

> 의사들이 의자에 앉을 때 항상 등을 펴라고 가르치는 바람에 그로 인해 흉추의 적당한 후만 만곡이 사라져서 생병을 앓게 되는 환자들이 매우 많다. 쓸데없이 등을 너무 바르게 펴려고 하다가 흉추의 적당한 후만 곡선이 사라지고 상부 흉추가 평평한 1자 모양이 되어 그로 인해 일자목이 발생하고, 호흡곤란, 소화 장애, 빈맥이나 부정맥 같은 심장질환이 와서 이런 증상으로 Kevin을 찾아오는 사람이 매우 많다. 절대 등에 힘을 꽉 주고 억지로 펴려고 하지 말라! 공부하는 애들한테도 너무 등 펴고 일자로 있으라고 하지 말 것. 등이 굽어 있다면 공부 중간중간에 폼롤러나 Kevin이 만든 교정 도구로 누운 상태에서 등을 풀어주면 된다.

현재 Kevin은 목이나 등, 허리를 바로 잡기 위한 스트레칭 도구를 제작 중에 있다. 완성이 되면 유튜브에 공개하도록 하겠다. 짝다리를 짚지 말라는 얘기를 듣고 바르게 서려고 노력하는 사람도 많은데 굳이 그럴 필요가 없다. 좌우로 교대로 짝다리를 짚으면 그 폐해를 막을 수 있다.

― 뒤통수의 좌우 비대칭

우리가 생각 없이 뒤통수를 만져보면 뒤통수 좌우의 높이가 같은 것 같지만, 자세히 만져보면 높이의 차이가 나는 경우가 많다. 좌우 뒤통수의 크기 또한 차이가 나는 경우가 차이가 없는 경우보다 많다. 이게 무슨 문제를 일으킬까?

> 뒤통수의 차이가 날 때 서 있거나 앉아있으면 문제가 없는데, 누워 있을 때에 문제가 발생한다. 누워있게 되면 뒤통수의 높이가 차이 나기 때문에 베개를 베어도 머리와 목이 반듯하지 못하고 한쪽으로 기울게 된다. 보통은 오른쪽 뒤통수가 왼쪽에 비해 크기가 작아서, 누웠을 때 살펴보면 고개가 오른쪽으로 돌아가 버리게 된다. 이런 구조적인 문제가 계속적으로 두개골, 경추, 얼굴뼈, 턱관절의 문제를 일으킬 수 있다는 것이다.

정말 건강하게 살기가 쉽지 않다는 것이 이런 생각지도 못한 문제들까지도 나의 체형변화에 영향을 주고 이로 인해 얼굴이나 턱관절, 경추에 문제가 발생하고 3차신경통이나 두통, 어지럼증, 안면 마비 등이 오게 되기 때문이다. 특히 심각한 문제는, 두개골의 뒤통수가 틀어진 것은 교정하기가 쉽지 않다는 것이다. 뼈의 좌우 차이가 나는 것을 두드려서 집어넣을 수도 없기 때문이다. 이렇게 보면 건강하기가 돈을 벌기보다 훨씬 힘든 것 같다. 건강하기 위해서 주의하고 조심해야 할 것이 너무 많다.

Kevin과 같은 경우는 뒤통수의 후두근과, 뒤통수 밑에 발생한 압통점을 해결해 주면서 뒤통수의 틀어짐 문제를 관리해준다. 그리고 턱관절, 경추 등을 교정해준다. 좌우가 차이 나는 두개골 뼈야 잡아주기 힘들지만, 이렇게만 해주어도 불편함이 대부분 사라진다. 이렇듯 구조가 만드는 문제는 인체의 질환에 매우 크게 관여하고, 이를 해결해 줄 때만 몸이 편안함을 느낄 수 있다. 여러분들 중에 뒤통수가 좌우 비대칭이고, 그것이 머리나 뇌, 경추, 턱관절, 얼굴에 영향을 미친다는 것을 알고 있는 사람은 없을 것이다. 이런 내용은 의사나 한의사도 모르는 내용이니 이로 인해 문제가 발생하여 몸이 아픈 사람은 결국 치료를 제대로 못 받았을 것이다.

> 구조를 놓치지 마라! 구조의 문제가 당신을 죽이기도, 살리기도 한다. 내 몸이 어디가 아픈 증상이 왔다. 어디가 불편한 증상이 생겼다. 피부에 뭐가 났다고 할 때 앞으로는 반드시~!! 내 몸의 어떤 부위의 '구조에 문제가 와서 이런 것일까?'라는 생각을 해야만 여러분이 Kevin의 책을 읽은 보람이 있는 것이다. 그런 생각을 해야만 의료인도, 여러분도 자신의 병을 제대로 보고 진단하고 치료도 할 수 있다는 것이다.

여러분이 장이 좋지 않아, 설사나 변비로 고생한다고 해보자, 그러면 여러분은 분명히 "유산균을 사 먹으면 좋아질까?"라고 생각할 것이다. 그러나 이런 설사나 변비의 문제도 "내 구조의 어디가 틀어져서 문제가 왔나?"라고 생각을 하는 습관을 들이라는 것이다. 이해가 가는가? 그래야만 여러분의 병이 낫고, 그래야만 여러분이 살 수 있다. 대상포진이 와도 "내 척추의 어디가 틀어져서 대상포진이 왔는가?" 발에 무좀이 와도 균이 아니라, "내 신경의 어디가 눌려 있나"라고 생각해야 한다. 그래야만 여러분이 의사들에게 당하지 않는다. 그래야만 여러분이 의사의 의학지식을 뛰어넘는 똑똑한 환자가 되는 것이다!

여러분은 유산균을 사 먹는 대신, 소장, 대장으로 가는 신경과 혈관 관련 부위 체형이 틀어졌나 확인하고 이 틀어진 곳을 잡아주는 것이 중요하다는 것을 바로 눈치채야 한다는 말이다. 설사, 변비는 기생충과도 관련이 깊다는 것을 또 잊지 말기 바란다. 유산균을 먹을 때 황금 변이 나오는 것은 유산균을 먹을 때뿐이다. 유산균을 먹지 않는 순간 바로 다시 속이 불편해지고, 예전과 같이 장 트러블이 생긴다. 왜 그렇다고? 장으로 가는 신경과 혈관이 척추에서부터 눌려 있기 때문이다. 신경과 혈관을 누르는 그 문제를 먼저 해결해주라는 말이다. 유산균은 그다음이다. 속지 마라! 나의 독자들이여, 제발 똑똑해져라!

― 걷는 자세

걷는 자세를 자세히 살펴보면 재미있는 것을 발견하게 된다. 사람이 많은 강남이나, 지하철에서 앞서 걷고 있는 앞 사람의 엉덩이를 관찰하다 보면 참 재미있다. 청바지나 타이트한 치마를 입은 경우에 잘 보이는데, 남녀노소 할 것 없이 걷는 걸음걸이에 문제가 많다. 발가락에 문제가 있는 경우, 족궁에 문제가 있는 경우, 발목에 문제가 있는 경우, 무릎 관절에 문제가 있는 경우, 고관절에 문제가 있는 경우 등 다양한 이유로 여러분의 걸음걸이는 문제가 많이 생긴다. 바른 걸음은 기본적으로 발가락이 땅을 움켜쥐듯이 앞 발가락들이 땅을 움켜쥐는 구조가 되어야 한다. 맨발로 흙 땅을 걸으라고 하는 것이 바로 이런 이유인데, 양말과 신발에 의해 발가락이 눌리면서, 걸음을 걸을 때 발가락이 제대로 움직이지 못해 발가락의 모양에 변형이 생기기 시작한다. 20대만 되어도 벌써 엄지나 새끼발가락이 틀어지면서 미워지는 사람이 많다. 강아지나 고양이가 야외에서 생활하면 흙 땅을 짚고 다니기 때문에 관절에 무리가 없고, 발가락의 힘과 발목, 무릎의 힘이 정상을 유지할 수 있다.

우리가 얼음 빙판을 걸을 때 조심조심하며 걷고, 꾸부정하게 걷게 되고, 허리를 제대로 펴고 걷지 못하는 이유가 바닥이 미끄럽기 때문에 넘어지지 않으려고 발가락을 확 구부리지 못하고 발가락을 평평하게 하면서 땅바닥을 짚는 발바닥의 체표면을 늘리면서 조심조심 걷게 되는 것이다. 그래서 제대로 발가락, 발목, 무릎, 고관절에 힘을 주지 못하게 된다.

이는 개나 고양이가 인간이 사는 집 안에서 살면서 미끄러운 장판이나 타일 바닥에서 걷기 때문에 바로 이 개나 고양이가 마치 사람이 이런 빙판길을 걷는 것과 동일한 상황이 된다. 그래서 개나 고양이들에게는 인간이 사는 실내에서 같이 사는 것이 결코 좋은 것이 아니다. 그래서 자주 밖에 나가서 산보를 시켜 주거나, 고양이를 위한 고양이 트리를 마련해 주어야 하는 이유가 바로 여기에 있다.

사람은 어떻게 해야 할까? 사람은 신발의 품이 넉넉한 신발을 신도록 해야 한다. 자신이 260밀리미터의 발 사이즈라면 280밀리미터 정도의 넉넉한 신발을 사 신어야 하며, 5개의 발가락이 신발 안에서 충분히 자리를 차지할 수 있도록 해야지 마법사가 신는 뾰족한 신발을 신어 걸음을 걸을 때 발가락이 끝까지 펼쳐지지 못하게 만들면 안 된다. 그러면 발가락이 굽어버리는 변형이 오게 되는 것이다.

신발의 앞부위가 둥근 신발은 멋은 없지만, 당신의 발 건강을 유지하게 만들어줄 것이다. 양말도 너무 목이 짧으면 발목과 발가락으로 가는 혈관을 압박하여, 혈액 순환에 문제가 오게 된다. 그러므로 양말은 발목에서 15센티 이상 올라오는 아저씨 양말이 좋으며 너무 꽉 조이는 양말은 피해야 한다. 팬티나 브래지어도 너무 꽉 조이는 소재를 입지 않도록 해야 하며, 집에 있거나 자는 경우에는 최대한 속옷을 입지 않고 자는 것이 혈액 순환, 림프순환에 도움이 된다는 것도 잊지 말자.

　-발목의 틀어짐 - 한국은 바닥에 양반다리로 많이 앉는다

한국 사람들은 예로부터 바닥에 앉는 생활에 익숙하고 서양 사람들은 의자에 앉거나 소파에 앉는 생활에 익숙하다. 방바닥에 오래 앉아 있는 습관은 사실 허리에도 엄청난 무리를 줄 뿐만 아니라, 나의 발목에도 치명적인 문제를 만든다. 우리가 양반다리를 하고 앉으면 종

골이라고 불리는 발뒤꿈치 뼈가 자연스럽게 꺾이게 된다. 의자나 소파에 앉으면 꺾일 필요가 없는 발뒤꿈치가 양반다리를 하게 되면, 무릎뼈는 바깥쪽으로 발뒤꿈치는 안쪽으로 자연스럽게 꺾이게 된다. 한 번 시험해 보라.

발목이 꺾이면 이로 인해 여러 가지 문제가 발생한다. <u>발목이 안으로 꺾이게 되면 똑바로 서도 양발이 11자가 되지 못하고 v자 모양처럼 양 발꿈치가 안으로 향하여 발이 벌어지게 된다.</u> 이런

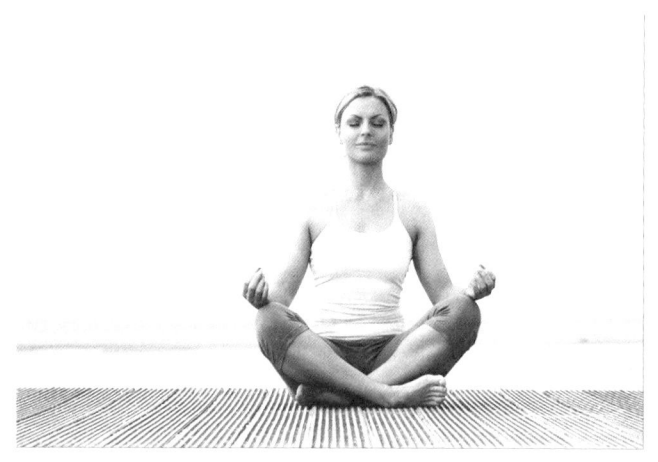

이유로 우리가 반듯하게 걷지 못하고, 8자 걸음을 걷게 되고 오다리가 되는 것이다. 발목이 안쪽으로 꺾이면, 무릎 내측 뼈가 밖으로 휘게 되고 고관절도 제자리를 벗어나 휘게 된다. 제자리를 벗어난 고관절은 고관절에 붙어 있는 근육들까지 틀어지게 만들고, 이 근육들은 엉덩이뼈, 즉 골반뼈에도 부착되어 있기 때문에 골반까지 틀어지게 만든다. 그러니 바닥에 털썩 앉아 양반 자세를 취함으로써 골반까지 문제가 오게 되는 것이고, 골반이 틀어진 문제가 역시 척추 전체를 불안정하게 만들어 몸 전체의 체형변화를 만들어낸다는 사실을 알기 바란다.

고관절은 또 무릎뼈와 하나의 뼈이기 때문에 고관절-무릎관절-발목관절에 모두 악영향을 미친다. 앞서 말한 대로 <u>일부 한의사와 치과의사들은 턱관절이 틀어짐으로써 모든 체형의 변화가 온다고 말하는데, 이는 옳지 않다.</u> 턱관절은 크기도 작고, 힘도 세지 않다. 턱관절의 경우는, 오히려 고관절이 틀어지게 되면 그 힘에 의해 턱관절도 같이 틀어지게 된다. 발목을 잡고, 무릎 관절과 고관절의 위치를 바르게 해주어야 한다. 이후에 골반과 척추를 동시에 잡아가면서 경추, 턱관절을 잡아가는 것이지 턱관절을 잡으면 자동으로 나머지 척추가 교정되는 것이 절대 아니다. 우리가 정형외과에 가면 가끔 신발 밑에 insole 혹은 깔창을 깔아주는 경우가 있다. 족부의학이라는 이름하에 또한 여러 종류의 깔창을 만들어 주는데, 모두 이런 내용이 기반이 되어 만들어진 학문들이다.

나름의 의미가 있고 사실 중요한 포인트다. Kevin은 늘 신발에 깔창을 깔고 다닌다. 스본스도라는 학문에서는 절대 깔창을 깔지 말라고 주장하는데 이는 옳지 않다. 스본스도 방식으로는 틀어진 종골뼈는 잡아주지 못한다. 여러분도 자신의 틀어진 발목을 잡아주는 깔창을 깔게 되면 체형이 바르게 되고, 키가 커지는 느낌을 받을 수 있을 것이다. 또한 깔창을 깔 때도 만드는 회사와 제작자의 설명이 중요하고 신뢰할 회사를 잘 만나야 한다. <u>크기와 모양이 좋은 신발과 발에 부담을 주지 않는 양말, 그리고 족궁을 살려주며 발목을 제자리로 돌릴 수 있는 기술력이 있는 깔창을 만나기 바란다.</u> Kevin의 강의에 올 기회가 있으면 자신의 발목뼈가 얼마나 틀어져 있고, 어떻게 바로 잡을 수 있는지를 알 수 있다.

-먹는 음식 문제

내가 먹는 음식이 나의 체형과 무슨 관계가 있을까 생각해 본 적이 있는가? 내가 먹는 음식은 그것이 어떤 음식이든 간에 늘

> 나의 위장과 간, 소장, 대장에 부담을 준다고 생각해야 한다. 맛
> 있는 음식은 내 혀에 있을 때만 즐겁지, 혀를 벗어나면 나머지
> 신체 기관에서는 분해, 소화, 흡수를 해야 하고 어김없이 독소를
> 만들어내기 때문에 음식을 먹는 것은 내 몸에는 큰 일거리가 된
> 다. 우리 현대인들은 살기 위해 먹는 게 아니다. 살기 위해 먹어
> 야 하는 양보다 훨씬 많은 양을 먹기 때문에 매번 우리가 먹는
> 음식은 우리 오장육부를 힘들게 한다는 생각을 해야 한다. 유기
> 농에 고급 재료이면 건강에 좋은가? 오히려 그것을 과다하게 먹
> 고 있으니 온몸이 다 아픈 것이다.

    오장육부의 입장에서는 사실 많은 음식을 먹는 주인을 싫어할 것이다. 신체의 기관들이 말을 못해서 그렇지 하루 1~2끼를 먹는 사람에 비해 간식과 식사를 포함하여 5~6끼나 먹어 댄다면 이 음식들을 전부 소화하느라 오장육부가 매우 힘이 들 것이기 때문이다. 과식, 폭식은 위하수나 장하수를 부른다. 음식을 많이 먹다 보면 금방 1킬로의 무게에 해당하고 이런 음식을 제대로 씹지 않고 빠르게 삼키다 보면 위장이 밑으로 쳐지는 위하수, 장이 밑으로 쳐지는 장하수가 발생하게 된다. 이렇게 위장이나 소장, 대장이 밑으로 쳐지게 되면 이런 장기들을 척추에 부착시켜주는 장간막 근육도 같이 쳐지게 되면서 장간막이 늘어나게 된다. 장간막이 많이 늘어나면 이것이 척추를 당기면서 흉추나 요추가 한쪽으로 틀어지게 만드는 문제를 야기하고, 흉추가 중앙에 위치하지 못하고 상하좌우 전후의 입체적인 방향으로 틀어지게 만든다. 흉추가 틀어지면 흉추에 부착된 심부와 체표 근처의 근육들도 같이 틀어지고 근육의 단축 혹은 이완 상태를 만들면서 흉추에서 나오는 신경과 혈관까지 압박하는 일이 생기게 된다. 요추도 마찬가지로 문제가 발생한다.

    우리가 먹는 음식 중에 기름으로 튀긴 음식, 그리고 설탕이 많이 들어간 음식들은 장기간 복용하면 인체의 체형까지도 변형시키게 만

든다. 일단 튀긴 음식은 다량의 활성산소를 만들어 내고 트랜스 지방으로 인해 인체 세포의 세포막에 악영향을 주면서 근육이나, 골격 자체에도 문제를 일으킨다. 설탕이 들어간 단 음식은 칼슘을 대량으로 소비시키는 음식으로 뼈에서 칼슘을 빼내는 문제를 일으킨다. 그렇기 때문에 흰 설탕은 뼈에 있는 칼슘을 소비시키게 만드는 주범이라 골다공증을 유발하는 주요 원인이 된다. 우리가 흔히 마시는 콜라, 사이다, 요구르트와 청량음료뿐만 아니라 모든 과자류, 아이스크림 등 설탕이 많이 든 음식들은 우리의 골다공증을 가속화시키면서 나의 체형변화를 주도하는 나쁜 음식이 된다. 그러니 백종원 씨, 음식에 설탕을 많이 넣으라고 말하면 안 된다! 백종원 씨 레시피 따라 하다가 온 국민이 병 생기게 생겼다.

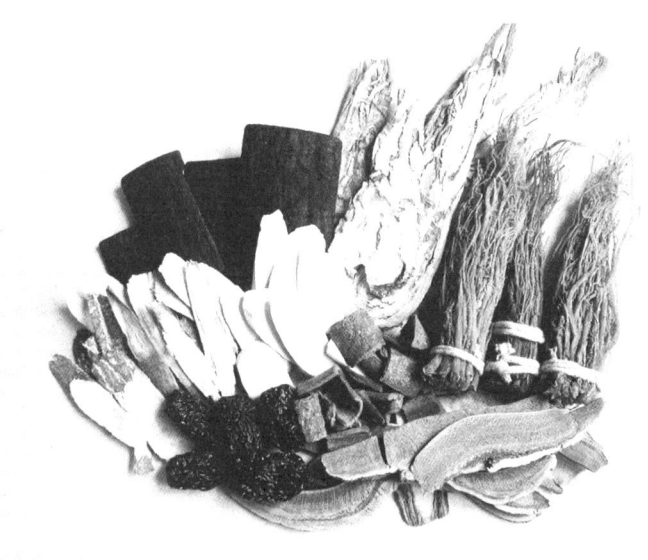

여러분이 다니고 있는 한의원에서 받는 치료가 과연 어떤 효과가 있는지 궁금하지 않으신가요?

6장 한의학적 치료와 장단점

> 올림픽 양궁 결승전이 열리고 있다. 상대는 중국 양궁팀! 마지막 한 발에 의해 올림픽 금메달이 결정되는 아슬아슬한 순간이다. 화살 한 발을 남긴 한국팀과 중국팀의 점수는 280점 : 287점. 한국의 마지막 주자가 활시위를 당겼다. 활시위를 떠난 화살은 나선형의 궤도를 그리며 과녁을 맞추었다. 그 화살은 8점, 9점, 10점을 맞추어야만 한국이 금메달을 딸 수 있는 상황이다. 과녁에 맞은 점수를 확인한 모든 국민들은 탄성을 질렀다. 점수는 바로 3점~!!
> 너무나 긴장한 우리 선수는 그만 3점을 쏘고 말았다. 우리는 양궁 종목에서 우승과 금메달을 놓치게 된다.

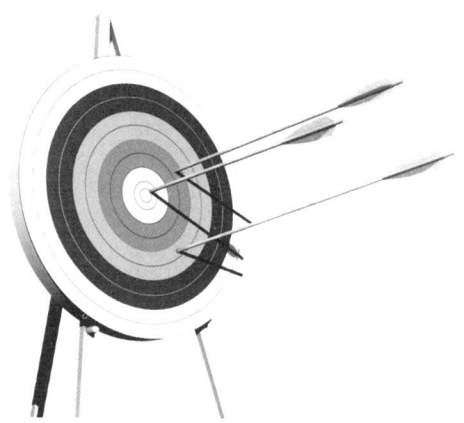

당신은 몇 점짜리 치료를 받고 있는가? 몇 점짜리 진단과 치료를 원하는가?

Kevin은 양궁 시합을 예로 들어 여러분이 한국에서 받고 있는 지금의 치료가 과연 몇 점짜리인지를 여러분에게 물어보고 싶었다. 여러분은 과연 10점 만점 중에 몇 점짜리 진단과 치료를 받고 계신다고 생각하는가? 10점짜리 진단과 치료도 있는데 이런 치료는 알지 못하고 3점짜리 진단과 치료를 받으면서 만족해하고 계신 것은 아닌지 모르겠다. 3점짜리 과녁을 맞춘 선수와 이를 본 국민이 이 결과에 만족할 리가 없으며 7점짜리 과녁을 맞추어도 전혀 만족이 안 되는 상황이다. 그러므로 당신은 현재 10점 만점에 3점짜리 진단과 치료를 받는 것은 아닌지 잘 따져봐야 한다.

우리는 몸이 아프면 어떤 식으로든 아픈 상태를 치료하기 위해 약을 먹든, 병원을 가든, 한의원을 가든 한다. 여러분은 몸이 많이 아플 때 병원에 가는가, 아니면 한의원에 가는가? Kevin은 우리가 아프면 자주 찾는 병원, 한의원에서 치료하는 방식에 대해 한번 점검을 해보아야 할 필요성을 느낀다. 자. 여러분은 어디에 가서 어떤 치료를 받는가? 내가 받는 치료가 10점 만점에 몇 점짜리 치료인지 궁금하지 않은가? 일단, 우리가 흔히 아는 한의학적 치료 방법을 알아보자. 이제 한의원에 가서 받고 있는 여러 가지 치료에 대해서 먼저 점검해 보겠다.

- 한의학적 치료의 장점(한방치료, 한의원 치료의 장점)

한의학은 인체를 작은 우주라고 본다. Kevin이 인체를 공부하고 배워가고 경험할수록 인체는 신비롭고 우주처럼 광대하고 넓다는 것을 알게 된다. 어디서 최초로 태어나고, 누가 만들었고, 죽어서 어떻게 되는지는 Kevin이 죽는 날까지 알 수 없을 것이다. 전자현미경으로 바라본 인체의 구석구석은 가히 미켈란젤로나, 다빈치의 멋진 작품의 수준을 뛰어넘는 정교함이 있고, 광대함이 있다. 신이 만들었다고 하는 자연계의 모든 동식물은 인간이 수천 년 동안 과학이 발전한다고 하더라도 절대 그 정교함을 따를 수 없다.

우리는 흔히 한의학적 진단과 치료의 장점을 늘 '부분이 아닌 전체를 보는 눈에 있다'라고 배웠다. 또한 '증상치료가 아닌 근본치료를 한다'라고도 알고 있다. 이에 입각하여 한의학의 장점을 먼저 살펴보자.

– 한의학의 장점

> 1. 부분보다는 전체를 보는 한의학
> 2. 증상보다는 원인 치료를 하는 한의학
> 3. 인공적인 화합물로 만든 약보다는 자연에서 치료의 재료를 얻는 한의학

그러나 Kevin은 한의사가 되고 나서 환자를 수십만 명을 치료해 보았는데, 임상에서 한의대에서 배운 내용을 환자에 적용해 보고 한의학적 이론에 입각하여 환자를 치료해 봐도 의외로 잘 낫는 병이 많지 않고, 잘 낫는 질병보다 오히려 잘 낫지 않는 질환이 더 많다는 것을 알게 되었다. 35,000가지의 질병 중에서 과연 한의학으로 자신 있게 완치시킬 수 있는 질환이 몇 가지나 될까? 현재의 한의사들은 당연히 이런 부분에 대해 고민을 해 봐야 한다.

Kevin의 능력 부족일 수도 있으나 20년 가까이 임상을 시행해 본 결과, 그리고 다양한 한의학적 시도를 해 보고 주변 한의사들과 이런 내용에 대해 대화를 나누어 본 결과, 한의학도 많은 한계를 가지고 있으며 2000년 전부터 발달해 온 한의학에는 각종 도교, 불교나 미신적인 내용들도 많이 섞여 있고, 너무 음양오행 같은 이론에 치우쳐 있고, 때로는 불합리한 내용도 많이 섞여 있다는 결론에 이르게 되었다.

투명 인간이 되는 방법이라는 내용이 동의보감에 버젓이 등장하기도 하고, 인체의 해부도가 실제적인 해부도가 아니라 동양 의학적, 동양 사상적 관점, 음양 오행적 관점에서 그려져 있다. 이런 해부학을 현대 의학의 관점에서 본다면 조소를 금치 못할 수도 있으나, 동

양과 서양의 철학적 시선이 다르기 때문에 나타나는 차이라고 여길 수도 있다.

<u>또한 인체를 소우주라고 정의 내릴 경우, 매우 어려운 문제에 봉착할 수 있다.</u> 우주는 넓고 광활하여 우주가 어디서 어떻게 기원했고 우리는 어떻게 태어났는지 알 수 없을 것인데, 인체가 또한 작은 우주가 된다면 우리가 죽는 날까지 인체에 대해 영영 파악하지 못하게 된다는 뜻도 되기 때문이다. 마찬가지로 인체를 우주라고 바라본다면 인체의 생로병사가 예측불허가 되고 진단과 치료가 너무 어려워지게 된다. 우리는 인체를 소우주처럼 신성한 존재로 보되 인체의 생리, 병리에 대한 명확하고 단순한 정의를 내려주어야만, 이 지겹도록 많은 질병과 증상에 대해 이해하고 질병을 정복할 수 있는 실마리를 얻을 수 있게 된다.

Kevin은 이제부터 그 생로병사의 원리와 더불어 Kevin이 연구한 인체의 생리, 병리에 관한 설명을 할 것이고, 이를 통해 인체는 아주 단순한 원리로 치료할 수 있음을 여러분께 알려드리겠다. <u>Kevin은 인체의 생리, 병리를 진단하고 치료하는 것에 대한 공식을 설립하였고 인체는 간단한 몇 가지 공식에 대입하면 어렵지 않게 파악이 가능하며 35,000개 혹은 50,000가지에 해당하는 많은 질환을 어렵지 않게 진단하고 치료 혹은 치유할 수 있음을 독자들에게 알리는 바이다.</u>

> 인체에 발생하는 질병의 원인과 치료 방법을 공식화하였다! Kevin의 공식에 대입하면 90% 이상의 질병의 진단과 치료 방법이 도출된다. 공식화되지 않는 나머지 부분도 개인별로 세밀하게 찾아서 치료해주면 된다.

―한의학의 해부도

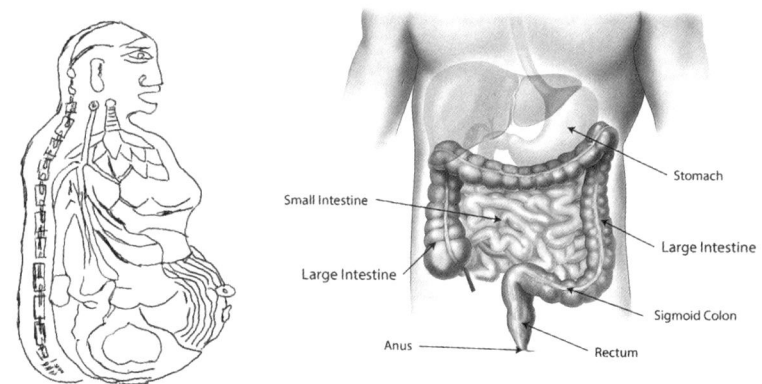

좌측은 한의학의 해부도, 우측은 양의학의 해부도. 너무도 차이가 난다

　한의학의 해부도와 의학의 해부도는 초등학생과 대학생이 그린 그림처럼 차이가 난다. 실제 인체를 해부하여 보았을 과거의 의원(허준 같은 한의사들)들이 왜 눈으로 보이는 우측 그림대로 그리지 않고, 좌측처럼 얼기설기 해부도를 그려 놓았을까? 전쟁도 잦고 죽은 사람도 많았을 과거에 당연히 해부를 해보았을 것이다. 배를 열고 보면 누구에게나 오른쪽 그림처럼 보일 텐데, 한의학의 해부도는 영 다른 모양이다. 이것이 바로 동양철학과 서양철학의 큰 관점 차이라고 보여진다.

―12경락, 음양오행에 관하여

　한의학에는 12경락이 존재한다. 양의학에서 말하는 신경이라는 개념 대신 인체에 흐르는 열두 개의 경락이 존재한다. 한의대에서 공부하는 한의대생이라면 모두 우리 몸에 있는 365가지의 혈(穴)을 다 외워야 하는데, 그냥 외우는 게 아니고 365개 혈(穴)의 한자 이름 모두와 그 혈 자리의 주 쓰임새, 그리고 몸에서 어디에 위치하는 지까지 정확하게 다 외워야 한다. 쉽게 말해 한의사가 365혈을 모르면 한의사가 아닌 것이다. 12경락이 인체의 발에서부터 얼굴까지 올라가거나 손에서 몸통까지 가는 경락의 이름, 그리고 혈 자리, 혈의 특성 등을 다 외워야 한다는 것이다. 이것은 한의대생들에게는 정말 고통스러운 일이고 쉽지 않은 공부 내용이었다.

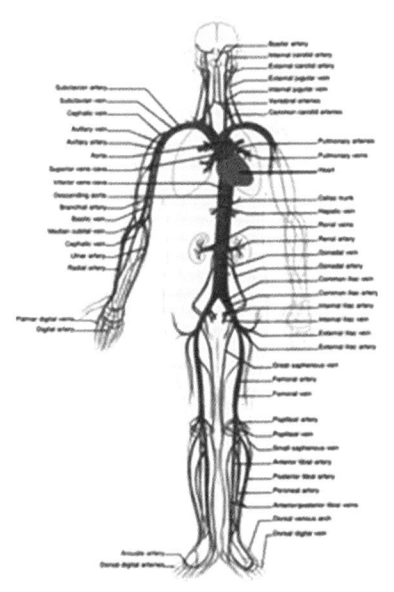

그러나 임상을 오래 한 한의사들은 그렇게 어렵게 시험을 보아 가면서 외웠던 혈 자리들을, 365가지 혈의 이름과 위치도 대부분 잊어버리고 만다. 왜냐하면 침이나 뜸을 뜰 때 사용하는 365혈의 활용 빈도가 각각 다르고 또한 치료를 할 때도 자주 사용하는 혈 자리만 사용하기 때문에, 잘 사용하지 않는 혈의 자리는 금방 잊어버리기 일쑤다. 즉 모든 한의사들이 365혈을 다 쓰지 않고도 문제없이 진료를 할 수 있다는 것이다.

양방의 혈관 해부도, 신경 해부도를 보면 뇌를 비롯하여 손발과 몸통으로 뻗어간 모든 혈관들과 신경들이 상세하게 잘 표현이 되어있다. 온몸을 덮고 있는 이 혈관들과 신경들은 실제로 존재하고, 실제로 사람을 해부해서 보면 사람의 근육과 뼈, 인대, 신경들이 위의 해부도처럼 정확하게 실재한다.

위에서도 보았지만, 한의학의 장부도를 보면 일반인의 입장에서도 '저게 무슨 해부도일까?' 할 정도로 어설프고 간단하다. 한의학을 배울 때 교수님들께서 한의학의 장부도가 저렇게 간명하고 실제 모양과 다른 것은, 해부도가 동양의학과 철학이 접목되어 음양오행의 의미와 더불어 각 장부의 기능에 맞추어 그려진 것이라 그렇다고 말씀하신 것이 기억난다.

하지만 Kevin은 한의학 해부도를 가지고 환자 치료에 임하거나, 치료에 응용한 경우는 단 한 번도 없었다. 엉성한 한의학 해부도는 학생 때 공부하고 끝이었으며 더 이상 보지 않았음에도 불구하고 환자를 진단하고 치료하는 데에 아무런 불편이 없었다. Kevin은 오히려 서양 의학이 만든 해부도를 수백만 번 넘게 보고 진단과 치료에 참고하였다. 의학의 해부도는 너무나 유용하고, 직관적이며, 진단과 치료에 있어 늘 나에게 바로바로 좋은 영감을 주었다. Kevin은 서양 해부도를 한의학의 12경락 그림보다 수만 배 자주 보았다. 좀 더 솔직히 말하자면, 12경락은 잊어버리고 찾아보지 않은 지가 십 년이 넘었고 혈자리도 대부분 잊어버렸다고 고백한다.

이런 Kevin의 말을 들은 독자들은 "어떻게 한의사가 혈 자리도 모르면서 병을 고친다고 이야기를 하나?" 그리고 한의사분들은 "이 사람 한의사 맞아?"라고 하실 수도 있을 것인데, "사실 혈 자리 모르고서도 얼마든지 환자를 잘 고칠 수가 있다"라고 말하고 싶다.

오히려 Kevin은 눈에 보이지 않는 12경락과 365혈을 암기하고 이를 통해 씨줄, 날줄 맞추듯이 침 처방과 약 처방을 내리는 한의학적 방법이 한의사들의 좋은 머리를 더 헷갈리게 만들고, 환자의 문제를 제대로 보지 못하게 다 막아버리는 것이 아닌가 생각한다. 그리고 그것은 분명히 그렇다. 나는 한의대 교수님이 오셔도, 임상 50년이 넘은 한의사분이 오셔도, 그분들과 자신 있게 이 부분에 대해 이야기하고 토론할 수 있다.

> 환자분이 의사나 한의사에게 어떤 증상을 호소할 때 그 증상이 왜 생겼는지, 어디서 왔는지 명확하게 모두 설명해 줄 수 있어야 한다. 대단히 중요한 얘기다. 당신이 의사나 한의사에게 "저 여기가 이렇게 불편한데 왜 그런 거예요?" 라고 물었을 때 자세

> 한 원인과 원리를 설명해주지 못하면 그 의사나 한의사는 그 질환에 대해, 그 증상에 대해 파악하지 못하고 있는 것과 마찬가지다.

한의학적인 사고와 방식으로 환자를 진단하고 치료하는 것은 때로는 너무나 두리뭉실하다.

> 마치 병원에 가면 의사가,
> "과도한 스트레스가 쌓여서 그렇습니다. 신경성입니다."라고 하는 말처럼…
>
> 마치 한의원에 가면 한의사가,
> "기가 허합니다. 기혈순환이 잘되지 않습니다. 맥이 너무 약하네요. 아기 맥이에요."라고 하는 말처럼… 이렇게 대답하면 대부분 오답이다.

이런 얘기는 의사가 아닌 초등학생도 환자에게 해줄 수 있는 얘기다. 이런 것은 진단이 아니다. 그러나 아직도 이런 식으로 진단하는 의사나 한의사가 매우 많다. Kevin은 우주선이 화성에 가는 시대에 아직까지도 환자들에 대해 이런 식의 진단과 설명이 이뤄지는 지금의 현실에 화가 난다.

당신이 몸이 아파서 왔는데 진찰실에서 의사나 한의사가 이런 표현을 당신에게 하고 있다면 그 의사나, 한의사는 '당신이 아픈 이유도 모르고 당신을 치료할 방법도 모른다'라고 말하는 것과 같다. 당장 진료를 그만두고 나와라. 그 병원에서 당신의 병이 나을 수 없다. 이렇듯 두리뭉실한 의사나 한의사의 답변은 "나는 그 병에 대해 모릅니다"라고 하는 말과 정확히 일치한다.

Kevin은 음양오행, 12경락, 사상체질, 이런 도식적이고 관념적인 개념들이 정말 한의학을 한의학답게 만드는 데 오히려 큰 장애가 되고 있다고 생각한다. 또한 이론과 사상에 집중한 나머지, 실질적으로 환자들이 겪는 고통스런 질병을 해결해주는 한의학이 아니라, 맥 보고 녹용이나 인삼을 넣어서 몸이나 좀 보(補)하는 보신(補身) 학문에서 오랜 기간 벗어나지 못했다고 본다. 환자는 넘쳐나고 있고, 환자들의 질병은 너무나 다양하고 많은데, <u>과연 한의학은 진정한 치료의학의 방향으로 가고 있는가? 고혈압, 당뇨, 치매, 암을 고쳐내고 있느냐는 말이다.</u> 관념에 사로잡히고, 도식적인 사고에 사로잡힌 구태의연한 한의학적인 부분은 과감히 탈피해야 한다. 이런 음양오행, 12경락의 개념이 오히려 한의학이 치료의학으로 가는 데 엄청난 방해가 되고 있다고 나는 생각한다.

> 다만 한의학에도 보석 같은 내용들이 많이 있다. 무조건 한의학을 폄훼하고 싶지도 않고, 폄훼해서도 안 된다. 하지만 집안을 대대로 정리하려면 쓸모없는 물건은 버려야 하는 것처럼, 한의학도 제대로 된 한의학이 되기 위해서는 버릴 내용은 과감히 버려야 한다. **의학의 존재가치는 치료율이 모든 것을 말해준다. 질병을 고치지 못하는 의학과 한의학이 무슨 쓸모가 있는가?**

　맛없는 음식만 파는 식당하고 뭐가 다른가? 일단 음식이 맛없다는 것을 알면 어느 누구도 그 식당에 다시 가고 싶지 않다. 우리 한의학이 치료의학으로서의 스펙트럼이 어느 정도나 다양하고 깊은가에 대해 생각해보면 Kevin의 이런 주장이 절대 철없는 얘기가 아님을 한의사들 스스로도 느낄 것이다.

　의학 또는 한의학은 학문 자체가 위대하고 심오하다고 생각하며, 또한 이를 잘 터득한 의사와 한의사라면 모든 병을 고칠 수 있는데, 자신의 실력이 부족해서 암도, 당뇨도, 허리디스크도 못 고치고 있다고 생각하는 의사와 한의사가 엄청 많을 것이다. Kevin도 그랬었고,

이처럼 생각하고 있는 한의사와 최근에 얘기를 해본 적도 있다. 정저지와(井底之蛙), 우물 안 개구리의 생각이다. 작금의 의학과 한의학은 학문 자체에 많은 결함과 부족함이 있다. 현 수준의 의학과 한의학으로 환자를 어느 수준까지 진단하고 케어할 수 있는지, 질병이 어느 선까지 완치는 가능한지에 대해서 고민하고 파악해 보아야 한다. 이를 정확히 모르기 때문에 지금 환자들이 돈을 주고도 고생하고 있고, 의료 수준이 심각하게 하향 평준화되어 있는 것이다.

사실 희귀성 질환도 우습게 낫는 경우가 많이 있다. 의학적 진단이 잘못되어 있는 것뿐이기에 **사실 진단만 제대로 할 수 있기만 하면 치료법이 의외로 매우 간단할 수 있기 때문이다.** 희귀성 질환, 난치성 질환이라고 불리는 많은 질환들이 사실은 의료인들이 잘못 진단하여 낫지 못하는 경우가 대부분이다. **진단이 틀려 있으니 올바른 치료라는 것은 없다.** Kevin은 "치매가 바로 이런 대표적인 질환이 아닐까" 하고 생각한다. 또한 한 사람이 50가지의 증상으로 혹은, 70가지의 증상으로 고생하고 있다고 해도 진단이 제대로 이루어지면 동시에 어느 순간 도미노가 넘어지듯이 순식간에 해결이 될 수 있다는 것이다.

환자가 호소하는 증상은 매우 다양하고 복잡할 수 있다. 진단이 된 병명도 있고, 환자가 진단된 병명 없이 불편함만을 호소하는 증상도 있을 것이다. 몸이 아픈 데에는 반드시 이에 해당하는 이유가 있다. 혈액이나 엑스레이 같은 진단법을 이용해야 알 수 있는 증상도 있으나, 이런 진단을 해도 원인이 발견되지 않는 증상이 훨씬 더 많다. 그래서 진단이 나오지 않은 병과 증상을 가진 사람은 평생 괴롭게 살 수밖에 없는 처지가 된다.

의사는 진단과 치료를 못 하면 좋은 의사가 되지 못한다. 진단과 치료를 기계가 다 해주면 명의라고 부르기에 민망하다. 의사 자체가 가장 정밀한 진단기기가 되어야 하고, 부차적으로 의료기기를 써서 눈에 보이지 않는 문제가 있는지를 확인하는 정도가 되어야 하는데 지금의 의사들은 환자를 눈앞에 두고도, 눈이 멀었다 할 정도로 거의 문제를 발견해 내지 못한다. 모든 의대 교육이 그렇게 되어 있고, 병원에서도 제대로 배우지 못한다. 너무나 원인이 분명한데도 병원에서 전혀 체크되거나 걸러지지 못하고, 원인불명이라는 진단명 하에 한의원에 오게 되는 경우가 많다.

불임, 혹은 난임의 경우에도 그런 경우를 매우 많이 보았다. Kevin의 눈에는 불임, 혹은 난임의 원인이 환자가 내 앞에 있는 의자에 앉자마자 분명히 보이는데도 병원 의사들의 각종 검사에서는 하나도 체크가 되지 않는 경우가 다반사였다. 불임의 원인 중 90퍼센트 이상이 원인불명이라고 한다는데, 이런 환자분들은 참 답답할 수밖에 없을 것 같다.

Kevin이 성남에서 한의원을 운영할 때 12번 연속으로 불임 환자분들이 임신에 성공할 수 있도록 해 드린 적이 있다. 모두 원인불명이라고 해서 한의원에 왔지만 Kevin이 보기에는 전부 다 문제가 명확하게 보이는 분들이었고, 체형을 잡는 교정치료와 한약치료, 침 치료를 통해 모두 임신과 출산에 성공했고 그중에는 쌍둥이를 낳으신 분도 있었다.

더욱 기억에 남는 것은, 우리 한의원의 30대 간호조무사 여직원이 '다낭성 난소증후군' 판정을 받고 이로 인해 의사로부터 "당신은 아이를 낳을 수 없습니다."라고 임신 불가 판정을 받았었는데, 임신을 하게 된 일이 있었다. 그 여직원을 진찰하고 맥을 보면서 복진을 하고, 체형을 잡아주고, 한약을 처방해 주었는데, 한약을 먹은 지 채 한 달이 안 되어 임신이 되었고, 병원에서 검사를 해 본 결과 다낭성 난소증후군 증상이 다 사라져 버리고 임신까지 되었다는 결과를 들었다. 그 직원은 그때 사귀던 남자친구와 결혼하여 딸을 낳고 잘살고 있다.

그 당시 한의원의 데스크를 맡았던 여직원이 "원장님, 불임 전문으로 하세요"라고 말한 적도 있었는데, 지금처럼 유튜브가 활성화되어 있는 시대였다면 아마 불임 전문한의원으로 크게 성공했을 수도 있을 것 같다.

두통이나 어지럼증, 호흡곤란 등의 증상도 병원에 가서 검사하면 아무런 이상이 없다고 결과가 나오는 흔한 단골 증상에 속한다. CT나 MRI 같은 고가 장비를 큰돈을 들여서 찍어도 검사 결과는 '대부분 이상 없다'라는 결과를 받게 된다. 환자는 너무나 머리가 오랫동안 아프고, 어지럽고, 숨쉬기가 힘든데 늘 검사 결과는 정상이라고 나온다면 이것은 내가 정신병이 있는 것인가? 의사가 질병을 찾아내지 못한 것인가?

몸에 절대 이상이 없는 사람이 그리고 의사 말대로 검사상 아무 이상이 없는 사람이 수개월, 혹은 수년씩 머리가 아프거나 어지럽거나, 호흡곤란이 올 수는 없는 것 아닌가? 정부에서 공짜로 해주는 검사도 아니고 내가 내 돈 수십만 원을 들여서 하는 검사인데, 환자의 몸에 있는 문제를 찾아내지 못하고 매번 정상이라고 하면 이런 상황이 정상적인 상황인가? 여러분 생각에도 좀 바뀌었으면 좋겠지 않는가?

이럴 때 의사는 환자에게 "원인을 찾아내지 못해 죄송합니다!"라고 말해야 한다.

차가 덜컹거리고 엔진에서 연기가 나면서 심하게 소리가 나서 카센터에 갔다. 차를 점검하고 카센터에서 준 계산서를 보니 53만 원이 나왔는데, 카센터 사장님이 하는 말, "검사해 보니 별 이상은 없습니다. 그냥 차 몰고 가시면 됩니다." 이렇게 말했다면 그날 카센터에는 대판 싸움이 벌어질 것이다. 엔진에서 연기가 나고 심하게 덜컹거리고 운전하기가 힘든 정도가 되었는데, 이상 없으니 가라고 하면 얼마나 화가 나겠는가?

　그러나 착하디착한 우리 의료소비자들은 의사에게 "아~ 이상이 없군요, 감사합니다" 하고 감사한 마음으로 집으로 돌아온다. 얼마나 우린 바보 같은 행동을 하고 있는 것인가? 이게 말이 되는가? 내가 산 집에 하자가 있거나, 산 물건에 흠집이 있거나, 혹은 구입한 음식이 상했다면 우리는 반드시 이의를 제기하고 돈을 돌려받거나 심하면 소송도 한다. 그런데 내가 십수 년 아픈 것의 원인을 못 찾아낸 의사와 병원에게 돈을 주고도 감사하다고 하면서 나오는 것이 말이 안 되는 일 아닌가?

1. 한의학적 치료의 장점

　한의학은 인간을 하나의 유기체이며 소우주인 존재로 간주하고, 자연의 시간과 공간 속에서 더불어 살아가는 자연의 일부로 인식했다. 한의학은 원래 동양철학에 바탕을 두고 있으며 수천 년간 여러 학문을 아우르며 동양의학으로 발전하였다. '천지인(天地人)'의 원리에 의해 인간을 하늘과 땅 사이에 존재하는 수많은 생물 중 하나로 생각하였다. 즉, 인간을 자연의 일부 혹은 자연과 동일하게 보아 왔던 것이다. 그래서 자연을 떠난 인간은 부자연스러운 상태가 되고, 자연의 법칙에 맞추어 살 때 병에 걸리지 않고 건강하게 되는 것이라고 생각했다. 문명이 발달할수록(예를 들면 불의 발명, 전기의 발명) 질병이 더욱 많이 출현하고 이상한 질병들이 생기는데, 사실 현대인의 질병은 모두 문명병이라고 볼 수 있다. 문명이 발달하고 편리함을 추구하다 보니, 자연스럽게 자연과 멀어지게 되고 이로 인해 각종 이상스러운 질병이 발생하고 있는 것이다.

　한의학에서는 의학적인 관점과 달리 탈모에 대해 이야기할 때에도 머리카락이 빠지는 이유를 계절의 현상에 비유하곤 한다.

> 보통 가을이 되면 낙엽이 지는 것과 같이 탈모 증상이 있는 사람들의 머리카락도 가을이 되면 낙엽이 지듯 더 잘 **빠지기** 시작한다.

> 아이를 잉태하는 경우도 마찬가지로, 뚱뚱한 여성의 경우에 몸에 습이 많기 때문에 밭에 수분이 충분하여 착상은 잘되지만, 밭이 너무 습하기 때문에 그 씨앗이 제대로 발육하지 못하고 썩어 습관성 유산을 하게 된다고 한다.

> 두피는 머리털이 자라는 밭과 같다. 밭에서 자라는 작물은 가뭄이 들어 땅이 **너무 뜨거우면 타 죽는다.** 그래서 **머리가 뜨끈뜨끈하게 열이 나거나, 상체나 머리 쪽으로 열이 올라오는 사람들은 탈모 환자가 되기 쉽다. 옥토가 아닌 박토에서는 작물이 자랄 수 없다.** 그래서 '밭에 해당하는 두피가 얇아지면 모발이 두피에 제대로 뿌리를 내리고 성장할 수 없다'라고 설명한다.

인간과 동물, 식물은 자연의 일부이고 우주의 일부이지만, 내가 바로 우주이기도 하고 자연이기도 하다는 것이 한의학적 마인드다. 자연을 좋아하고 자연을 가까이하며 꽃과 풍경을 좋아하는 사람은 아무래도 인간적이고 따뜻한 이런 한의학의 관점에 더욱 매력을 느낄 수 있다.

한의학은 또 하나, 인체를 유기적인 구조물로 보고 머리에서 발끝까지 전부 연결되어 있고 관련성이 있다고 생각하면서 인체의 생리, 병리적인 측면에 접근을 한다. 오장육부라는 말에 이미 그 유기적인 구조가 그려진다. 5개의 장과 6개의 부가 서로 영향을 미치면서 유기적으로 동작하고 유기적으로 협업을 하게 된다는 의미가 바로 이 오장육부라는 단어에 내포되어 있다. 그래서 어느 하나의 장부가 고장 나고 그 장부의 문제가 심화 되면, 계속적으로 주변 장부까지 고장이 나게 되고 그것이 중간에 멈추거나 해결되지 않으면 오장육부 전체가 망가지게 되는 그런 유기적인 구조라는 것이다. 연못에 돌을 던졌을 때 그 파장이 주변으로 계속 퍼져 나가듯이 문제부위의 문제가 해결되지 않으면 주변 장기로 퍼져 나간다는 의미다. 그런 반면 양의학은 오장육부를 전부 떼어 내어 각각의 기관을 분리하여 생각한다.

한의학은 오장육부의 육체적인 관련성뿐만 아니라 심지어 사람의 마음 상태, 마음가짐, 정신상태까지도 오장육부와 연결 지어 생각하는데 분노, 기쁨, 생각이 많음, 우울함, 공포스러움 등과 같은 감정까지도 각각의 다른 장부에 문제가 올 때 발생한다고 생각한다. 언뜻 이런 감정들은 모두 뇌가 시키는 것이고 뇌의 작용이라고 생각하기 쉽지만, 실제 환자를 상담하다 보면 이런 오장과 감정 사이에는 정말 밀접한 관계가 있음을 자주 경험하였다. 그래서 이런 감정을 관장한다고 여겨지는 간, 심, 비, 폐, 신장을 좋아지게 하는 치료를 하고 나면 이런 비정상적이거나, 오버된 감정들이 정상으로 돌아오는 경우를 수없이 많이 경험하였다. 이런 부분, <u>특히 정신질환의 진단과 치료에 있어서는 한의학이 양의학보다 훨씬 깊이가 있고 우월하다고 생각한다. 불안증, 우울증, 조울증, 초조감, 자율신경실조증, 간질, 공황장애의 진단과 치료에 있어 한의학이 양의학에 비해 월등한 효과가 있다. 정신과의 질환에 있어 한약이 양약보다 훨씬 우수하다. 또한 부작용이나 내성 혹은 중독증상이 전혀 없다고 봐도 무방할 정도다.</u>

"내가 불안, 초조가 너무 심해", "내가 우울증인가 봐, 내가 정신병인가 봐, 내가 조울증인가 봐" 하는 이런 감정상의 문제로 고생하는 분들은 사실 오장을 고쳐주면 내가 언제 그랬냐는 듯이 좋아질 수 있고, 치료되는 속도도 매우 빠르다. 나중에 설명할 기회가 있겠지만, <u>정신질환은 모두 자신의 육체 문제가 발생하고 오랜 기간 이 육체적 문제가 해결되지 못하면 육체의 병과 동시에 혹은 연달아 정신의 질병이 발생하게 된다.</u>

> 그래서 Kevin은 정신병을 치료할 때 신경정신과 약을 먹는 것이 문제라고 말하는 것이다. 몸을 고쳐주고, 몸을 건강하게 해주면 정신병은 대부분 육체의 병과 더불어 해소되는데, 육체의 병은 그대로 놔둔 채 정신과 약만 복용하니, 정신과 약의 독성으로 육체의 병은 더욱 심해지고, 정신질환까지도 더욱 악화되고 낫지 않게 되는 것이다. 내가 정신적인 문제가 있다고 느끼는 독자분이 있는가? 먼저 내 몸부터 건강하게 고쳐보자!

－Kevin에게 이메일을 통해 상담한 사례

 이분은 30대 여성으로 불안과 초조가 매우 심하고, 건강 염려 때문에 도통 안정을 못하고, 이렇게 할까 저렇게 할까 늘 조바심을 내는 분이었다. 이 환자분의 주 호소 증상은 맥박이 1분에 120번이 넘게 뛰어서(빈맥이라고 부른다) 하루 종일 허둥지둥하고 불안, 초조, 변덕이 심한 상태인데, 이미 1년 전부터 이런 증상이 발현되어 직장을 그만두고 집 안에만 있고 밖에 나가지도 못하는 상태였으며, 체중도 많이 빠져서 어떻게 하지를 못하는 분이었다.
 이분의 경우가 바로 심장에 문제가 와서 불안, 초조하고, 마음이 안정이 안 되고 허둥지둥하는 문제가 온 케이스인데 가족이나 주변 사람, 본인, 심지어 의사나 한의사들도 이분의 증상에 대해 정확히 파악을 못하기 때문에 환자에 대해서 좋지 않은 시선을 보내고 있었다. 왜냐하면 특별한 이유도 없이 너무나 불안, 초조해하기 때문에 의사들은 이 환자가 사실은 '뇌에 문제가 있구나, 혹은 정신병이 있구나! 성격이 진짜 이상한 사람이구나'라고 진단을 해버렸다. 그리고 불안해할 이유가 없는데도 이유 없이 불안해하는 그녀를 보고 짜증스럽게 질타를 해버리기도 한다. 그러면 그런 질타를 들은 환자는 더욱 소심해지며, 더욱더 불안증세가 가중되게 되었다.

 Kevin은 이분의 증상을 이메일로 보자마자 '아, 심장만 안정시키면 치료는 금방 끝나겠구나'라는 생각을 하게 되었다.

> 심장은 한의학에서 불에 비유를 한다. 불을 피워놓으면 삽시간에 불이 번지고, 정신이 하나도 없이 여기저기 빠르게 번져간다. **심장이 제멋대로 뛰는 사람은 심장을 바로 잡아주지 않으면, 마치 심장의 열이 불이 번지듯 빠르게 움직여 정신이 하나도 없이 부산하고 불안하고 초조한 마음이 생긴다.** 또한 엄청나게 몸이 지치고 피곤하며 눈과 얼굴, 머리 쪽이 정신이 하나도 없다. 심장에 불이 붙으면 그 열이 전부 상체로 솟아서 다 태우듯이 진액을 바짝 말려버리기 때문이다. 올바른 생각을 할 수가 없고, 넋이 나간 사람이 되어 버린다. 심장이 안정될 때는 정상인 같다가도, 갑자기 심장의 맥박수가 100회를 넘어가면 자신은 죽을 것 같은 불안감을 느낀다.

> 도둑질도 안 했는데 도둑질한 것처럼 심장이 두근두근하고, 누가 쫓아오는 것 같고, 죽을 것처럼 질색감이 오기도 하다가 도무지 안정이 되지 않아서 흔히 공황장애 판정을 받는다.

그러나 의학은 이런 증상에 대해 신경 안정제나 항우울제 약을 처방할 것이다. 의사들은 기껏 한다는 말이 공황장애를 벗어나기 위한 양약이나 훈련이 있다고 하는데, 정말 낮은 수준의 치료를 하고 있는 것이다. 원인에 대한 진단이 전혀 되지 않고 그렇기에 올바른 치료도 되지 않는 것이다.

온 가족들이 그녀에 대해 우려하고 걱정을 하는 상황이었고, 그 여성분을 한 달 가까이 지켜보고 건강지도를 해보니 여러 가지를 동시에 느낄 수가 있었다.

이분의 경우에 맥박수를 1분에 70~80번대로만 유지할 수 있게 해주면 이런 불안, 초조, 안절부절못하는 증상이 거의 사라지게 된다. 심장이 정상적으로 운동할 수 있게 해주면 모든 증상이 사라질 수 있는 것이다. <u>심장은 식도나 폐, 간장, 위장의 문제와 밀접하게 관련되어 있다. 주변 장기의 문제가 바로 심장에도 영향을 미칠 수가 있다는 것이다.</u> 그렇기에 심계 내과라고 해서 심장만 뚝 떼놓고 진료하는 이런 양의학적 방식으로는 유기적인 인체의 문제를 보는 데 극명한 한계가 있다.

심장이 문제가 발생하면, 즉 이분의 경우처럼 빈맥이 오게 되면 밥맛이 뚝 떨어지는 증상이 같이 온다. 심장이 좋지 않아서 빠르게 뛰어야만 내 사지 말단과 오장육부, 뇌로 피를 보낼 수 있는 상황이 되는 것인데 무언가를 자꾸 먹게 되면 가뜩이나 피가 부족한 상황에, 소화를 시키기 위해 심장이 혈액을 위장으로 보내주어야 한다. 위장이 충혈될 경우에 위벽에서 위산이 분비되기 때문이다. 그러나 혈액이 부족한 상황에 심장에서 위장으로 피를 보내려면 심장이 더 뛰어주어야 하는데, 그러면 내 몸이 견뎌내지를 못한다. 그렇기에 밥맛을 없애 위장으로 가야 할 피를 절약하는 것이다. 그러면 심장이 조금이라도 덜 뛸 수 있는 것이다.

> **<u>심장의 박동은 갑상선 호르몬의 지배를 받고 미주신경의 지배 또한 받으며, 흉추 3, 4, 5번 신경의 지배도 받는다.</u>** 심장을 비정상적으로 빠르게 뛰게 하거나 부정맥을 만들거나 하는 일들이 바로 여러 가지의 주변 장기나 척추에서의 문제에서도 원인이 있을 수 있는 것인데 의사들은 하나같이 불안, 초조라면 정신과의 문제, 뇌의 문제, 생각의 문제라고 보고 거침없이 양약을 처방해 버린다. **이런 경우에 근본적인 원인(갑상선 호르몬 문제, 미주신경의 문제, 흉추 신경의 문제)은 해결되지 않은 채, 양약의 부작용만 커지면서 증상은 더욱 악화되는 것이 대부분의 경우라고 할 수 있다.**

빈맥, 부정맥은 대부분의 경우에 몸의 문제이며 빈맥이나 부정맥으로 생기는 정신적인 공황장애나 불안, 초조, 불면증 등은 모두 몸을 고쳐주고 체형을 바로 잡으면 양약 한 알을 먹지 않아도 해결이 잘 된다는 것을 이야기하고 싶다. 이런 정신적인 질환에 사실 한약 치료가 상당히 효과적이다. 특히 이와 같은 공황장애나 심장의 문제로 빈맥이 발생하며 여러 증상이 동시에 발생하는 경우에 "한의학의 오장육부에도 정신이 깃들여 있다"는 개념이 잘 맞는다. 이 개념을 근거로 하여 이 환자의 성격, 주 증상, 부 증상 등을 종합하면 몇 개월 정도 치료하면 상당히 좋은 성과를 낼 수 있다. 이런 증상을 가진 사람들이 매우 많다. 정말 많다. 의료인들은 이런 증상의 환자들이 왔을 때도 늘 Kevin이 언급한 구조의 문제, 호르몬의 문제, 신경의 문제를 염두에 두고 치료에 임해 보면 좋겠다.

- 한의학적 치료의 아쉬운 점

한의학을 신뢰하고 한의원에 자주 다니시는 분들이 있는가 하면, 한의학이나 한의사라면 사기꾼 취급을 하는 사람도 많다. 똑같이 국가에서 면허증을 발급받은 의사인데 왜 한의학이나, 한의사는 의학으로써 대접받지 못하고 있을까? Kevin이 생각하는 원인은 이렇다. 한의학이 의학이라고는 하나, 주류의학이 되지 못했고, 실제로 한의학이 치료할 수 있다고 할 만한 질병의 범위가 넓지 못했기 때문이다.

기껏해야 발목이 삐면 한의원, 허리가 삐끗하면 한의원, 몸이 허할 때 "한약이나 한 재 먹을까?"라고 우리 국민들에게 이런 정도의 인식 정도밖에 주지 못했다. 국민들의 인식에도, 의사들의 인식에도 침술원이나 한약방 수준에서 벗어난다고 생각하지 못하는 것이다. 비염 전문한의원이 있다고는 하나 비염을 속 시원히 제대로 낫게 해주는 한의원이 없었다. 고혈압이나 당뇨, 간염 같은 흔하디 흔한 질환도 제대로 자신 있게 치료할 수 있는 한의사가 거의 없다.

사실 중국이 자랑하는 중의학도 거의 서양 의학에 다 흡수된 상태라는 얘기를 최근 들었다. 2003년도에 Kevin이 중국에 있는 랴오닝성의 의과대학 부속병원에 가서 몇 달을 실습을 한 적이 있었는데, 그때만 해도 중국 100대 명의 중 눈에 침을 놓아 각종 난치병을 고치는 안침(眼針)의 대가가 있어서 그분이 하는 침법을 배울 수 있었는데, 20년이 거의 지난 지금은 중의학도 명맥이 거의 사라져 간다는 것이다. <u>중의학도, 한의학도 양의학에 밀리는 까닭이 무엇일까? 단순하고 명료하다. 치료율이 떨어지기 때문이고, 치료해 봐야 병이 잘 낫지 않기 때문 아니겠는가?</u>

이렇듯 난치병이나 만성병을 제대로 고쳐 낼 수 있는 치료의학이 되지 못한 한의학은, 수십 년간 치료의학이 될 수 있는 기회를 놓치고 80년대 이후부터 40년이 지난 현재까지 보약이나 짓는 수준의 틀에서 크게 벗어나지 못한 것이 큰 문제라고 본다. 아버님이 "몸이 허하신데 보약이나 한 재 지어 드릴까요?"라는 개념으로 의학을 해왔던 과거의 잘못이 치료의학으로 발전하지 못한 큰 족쇄가 된 것을 Kevin을 비롯한 선후배 한의사들은 반성해야 한다.

허리나, 발목 아픈 데 침을 놔주고 부항으로 피를 빼주는 것이 한의학이 되어서는 안 된다. 한의학이 할 수 있는 일은 이보다 훨씬 많아야 한다. 그러나 과거, 대다수의 많은 선배 한의사분들이 치료에 정진하여 치료의학으로 발전시키려고 하기보다는, "어려운 질환은 어차피 못 고쳐"라는 말을 하면서 공부를 멀리하고 여기저기 만성병으로 목, 어깨, 허리 무릎 아픈 할머니들이나 잔뜩 오게 해서 물리치료나 많이 해드리고 "매일 매일 오세요~"라고 하면서 '보험공단으로부터 보험수가나 많이 타 먹자'라는 생각이 만연했던 것이 과거와 현재의 한의학이었다. 병원이 아닌 '할머니 랜드'를 만들어 보험수가나 많이 받아서 내 가족 잘 건사하는 것이 최고였던 지난날이 아니었나 반성해 보아야 한다. "어차피 할머니, 할아버지 무릎 치료하면 낫냐? 오래된 건데? 그냥 물리치료 해주고 뜨끈뜨끈하게 해서 두어 시간 쉬다가 가시는 게 최고야…." 이렇게 Kevin에게 말했던 많은 선배 한의사들이 있었다. 그러나 가끔은 멋지게 치료의학을 하시는 선배님들도 계셨기에 Kevin은 그런 치료의학을 하는 세 분의 멋진 한의사 선배님들을 스승으로 모시기도 하였다.

Kevin에게 치료의학의 길을 가라고 채찍질해 준 세 분의 스승님은 바로 이분들이다. 적어도 이 세 분은 치료의학을 하시는 분이셨고, 실력들도 매우 좋으신 분들이었다. 김상철 선배님, 심양수 교수님, 남용재 선배님!! 이 지면을 빌어 감사의 말씀을 올립니다.

> 누구나 옳은 길은 잘 알고 있다. 그러나 그 옳은 길을 택하는 사람은 잘 없다. 왜냐하면 그 옳은 길은 가는 것은 정말로 힘들기 때문이다.　- Alpacino -

이 말은 영화 '여인의 향기'에서 군 생활을 하다가 사고로 시력을 잃은 장교 역할을 했던 알파치노가 영화 후반부에 강당에 모인 여러 고등학생들 앞에서 일장 연설을 하면서 했던 대사다. Kevin이 용산에 있는 미군 부대에서 카투사로 복무하던 시절, 군 부대원이 마침 이 비디오테이프를 빌려와서 보게 되었는데, 그때 처음 알파치노의 연기를 보고 너무나 감탄하게 되었다. 더구나 당시 Kevin이 미군과 같이 생활하고 있던 터라, 알파치노가 내뱉는 대사 속 미군들의 말투를 보면서 2배로 재미가 있었다. 내용도 감동적이었고, 알파치노와 크리스 오도넬의 연기, 극 중에 알파치노와 여배우가 춤을 추는 장면, 또한 극 중에 나오는 이런 명대사로 인해 평생 잊지 못하는 영화가 되었다. 하도 많이 봐서 10번은 본 것 같다. 나중에는 대사를 거의 외울 정도였으니… 여러분도 시간을 내어 보길 권한다. Kevin이 느낀 감동을 같이 공유하면 좋겠다.

길에 휴지를 버리지 않고, 빨간불 신호를 지켜서 운전을 하고, 담배꽁초를 버리지 않아야 하는 것이 옳다는 것은 누구나 잘 알지만 휴지와 담배꽁초는 늘 바닥에 떨어져 있고, 빨간 신호에도 많은 사람들이 운전하고 잘 지나간다.

'모난 돌이 정을 맞는다' 하였던가? 사람은 시기의 동물이고 질투의 화신들이 많다. Kevin은 예전에는 인간의 본성을 논할 때, 성선설을 믿었으나, 세상의 세파에 시달리다 보니 이제는 자연스럽게 성악설을 믿게 되었다. 튀는 사람은 늘 본질이나 진실에 관계없이 시기의 대상이 되며, 씹힐 수가 있다. 훌다 클락 박사도 기생충 분야에서 바이블과 같은 연구를 한 사람인데, 많은 핍박을 받은 것으로 알고 있다. 한 시대를 풍미했던 많은 선각자들은 세파에 휩쓸려 고초도 많이 당하고, 구속이 되기도 하고, 주변인들에게 사기꾼이라는 소리도 듣는 경우가 많다. 늘 선구자는 있기 마련이고, 늘 이들을 시기하고 욕하는 인간들은 반드시 존재한다. 유튜브에 아무리 좋은 영상을 올려도 꼭 1, 2명은 '싫어요'를 누른다. 정말이지 그런 사람들은 어떻게 생긴 사람인지 궁금할 때가 많다. 넓고 좋은 거실이 있는 집도 반드시 화장실이 있어야만 되는 것과 같은 음양의 이치라는 생각이 든다.

> 의사 면허증이 벼슬은 아니다. 실력이 없는 의사는 면허증은 있으나 스스로 부끄러울 것이다. 아픈 이를 제대로 진단하지 못하고, 고치지 못하는 의사는 정말 분발해야 한다. 왜냐하면 그런 사람은 프로가 아니기 때문이다. 프로는 돈을 받는다. 돈을 받은 만큼만 치료해줘도 그는 프로다. 의료인들은 내가 정말 환자에게 돈을 받은 만큼 치료를 잘해주었나 반성해봐야 한다.

'할머니 랜드'를 지향하지 말고, 정말 아픈 사람들을 위해, 우리가 흔히 난치병, 불치병이라고 하는 질환에 도전하는 젊은 한의사들이 많아지기를 바란다.

침을 놓을 때도 한의사들은 좀 과감해져야 한다. 침의 효용은 자극에 있다. 어떤 한의사들을 보면 침을 제일 가는 것을 쓰면서도 침을 놓은 것을 보면 겨우 침을 세울 정도로만 살살 찔러 놓는다. 어떨 때 보면 침이 다 누워있다. 그런 침이 어떻게 제대로 된 효과를 낼 수 있는가? 혈 자리든, 뭉친 근육 부위든 풀어주려면 침이 어느 정도 깊이에 도달해야 침 효과가 나는 것이다.

Kevin이 유튜브를 통해 20년 가까이 수억 원의 돈을 들여 배웠던 많은 지식과 실전에 바로 사용할 수 있는 임상 노하우를 공개한 것도, 혹시 다른 한의사들이 모를 수도 있는 지식을 공개함으로써 이것을 의사나 한의사가 보고 배워서 임상에 적용하기를 바라면서 올린 것이다.

환자가 Kevin의 동영상을 보면 자신의 문제가 어디서 온 것인지를 기존의 의학과는 조금 다른 시선을 통해 알게 되기를 바랐고, 그리고 의료인이 환자를 진찰할 때 혹시 놓쳤던 부분이 있으면 참고가 되길 바라는 마음으로 올렸다. 또한 환자들의 입장에서도 생각을 하였다. 전문적인 의학지식이 부족한 환자들의 경우에 의사의 진단이 잘못되었을 수도 있는데 그 의사의 말만 듣고 시간과 돈을 낭비할 수도 있기 때문에, Kevin의 강의를 통해 여러 질병에 대해 올바로 알게 해주고 그러한 일들이 생기지 않도록 방지해주고 싶었다.

임상 경력이 10년이 넘어가면 초보 의사는 절대 아니다. 임상 경력이 20년 가까이 되고 동료한의사들에게 강의를 제법 했던 Kevin은 나름의 확실한 의학관을 가지고 있다고 생각한다. 그래서 후배 한의사들에게 이런 조언을 하고 싶다.

> 인체를 치료함에 있어 나의 실력이 부족하여 환자가 낫지 않는 것은 프로답지 못하고 부끄러운 일이라고 생각해야 하고 그 환자를 제대로 고쳐주기 위해 더욱 연구하는 자세를 가져야 한다.

대학을 졸업한 지 오래되지 않아 임상 경력이 부족하면 당연히 아는 것도 적고 진단 능력, 치료 능력도 떨어진다. 그래서 같은 계통에서 근무하는 선배를 잘 만나서 배움을 늘려야 하는 것이다. 그러면 빠르게 성장할 수 있다. <u>국, 영, 수 과목 잘하여 수능시험을 잘 보고 의대까지 온 것은 장한 일이지만, 의대를 졸업하고 실력 있는 의사가 되는 것은 완전히 다른 일이다.</u> 좋은 국, 영, 수 점수로는 좋은 의사가 되지 못한다는 것이다. 병원을 개업하고 환자를 치료하는데, 그 환자가 잘 낫지 않는 경우가 있다. 그런데 낫지 않는 환자가 매일 나를 믿고 찾아올 때의 그 답답함과 미안함은 당해 보지 않으면 모른다. 사실 어쩌면 그런 환자분들이 나를 공부하게 만들고, 나의 실력을 늘려 준 고마운 분인 것 같다.

- <u>진짜 좋은 의사 혹은 한의사가 되려면…</u>

- 구조를 알아야 한다.
- 영양에 대해 알아야 한다.
- 해독에 대해 알아야 한다.
- 교정을 할 줄 알아야 한다(마사지 포함)
- 침도를 쓸 줄 알아야 한다.

- 한의원에서 많이 시행하는 일반적 치료법에 대해 알아보자.

자신이 환자로서 한의원에 다니고 있는데, 내가 한의원에서 과연 어떤 치료를 받고 있고 어떻게 앞으로 어떤 치료를 받아야 하는지에 대해 알고 싶지 않은가? 지금처럼 침이나 부항, 교정을 받는 것이 과연 잘하고 있는 것인지에 대해 알아보고 싶지 않은가? 지금부터 한 번 알아보자.

- 침 치료요법

침법은 매우 다양하여 30가지가 넘는 침 치료법이 있다. 침은 배우기가 용이하며 빠르게 습득할 수 있고 배워서 바로 환자들에게 적용할 수 있다. 새로운 침법을 배우고 나서 진척이 잘 없던 환자가 새 침법으로 좋아지는 것을 보면 그 뿌듯함은 이루 말할 수가 없다. 한의학 혹은 동양의학이라고 하면 침을 제일 먼저 떠올리게 되는데, 침에 대해 잘 모르는 일반인은 침에 대해 상당한 환상을 가지고 있다. 특히 아픈 곳이 아닌 곳에 침을 맞았는데, 아픈 부위의 통증이 사라

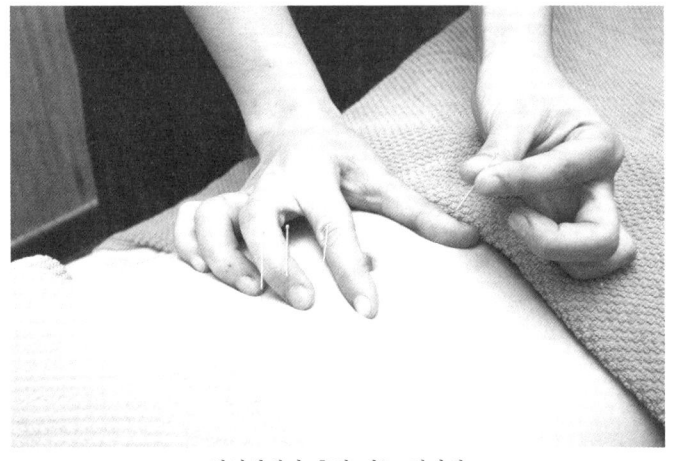

한의원에서 흔히 맞는 일반침

질 때 '와, 진짜 경락이 있구나, 신기하다.'라고 생각하게 된다. 발목이 아픈데 얼굴에 침을 맞아서 못 걷던 사람이 걷게 되는 기적 같은 일 말이다. 정말 신기해할 일이다. 그러나 한의학 공부를 좀 더 해보면 그리 신기한 일도 아니며, 오장육부와 12경락의 흐름을 잘 이해하면 모든 한의사들이 구현 가능한 기술이다. 침법은 수십 가지가 있고, 그 침법에서 쓰는 혈 자리는 12경락의 365혈 외에도 기타 혈들이 많이 추가된다. 어찌 보면 몸 전체, 피부 전체가 혈 자리라고 해도 틀린 말이 아니다.

그렇다면 여러분은 침이 효과가 있는 이유를 아는가?

> 침은 금속으로 이루어져 있어야 효과가 있다고 한다. 금속 자극이 들어가면 뇌의 특정 부분이 자극을 받고 이것이 다시 침을 놓은 부위나, 치료해야 할 해당 부위에 영향을 주어 침이 효과를 보인다고 한다. 침 자극->뇌->다시 해당 부위 반응 혹은 원하는 부위에 반응… 이런 방식인데, 침으로 뇌를 조절하여 치료를 하는 기전도 있지만 침을 놓았을 때 침이 꽂힌 해당 부위에도 치료를 위한, 문제 부위를 복구하기 위한 활발한 생체반응이 일어난다.

침을 놓으면 왜 아픈 자리가 풀릴까?

> 주사는 약물이 들어가서 그 약물이 작용하는 것이지만, 침은 그냥 금속일 뿐이지 않은가? 침이 작용하는 원리는 바로 침이 피부를 뚫고, 근육을 뚫고, 인대를 뚫고 들어가면서 일어나는 반응을 이용하는 것이다. 침을 맞은 부위가 금세 **빨갛게 변하는** 것을 관찰할 수 있는데 이는 바로 그 부위에 백혈구, 적혈구들이 몰리면서 대식 세포의 식균 작용이나 치료반응이 일어나기 때문이다.

침법 중에는 혈 자리가 아닌 뭉친 근육 부위에 침을 놓는 방법이 있는데, 이를 MPS 침법이라고 한다. Myofascial Pain Syndrome 침법이라고 하는데 근막동통증후군(근육을 싸고 있는 막에 발생한 통증으로 인해 유발되는 각종 문제를 근막동통증후군이라고 한다)을 풀어주는 침법이다.

이 침법은 주로 근육과 근막에 존재하는 타우트 밴드(taut band)라고 부르는 곳에 침을 놓아 주는 방법인데, 타우트 밴드라는 것은 근육이나 근막이 딱딱하게 뭉치거나 근육이 유착된 부위를 말한다.

이렇게 뭉친 부위에 침을 맞으면 침이 이 부위를 뚫고 지나가는 순간 근육이 꿈틀하고 움직이기도 한다. 마사지와 침은 각각의 장단점이 있다. 마사지는 넓은 면을 케어할 수 있지만, 뭉친 부위가 깊이 위치할 때는 마사지만으로 심부까지 효과가 닿기 어렵다. 마사지만으로 심부에 위치한 경결을 풀려고 하면, 사실 침 맞는 것보다 더 아픈 통증이 발생한다. 대신 침은 심부 깊이 들어가서 근육의 경결을 풀고 나올 수 있지만, 침 끝은 단면이 아주 작기 때문에 문제 부위가 넓을 경우 침을 놓을 때 여러 개의 침을 모두 놓아 주어야 하기에 환자의 통증이 심하여 불편한 점이 있다.

마사지로도 잘 풀어지지 않는 심부 근육 깊은 곳으로 침이 들어가면 근육이 움찔하면서 풀리게 된다. 경추나 흉추, 요추에 직접 달라붙어 있는 다열근 같은 근육은 마사지로 풀기 힘들다. 이럴 경우 마사지로 다열근 바로 위쪽까지 풀어주고, 온열을 가하여 추가로 더 풀어준 상태에서 침을 놓아주면 아무리 깊이 있는 심부 근육이라도 쉽게 풀어낼 수 있다.

- 다양한 한의학의 침법들

환자의 맥을 보고 침을 놓고, 침을 놓은 후에 맥을 다시 관찰해서 맥이 변화하는 것을 보고 다시 침을 놓는 침법도 있으며, 왼쪽이 아프면 오른쪽에 침을 놓고, 위쪽이 아프면 아래쪽에 놓고, 허리가 아파도, 손끝, 발끝에 놓고, 혹은 침을 놓고 빙빙 돌려서 통증을 유발하기도 하고, 엄청나게 긴 침을 찔러서 30cm 이상 근육이나 피부를 뚫고 지나가게 하는 침법도 있다. 코에 피를 내서 혈압을 떨어뜨리는 침법도 있고, 발끝에서 삼릉침(침 끝이 삼각형 모양임)으로 피를 내는 방법도 있다. 이와 같이 다양한 방법이 존재한다.

Kevin도 한의사가 된 후에 여러 가지 침법을 배워 보았는데 나는 개인적으로는 2~3가지의 침법을 동시에 사용한다. 그중에 Kevin이

제일 아끼고 애용하는 침법은 침도 혹은 도침이라고 하는데, 한의원에서 흔히 보는 일반 침과 달리 특수하게 생긴 침을 사용하는 침법으로 Kevin은 이 침도 침법을 지구상 최고의 침법으로 생각한다. 침도 치료가 최고인 이유는 Kevin이 그동안 배운 수많은 침법으로 해결하지 못했던 수많은 난치 질환이 비로소 침도를 사용하면서 치료가 매우 수월해지고, 효과가 빠르고, 재발이 적었으며, 치료 효과도 지속적이며 재현성이 탁월했기 때문이다.

침을 맞고 나서 증상이 좋아졌다가 며칠 지나서 다시 비슷하게 아파지는 후퇴 현상을 경험하는 일이 많다. 예를 들어 무릎이나 허리를 침을 맞고 며칠 좋았는데, 다시 아픈 경우를 말한다. 흔히 침을 맞으면, 맞은 부위가 편해졌다가 다시 아픈 반응이 나오는데, 이는 보통 두 가지 경우다. 1. 침 자체가 크게 효과를 내지 못하는 경우도 있고, 2. 침이 효과가 있긴 하지만 침 맞을 부위가 넓어서 다 놓지 못하여, 침을 아직 맞지 못한 부위가 아픔을 나타내는 경우도 있다.

"침 자체가 크게 효과를 내지 못하는 것"이라는 의미는 일반 침으로는 효과를 낼 수 없다는 의미다. 예를 들어 산을 옮길 때 삽으로 파서 산을 옮기는 것은 불가능하다. 포크레인 정도가 되어야 산을 옮길 수 있지 않을까? 호미로 수천 번 파봐야 포크레인으로 한 번 푹 퍼서 올리는 것이 훨씬 낫기 때문인 것이다. 아주 적절한 비유다. 즉 심한 관절 질환 혹은 내장 쪽 질환은 포크레인 정도 되는 자극으로 침을 놔 주어야 병소에 효과적인 자극을 줄 수 있는데, 그동안 일반 침을 가지고 호미질하듯이 치료를 해 왔으니 좋은 효과가 나오지 못한 것이다.

무릎 관절염, 오십견, 허리디스크, 척추관 협착증 같은 구조와 관련된 난이도가 높은 증상이 심한 관절 질환은 일반 한의원에서 사용하는 작은 침으로는 절대 나을 수 없다.

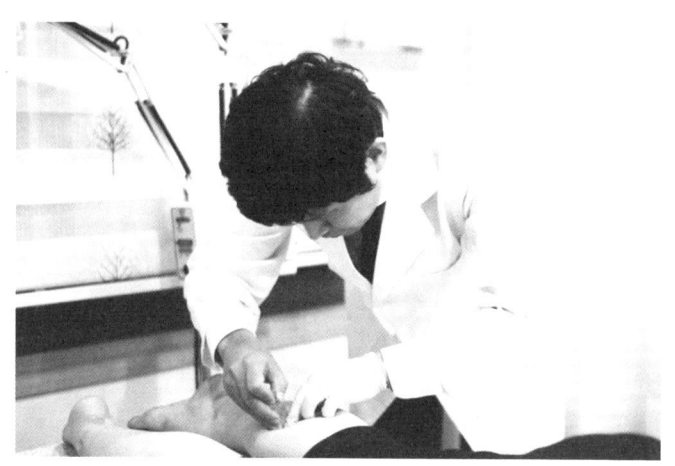

Kevin이 서초동에서 한의원을 할 때 침도를 시술하는 모습

구조와 관련된 심한 질환들은 일반 침만으로 치료하기에는 역부족이다. 아니 턱없이 부족하다. 잠시 편안함을 줄 수는 있다. 관절 근처의 근육에 침을 놔주거나 부항을 해서 피를 빼주면 시원한 느낌이 들면서 호전된 기분을 느낄 수 있으나 절대 근본치료가 될 수 없다. <u>구조의 문제로 발생한 신체적 문제는 기본적으로 구조를 바로 잡아주어야만 호전이 될 수 있다.</u> 일반 호침이 내장질환에는 효과를 보일 수 있다. 특히 사암 침법이라고 불리는 방법을 사용하거나, 8체질 침법을 사용하는 경우는 내장질환에 상당히 효과적이다. <u>다만 가장 흔한 위장병인 위염, 위궤양의 경우에도 양방이든, 한방이든 위장병을 근본치료를 하는 데에는 많은 한계가 있다. 실제로 병원에 가든, 한의원에 가든, 흔해 빠진 위장질환을 속 시원하게 낫게 해주는 곳이 전무하다시피하다.</u> 대부분 치료받을 때, 약을 복용할 때는 괜찮다가 치료를 중지하면 다시 거의 처음과 비슷해지기 때문이다. 왜 그럴까? 사실 이유는 간단하다. 우리가 한 끼 한 끼를 너무 함부로 먹고 있기 때문이다.

기본적으로 우리가 평상시 먹는 음식이 너무 불량하고, 음식 조리 방법이 불량하고, 소화가 잘되지 않는 음식들이 계속 위장으로 들어가니, 위장병이 나을 틈이 없다. 우리가 먹는 음식의 종류와 양은 생각보다 어마어마하고, 줄기차게 음료와 간식들을 먹고 마시기에 위가 나아질 틈을 주지 않는다. <u>위장병은 너무나 흔한 병이지만, 평생 위장병을 달고 살다가 결국 위암으로 사망하는 경우가 많다. 우리나라 암환자 중에 위암 발병이 1위가 아닌가?</u>

위장병은 음식이 들어오는 주요 관문이자, 암 발병률 1위의 질환이므로 한의사, 의사는 모두 제대로 된 위장 치료법을 반드시 알아야 한다. 여러분들은 몸에 좋은 유기농 야채나 과일만 먹는다고 낫는 질환이 아니라는 것도 알아야 한다. 위장에서 시작되어 발생하는 주변 질환이 얼마나 많은지를 여러분은 아는가? 또한 이런 심한 위장병을 완치할 수 있게 할 수 있는 의료인도 우리나라에 거의 없다는 사실도 아는가? <u>단언컨대 양약을 주어 위장의 염증을 가라앉히는 지금의 내과 치료만으로는 절대 위장병을 낫게 할 수 없고, 한약을 써서 위장병을 제대로 낫게 하는 것도 Kevin은 거의 불가능하다고 생각한다.</u> 기본적으로 환자의 음식 섭취에 대한 개념이 혁명적으로 바뀌지 않고서는 위장병이 나을 수 없다. 기존의 한약, 양약만으로는 절대 위장병이 나을 수 없기에, 암 환자가 발병률이 1위를 기록하는 것이다. 이렇게 한국인에게 위암 환자가 많이 발생하고 이로 인해 사망하고 있다는 위암 질환에 대한 통계가 바로 현재 대한민국의 위장병 치료율에 대한 병원, 한의원의 실력을 보여준다.

한의원을 운영하는 한의사들도 관절 질환, 척추질환, 위장질환이 잘 낫지 않는다는 것을 잘 알고 있다. 의사들도 증상을 완화하는 약만 줄 뿐이지, 병원에 아무리 다니고 약 먹고 해봐도 위염이 근본적으로 낫지 않는다는 것을 알고 있을 것이다. 증상의 완화가 아니라 완치 개념으로 가려면 병원, 한의원 수준에서의 치료로는 잘 낫지 않는다. 의사분들, 한의사분들 인정하는가? 분명히 인정할 것이다.

> 정말 Kevin이 말한 대로 지금의 의학, 한의학이 치료의학으로 가려면 위염, 위궤양, 오십견, 허리디스크를 일반 로컬 한의원,

> 동네 의원, 병원에서 척척 고쳐내야 진짜 의학이라고 할 수 있지 않을까? 달나라, 화성에 가는 것처럼, 일론 머스크가 재사용할 수 있는 멋진 우주선을 만든 것처럼 말이다. 이것이 독자 여러분들이 원하는 진짜 의료계의 모습이 아닐까? 여러분은 이것을 원하지 않는가? 현대 과학은 멋진, 프로다운 일들을 해내고 있는데, 전 세계 의사와 한의사들은 도대체 무얼 하고 있는가? "나는 면허증이 있는 의사다. 사회적 지위도 있고, 돈도 잘 벌고 있다"라는 사실에 만족하고 있는 건 아닌가? 만약 위염, 위궤양, 오십견, 허리디스크, 아토피, 당뇨, 암을 막 고쳐 내 버리는 의사나 한의사가 실제로 존재한다면 당신은 얼마나 부끄러운 의료인이 될까? 왜 부끄럽냐고? 프로답지 못하니까.

그럼 'Kevin은 이러한 병들을 치료할 수 있어서 이렇게 큰 소리를 뻥뻥 치고 있는 것인가?'라고 생각하실 수 있겠다. 어떨 것 같은가? 조만간 기회를 만들어서 강의를 해 볼까 한다. 질환별로 나누어 강의를 하면 환자분들이 좋아하실 것 같다. 오늘도 이런저런 고통으로 약을 먹거나 수술을 받는 이가 얼마나 많을까? 이제 일반 침 요법에 이어 Kevin이 수도 없이 강조하는 침도 요법에 대해 알아보자.

－침도(針刀)란?

침도(針刀) 혹은 도침(刀針)이라고 한다. 침도라고 하는 것은 침의 끝이 칼처럼 되어 있기 때문에 붙인 이름이고 실제로 칼이 물체를 자르듯이, 침 끝이 칼날 같아서 근육이나 인대 등을 자르거나 박리해낼 수 있다. 예전에는 침도 끝의 크기가 많이 크고 굵어서 시술 시에 상당한 통증이 있었으나 지금은 참고 맞을 만한 정도로 침도의 크기가 줄어들었다. 더욱 세밀한 치료가 가능해진 것이다. 일반 침의 효과에 대해 말씀드렸는데, 침도는 침의 효과에 더해 다른 특장점이 있다. 바로 그것은 연부조직(SOFT TISSUE)에 생긴 문제들을 해결할 수 있게 되었다는 것이다.

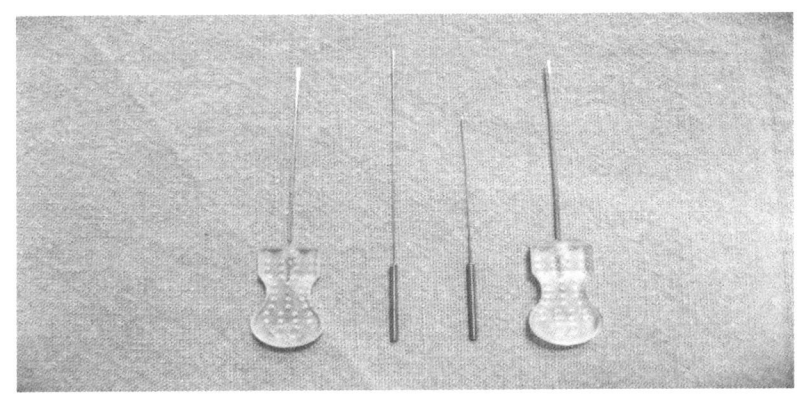
실제 일반 침에 비해서 무지하게 크거나 하지는 않다. 침도 끝이 예전에 비하면 많이 가늘어졌다

－침도 치료의 적응증

1. 두통, 요통, 디스크, 어깨통증, 무릎 관절염 등의 급, 만성 통증 질환에 굿.

2. 어지럼증, 불안, 초조, 우울증, 불면증, 소화장애, 수면장애, 심계항진, 가슴 답답함, 저림증, 생리통, 부인과 질병

<u>사실 침도 치료는 골격질환, 인대질환, 근육질환, 통증질환, 내과질환, 정신질환 등 모든 전반의 질환에 사용과 응용이 가능하다.</u>

－침도의 모습

침도의 생김새는 다음과 같고 일반 침과 비교해보면 차이가 확실하다. 침도(도침)란 침 끝이 아주 작은 끌 모양으로 되어있는 전통적 침을 변형시킨 현대적 연구의 결과물이다. <u>일반 침이 천년 넘게 지켜온 자리를 대체하고 그 이상의 효과를 낼 수 있는 새 기술이기도 하다.</u> 침도는 중국의 중의사인 주원장이라는 사람이 만들고 발전시킨

신기술 침법이다. 침도 시술은 정밀한 양의학적 해부학 지식이 없으면 함부로 할 수 없는 시술이고, 빠른 효과를 나타내기 때문에 일반 침이 해 온 역할을 빠르게 대체하고 훨씬 월등한 효과를 낸다. Kevin은 몇 년 전에 많은 한의사들에게 침도 치료법을 강의하였다. 그러나 지금 현재 2만 8천 명 가까운 한의사 중에 제대로 침도를 사용할 줄 아는 한의사는 1,000명이 되지 못할 것으로 생각한다. 아무리 30년 환자를 치료한 한의사라 할지라도 침도 시술은 따로 침도에 대한 교육을 받지 않으면 절대 하지 못한다. 일반 침과는 사용법이 완전히 다르고 근육학, 신경학, 해부학에 능통하지 못하면 잘 사용할 수가 없다. 침도 요법은 인대질환에 탁효를 보인다. 인대질환은 정말 잘 낫지 않는 질환인데 인대의 문제를 잘 고친다면 관절 질환에 있어 엄청난 강점을 가진 의사가 될 수 있다. 양방에서도 프롤로테라피나 기타 뼈주사 같은 여러 방법을 통해 인대에 생긴 문제를 해결하려고 하지만 잘 낫지 않는다. 예를 들어 테니스 엘보나 손목 통증, 건초염, 발목 염좌, 족저근막염 같은 질환들이 잘 낫지 않는 이유가 바로 이런 질환들이 인대질환이기 때문이다. 이와 같은 질환들로 고생하고 있는 분이 있다면 근처 한의원 중에 침도 치료가 가능한지를 전화로 확인하고 방문하여 치료를 받아보기 바란다.

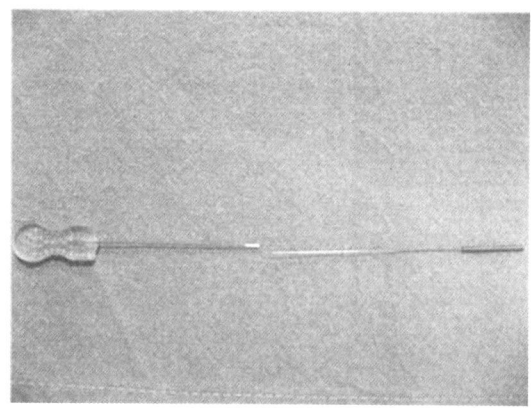

일반 침에 비해서 심하게 크지 않다. 침도의 길이는 5~6센티 정도부터 더욱 긴 것도 있고 다양하다

인대질환 중에 가장 흔한 질환이 바로, 발목이 삐는 발목 염좌이고, 손목 통증, 테니스 엘보, 족저근막염, 두통, 오십견, 허리디스크, 척추관 협착증 등 다양한 질환이 있다. 자주 삐끗삐끗하여 재발이 잦은 발목 염좌, 오래된 발목인대 질환이라도 침도를 사용하여 발목의 인대 부위에 자침을 해주면 통증이 바로바로 호전되는 것을 알 수 있게 된다. 현존하는 모든 치료법 중에 인대 통증이나 건, 인대 문제에 있어 치료 즉시 효과를 내고, 유지가 잘 되는 치료법은 양, 한방 치료법을 통틀어 침도 치료법이 거의 유일한 방법이 아닐까 생각한다.

Kevin이 과거에 난치병 환자를 전문으로 하는 세모난(세상의 모든 난치병의 줄임말) 한의원을 오픈할 수 있게 만들어준 강력한 무기 중 하나가 바로 침도였다. 그 당시 젊은 혈기로 Kevin이 가진 교정 기술과 침도, 한약을 가지고 나름 치료율과 치료 속도로 승부를 걸었던 시기였으나, 9년이 지난 지금 생각해보면 그 당시에 Kevin이 가진 실력은 참 부끄러운 실력이었음을 고백한다. 그럼에도 많은 난치, 만성병 환자를 제법 잘 케어해 드렸던 기억이 나는데, 침도는 나의 노력에 대해 배반하지 않고 충직하게 거의 매번 좋은 결과물을 내주는 좋은 친구이자 도구였다.

침도는 일반 침처럼 옆에서 눈대중으로 보고 배울 수 있는 침술이 아니다. 일반 침과 다르게 깊이 들어가서 문제가 있는 부위를 박리하고 나오기 때문에 양방 해부학을 의사 이상 잘 알지 못하면 쉽게 사용할 수 없다.

-연부조직이란?

연부조직(SOFT TISSUE)이란? 근육, 힘줄, 인대, 혈관, 신경, 림프조직, 관절 주변 조직, 근막 등을 일컫는 말이며, 여러 장기를 지지하는 조직이다.

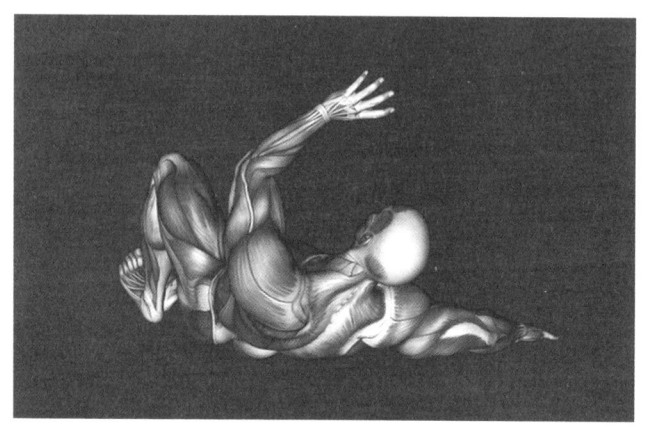

지금 보이는 사진 중에 뼈를 제외한 모든 조직들이 바로 연부조직이다. 이런 연부조직에 대한 치료는 통증 치료에 있어서 핵심이 되는 치료가 된다. 연부조직의 문제는 구조의 문제와 더불어 신경의 장애와도 바로 밀접한 관계가 있기 때문에 저림증, 시림증, 감각 이상의 증상에도 연부조직에 대한 치료가 반드시 필요하다

우리는 이런 연부조직으로 온몸 전체가 지지되고 있으며 이런 연부조직이 두꺼워지거나(비후), 유착되거나, 연부조직의 과다 사용으로 안정성이 떨어지거나, 뼈에 잘못 붙게 되면 연부조직 손상이 오게 되고 연부조직의 손상이 통증과 불편함을 유발한다.

－이런 연부조직이 왜 중요한가?

어깨의 운동에 있어서 매우 중요한 근육 중 하나는 삼각근이다. 어깨에 통증을 느끼거나 운동 장애, 앞, 뒤로 팔이 안 돌아가는 사람들은 누구나 할 것이 없이 삼각근의 근육에 많은 압통을 가지고 있다. 오십견이 오래된 분은 말할 것도 없거니와 조금이라도 팔에 문제가 있다면 모두 이런 연부조직－즉 근육, 근막, 인대, 건－에 문제가 발생한다. 그런데 상태가 심한 분들의 근육을 만져보면 이분들의 <u>근육은 단단한 띠가 만져진다. 그 띠는 바늘의 두께처럼 가늘기도 하지만 때로는 연필 몸통처럼 굵어지기도 한다. 그런 부위를 눌러보면 예외 없이 심한 압통이 생겨 있다.</u> 이것을 어떻게 해석하고

이것을 어떻게 풀어주어야 할까?

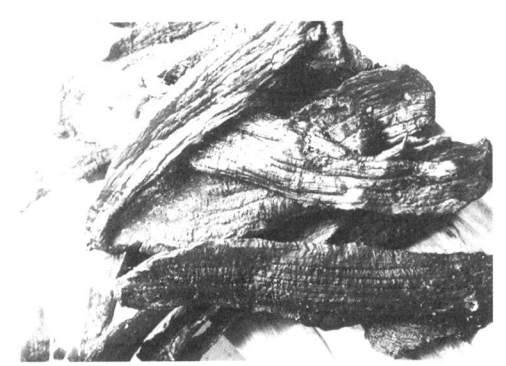

이것은 무엇일까? 바로 육포다. 맥주 안주로 최고

뜬금없이 웬 육포인가? 어린아이의 엉덩이는 부들부들하고 보드랍지 않은가? 하지만 나이 든 성인의 엉덩이 근육은 이런 단단한 육포처럼 된 조직들이 생겨난다. <u>특히 어깨의 삼각근이나 엉덩이 근육 쪽에 많이 생긴다.</u> 그래서 바로 이 육포화된 근육이 오십견과 허리 디스크, 척추관 협착증이 생기는 주요 원인이 된다. 물론 연부조직뿐만 아니라 구조가 틀어져서 생긴 원인이 더 큰 경우도 많다. 허리가 잠시 삔 것은 일반 침으로도 치료가 가능하다. <u>하지만 이런 육포화된 근육은 일반 침이나 기타 운동, 마사지로도 잘 풀리지 않는다. 제대로 운동과 마사지를 하면 풀릴 수도 있는데 시간이 오래 걸린다. 이럴 때 효과가 매우 좋고 빠른 치료 도구가 바로 침도다.</u> 이런 문제는 근육에만 국한되지 않는다. 인대도 유착과 비후가 많이 되는 조직이므로, 이런 인대에 의한 통증도 일반 침으로는 효과가 느리고, 효과도 적다.

늘 재발이 잘 되고 지독히 낫지 않는 관절의 문제는 사실 인대가 문제인 경우가 대부분이다. 모두 연부조직을 뜯어주는 침도 치료에 반응을 잘한다. 손이 붓고, 손가락 마디가 모두 아픈 류머티즘이나 손을 많이 쓰는 직업에서 생긴 손가락 마디 통증은 모두 침도를 사용할 좋은 증상 중 하나다. 일반 침도 효과가 있긴 하지만 침도에 비하면 효과가 매우 떨어진다. 뼈와 붙는 인대의 문제도 침도가 역시 매우 효과적이다. 우리 몸에는 육포처럼 변할 수 있는 근육과 인대가 얼마나 많은가? 그렇기에 침도의 중요성은 더욱 커진다. <u>여러분이 어떤 근육과 인대, 혹은 관절의 통증으로 고생하고 있다면 침도 치료를 받을 필요가 있다.</u> 침도는 결국 여러분이 흔히 한의원에서 보는 일반 침으로는 효과를 낼 수 없는 연부 조직의 유착의 문제를 효과적으로, 빠르게 치료할 수 있다는 매우 큰 장점이 있다.

> 침도라고 하는 치료 도구는, 인류 통증 치료의 역사에 한 획을 긋는 대단한 발명품이라고 생각한다. 침도를 만든 사람은 천재라고 생각하며, 이런 한 명의 천재가 역시 의료의 역사를 바꾸는 것이다.

지긋지긋하게 안 낫는 목, 어깨, 허리, 무릎, 손목, 팔꿈치, 발목의 모든 통증에 침도가 훌륭한 답이 될 수 있다. 왜냐하면 그 부위의 연부조직은 모두 육포처럼 단단히 굳어 있거나 유착되어 있기 때문에 일반적인 기존의 치료 방식으로는 풀어지지 않기 때문이다. 그래서 척추의 문제를 같이 교정해 나가면서 침도 치료를 병행하다 보면, 오래된 만성병, 난치병도 어렵지 않게 치료가 가능하게 된다. <u>호미를 쓰지 말고 포크레인을 써라!</u>

―침도 치료와 교정치료를 할 줄 모르면 절대 명의가 될 수 없다. 분명히 그렇다.

지금도 한의사 중에 침도를 사용할 줄 알고, 임상에서 사용하는 사람이 전체 한의사의 5%도 되지 않을 것이라고 생각한다. 사실 침도를 배워도 시술이 까다롭고 힘들다. 침도 시술이 일반 침 시술보다 훨씬 에너지 소모가 심하다. 한의사의 입장에서 전체적으로 손목과 팔의 힘을 많이 써주어야만 침도 시술을 할 수 있다. 그리고 진찰을 할 때 엄지손가락으로 꼭꼭 눌러가면서 압통 부위를 찾아가면서 시술해야 하기 때문에 시간도 훨씬 오래 걸린다. 환자 입장에서는 일반 침보다 조금 더 아픈 통증을 느끼기 때문에 심장이 약한 한의사는 환자가 침 맞을 때 자꾸 아프다고 말하면 배우고도 잘 사용하지 못한다. 그러나 여기저기 심하게 많이 아픈 환자를 제대로 치료해주려면 한의사는 반드시 침도를 자유자재로 사용할 줄 알아야 한다. 명의가 되기 위해서는 능숙한 교정기술과 함께 침도 시술을 할 줄 알아야 한다고 생각한다. 구조를 모르고 침도를 모르는 한의사는 인체의 오장육부에 발생하는 병과 관절 질환, 정신질환 모두를 절대 제대로 케어할 수 없다고 생각하기 때문이다.

교정치료와 침도 치료를 할 줄 알면 관절 질환과 인대질환, 근육질환뿐만 아니라, 오장육부 질환까지 다 치료가 가능하다. 관절에 문제가 있을 경우에는 교정을 통해 뼈를 맞추어 주니 치료가 될 수도 있다고 생각하기가 쉬운데, 그렇다면 어떻게 침도 치료로 오장육부 질환까지도 치료가 가능할까?

> Kevin이 얘기했듯이 오장육부는 경추, 흉추, 요추, 천골뼈에서 시작하는 척추신경과 관련이 되어있고, 이런 척추가 틀어지면서 오장육부의 문제가 온다고 말하였다. 그러기에 척추 부위를 침도를 사용하여 경추나 흉추, 요추에 들러붙어 있는 딱딱해진 근육과 인대 부위를 뜯어주면, 틀어지고 굳어있던 척추가 움직일

> 수 있는 유격이 생기고 이로 인해 교정이 수월해지게 된다. 척추를 수십 년간 잡고 있던 근육과 인대가 헐거워지면, 오랫동안 굳어 있던 척추가 원래 정상이었던 제자리로 돌아갈 수 있는 공간이 확보되면서 우두둑~! 하고 척추가 있어야 할 원래의 제자리를 찾아갈 수 있게 된다.
>
> 척추의 신경들은 오장육부로 가는 신경이 출발하는 곳이기에 척추가 원래 있어야 할 위치로 다시 회복되면, 자연스럽게 오장육부로 가는 신경의 눌림이 풀리고 이로 인해 폐, 위, 간, 췌장, 소장 등의 장부로 신경이 원활히 전달되고 혈액 순환장애도 풀리게 되는 것이다. 즉 교정과 침도를 이용해 척추를 바르게 해주면 오장육부의 모든 질환이 호전되는 첫 단추를 채우는 것과 같다. 침도 치료 이후 교정치료를 해주면 **빠지는 것이 없이 훌륭~!!**

침도 치료는 내과 질환, 외과 질환에 두루 쓰일 수 있으며, 재현성이 뛰어나고 침도를 맞다 보면 환자들이 "나는 일반 침 말고 침도로만 치료해주세요"라고 말을 하게 된다. "일반 침 그거 맞아봐야 효과도 없는데… 침도가 좀 따끔하고 아프긴 해도 효과가 좋으니 이제 일반 침 못 맞겠어요."라고 공통적으로 얘기를 한다. 한의원을 운영하는 한의사 선후배님들이 이 책을 보실지 모르겠지만, 부디 의학다운 의학, 치료다운 치료를 하시려거든 반드시 침도 치료법을 배우시고 이를 임상에 활용하시기 바란다.

- 한의사가 침도를 알게 되면

한의사가 침도를 사용할 줄 알게 되면 자신의 질병 치료 가능 범위와 치료 자신감, 치료 능력이 "일론 머스크의 화성 가는 로켓"처럼 급상승하게 된다. 대신 침도를 배울 때 제대로 잘 가르치는 강사를 만나야 한다. 강사 자신의 실력이 중요한 것이 아니고 침도에 대해서 제대로 전달하여, 배우는 한의사가 쉽게 배워서 바로바로 쓸 수 있도록 해주는 것이 제일 중요하다. 모든 강의가 그렇듯이 배우고도 사용하지 못하는 경우가 얼마나 많은가? Kevin에게 강의를 받은 많은 원장님들은 지금도 잘 쓰고 있는 것으로 알고 있는데, 다른 강사분에게 돈을 내고 침도 강의를 듣고도 "못 쓰고 계신다, 혹은 이제는 안 쓴다."라고 하는 한의사분도 여럿 만나봤다. 강사가 제대로 가르쳐 주지 못했기 때문이다.

그런데 솔직히 말해서 교정치료와 침도 치료를 다 제대로 할 줄 아는 한의사라면 치료의학의 측면에서 절대 대형 병원에서 근무하는 의사들에게 밀리지 않고 앞설 수 있다. 대형병원에서 못 고치는 많은 질환들을 한의원 수준에서도 얼마든지 치료할 수 있기 때문이다. 그런 능력이 있는 한의사가 5,000명만 된다면 우리나라에 아파서 고생하거나 수술을 하는 사람이 없을 텐데 말이다. 참으로 안타깝다.

여기에 진단 능력까지 갖추면 얼마든지 대학 병원과도 맞짱을 뜰 수가 있게 된다. 사실 한의사가 X-RAY나 CT, MRI, 초음파, 진통제, 소염제를 사용할 수 있다면(그런 일은 절대 벌어지지 않겠지만), 그리되면 진단에서도 월등해질 것이지만, 공학자들이 만들어 놓은 기기까지 한의사들이 쓰겠다고 하면 대한민국이 난리가 날 것이니 상상만 하겠다.

그러나 그런 양방의 진단기기를 하나도 사용하지 않고도 병원의 진단보다 훨씬 월등하고 자세한 진단 결과를 알 수 있는 진단법도 Kevin은 알고 있다. 이 내용은 차후에 설명하도록 하겠다. 예를 들자면 병원에서 발견하지 못한 암을 양방의 진단기기 없이도 알아낼 수 있는 그런 방법들이 있다. 사실이며 사기가 아니다. Kevin의 진단으로 어떤 질병이 의심되어 병원에 의뢰하여 검사를 해보면 Kevin의 진단이 맞는지 안 맞는지도 확인할 수 있으니 미리 의심하지는 마시라.

모든 한의사들이 침도를 사용할 줄 알고, 제대로 된 교정을 할 줄 알면 좋겠다. 그러면 일반 로컬 한의원에서도 허리디스크 수술을 권유받을 많은 환자들을, 그리고 만성병, 난치병으로 고생하는 많은 환자들을 일반 한의원에서 훨씬 적은 비용과 시간으로 충분히 고쳐 낼 수 있을 것이니 말이다.

여러분들이 고질적인 질환으로 고생하고 있다면 반드시 침도에 능숙하고 추나나 교정치료를 능숙하게 잘하는 한의원을 찾아가시면 된다. **이것이 Kevin이 여러분에게 주는 조언이다. 침도를 쓸 줄 알 때와 모를 때, 교정을 제대로 할 줄 알 때와 모를 때, 한의사가 진찰하고 치료할 수 있는 질병의 종류는 확연히 차이가 나기 때문이다.** 한의원에 가려거든 늘 가던 주변의 단골 한의사만 찾지 말고, 주변에 침도와 교정을 제대로 잘하는 한의사가 있는지부터 수소문하기 바란다. **명의는 반드시 침도와 교정을 제대로 하는 사람이라고 나는 굳게 믿고 있다. 거기에 뛰어난 진단 능력과 영양에 대한 해박한 지식이 있다면 상위 0.1%의 실력을 갖춘 의사를 만난 것일 것이다.**

사실 침도의 효과를 의료인도 독자분도 몰라서 그렇지 침도를 사용해보거나, 침도 치료를 받아보고 나면 Kevin이 왜 이렇게 침도를 배우라고 하거나, 침도 치료를 받으라고 강요하듯 말하는지를 바로 알게 될 것이다. <u>침도 시술을 제대로 할 줄 아는 한의사를 만나서 관절이나 근육, 인대 질환을 치료받아 보면 그야말로 신세계가 열리는 것을 확인할 수 있다.</u>

<u>이런 정보가 진짜 돈이고 건강이 되는 정보다!</u> 자꾸 뭐 먹어봐

라, 뭐 먹어봐라 하는 것은 여러분의 돈과 시간만 낭비할 뿐 효과가 없다. 이런 정보를 알게 되고 실천하시면 당신의 의료비는 엄청나게 절감된다.

사실 유튜브에 올라와 있는 거북목이나 어깨통증, 허리통증을 케어하는 다양한 운동법이 존재하나, 꾸준히 하기도 힘들 뿐더러 이런 육포화된 근육과 인대를 풀어주는 데는 많은 한계가 있다. Kevin은 그런 것을 알고 있는데, 이런 내용을 다루는 유튜브 속 동영상들이 조회 수가 수십만 회가 넘고, 이런 비슷한 류의 영상이 계속 반복되어 재생산되는 것을 보고 Kevin은 '유튜브를 더 찍어서 올려야 하나'라는 회의를 느끼게 되었다.

구조의 문제는 제대로 된 치료가 아니면 쉽게 잘 낫질 않는다. 그런 동영상을 보고 따라 해서 거북목이 나을 분은 심한 거북목 축에도 들지 못하는 것이다. Kevin이 유튜브를 제대로 한 것은 거의 2년이 다 되어 가는데, 그때에 비해 지금 의학 관련 유튜브를 하는 분들이 엄청나게 늘어나 있다. 좋은 콘텐츠도 많이 있는 반면에 정말 조회 수만 올리기 위한 관심 끌기 영상도 많다. 책을 쓰게 된 동기도 차라리 환자분들이 이런 동영상만 찾아보면서 시간을 소비하지 말고, 처음부터 끝까지 건강에 대한 개념이 한 권의 책으로 제대로 정리된 가이드북이 필요할 것 같다는 생각이 들어서였다. 원래는 100페이지 정도로 간략하게 책을 내려다가 살이 자꾸 붙으면서 500페이지 정도의 책이 되어 버렸다.

- 뜸요법

뜸도 아주 오랜 기간 사용되어온 한의학의 전통 치료법인데, 요즘 뜸치료를 해주는 한의원이 많지 않다. 왜냐하면 시술하기가 힘들기 때문이고, 환자들이 화상을 입을 위험이 있고 한의원에 뜸 냄새가 배기 때문이다. 일단 뜸을 해주는 한의원은 원장님이 치료 의지가 강하고 환자에 대한 열정이 있는 분이라고 보면 거의 맞다. 왕뜸이라고 하기도 하고 링뜸이라고도 하는 도넛같이 생긴 모양의 뜸은 뜸치료 중에서도 상당히 효과가 좋은데, 이것도 배꼽에 하나만 올리는 것보다 여러 개의 왕뜸을 통째로 배나 등에 몇 개씩 올려주는 것이 훨씬 더 효과가 좋다.

다만 왕뜸을 시술하기 위해서는 뜸 연기 배출을 위해 배기 시설을 따로 해야 하고, 뜸 냄새가 워낙 강하기 때문에 병원이 쑥진 냄새로 쩔게 된다. 그리고 뜸 냄새가 주변 상가로 퍼져 나가면 민원이 들어오기 때문에 주변 주민들의 평이 좋지 않게 된다. <u>그러나 뜸도 근본적인 체질 개선을 하는 데는 분명한 한계가 있다는 것을 알아야 한다. 뜸은 분명히 좋은 치료법임에도, 부작용도 있다.</u>

> 예를 들어 직구(直灸)라고 하여 좁쌀만 하게 쑥뜸을 만들어서 팔꿈치나 아픈 부위에 하는 방식은 소기의 목적을 달성하지는 못하고 흉터만 남기는 경우가 대부분이다. 이런 흉터는 또 다른 기혈순환을 방해하는 원인이 되므로 피부에 대고 뜸을 뜨는 직구 치료는 절대 뜨지 않는 것이 좋다. 뜸을 하고 상처가 되어 흉터가 남으면 오히려 뜸을 안 뜨는 것이 낫다. 뜸을 제대로 뜨고 싶다면 쑥뜸방에 가서 상의를 다 탈의하고, 정말 대통밥 사이즈의 큰 뜸을 여러 개 배와 등에 올리고 1시간 이상 떠주는 것이 제일 좋겠다.

일반 한의원에서는 냄새 관리, 인력관리가 힘들고 그 쑥진 냄새로 한의사와 직원들이 힘들어서 하기 어렵다. 의사가 환자를 고치기 위해 내 몸을 상하는 것도 좋은 선택지는 아닐 것이다. 뜸 냄새가 몸에 좋다고 하는 얘기도 있지만, 그것은 아주 소량을 틈틈이 뜰 때 얘기고, 전문적으로 뜸을 하면서 환기 시설이 제대로 되지 않으면 오히려 폐기능에 문제가 올 수 있다. 환기 시설이 있어도 뜸을 많이 시술하면 폐와 기관지가 상한다. 뜸 치료실을 운영한 한의사들이 나에게 해준 얘기다.

뜸치료를 하는 한의사가 있다면 환자를 긍휼히 여기고 자신의 몸을 희생할 줄 아는 한의사일 수 있다. 일단 뜸치료가 그만큼 한의사에게는 귀찮고, 직원들도 힘이 들고, 때로는 화상으로 컴플레인 혹은 소송까지 제기하는 환자들이 있기 때문에, 정말 안 하니만 못한 경우가 많이 생긴다. 굳이 뜸을 뜨고 싶다면 한의원보다는 쑥뜸을 전문으로 하는 쑥뜸방에 가서 몇만 원을 주고 하는 것이 실용적이다. <u>그래서 Kevin은 온열 기구를 특허를 내고 온열 마사지기를 만들어 그것으로 뜸을 대신하여 치료를 하였다. 그것이 바로 골드-RX라는 금도금을 한 황금온열 마사지기다. 원래 암 환자를 케어해 보고자 만든 온열 마사지기로 Kevin은 골드-RX를 통증 환자들과 저체온 환자들, 체력이 약한 환자들을 위해 많이 사용해 보았다.</u>

또한 뜸 시술 후에 환자가 화상을 입고 의료사고 비슷한 상황이 되어 환자에게 시달리다 보면 더 이상 의사짓(?)을 하고 싶지 않게 된다. Kevin의 고등학교 동문 후배가 그런 일을 당하고 내 앞에서 펑펑 울던 일을 기억한다. 최선을 다했고, 처리를 잘했음에도(그 후배의 훌륭한 인품을 잘 알고 있었다) 결국 소송으로 이어지고, 사람에 대한 실망으로 병원 그만하고 싶다고 울 때 참 맘이 좋지 않았다.

> **한의사 후배 여러분, 뜸은 하지 마세요! 환자나 여러분이나 득보다 실이 많습니다.**

구당 김남수 선생이 침구사로 침과 뜸으로 여러 병을 고쳤다고 하고 티브이에도 여러 번 방송이 된 것을 기억한다. 침과 뜸 두 가지로 많은 병을 고쳐 칭송을 받은 것을 알고 있으나 세상에는 그보다 좋은 방법도 얼마든지 많다는 것도 여러분들은 아셔야 한다. 10점 만점에 9점, 10점이 되는 다른 치료가 많다. 굳이 뜨거운 고통을 참아가면서 또 몸에 흉터를 남기면서 직구 뜸을 뜰 필요가 없다는 말이다. Kevin의 강의를 듣게 되면 뜸보다 좋은 방법들이 엄청나게 많다는 것을 알게 될 것이다. 굳이 이런 흉터가 생기고 따끔한 뜸 치료가 아니라도 당뇨, 고혈압, 암을 낫게 할 수 있는 방법이 있다! 뜸보다 훨씬 더 근본적으로 몸의 문제를 개선할 수 있는 방법들이 있다는 말이다. 위장병을 고치기 위해서 굳이 중완혈에 합곡혈, 족삼리에 뜸을 뜨고 흉터를 남기지 마라. Kevin의 강의를 듣게 되면 반드시 자신의 몸에 직구 뜸을 뜬 것을 후회하게 될 수 있다.

> 정저지와(井底之蛙)처럼 한의학을 신성시할 것도 아니고 예전 한의학 서적 속의 지식만을 파는 것도 정말 바보가 할 짓이다. 현대 의학의 눈부신 결과물을 한의사들이 제대로 이용할 줄 모르고 몇천 년 전의 음양오행과 12경락에 메이면 정말 어려운 질환을 치료할 수 없다.

구당 선생의 책을 사서 보기도 하고, 뭐가 있나 하고 공부해 보기도 했는데, 한의사보다 훨씬 낫다거나 신기의 기술이라고 할 만한 것을 찾지 못했다.

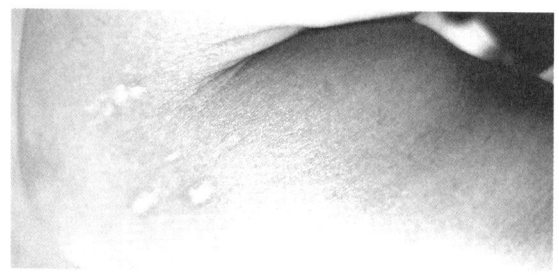

Kevin의 팔꿈치에 생긴 직구뜸 상처! 테니스 엘보로 고생하다가 뜸을 떴고 아무 효과를 보지 못했으나 결국 침도 치료를 통해 말끔하게 나았다. 오른쪽 어깨에는 더 큰 화상 자국들이 있다

> 뜸보다 효과 좋고 피부에 상처 남기지 않는 업그레이드된 치료법은 너무너무 많다. 뜸으로 효과를 본 사람들이 거품을 물고

뜸이 효과가 좋다고 주장하면서 "Kevin의 직구 뜸을 하지 말라"고 얘기한 동영상을 보고 댓글을 달아 놓은 것도 보았다. 뜸도 잘 가려서 하고 자신의 상황에 맞게 하면 도움이 분명히 된다. 그러나 직구는 웬만하면 피하라는 것이 Kevin의 조언이다.

다만 자신의 암이, 당뇨가, 허리디스크가 뜸을 떠서 나았다고 얘기한다면, Kevin은 "뜸 아니고, 그렇게 불편하게 고생 안 하고도 얼마든지 더 쉽게 나을 수 있는 방법이 있었는데, 모르셨군요."라고 얘기해주고 싶다.

온열을 통해 치료하고 싶다면, 뜸이 아닌 다른 4가지의 편한 온열 방법이 있다. Kevin 방식으로 온열을 진행하면 뜸보다 훨씬 간편하고 효과 좋게, 냄새나 흉터 없이 소기의 치료목적을 달성할 수 있다. 책의 후반부에 소개가 된다. 정 뜸 효과를 누리고 싶다면 쑥뜸방 같은 곳에 가서 몇만 원을 주면 1회 등이나 복부에 뜸을 뜰 수 있다. 이 방법은 상당히 좋은 효과를 볼 수 있으니, 화상만 조심하고 한 번 시도해 보아도 될 것이다.

- 부항 요법

어깨나 허리가 아플 때 침을 맞고 나서 피를 빼주는 한의원도 있고 아깝게 왜 생피를 빼냐면서 침만 놔주는 곳도 있다. 부항도 수천 년의 역사를 가진 치료 방법인데 제법 효과가 좋다. 그러나 인체를 제대로 이해하게 되면 이 부항 요법도 지엽적인 치료법에 지나지 않는 것을 알게 된다. 근육이 뭉쳐서 아픈 곳을 볼펜같이 생긴 란셋으로 탁탁탁 쳐서 피를 빼주면 일시적으로 어혈진 피가 나오고, 검은 피가 나오면서 실제로 근육을 뭉치게 만든 노폐물과 젖산이 빠져나가면서 개운함을 느낄 수 있다. 혈액 순환이 되지 않고 멈춰 있던 부위에 피를 빼고 압력을 걸어주면 그 부위의 막힌 기혈이 풀리면서 통증 완화

효과가 있는 것이다. 실제로 Kevin도 한의원을 운영하면서 많이 사용했던 방법인데, 사실 이런 부항 치료가 질병의 근본적인 치료와는 거리가 멀다. 혈액의 순환이라던지, 혈액의 정화라는 목적에 크게 부합되지 못한다는 것이다.

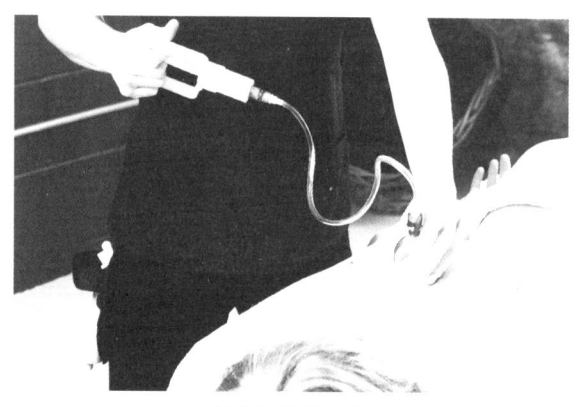

부항을 붙인 모습

어혈이 있을 때 피를 빼서 치료한다고 주장하는 심천사혈요법(한의사가 만든 방법이 아니고 일반인이 이름을 붙인 것)이라는 것이 있고 그것이 변형이 된 자연정혈요법이 있다. 또한 피를 빼지 않고 부항을 40분 정도 붙여서 피부에 수포를 만든 후에 이를 발포를 시킨 상태로 피부 주위의 체액을 빼내는 흡각(흡선)요법이라는 것도 있다. Kevin도 모두 배워서 써봤고 직접 경험도 해보았다. 그러고 보니 Kevin이 배우고 연구해본 치료술들이 참 많았다.

많은 경우에 있어 부항이나 흡각의 방식을 통해 병원, 한의원에서 못 고치던 난치병이 낫고, 불치병이 좋아진 케이스가 이렇게 많다고 소개한 책들도 다 보았다. 맞다. 이렇게 치료를 하면 난치병들이 나을 수도 있다. <u>이렇게 해서 나을 수도 있다는 것을 부정하지는 않으나 이렇게 아프고 힘들게 피 빼고 고생하지 않고 그런 질환들이 나을 수 있다면 여러분은 굳이 이 방법을 하지 않을 것이다.</u> 양궁을 하면서 과녁에 몇 점을 맞히고 싶은가? 10점 만점에 3점의 표지판에 활을 쏘고 싶은가? 여러분은 절대 3점 치료에 만족하지 말아야 한다. Kevin이 10점짜리 치료법을 계속 소개드릴 것이다.

　어떤 이가 어떤 방법을 통해 현대 의학으로 낫지 않던 병이 나으면 그 방법이 최고이고, 그 방법이 인류의 모든 질병을 구할 수 있을 것처럼 선전한다. 그런 방법이 분명히 존재할 수 있는데, 그 이유는 현대 의학의 수준이 너무 낮기 때문에 잘 낫지 않았던 질병이었을 뿐, 그다지 어려운 질병은 아니었다는 말도 될 수 있다. 하지만 <u>이런 경우에 있어 제일 올바른 생각은 어떤 특정한 방법이 어떤 특정 질환에만은 더 효과적일 수도 있다고 생각을 해야 한다. 3만 5천 개에 해당하는 질병은 다 그 발병 원인과 치료법이 다르다.</u>

　쉽게 말해 허리디스크와 폐렴이 같은 원인 질환일 수가 없기 때문에 "허리디스크가 부항이나 흡각요법, 혹은 뜸치료로 나았다고 해서 폐렴까지 그 방법으로 다 낫는 것은 아니다"라는 생각을 해야 치우치지 않은 올바른 생각이라는 것이다. 내가 석류를 먹고 좋아졌다고 해서 옆집 아줌마도 석류를 먹는다고 반드시 좋아지지 않을 수도 있다는 것이다. 증상마다 다르고 사람마다 다르다. 그래서 한 가지 방법으로 만병이 다 낫는다고 얘기하는 사람은 사기꾼 소리를 들을 수 있는 것이다.

　의사나 한의사가 고민해야 할 것은 "병이 발생하는 진짜 원인과 어떤 방법들이 근본적인 치료법일까"이다. 의료소비자인 여러분도 이 책을 통해 내가 내 몸을 치료함에 있어 가장 안전하고 불편하지 않으면서 가성비가 좋은 방법이 무엇인지를 알기를 바란다.

　흡각요법을 통해 여러 난치 질환이 나은 사례를 흡각요법 책을 통해 알게 되어서 Kevin도 관심을 가지고 내 몸과 우리 가족, 환자들에게 적용해 본 적이 있다. 효과를 느끼기 이전에 이 방법은 너무너무 불편하고 힘이 들었다. 시술자나 받는 사람이나 너무 힘들고, 시간도 오래 걸린다. 흡각요법은 등 전체에다가 부항기를 붙이고, 40

분 동안 유지하면, 어느 순간부터 피부에 수포가 올라오기 시작하는데 이 수포에 진물(체액)이 차오르면서 부푼다. 부항기에 걸린 음압이 워낙 강하기 때문에 좁쌀만 하던 수포가 갑자기 순식간에 콩알 2개 정도 사이즈로 커지기도 한다.(콩알 1개 정도의 크기가 제일 적당한 사이즈) 이렇게 너무 크게 커지기 전에 란셋으로 찔러서 수포가 많이 커지지 않게 하면서 체액을 더 빼주는데, 워낙 등에 붙인 부항컵의 수가 많기 때문에(보통 30~40개) 잠시 한눈을 팔면 수포가 너무 커져 버린다.

이것으로 인해 흡각 시술을 마치고 모든 부항 컵을 제거한 후에 체액 즉 진물을 다 빼주고 나서도 콩알보다 커진 수포 부위는 엄청 따갑게 되고, 잠을 잘 때 그 등 부위가 엄청 쓰리고 아프게 된다. 그래서 흡각 요법 시술시 한 명이 옆에 붙어 있으면서 상당히 신경을 써야 하고 상당히 긴 시간 동안 시술을 해 줘야 하기 때문에 한의원에서 시술하기는 힘들다. 그리고 좀 더 공부를 하게 되면 흡각요법보다 더 근본적으로 피와 체액을 맑게 하는 방법이 있다는 것을 알게 된다. 정말 이렇게 고통을 받고, 힘들게 치료를 할 필요가 전혀 없다.

-추나요법

인체의 구조를 모르고 뼈를 모르면 절대 명의가 될 수 없다.

명의가 될 수 없다는 말은 흔히 말하는 난치병이나 불치병을 제대로 치료할 수 없다는 말이다. 당연히 치료율도 떨어질 수밖에 없다. 중증 질환의 경우 모두 체형과 구조의 문제를 가지고 있기 때문에 구조를 알지 못하고, 교정을 제대로 할 줄 모르면, 절대 좋은 치료율을 보일 수가 없다.

Kevin이 생각하는 의사들의 가장 큰 문제점은 양약을 쓰고 나서 검사를 해보고, 그 결과 수치가 의학에서 정해 놓은 수치 범

> 위 안에 들어오면 그 환자는 건강한 상태가 되었다고 착각한다는 것이다. 의사들의 그런 강한 믿음이 현대 의학의 가장 큰 병폐를 만들고 있다. 유튜버 중에 의사들이 강의하는 것을 들어보면 모든 의사들이 전부 이런 틀 안에 갇혀 있다. 그런 의사들의 강의를 듣고 난 시청자들이 댓글에 "잘 배웠다, 감사하다"라고 댓글을 남기는 데 이를 보면 답답함이 Kevin의 가슴을 짓누른다. 문제는 환자들도 수치가 정상이면 자신의 몸 상태가 정상이라고 생각한다는 것이다. 건강해지려면 절대 의사 말을 믿지 말라고 하는 이유가 바로 이것이다. 정말 큰 문제다. 아~ 정말 이건 아닌데….

구조에 발생한 문제를 교정을 통해 치료해주면 많은 경우에 있어 일반 침이나 부항, 한약 치료보다 효과가 빠르고 효과적인 경우가 많다. 또한 기타 다른 병원, 한의원에서 그 어떤 치료를 해도 반응을 하지 않다가 교정을 받고 나서 대번에 좋아지는 경우가 허다하다. 그런데 교정이란 이름으로 수없이 많은 의사와 물리치료사, 일반인들이 교정을 시행하는데, 그 수준과 치료율은 천차만별이다. Kevin도 내 몸을 내가 교정할 수는 없어 인터넷 검색으로 교정을 잘한다는 곳을 몇 군데 가서 받아보고 기절을 할 뻔했다. 유명 스포츠맨을 치료했다는 것을 내세워 광고를 하길래 한 번 가서 받아 보았는데 너무나 교정 실력이 형편없었기 때문이다.

교정 실력은 학벌로 평가할 수 있는 것이 아니다. 서울대 나온 의사가 지방대 나온 의사보다 교정을 잘한다는 등식은 절대로 성립하지 않는다. 손재주와 진단 능력에 기인하기 때문에, 똑같은 이름의 교정을 실시하여도 환자가 느끼는 치료되는 정도는 확연히 차이가 난다. 추나요법이 보험치료에 편입되면서 많은 한의사들이 새로이 추나를 배우고 이를 통해 임상에서 추나 치료를 시행하고 있다. Kevin은 15년 전에 추나 강사와 미국에서 배워 온 카이로프랙터들에게서 추나와 카이로프랙틱을 배웠다. 그런데 그렇게 추나와 카이로프랙틱을 배워서 몇 년간 사용해보니 환자에게 효과를 보이기엔 이런 교정법들이 너무나 부족하다는 것을 느끼게 되었다. 이후로도 추가로 다른 많은 교정법을 배워서 나름의 교정을 하고 있지만 교정은 정말 개인적으로 노력하고 연구하지 않으면 안 되고, 정말 실력 있는 교정 강사 선생님을 잘 만나야 하며, 또한 배우더라도 이를 배운 시술자의 타고난 손재주가 있어야만 한다.

> 추나를 하지 않고, 교정을 제대로 하지 않고, 인체를 제대로 치료한다는 것은 사실 매우 매우 힘든 일이다. 왜냐하면 좋은 한약을 먹고, 좋은 영양치료를 하고, 침을 맞아도 구조의 문제가 남아 있으면 환자가 느끼는 불편함은 계속될 수밖에 없기 때문이다.

교정을 잘하는 의사나 한의사를 만나는 것은 환자에게 있어 큰 행운이며 행복이라고 할 수 있겠다. 갈비탕 집이 수없이 많지만 정말 맛있는 맛집 갈비탕집은 매우 드문 것과 마찬가지다.

정확히 말하자면 한의사들은 교정의 전문가는 아니다. 왜냐하면 대학 과정에 추나에 대한 교육과정이 있는 것도 아니고, 추나라는 기술은 따로 한의사 개인이 배우기 위해 자기 돈과 시간을 투자해야만 배울 수 있기 때문이다. 모든 한의사가 공통으로 배우는 학문은 아니라는 것이다. 그래서 한의사는 침과 한약에 대한 전문가는 맞지만 교정 전문가는 아니다. 교정의 전문가는 카이로프랙틱을 미국에서 배운 카이로프랙터라고 할 수 있겠다. 이들은 미국에서 의사로 인정받는다. 그러나 카이로프랙터들이 Kevin이 인정하는 교정의 전문가냐 하면 그것에는 동의하지 못하겠다. 왜냐하면 카이로프랙틱도 역시 인체를 치료하기에 매우 부족한 점이 많기 때문이다. 오히려 물리치료사들이 전문적으로 근육이나 수기법, 운동법에 대해 공부를 하고 있기 때문에 교정을 할 줄 모르는 대부분의 의사들보다 관절 질환이나 체형의 문제를 해결하는 능력이 더 뛰어나다.

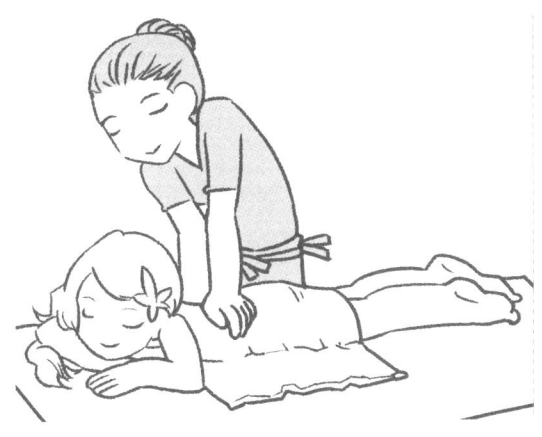

　다만 식당을 할 때 주인이 음식을 할 줄 아는 것하고 주방장을 월급 주고 데려다 쓰는 것과 차이가 나듯이 주인이 음식을 할 줄 알아야 음식 맛에 문제가 있을 때 바로 수정을 할 수 있다. 마찬가지로 의사가 체형 문제도 볼 줄 알고 교정을 할 줄 알아야 도수치료를 맡길 때 물리치료사에게 제대로 지시를 하고 틀린 부분을 수정할 수가 있다. 그래서 의사가 체형과 교정에 대한 공부를 해야 한다.

　Kevin이 교정을 배울 때 제일 불만스러웠던 것이 카이로프락틱의 목 교정 방법이었다. 지금도 카이로프락틱에서는 여전히 이런 바람직하지 않은 방법으로 목 교정을 가르치고 있다. Kevin과 같이 공부를 했던 한의사 후배가 2,000만 원을 주고, 경추 추나학회에서 2년간 경추 교정법만 따로 배웠다고 했다. 무려 2년간….

　Kevin이 그 당시 그 후배와 고등학교 동문 선후배들 총 8명이 일주일에 한 번씩 진료를 마치고 4년간 밤마다 모여서 한의학 공부를 한 적이 있었는데 Kevin이 그 당시에 5년 동안 후두통이 낫지 않고 고생을 할 때였다. 그 두통의 원인을 찾지 못하고 주변 한의원, 선배들을 찾아다니면서 치료해도 낫지 않았다. 무려 5년간 후두통으로 고생했는데, 이때 일주일에 한 번 하는 수업을 할 때마다 이 친구에게 목 교정을 받았다. Kevin은 침대에 눕고 그 친구가 내 목을 잡고 뒷목 근육을 손가락으로 하나씩 찾아가면서 음, 1번 경추는 어디로 들어지고, 2번 경추는 어디로 들어지고… 이러면서 1번부터 7번 경추까지를 하나씩 맞춰가면서 똑— 똑! 소리를 내면서 맞추어 주었는데, 맞추고 나서 편안함을 느끼는 시간은 10분도 되지 않았다. <u>그렇게 같이 모여 스터디를 했던 4년을 교정을 받아도 후두통은 하나도 나아지지를 않았다. 나는 화가 나서 "야, 2,000만 원 들여서 2년간 목 교정 배운 게 이렇게 효과가 없으면 이 돈과 시간을 들여 뭐 하러 그런 걸 배우냐?" 이렇게 얘기를 하기도 했던 기억이 난다.</u> 결국 내 뒷목 아픈 것은 Kevin 스스로 고치게 되었는데, 내 후두통의 원인은 상부 경추의 틀어짐에서 발생한 것이었다. 상부 경추가 틀어지면서 경추를 덮고 있는 두꺼운 근육과 경추 안쪽의 심부 근육에 문제가 왔고, 이로 인해 후두부의 신경 부위가 눌리고 압박되어 후두부 쪽으로 두통이 왔던 것이었다.

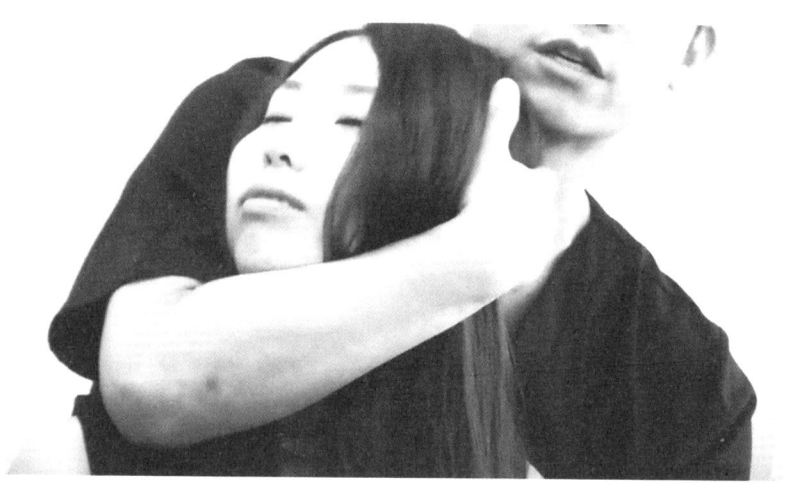

환골 교정법. 경추 교정은 누워있는 상태에서 하는 것보다 앉은 자세로 해주는 것이 여러 면에서 효과적이다. 안정성과 효율성이 모두 확보될 수 있다

Kevin 스스로 목 교정을 셀프로 하는 법(상부~하부 경추까지 전부 혼자 힘으로 하는 목 교정법)을 창안해 내고 Kevin 혼자 목을 교정하면서 내가 침도를 쥐고 내 두 손을 머리 뒤로한 뒤, 스스로 뒷목 부위에 침도를 놔 가면서 내 오래된 5년짜리 후두통을 셀프로 고쳤다. 환자가 오래 아프면 그것을 고치면서 반 의사가 되듯이, 한의사가 오래 아프면서 그것을 치료하고, 치료를 받아보면서 명의가 되는 것을 알 수가 있었다. Kevin 한의원 주변의 한의사, 의사들, 그리고 교수님들에게 다 치료받고도 낫지 않던 내 후두통이 Kevin 스스로 교정법을 터득하고, 침도를 사용하여 결국 낫게 된 것이다.

> 그런데 내가 만약 한의사가 아니고, 혹은 한의사였다 하더라도, 교정이나 침도 치료를 할 줄 몰랐다면 나는 지금까지도 그 후두통으로 인해 정상적인 생활을 하지 못했을 것이다. Kevin도 혹시나 뇌에 무슨 종양이 생겼나 싶어서 병원에 가서 CT도 찍었었고, 의사로부터, 역시 "뇌는 이상이 없다. 두통의 원인은 잘 모르겠다."라고 답을 들었다. 진통제는 당연히 먹지 않았고, 다른 주변 한의원에 가서 추나도 받고 침도 맞았으나 역시 하나도 효과를 보지 못했다. 이런 상황이었으니, 나도 일반 환자였다면 지금 10년 가까이 후두통으로 여기저기 병원에 다니면서 돈 쓰고, 시간 버리고 몸은 낫지 않아서 제대로 생활하기 힘들었을 것이다. Kevin의 두통 치료 스토리는 내 얘기만이 아닌 바로 여러분의 얘기인 것이다.

Kevin이 생각하기에 이때부터 나의 교정과 침도 실력은 급속도로 빠르게 발전하기 시작하였다. 몇 년 후 Kevin에게도 디스크 증상이 왔다. 막 재밌게 골프와 웨이크 보드를 배워서 팔과 다리, 허리를 열심히 쓰던 상황이었다. 1년 가까이 그렇게 운동을 하고 나니 디스크 증상이 와서 엉덩이 부위가 심하게 당기기 시작했다. 엉치와 다리 쪽으로 저리고 당기는 증상이 심해졌다. 이 증상도 결국 Kevin이 셀프로 고쳤다. 바지를 다 벗고, 화장실에 가서 거울을 보면서 셀프로 허리와 엉덩이에 침도를 놓아가면서 고쳤다. 상당히 고통스럽고 혼자 침놓는 것이 힘들긴 했으나 침도를 찌르면서 표피를 뚫을 때 느낌과 1센티가 들어갔을 때 느낌과, 3~5cm가 들어갔을 때 반응과 침도가 뼈에 닿을 때 내 몸에 찌릿함이 오는 감을 다 느껴 보면서 아, 환자가 침 맞을 때 이런 느낌이겠구나, 그리고, 어디까지 침이 들어가야 나의 아픈 상태가 확 호전되는지가 확- 느낌이 오게 되었다.

그 이후로, 후두통과 허리 디스크 환자가 오면 이전에 비해 훨씬 능숙하게 치료할 수 있게 되었다. 어찌 보면 의사가 자신의 몸이 아픈 것은 축복이라고 생각한다. 골프를 열심히 하고, 웨이크 보드를 타면서 팔을 많이 쓴 탓인지 어느 순간 또 어깨에 오십견이 와서 고생한 적이 있다. 차를 운전하면서 라디오 볼륨을 켜기 위해 오른팔을 뻗으면 통증이 와서 그것조차 할 수 없었던 적이 있었다. 이 또한 왼손엔 침도를 들고 오른팔 어깨의 아픈 부위를 볼펜으로 표시를 해놓고 거울을 보면서 침도 치료를 하였는데 <u>그 어떤 일반 침으로도 반응하지 않던 어깨 통증이 침도로 침을 놓자 팔이 쭉쭉 올라가면서 통증이 동시에 사라지는 것을 경험하게 되었다.</u>

Kevin도 일반 침을 잘 맞지 않고 침도라는 특수침만을 맞게 된 계기가 바로 이 후두통 셀프 치료, 디스크 증상, 오십견 증상을 셀프 치료하면서부터다. 당연히 내 몸에 침을 놔 보면서 의사로서 엄청난 깨달음과 발전이 있었음은 두말할 나위가 없다. 어떤 의사나 한의사도 고치지 못했던 후두통을 셀프로 교정하고 셀프로 침도를 놓아가면서 낫게 만든 것이다. 내가 한의사가 아니었으면 어땠을까를 생각하면 상상만으로도 끔찍하다.

－추나요법이란?

추나(推拿)는 "밀고 당긴다"는 뜻으로 "뼈를 밀고 당기면서 뼈를 제자리로 맞춘다"라고 생각하면 된다. 다소 복잡한 영어 단어인 Chiro practic(카이로프락틱)도 손으로 만져서 풀어낸다는 의미다. 이렇듯 교정은 손과 발, 팔꿈치 등 시술자의 온몸을 사용할 수가 있는데, 단순하게 뼈가 틀어진 것을 잡는다고 개념을 가지고 접근하면 큰 오류가 생기고, 치료가 제대로 되지 않게 된다.

 인체에는 근막(筋膜)이라는 것이 있는데, 근육을 싸고 있는 막이다. 쉽게 말하자면 소고기를 사서 냉동 보관할 때 여러 겹의 소고기를 그냥 같이 넣어서 보관하면 다 같이 얼어붙어서 요리할 때 바로 떼어내기 힘들다. 그런데 소고기를 겹겹이 얇은 비닐로 싸서 보관하게 되면 이 비닐이 소고기끼리 붙는 것을 막아주게 된다. 바로 이렇게 우리 인체도 여러 근육이 겹겹이 쌓여 있기 때문에 아주 얇은 근막이 온몸의 근육을 감싸고 있는 것이다. 이렇듯 근막과 피부가 1차로 피부 겉표면을 감싸고, 2차로 근막이 근육을 지지하고 근육과 인대, 건 등이 또한 뼈에 부착하여 뼈를 강하게 지지해준다. 그런데 이런 피부, 근막, 근육 등이 스트레스나 냉온의 감각자극, 자세의 이상, 과도한 근사용 등에 의해 뼈를 틀어지게 만들어 버린다.

 손을 많이 쓰는 사람은 손가락 끝마디가 휘게 된다. 마찬가지로 우리 인체는 1. 좌우가 비대칭이고, 2. 손발을 쓰더라고 왼손잡이, 오른손잡이가 있기 때문에 몸이 상하, 좌우, 전후로 복합적으로 3D로 트위스트가 되어, 결국 입체적으로 체형이 틀어지게 된다. 오른쪽에는 간이 있지만, 왼쪽에는 간이 없다. 위장, 심장, 췌장, 비장은 왼쪽에만 있고, 오른쪽에는 없다. 이런 복부 쪽에 있는 장기들은 마치 과일과 같고, 등 쪽에 있는 척추는 나무줄기와 같다. 이 나무줄기에 과일이 매달리듯이, 모든 오장육부의 장기들이 척추의 흉추, 요추에 매달려 있다. 즉 매달려 있다는 것은 중력의 힘을 받는다는 얘기고, 간의 무게, 위장, 심장, 췌장, 비장의 무게에 따라 장기 자체의 무게 때문에라도 왼쪽, 혹은 오른쪽으로 쏠리게 되어있다. 그래서 어떤 사람이든 좌우의 몸이 완벽한 대칭이 될 수가 없으며, 이런 좌우 비대칭으로 인해 척추가 틀어지게 되면, 근육, 근막, 인대, 건 등이 같이 꼬이면서 몸이 전체적으로 틀어지게 되고 이로 인해 몸에 각종 통증이나, 저림, 불편함 등의 이상 반응을 일으키게 된다.

이런 꼬임은 진단기기나 혈액 검사, 소변검사로 알아낼 수 있는 것이 아니다. 체열 측정기나 몸의 등고선을 확인할 수 있는 일부 진단기로는 확인이 가능하다. 또한 구조를 잘 보는 의사라면 크게 어렵지 않게 몸의 비대칭을 확인하여 몸의 꼬임이나 틀어짐을 파악할 수 있다.

그래서 추나요법 즉 밀고 당기는 요법을 제대로 하기 위해서는 서양에서 넘어온 카이로프랙틱처럼 뼈를 우두둑하는 방법만으로는 부족하다. 사실 한의원에서 실시하는 추나도 카이로프랙틱에서 유래한 방법이기 때문에 치료 방법이 대동소이하다. 뼈와 근육, 근막은 서로 상대방을 불리하게 잡아당길 수 있다. 뼈는 근육이나 근막을 잡아당길 수 있고, 틀어지거나 단축, 이완된 근육과 근막은 뼈를 잡아당길 수 있다. 그래서 진정한 의미의 추나는 뼈와 근육, 근막을 동시에 잡아주어야 한다. Kevin이 후두통으로 고생하였고 2년간 경추 추나를 배워 Kevin을 치료했던 후배가 Kevin을 고치지 못한 이유는 바로 그 친구는 뼈만 잡아주려 했지, 뼈를 강하게 잡고 있는 근육과 근막을 풀어주지는 않았기 때문이다. 그래서 추나나 카이로프랙틱은 그 자체의 방법만 쓴다면 매우 불완전한 치료법이라고 말하는 것이다. Kevin이 딱딱한 근육과 근막을 빠르게 푸는 방법을 연구하다가 만든 것이 바로 골드-RX라고 말하였다.

근육과 근막을 푸는 방법은 1. 침도를 통해 뭉친 곳을 다 뜯어주는 방법, 2. 수기 즉 손이나, 팔꿈치로 혹은 발로 밟으면서 푸는 방법, 3. 온열 마사지를 통해 근육을 풀어주는 방법이 있다. 일반 추나만 하는 한의원은 이런 부분이 생략되어 있기 때문에 효과가 떨어질 수밖에 없다. 그래서 일선 한의원에서는 앞으로 이런 <u>근육과 근막을 모두 풀어 주면서 뼈를 교정하는 방법을 사용하여야만</u>

환자와 의사 모두가 만족할 만한 결과를 얻을 수 있을 것이다.

　－가슴이 찌릿하게 아파서 심장이 안 좋은 줄 알았더니…

　흔하게 우리가 겪는 증상 중 하나가 가슴 부위에 통증이 오는 것인데 살다 보면 가슴 부위에 찌릿한 느낌, 콕콕 찌르는 느낌, 우리한 느낌, 혹은 쥐어짜는 느낌을 느낄 수 있다. 사람들은 그 부위가 아프면 "폐가 아픈가?, 혹은 심장이 아픈가?"라고 생각해서 폐를 검사하고, 심장을 검사해 보기 위해 병원에 간다. 대부분의 경우 X-ray 검사나 심전도나 기타 다른 검사를 해봐도 90%가 넘게 이상이 없다는 결과지를 받게 된다. 협심증이 있는 사람이라도 심전도 검사를 해 보면 대부분의 사람들이 정상으로 나온다. 실제로 협심증은 심전도로 걸러지지 않는다. <u>그 어떤 증상으로 나타나든 간에 이런 증상의 대부분은 폐나 심장의 문제가 아니다! 폐나 심장 같은 오장육부의 문제가 아니고 가슴 부위의 근육 혹은 근막 부위에 문제가 온 것이라는 말이다. 그래서 눌러보아서 아픈 통증점을 찾아 침만 놓아주어도 금방 사라진다.</u> 폐나 심장이 아니고 가슴 부위의 근육이나 근막 부위에 통증을 느낀 것뿐이라는 말이다.

이런 경우에 환자분들은 대부분 "내 폐나 심장에 이상이 있구나" 하고 생각하여 병원에 가서 검사를 했다가 모두 정상이라는 말을 듣고 안심하고 약간의 약 처방을 받고 나오면 그것을 잊고 산다. 특히 여성분들이 화병이라고 하여 남편이 혹은 자녀가 속을 썩이고 시부모와 갈등을 빚어 "내가 화병이 와서 이렇게 심장이 벌렁벌렁하고 숨쉬기가 힘들고 죽을 거 같다"고 그러시는데 사실 화병의 대부분 진짜 원인은 여성분들이 말하는 스트레스가 아니다. 스트레스가 영향을 준 것은 맞지만 다른 원인이 있다. 남성들이라고 어찌 스트레스가 없겠는가? 직장에서 받는 스트레스가 여성들의 스트레스에 비할 바가 되지 못할까?

직장인은 늘 가슴에 사표를 품고 산다고 하지 않는가?

이런 경우 통증 원인은 1. 앞쪽 가슴 부위의 몸이 구부정해지면서(라운드 숄더라고 부른다) 앞가슴 근육에 압통이 생기는 것 2. 등쪽 흉추가 틀어지면서 흉추에 붙어 있는 갈비**뼈**도 같이 틀어지고, 이로 인해 흉곽 전체의 모양이 제자리를 벗어난 것이다. **뼈**가 틀어지면 **뼈**에 붙어 있는 근육도 같이 틀어지기 때문에 앞쪽 가슴 근육 부위의 통증으로 나타나는 것이다. 사실 2번의 원인이 1번의 원인을 포함한 경우가 많다. 결국 등쪽의 체형 불균형, 앞쪽의 체형 불균형을 잡으면서 가슴에서 통증을 느낀 부위를 찾아 침도 치료를 해주면 통증은 바로 풀린다. 애초부터 심장병, 폐병도 아니었으며, 병원에 가서 검사하고 X-ray나 CT를 찍을 이유가 없었던 것인데 여러분들은 이런 내용을 모르니 병원부터 달려가게 된 것이다.

이렇듯 폐나 심장 같은 내장질환인 줄 알았던 증상들이 알고 보니 체형의 문제에서 비롯된 것이 많다. 역류성 식도염, 기관지염, 천식, 위염, 변비, 설사 등의 증상들이 사실은 모두 흉추나 요추의 틀어짐에서 비롯된 것이라는 사실을 잊으면 안 된다. 그래서 이런 질환들이 내장질환임에도 체형 교정을 해줘야 하는 경우가 허다하다. 그래서 Kevin은 환자가 오면 일차적으로 척추의 모양부터 확인한다. 그렇게 되면 척추 진단만으로도 많은 증상들과 질병에 대한 윤곽이 파악되어 진단과 치료가 한층 편해진다.

앞으로 여러분은 척추를 보아 주는 의사를 만나야 하겠는가? 맥이나 짚고, 얘기나 몇 마디 하는 의사를 만나야 하겠는가? 이 단계에서 벌써 진단 능력의 큰 차이가 나는 것이다. 당신의 몸이 어느 곳이 아프든지 간에, 내장질환이든 골격질환이든 척추

의 문제를 체크해주는 의사를 만나러 가라!

-교정 치료는 마사지와 침도 치료가 같이 병행되어야 효과가 극대화된다

 교정 치료를 함에 있어 추나나 카이로프락틱이 확실한 교정 방법이 되지 못하는 이유는 추나나 카이로프랙틱이 근막에 대한 이해가 부족하고 뼈를 잡고 있는 심부 근육과 육포가 되어 버린 단단한 근육을 풀어주는 것에 대해 소홀하고 틀어진 뼈만을 잡아 돌리는 식으로만 테크닉이 발전하였기 때문이다.

 서양에서 시작된 카이로프락틱이라는 교정법은 아탈구(subluxation)라고 하여 관절이 원래의 위치를 벗어나 있는 상태를 원래의 관절 위치로 회복시켜주면 되는 것으로 인식한다. 근육에 대한 개념은 거의 다루지 않는다. 이와 반대로 마사지라는 것은 근육이나 근막을 풀어주는 방법이고 그렇기 때문에 뼈에 대한 교정의 개념이 빠져 있다. 체형의 부조화를 만드는 원인은 뼈와 근육, 근막 모두에 있다.

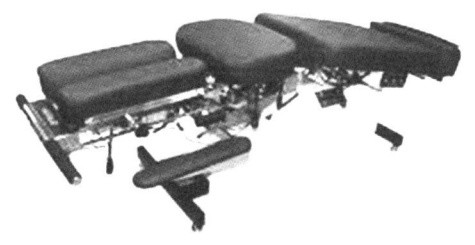

추나 치료를 위한 추나용 베드

한의원에 가서 추나라는 교정치료를 받아보면 이런 교정용 추나 베드가 있다.

추나 베드는 아주 고가의 장비로 1,500만 원이 넘는 제품들이다. 추나 베드에서 추나를 받아 본 사람들이 있을 것이다. 추나 교정을 받을 때면 덜컹덜컹하면서 소리가 난다. 통증도 거의 없이 교정이 잘 되는 장점이 있는 장비인데 추나요법을 시행하는 시간은 보통 10분을 넘지 않는다. 마사지는 거의 행해지지 않고 뼈를 교정해주는 정도로 교정치료가 끝난다. 그런데 과연 10분 정도로의 교정치료로 틀어진 체형이 잘 교정이 될까? 그리고 잘 유지가 될까?

Kevin이 내린 결론은 교정은 잘 될 수도 있으나 근육이 많이 굳어 있는 사람들의 경우에는 대부분 교정이 잘 되지도 않고 교정이 되더라도 오랫동안 굳어져 있던 근육이, 교정되었던 뼈나 관절을 금방 다시 틀어지게 만들어 버린다는 것이다. 틀어진 뼈나 관절을 잘 교정하기 위해서는 관련 근육이나 근막이 선제적으로 부드럽게 풀려 있어야 한다. 병원에서는 추나요법 대신 이름이 다른 도수치료법을 사용한다. 도수치료는 추나 치료와 여러 면에서 차이가 나는데, 이 부분에 대해서는 뒤쪽에서 다시 언급하도록 하겠다.

사람을 치료한다는 것은 정말 어려운 일이다. 결코 쉬운 일이 아니며 대충 치료해서 나을 환자가 거의 없다. 특히 나이가 들면 의식주 생활, 직업, 직장의 작업환경, 습관 등에 따라 체형이 다 제각각이 되고 체형이 모두 좋지 않게 변형이 된다. 체형변형이 모든 병의 기본 베이스가 되는데 이런 체형변형을 잡아주어야만 병이 제대로 나을 수 있다.

> 그런데 이런 체형변형을 위해서 교정을 실시하게 되는데 그 교정마저도 반드시 "교정+마사지+온열+침도"라는 치료가 들어가 주어야 제대로 좋아질 수 있다는 것! 여러분이 원하고 Kevin이 원하는 10점 만점에 10점 치료가 되는 것이다. 하나라도 빠지

면 10점 만점에서 5점, 7점밖에 되지 못한다.

침도 치료는 단단해진 심부 근육을 풀어내는 가장 확실한 방법이다.

-교정을 할 때 '우두둑' 소리가 나야 좋은 것인가?

결론부터 말하자면 경추나 흉추, 요추를 교정했을 때 '우두둑' 하고 소리가 나는 것이 훨씬 교정 효과가 좋다. 추나나 카이로프락틱을 배울 때는 "우두둑 소리가 나지 않아도 효과는 같다"라고 가르치지만, 실제로 교정치료를 해보면 절대 그렇지 않다. 원래 위치를 벗어나서 틀어진 뼈는 제자리로 돌아가면서 '우두둑' 소리가 나게 되어 있다.

우두둑 하고 소리가 나는 이유는 관절낭이 일시적으로 늘어날 때 관절액에 녹아 있던 질소 같은 기체가 빠져나오면서 소리가 난다고 알려져 있다. 이 가스는 한 번 빠져나오면 다시 기체가 차오르는 데 시간이 걸리기 때문에 30분 정도는 교정을 한다 해도 우두둑 소리가 나지 않는다.

교정시에 '우두둑' 소리가 제대로 난 후에 다시 환자에게 물어보면 환자는 "불편함이 해소된 느낌이 바로 느껴진다"고 말한다. 반면 목이든, 등이든, 허리든 간에 소리가 나지 않았을 경우는 "그런 불편함이 제거된 느낌을 잘 알 수 없다"라고 말한다. 교정 후에 불편함이 제거된 상황이 오랫동안 유지되느냐는 좀 다른 얘기이지만 일단 틀어졌던 뼈가 '우두둑' 소리를 내면서 제 위치를 찾아갔다는 것이 중요하다. 제 위치를 찾아간 뼈가 다시 틀어지는 것은 오랫동안 틀어지게 만들고 있던 근육들이 다시 그 뼈를 잡아당기면서 예전의 틀어진 위치로 다시 돌아가 버리는 것인데 '우두둑' 소리가 애초부터 나지 못하는 경우에는 일단 틀어졌던 뼈가 제 위치조차도 찾아가지 못한 것으로 보면 된다. 그렇기 때문에 틀어진 뼈를 잡아줄 때 '우두둑' 소리가 나는 것이 제대로 교정이 이루어진 것이다. 또 하나의 증거를 예로 들자면, 처음에는 '우두둑' 소리가 나지 않던 부위도 온열 마사지와 침도 치료를 병행해 가면서 치료를 하고 그 이후에 다시 교정을 해주면 그때는 '우두둑'하며 소리가 나게 된다. 그럴 때 환자가 느끼는 호전감은 역시 '우두둑' 소리가 나지 않을 때보다 훨씬 좋다.

즉

> 1. 우두둑 소리가 남->틀어진 뼈가 제 위치를 찾음->다시 틀어질 수 있다=>경증 환자로 치료 효과가 좋고, 치료 속도가 빠르다.
>
> 2. 우두둑 소리가 안 남->틀어진 뼈가 그대로 있음->교정 자체가 덜 됨=>중증 환자로 치료 효과가 떨어지고, 치료 속도가 느리다.

목이나, 흉추, 요추 등을 교정할 때 '우두둑' 하고 소리가 잘 나는 환자는 경증환자다. 치료 효과도 좋고, 치료 속도도 빠르다. 소리가 잘 나도, 소리가 잘 나지 않아도 교정을 한 곳은 다시 틀어질 수 있다. 그렇기에 온열과 마사지, 그리고 침도 치료를 해주어야 한다. 온열과 마사지, 침도 치료를 하여 틀어진 뼈를 감싸고 있는 주변 근육을 풀어준 후에 다시 교정을 시도해보면 처음에는 소리가 나지 않던 목에서 경쾌한 우두둑 소리가 나게 되고 환자는 호전감을 확연히 느끼게 된다. 그리하면 경증과 중증에 따라 시간만 더 걸릴 뿐 결국에는 모두 '우두둑' 소리를 내며 호전될 수 있다.

Kevin이 요양병원을 운영할 때 이런 내용이 궁금해서 환자 몇 명을 교정하기 전에 미리 엑스레이를 찍어서 목뼈를 검사해 두었다. 그리고 교정을 한 후에 X-ray를 찍어서 교정 전후를 비교해 보았다. 결과가 어땠을까? Kevin의 생각대로 '우두둑' 소리가 나지 않은 경우에는 뼈 모양이 그대로였고 '우두둑' 소리가 나면서 교정이 제대로 된 경우에는 목뼈가 가지런하고 예쁘게 정상 상태로 돌아온 것을 확인할 수 있었다. 당연히 우두둑 소리가 난 환자들이 "목이 훨씬 편해요"라고 말하고 소리가 안 난 사람은 그런 편함을 느끼지 못했다. 그러니 이 이상 확실한 증거가 어디에 있는가?

추나나 카이로프락틱을 강의하는 많은 강사가 있을 것이다. 아직도 소리가 나는 것이나, 안 나는 것이나 크게 상관이 없다고 가르치고 있는가? Kevin과 같이 검증을 해보자. "교정 시에 소리가 나지 않아도 효과가 동일하다"고 강의하는 사람들은 교정을 잘못 배운 것이다. 예를 들어 경추나 흉추 교정 시에 '우두둑' 소리를 내는 의사와 교정 소리를 내지 못하는 의사가 있을 때, 순서대로 교정을 받아보면 바로 검증이 가능하다. 교정을 처음 받는 환자라도 그 차이를 바로 알 수 있다.

*일자목인 경우에는 '우두둑' 소리를 낼 때도 주의를 기울여야 한다. 일자목은 너무 강하게 목 교정을 하면 안 되고 짧고 부드럽게 해 주어야 한다. 잘못하면 교정 후에 목이 더 아픈 일이 발생 한다. 그리고 골다공증이 있거나 노약자인 경우 등 조심해야 할 환자들도 있음을 알아야 한다.

*목 교정을 우두둑하고 잘했는데 하고 나서 목이 안 돌아가고 고개를 돌릴 때마다 뻐끗-하듯이 목이 아프게 되는 것은 1. 교정하기 전에 뭉친 목 근육을 먼저 풀면서 경추 관절의 가동성을 미리 확보하지 않고 목 교정을 시행해 버린 탓. 2. 평소 목과 어깨의 근육이 많이 좋지 않고 굳어 있었다는 증거다.

또한 우두둑 소리가 난 것만으로 '계속 좋아지겠거니' 하면 안 된다. 일단 뼈가 한 번이라도 제 위치를 찾아가는 것이 바로 '우두둑'

소리라고 했는데, 소리가 나게 교정이 되었더라도 뼈나 관절은 관성의 법칙처럼 다시 틀어지기 때문에 다시 틀어지는 이 부분을 풀어줄 두 가지 방법을 알아야 한다. 그 두 가지 방법은 다음과 같다.

1. 온열과 마사지
2. 침도 치료

온열과 마사지를 통해 심부의 깊은 근육까지 풀어주는 치료가 있으면 매우 좋다. 침도는 한 포인트를 치료하는 것이고, 온열과 마사지는 침도 치료에 비해 넓은 면적을 치료해 줄 수 있다. 온열의 장점은 단순하게 열을 준다는 의미 외에도 근육의 혈액 순환을 돕고 젖산 같은 피로 물질을 배출해줄 수 있다는 장점이 있다. 또한 케어를 받는 동안 몸의 긴장이 풀어지고 따뜻하고 편하다.

저가(低價)의 원적외선을 방출하는 복대 형식의 온열 패드 같은 경우에는 그 온열이 심부 깊이까지 가지 못하고 피부 근처를 온열 해주는 정도의 효과만을 기대할 수 있다. <u>이에 반해 근적외선이나 기능이 좋은 고가의 온열 마사지기는 심부까지 온열이 닿을 수 있다.</u> 40~50년 된 딱딱한 근육들은 웬만한 방법으로 잘 풀리지 않는다. 비싼 차도 50년을 타면 폐차를 해야 한다. 50년 된 근육 문제를 풀어주는 것은 결코 만만한 일이 아니다. 제한된 진료 시간 내에 이 일을 마무리하는 것은 불가능하다. 일반 한의원에서 사용하는 일반 침은 어림도 없고(해봐라, 안 된다) 손으로 하는 수기 마사지만으로도 많이 부족하다는 것을 임상을 해본 의사라면 알 것이다. 사실 그렇기 때문에 의료인들도 어려운 환자를 치료하려고 생각하지 않고 미리 포기하고 보험수가가 나오는 간단한 치료에만 전념하는지도 모르겠다.

> Kevin이 해본 결과 가장 효과적이고 빠른 방법은 온열 마사지 치료와 침도 치료를 병행하는 것이다. 온열 마사지+침도 치료로 딱딱했던 근육을 먼저 부드럽게 만들어 놓은 상태(굳은 뼈가 움

> 직일 수 있는 조건이 된다)에서 교정까지 진행하면 뼈와 근육이 바르게 잡힌 상태를 오랫동안 유지할 수 있게 된다. 온열마사지기가 없다면 따뜻한 수건이라도 목에 대어주면 되겠다. 온열이 좋은 것이고 온열이 중요한 것이기 때문이다.

뼈를 잡고 있는 심부 근육(겉의 근육보다는 늘 심부 근육이 문제)을 풀어줄 수 있는 것은 침도 치료로서, 압진시 통증이 발생한 문제의 심부 근육을 찾아서 뼈까지 닿게 근육 깊이 침도로 풀어주면 환자는 편안함을 그 즉시 느끼게 되며 뼈를 강하게 잡고 있던 틀어진 근육이 살며시 힘을 놓게 된다.

교정＋온열 마사지＋침도 치료의 조합이 반드시 필요하다는 것이 1. 오래된 굳은 근육을 풀어줄 수 있고, 2. 굳은 근육을 풀어주면 뼈를 잡고 있는 근육의 텐션이 줄어들어, 3. 교정이 훨씬 용이해지면서도 교정된 상태의 유지가 잘 된다는 것이다.

결론:

> 교정이라는 것은 반드시 뼈만을 바로잡는 것이 아니라는 것
> 뼈와 근육, 근막을 동시에 잡아야 훌륭한 교정이라는 것
> 뼈만 잡았다고 끝내는 교정은 훌륭한 교정법이 아니라는 것
> 반드시 교정 전후에, 온열과 침도 치료를 같이 실시하여 오래 유지하는 것

여러분이 비싸게 비용을 치르고 받는 교정이 그 비용의 가치, 혹은 그 이상의 가치를 얻으려면 이것을 절대 잊지 말라. 한의원에 가서 추나를 받든, 병원에 가서 도수치료를 받든 여러분은 이런 원칙을 지켜나가야 한다. 또한 잊지 말 것은 나이가 좀 든 어르신들은 이미 수십 년간 체형이 틀어지면서 근막과 근육, 골반, 흉곽, 척추가

들어져 있기 때문에 교정＋온열＋침도의 초강력 조합을 쓰더라도 20~30회 이상의 치료를 받아야만 의사와 환자 서로가 만족할 만한 결과를 얻을 수 있다는 것이다. 물론 치료를 몇 회 받는 과정 중에 이미 처음보다 몸이 많이 편해지고 좋아지는 것을 느낄 수 있다.

교정치료에 있어서 세계 반도체 1위 회사인 삼성전자와 같은 초격차 실력을 이룰 수 있는 방법은 바로 제대로 된 교정＋마사지＋침도 치료가 결합 될 때 완성된다. 여기에 환자 개인이 할 수 있는 셀프 마사지법까지 겸해 준다면 최고의 방법이 될 수 있다. 한의원이나 병원에서 온열 마사지를 해주지 않는다면 Kevin이 만든 온열마사지기를 가정에서 꾸준히 사용하여 미리 굳어진 근육을 풀어준 후에 병원에 가면 의사나 한의사들이 치료하기에 훨씬 편해질 수 있겠다.

-물리치료 요법

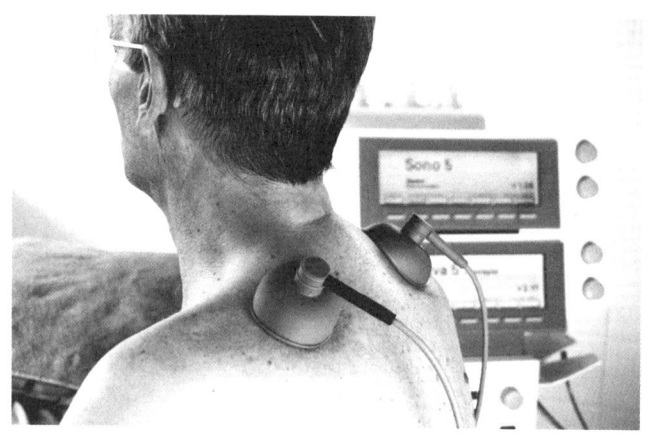

한의원이나 병원에 가면 따뜻한 핫팩으로 온열을 해주고 빨간색의 적외선(Infrared) 열등을 아픈 부위에 쏘아 주거나. 적외선 열등보

다 조금 더 고가인 TDP 같은 온열기기로 환부를 쏘여주기도 한다. ICT라고 하는 전기 자극치료기도 있는데 여러분의 살에 닿았을 때 전기 오듯이 찌릿찌릿한 느낌이 오는 치료다. 모두 의료기기로 등록이 되어있지만 사실 Kevin은 환자들에 대한 서비스 개념으로 뜨끈하게 해주고 전기자극을 준다고 생각하면서 이런 기기들을 사용했지, 단 한 번도 이것이 치료 효과가 있다고 생각해 본 적이 없다. 안정 내지 온열 효과, 자극 효과가 있긴 하지만 Kevin이 투자한 의료기기 값에 비해 만족스런 치료 효과는 받지 못했다. "어느 병원에 가면 물리치료를 뭐도 해주고, 뭐도 해 준다"라고 하는 어르신이 많이 계시기에 구색 맞추기로 가져다 놓고 본격적 치료를 하기 전에, 한 시간 남짓 한의원에 머물 동안 편히 누워서 주무시기도 하고 쉬시기도 하라는 의미로 한 것이지 치료의 목적으로는 사용해 본 적이 없다.

실제로 이들을 판매하는 의료기기 업자는 "효과가 있다. 의료기 제작회사에서도 근거 실험 자료를 보여주며 통증에 효과가 좋다."라고 말하지만 Kevin이 진료를 마치고 퇴근 전에 병원에서 이 기기들로 내 몸을 치료해서 통증이 감소하거나 완치가 된 경우는 단 한 번도 없었다. 발목 통증, 테니스 엘보, 어깨 통증, 목 통증 전부 Kevin이 셀프로 침도를 놔서 고쳤지 이런 것들은 하나도 소용이 없었다. 병원에 가셔서 이런 케어를 받는 분들은 참고하시기 바란다.

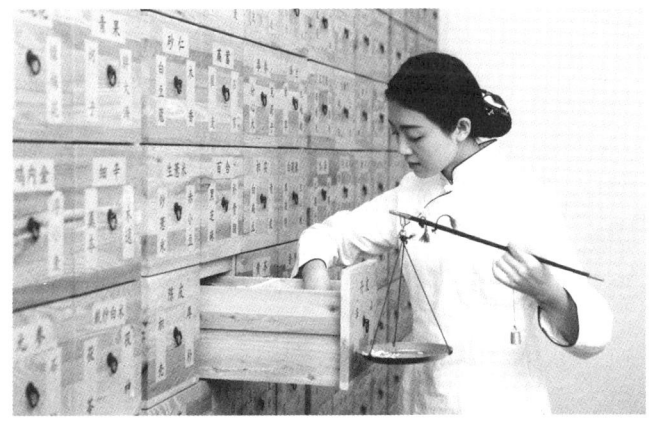

― 한약 요법

한약은 자연입니다. 이런 문구를 본 적이 있을 것이다. 한약은 한약의 기미(氣味)를 이용하여 병을 치료하는 방법인데 우리나라에는 한약의 치료 효과를 믿는 사람보다는 한약을 부정하고 믿지 않는 사람이 더 많은 것 같다. 정관장에서 홍삼 제품이 나온 이후로 한약의 보약 시장이 거의 다 파괴되었다고 볼 정도로 타격이 컸던 것을 기억한다. 그러나 한약을 잘 처방하는 한의사분들을 만나게 되면 한약의 효과에 대해서 다시 생각하는 계기가 되며 빠르고 위력적인 한약의 효과도 느낄 수 있다. 잘 처방된 한약을 복용해보면 그 효과가 양약보다도 빠르게 나타난다. 한약이 정말 나의 증상에 잘 맞는다면 속이 편해지고, 피로가 풀리며, 손발이 따뜻해지고, 혈색이 좋아지며 자신이 가진 불편한 증상들이 빠르게 사라진다. 드라마틱한 한약의 효과를 경험해 보았다면 그분은 좋은 한의사를 만난 것이다. 한약 처방이라는 것은 홍삼이라는 약재 하나를 다린 것과는 수준이 다른 개개인 맞춤의 처방이다.

그런데 한약을 먹으면 간이 나빠진다고 말하는 의사들, 의대 교수들이 지금도 매우 많이 있다. 사실 환자에게 한약을 먹지 말라고 하는 의사들이 거의 대부분일 것이다. 그런데 예전에는 약사들도 의사들처럼 환자들에게 한약을 먹지 말라고 했었다. 의사들과 똑같이 "한약 먹으면 간이 손상된다."고 말했다. 그런데 약사들이 한약을 처방할 수 있게 된 이후로는 오히려 한약을 "생약"이라고 듣기 좋게 개명하여 부르며 환자들에게 한약을 많이 권한다. 재밌지 않은가?

이런 일이 왜 발생했겠는가? 여러분들의 판단에 맡기겠다. 양약이든 한약이든, 독을 가진 약이기 때문에 두 가지 모두 간에 무리를 줄 수 있다. 양약도, 한약도 잘못 처방하면 오장육부에 손상을 일으킬 수 있다. 쌀밥이나 상추는 아무리 먹어도 약이 될 수 없다. 독(毒)이 없이 평(平)한 성질만을 가지기 때문이다. 그래서 평(平)한 성질은 음식으로 사용할 수 있는 것이고 그래서 이런 음식은 약이 될 수 없다. 독(毒)이 있어야 그 강한 기운으로 병을 쳐 낼 수 있는 것이다. 다만 양약이든, 한약이든, 사람이 건강해지기 위해서 반드시 필수 불가결하게 먹어야 하는 것은 아니다. 양약, 한약이 아니더라도 몸이 건강해지는 방법은 많이 있다. 다만 응급한 경우라면 당연히 양약 복용도 필요하고, 활력있는 몸, 치료가 필요한 몸 상태를 개선하기 위해서는 때로 한약을 꼭 지어서 복용해야 하는 경우도 있다.

한약이 가진 장점을 한 번 여러분께 설명하고자 한다. 한약의 가장 큰 장점은 한열(寒熱)의 성질을 가진 한약재가 있어서 양의학에는 없는 개념의 치료가 가능하고 한열의 문제로 발생하는 여러 질환에 효과적으로 대응할 수 있다는 점이다.

> 무릎이 시린 감을 느끼거나, 손발이 차거나, 발이 차서 한여름에도 양말을 신고 자야 하는 사람이 있다. 혹은 손발이 뜨거워서 손발의 피부가 벗겨지는 사람도 있고 30살인데도 얼굴로 열이 올라와서 갱년기처럼 고생하는 사람도 있다. 이렇게 차고, 뜨거움을 느끼는 증상으로 고생하는 분들이 많다.

어떤 한약재는 복용을 하게 되면 그 한약재가 차가운 성질로 작용하여 몸의 열을 꺼주는 한약이 있고, 복용 후에 뜨거운 성질로 작용하여 몸을 후끈하게 열을 올려주는 한약재가 있다. 무릎이 시리다고 의사에게 얘기하면 돌아오는 답은 "아 그래요? 핫팩 하세요!"라고 한다. Kevin이 지어낸 얘기가 아니다. 환자들이 와서 그런 얘기를 해준다. 의사들이 그랬다고. 이럴 때 열성(熱性) 한약재가 적절히 사용되면 무릎의 찬 기운을 없애줄 수 있다. 몸에서 열이 날 때 혹은 염증을 잡아주는 부분에도 차가운 성질의 한약재가 적용 가능하다. 염증은 열로 인해 주로 발생하기 때문이다. 성질이 차가운 한약재를 사용하여 항생제나 스테로이드제의 부작용을 케어할 수도 있다.

이런 작용은 양약에서는 찾아볼 수 없는 강력한 작용으로서 온열성 두드러기나, 냉성 질환에 탁효를 보인다. <u>한약을 절대 무시하면 안 된다.</u> 한약재와 한약 처방에 대해서 모르는 사람이 한약을 무시하는 것이지 한약재를 이해하고 한약 처방에 대해 제대로 공부한 사람이라면 절대 함부로 말하지 못한다. 한약을 욕하는 사람은 스스로 무식하다는 것을 인증하는 것과 같다. 제대로 처방된 한약은 양약의 효능에 비할 바가 아니다. 다만 제대로 한약을 처방하는 한의사의 능력이 중요하다.

또 하나의 한약의 강한 장점은 소위, 보약(補藥)이 되는 약재가 있다는 점이다. 보약이 되는 한약재부터 한약 처방까지 다양하다. 흔히 아는 녹용. 인삼, 홍삼, 구기자 등이 있고, 여러분이 모르는 보약이 되는 약재가 참 많다. 여러분이 알만한 처방으로는 십전대보탕, 공진단, 경옥고 등이 있다. 원기가 쇠약해 있을 때, 어린아이 성장기 때, 수술을 하고 몸이 힘들 때, 입맛을 잃었을 때, 아이 출산 후 힘들 때, 노인들이 밥맛이 없고 기운이 없을 때 복용해주면 그 어떤 약들보다 기운이 나고 원기가 빠르게 회복될 수 있다. 면역력이라는 말을 매일 방송에서 듣다시피 하면서 살고 있는데 그런 평소 면역을 길러 주는 데 있어 자신의 음적, 양적 체질을 구분하여 그에 맞게 한약을 복용해주면 정말 좋은 보약이 될 수 있다. 여러분이 몰라서 그렇지 시쳇말로 "아다리가 맞는" 한약을 한 번 먹고 효과를 보면 한약 마니아로 변한다.

－한약을 먹고 간 수치가 올라가는 이유

한약을 복용한 후에 간 수치가 급상승하여 응급실에 가는 경우가 종종 있다. 이는 경험이 부족한 한의사들이 환자가 피곤하다는 말에 인삼이나, 열성 성분의 약이 들어간 약재를 쓰게 되면 이런 경우가 발생할 수가 있다. 이때 간의 기능을 도와주는 한약재를 사용하면 이런 일은 발생하지 않는다. 오히려 지방간이나 간염이 있는 분들에게 증상에 맞는 한약을 쓰게 되면 간 수치도 좋아지고, 까맣던 얼굴이 하얗게 되며, 검붉은색 얼굴이 검붉은색이 지워지면서 밝아진다. 당연히 피로감은 확 줄어들게 된다. 이런 것은 한약을 복용하고 난 환자 본인이 직접 한의사에게 효과를 얘기해 주거나, 환자분의 가족, 친구, 직장동료가 먼저, 효과를 본 환자의 얼굴색 변화를 보고 말해주는 경우가 많다. 다만 워낙 병증이 다양하고 한약의 종류도 많고, 한약 처방 공부가 쉽지 않아, 정말 많이 공부를 해야 하는 부분이 바로 한약 공부다.

의사들은 제약회사를 통해 약을 공급받아 처방전을 통해 환자에게 제공하지만 한의사들은 개개인이 모두 1인 제약회사다. 이것은 사실 엄청난 특권이다. 그렇기에 그 특권을 누릴 능력을 잘 길러서 한약값이 비싼 대신 복용만 하면 효과가 좋은 한약을 환자들에게 제공해야 하겠다.

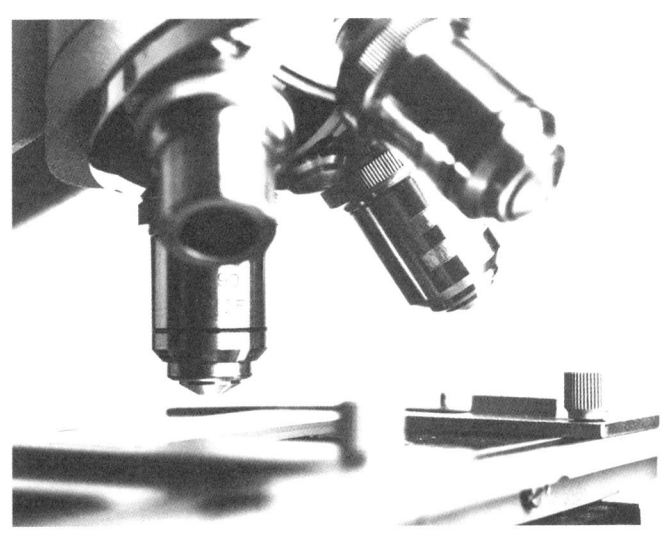

여러분이 다니고 있는 병원에서
받고 있는 치료에 대해
궁금하지 않으세요?

7장 의학적 치료와 장단점

－의학적 치료의 장점

양방치료의 장점을 떠올리면 1번으로 떠오르는 것이 통증이 심할 때 통증을 없애주는 진통제의 효과다. 진통제는 정말 '악마의 제안'과 같다고 할 수 있겠다. 너무 효과가 빠르기 때문에 잠시 잠시 문득 아플 때 사용하기는 너무 좋은 약이라고 생각한다. Kevin이 생각하기에 '인류가 만든 최고의 의약품은 진통제가 아닐까'라고 생각한다. 해열제, 진통제, 소염제, 항생제 중에 인류의 고통을 제일 많이 고쳐 준 것이 바로 진통제가 아닐까? 다만 반복 사용, 장기 사용을 하게 되면 한약보다 더 간이나, 신장, 소화 기관 등에 손상을 줄 수 있다는 것을 우리도 알고, 의사도 안다. 이런 문제는 뒷부분에 더 다루도록 하고 일단은 양방치료의 장점을 더 살펴보자.

하얀 거탑, 슬기로운 의사 생활이라는 TV 드라마가 있다. Kevin은 거의 보질 않아서 내용은 잘 모르는데 의사들이 등장하는 드라마는 하나같이 수술을 전문으로 하는 과(科)에서만 진행이 된다. 내과나 정형외과, 안과나 소아과에서 의학 드라마가 진행된다면 시청률이 매우 저조하고 재미도 없을 것이다. 수술을 하는 의사가 진짜 의사라고 생각하는 것은 우리뿐만 아니라, 의사들도 피디도 아는 것일까? 그러나 늘 수술을 하는 외과는 지원자가 없고 인기가 없다. 힘들기 때문이라고 한다. 우리가 직접 해 보지 않아도 큰 수술을 매번 해야 하는 상황이 되면 힘들 것임이 분명하다. 일도 힘들고 의료 사고도 잦을 테니 외과에 지원하는 의사가 적은 것은 어찌 보면 인지상정이다.

의학 치료의 장점은 이렇듯 수술을 할 때 단번에 드러난다. 사고를 당해서 수술을 해야만 할 경우 다양한 수술 장비와 진단 장비, 그리고 해열제, 진통제, 소염제, 항생제, 스테로이드제 같은 양약은 엄청난 치료 효과를 나타내고 응급상황을 제어할 수 있는 매우 훌륭한 무기가 된다. 수술을 시행하는 외과는 의학으로서 존재 가치가 매우 높은 학과라고 볼 수 있다. Kevin도 의사들이 만들어 놓은 해부학을 통해 엄청난 도움을 계속 받고 있다. 한의학이 만든 해부도로는 환자를 위해 아무것도 할 수 없다. 그러나 양방의 해부학은 Kevin이 인체의 진단과 치료 공식을 만들게 해준 정말 좋은 길잡이였다. <u>부디 한의사가 되었다면 이제 음양오행의 고급과정까지 다 배운 것이니 이후로는 음양오행을 더욱 깊게 파기보다는 양방 해부학을 더 공부해 보기 바란다.</u>

－의학적 진단의 아쉬운 점

올바른 진단은 정확한 치료법과 함께 인체를 치료하는 2가지의 큰 핵심 틀이다. 정확한 치료는 올바른 진단에 근거하므로 올바른 진단이 사실 더욱더 핵심적인 요소다. 그러나 현대 의학이라는 자부심을 가진 병원 현장에서 바른 진단이 이루어지고 환자의 문제를 잘 파악해 내는지에 대해 Kevin은 심각한 회의를 느끼고 있다. Kevin이 회의를 느끼는 이유는 여러 가지가 있겠지만 예전에도 언급했듯이 현대 의학적 진단법은 의사 스스로가 가진 진단 능력은 거의 다 사라져버리고 모든 진단 결과를 의료진단 장비에만 의존한다는 점에 있다.

"진단관성"이라는 표현이 있다. 이것은 의사들의 의료기기에 대한 과대한 믿음을 표현한 말로 위에서 설명한 것처럼 환자가 가슴에 통증이 있다는 말을 들으면 <u>의사의 오감을 이용한 진단을 하지 않고 일단 심장질환이라고 맘속에 진단을 미리 내려 버린다.</u> 그리고 이것은 심장질환이니까 심전도나 CT, MRI 등 각종 검사를 천편일률적으로 실시한다. 또한 심전도나 CT, MRI 검사를 마친 후에 이 영상들을 검토하여 중요 단서를 발견하면 그 단계에서 결론을 내버리고 더 이상 진단을 하지 않는다. 또한 다른 의사가 소견서를 적은 것을 보면 그 진단에 영향을 받게 되어 그 방향으로 같은 결정을 내리기가 쉽다. 이를 "진단관성"이라고 한다. 의사가 오감이나 망문문절의 진단을 이용하면 의사마다 소견이 다를 수 있지만, 똑같은 장비를 사용하여 환자를 보기 때문에 발생하는 일일 수 있다.

이렇듯 의사가 환자를 진단하는 제일 정밀한 진단기기는 바로 의사 자신이 되어야 하는데 혈액검사, 소변검사, 조직검사, 엑스레이, CT, MRI, PET 등의 결과에만 너무 치우친 판단을 내리고 있다. <u>즉 부분에 집중하고, 미세한 것에만 집중한 나머지 인간이라는 유기체가 가진 특성, 체형이 만드는 문제, 오장육부의 연결성들을 다 잊어버리는 것이다.</u> Kevin의 생각과 달리 사람의 눈보다, 사람의 판단보다 이런 기계들이 보여주는 결과가 더 정확하다고 생각하는 사람도 있을 것이다.

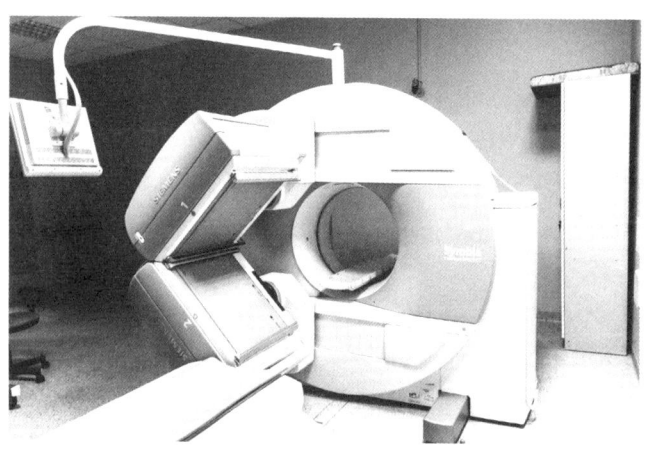

자세히 보는 것과 정밀하게 보는 것이야 사람의 눈보다 양방 진단기기를 이용한 검사가 훨씬 좋을 수 있다. 하지만 <u>환자의 전체적인 상태를 보고 환자가 호소하는 여러 가지 중첩된 복잡다단한 증상을 듣고 어디에 문제가 왔는지를 정확히 파악하는 눈은 의사가 가</u>

져야 한다. 또한 양방의 진단기기가 세계 최고라고 알고 있을 의사들이 대부분이겠지만 10억 원이 넘게 비싸지만 제값을 못 하는 진단기기도 많다. 1회 검진에 수십만 원에서 수백만 원까지 내는 진단기기여야만 정확한 진단이 나오는 것이 전혀 아니다. 의사들의 진단기기보다 비교가 안 될 저렴한 비용으로 더 정확하게 진단할 수 있는 것들도 많다. Kevin이 유튜브나 강의 중에 소개하도록 하겠다.

갑자기 배가 아프다거나 어지럼증이 있고, 가슴이 답답하다면 반드시 확인해 봐야 할 곳이 있고 눌러 보고 촉진해 봐야 할 곳이 있다. 아는 분들 중에 응급상황이 생기면 Kevin에게 전화를 하여 질문을 하곤 하는데 멀리 있어 "내가 바로 진찰해 드릴 수 없으니 전화로 이런저런 가능성이 있으니 병원에 가서 검사를 해보라"라고 조언한다. 그러나 각종 검사를 하긴 하였는데 결국 답은 "별 이상 없다"라는 결과를 받아드는 경우가 많았다.

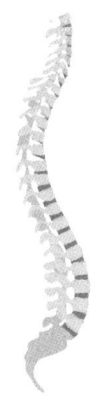
이 척추가 내장질환과 정신질환까지 다 만든다!

―일단 현대 의학의 가장 큰 맹점(허점)을 예로 들자면

1. 인체의 체형이 틀어짐으로써 발생하는 증상과 질병이 어마어마하게 많은데도, 현대 의학은 체형의 문제에 대해 전혀 관심을 기울

이지 않는다.

2. 영양의 문제에 대해서 너무 지식이 부족하며, 영양의 문제에 관심 있게 공부하는 의사라 하더라도, 비타민제, 건강기능식품을 위주로 처방하는 의사가 대부분이다.(영양의 문제에 일부러 관심을 두지 않는다. 영양의 문제가 해결되면 대부분의 질병이 나아버리기 때문. 기능 의학이라고 하는 의학도 보면 대부분의 경우에 비타민제, 건강보조식품에 대한 얘기가 주를 이룬다)

3. 모든 병에는 양약을 투여하면 된다는 큰 잘못을 하고 있다. 오직 약, 약~! 환자들도 아프면 오직 약~! 임상이 오래되지 않은 의사일수록 그런 경향이 강하다.

4. 진단명이 정확히 나오지 않고 환자가 호소하는 증상이 많을 경우, 이 환자는 이상한 환자 혹은 정신에 문제가 있는 환자, 신경병이 있는 환자라고 생각하고 정신과에 가보라고 의뢰를 한다.

5. 지금 현재 병원에서 행하는 약, 주사, 물리치료, 도수치료 정도로는 우리가 가진 많은 질환과 불편함을 케어하는 데 턱없이 부족하다.

6. 반복적으로 처방하고 주사하는 해열, 소염, 진통제, 호르몬제, 스테로이드제, 수면제, 정신과 약들은 우리 오장육부와 면역력을 심각하게 망가뜨리고 그 양약 자체의 독소들이 혈액에 가득 쌓이면서 혈관과 림프관까지 막히게 만든다. 실제로 슈퍼박테리아에 감염되어 어떤 치료에도, 어떤 약물에도 낫지 않는 염증 환자를 다수 보았다. 이런 분들은 어떤 새로운 치료를 해도 반응이 느리고 효과도 적다. 완전히 새로운 방법을 사용하지 않으면 양약으로 발생한 내성을 물리치고 병을 치료하기 어렵다.

7. 화학약품은 우리에게 애초부터 맞지 않는 물질들이지만 제약회사의 강력한 홍보를 통해 우리에게 매일 투여 되고 있다.

8. 만성병, 고질병, 노인병, 생활 습관병과 관련하여, 양방 의학은 많은 치료의 한계를 보인다.

> **구조를 모르는 의사는 진짜 의사가 될 수 없다.**
> **영양을 모르는 의사는 진짜 의사가 될 수 없다.**
> **해독법을 모르는 의사는 진짜 의사가 될 수 없다.**

- 현대 의학(양방) 치료 방법의 장단점

솔직히 현대 의학 치료의 장점은 찾기가 힘들었다. 일부러 한 챕터를 만들어 현대 의학의 장점을 구술할 만한 내용이 없었다. 현대 의학에서 엄지척을 그나마 할 수 있는 곳은 응급 의학과와 외과 수술실에서밖에 찾지 못하였기 때문이다. 그것을 제외한 나머지 과들은 굳이 코멘트를 할 필요성을 느끼지 못하였다. 그래도 최근에 40대 정도의 재활의학과나 신경의학과 의사분들이 공부를 많이 하고 구조 문제에 대해 관심을 두고 진료를 하시는 분들을 보았다. 이는 환자의 입장에서는 매우 좋은 현상이라 할 수 있겠다.

- 부분 부분을 떼어 놓는 국소적 치료 시각이 오히려 병을 키운다.

1) 양약치료 2) 주사치료 3) 체외충격파치료 4) 도수치료 5) 수술치료-비수술치료, 수술치료 6) 척추수술 7) 무릎수술 8) 자궁수술

이와 같이 분류하여 양방치료 각각의 문제점을 설명하고자 하였으

나 이 내용들은 모두 500페이지가 넘는 여러 분야의 내용 속에 포함이 되어 있어서 따로 분류할 의미가 없어졌다. 그래서 더 이상 내용을 첨가할 필요가 없다. 여러분이 Kevin의 글을 읽는 내내 이런 양약 치료, 주사, 체외충격파, 도수치료, 수술치료에 대한 설명을 볼 수 있기 때문이다.

- 위염, 식도염 하나 제대로 고치지 못하는 의학과 한의학
 (테니스 엘보 하나도 제대로 고치지 못하는 의학과 한의학)

최근 뉴스에도 계속적으로 항생제에 반응하지 않는 슈퍼박테리아가 출현하였다는 보도가 나온다. 우리가 아무리 좋은 바이러스 백신제를 만들어도 바이러스는 이를 이겨 낼 더욱 강하고 변종인 바이러스를 만들어 낸다. 결국 인간은 슈퍼박테리아라는 강력한 내성균을 만들어 환자의 증상과 질환을 심화시키고야 마는데 이런 내성균이 출현하게 되는 것은 바로 잘못된 의약 치료법 때문이다. 사실 의사가 환자를 만나서 진찰을 하고 처방을 하는 것은 너무나 기계적이고 사무적이다. 의사는 환자의 개개인의 특성을 고려치 않고 불완전한 혈액검사, 소변검사, 엑스레이 검사 등과 환자의 얘기를 듣고 수 분 만에 증상을 판단하고, 어김없이 약 처방이나 주사 처방 등을 한다.

<u>관절이나 인대, 근육이 아픈 것은 사실 모두 혈액의 문제와 간의 문제가 기본으로 깔려 있지만 이런 관절, 인대, 근육의 문제를 주로 치료하는 정형외과, 신경외과에서는 아픈 부위에만 집중할 뿐 이런 문제가 어디서 왔는지 전혀 파악을 하지 못한다.</u> 석회화된 어깨나 석회화된 근육, 석회화된 유방조직 등을 발견했을 때도 그 석회화된 부위를 깨뜨리기 위해 체외충격파로 충격을 가하는 저차원적인 치료만을 남발한다. 왜 멀쩡한 어깨에 석회가 끼고 근육에 석회가 끼며, 유방에 석회가 끼는지에 대한 고민도, 답도 없다.

중풍, 치매, 파킨슨, 암, 당뇨만이 난치병이 아니다. 위염, 위궤양, 위축성위염, 테니스 엘보, 족저근막염 같은 병이 난치병이다. 왜냐하

면 이런 흔히 듣는 질환들, 나와 주변인들이 흔히 고생하는 이 질환들을 제대로 완치시켜주는 병원, 한의원이 없다. 이런 질환들을 뚝딱 고쳐낼 수 있어야 진짜 의학이고 진짜 한의학이다. 왜 우리는 그렇게 하지 못할까? 그러면 앞으로도 이런 질환들을 지금처럼 쉽게 고쳐내지 못할까? Kevin은 이런 질환에 대한 치료법을 알고 있다. 또 누군가는 이런 질환들을 어렵지 않게 고쳐내고 있을 것이다.

－모든 병을, 모든 증상을 동시에 케어하고 호전시킬 수 있는 10가지의 중요한 카테고리 요소들

인류가 겪고 있는 대부분의 질환을 종식 시키는 방법은 바로 다음의 10가지 카테고리에 집중하여 연구하면 답이 나온다.

구조, 영양, 어혈, 독소 + 빛과 소금 + 온도, 염도, 당도,
산도의 조절

이 10가지 카테고리를 잘 체크하고, 잘 조절하면 만병을 없앨 수 있고, 무병장수할 수 있다. <u>모두의 바람처럼 "아프지 않고 사는 것" 이것은 세상에서 제일 큰 욕심이다. 그리고 싶지만 그렇게 되기 쉽지 않은 것을 탐할 때 우리는 이것을 욕심이라고 부른다.</u>

모두가 얘기한다. 오래 살고는 싶지 않다. 그냥 적당히 건강하게 살다가 가고 싶다. 그러나 돈을 많이 벌고 싶다는 욕심보다 훨씬 더한 욕심이 바로 나이 먹고도 아프지 않고 건강하게 살고 싶은 마음이다. **왜 이것이 욕심이냐 하면 결코 이루기 쉽지 않은 목표이기 때문이다. 그러나, 케빈과 함께 라면 어렵지 않은 목표가 된다. 그리고 더 이상 욕심이 아니다.**

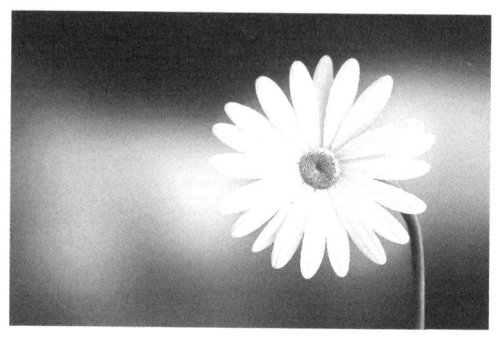

―좋은 의사를 정의한다면 어떻게 말할 수 있을까?

1. 실력 있는 의사
2. 친절한 의사
3. 설명을 잘해 주는 의사
4. 늘 공부하고 연구하는 의사

뭐 이 정도면 좋은 의사의 범주를 전부 나열했다고 볼 수 있겠다. 환자들 설문 조사 결과를 보니 실력 있는 의사보다 친절한 의사를 1등으로 꼽았다고 하는데 그런데 사실 아무리 친절한 의사라고 해도 실력이 없으면 결국 환자는 등을 돌린다. 병이 낫지 않는데 그 의사를 계속 만나러 가겠는가? 그것이 환자와 의사의 숙명적인 관계다. 아무리 자기 친척이 대형 병원 원장이고, 한의원 원장이라고 해도 몇 번 가서 치료받고 효과를 보지 못하면 절대 다시 가지 않는다. 친절과 낫는 것은 완전히 별개의 문제다. 이럴 때 사람들은 친척 의사가 병원비를 안 받아서 부담스러워서 안 간다는 핑계를 대곤 한다.

우리는 프로페셔널(Professional)이라는 말을 줄여 프로(Pro)라고 부른다. 아마추어와 프로의 차이는 바로 돈을 받는다는 것임을 누구나 알 것이다. 의사는 프로여야지 아마추어이면 안 된다. 의사는 진료비를 받고, 치료비를 받기 때문이다. 그러나 진정한 프로 의사는 한국에 얼마나 존재하고 전 세계 의사들은 얼마나 프로다운 의사들일까? 우리나라에 한의사가 3만 명, 의사는 12만 명 정도 되는 것으로 알고 있다. 약사는 의료인이 아니므로 제외하고 15만 명 정도 되는 의사, 한의사들이 5000만 명의 대한민국 국민들의 건강과 보건을 책임지고 있는데 과연 이 의료인들은 프로답게 환자들을 케어하고 있는지 생각해 보아야 한다.

<u>좋은 의사는 일단 실력이 있어야 한다. 진단을 잘하고 치료를 잘해야 진짜 의사라고 할 수 있다. 요즘 병원이 친절하고 설명을 잘해주는 것은 기본이다. 의료업은 사실 전문직이지만 서비스업이라고 Kevin은 늘 생각해왔다. 그러나 아무리 친절하고 설명을 잘해도 진단이 틀리고, 치료를 했는데도 낫지 않으면 환자는 금방 실망하고 더 이상 그 병원을 찾지 않는다.</u> 제대로 진단하고, 제대로 치료해서 병을 낫게 해주는 게 바로 진짜 프로 의사다.

<u>재미있는 것은 진단은 환자 맘에 쏙 들게 하고 설명도 잘했는데 막상 그 의사에게 치료를 받아보니 낫지 않고 효과가 없는 경우가 있다. 왜 그럴까? 진단을 잘하는 것과, 치료를 잘하는 것은 별개의 문제이기 때문이다.</u>

진단을 잘한다는 말도 사실은 구분을 해야 한다. 2가지의 경우가 있는데
 1. 환자가 듣고 싶은 답을 주면서 환자가 늘 생각해왔던 자기의 문제점을 얘기해 주면 환자는 '음, 평소 내가 아픈 이유가 내가 생각한 것과 거의 맞군…' 하면서 환자가 듣고 싶어 하는 답을 해주면 환자 스스로가 진단을 잘하는 의사라고 생각하는 경우가 있고 2. 또 하나는 다른 병원이나, 의사들이 잘 몰랐던 환자의 몸 상태에 대해서 명확하게 찾아내어 콕 집어 설명해주는 경우가 있다.

> 1번의 예) 나이가 드신 어르신 환자들의 경우가 많은데 어떤 어르신 환자께서 "최근 들어 어지럽고, 밥맛이 없고 기운이 없다"고 하신다. 이럴 때 한의원에 가서 한의사에게 설명을 들으니 '기가 부족하고 혈액 순환이 잘 되지 않는다'라는 답을 들었다. 이럴 때 이 어르신이 '역시 내가 기가 부족하고 혈액 순환이 안 되는 거였군'이라고 생각하면서 만족하는 경우가 있다. 노인 어르신분들은 '기가 허하고, 혈액 순환이 안 된다'고 말씀드리면 대부분 만족해하신다. 기가 허하고, 혈액 순환이 안 되면 모든 병이 다 올 수 있는 것이다. 다만 의사는 어지럽고, 밥맛없고, 기운이 없는 이유가 구체적으로 무엇이 문제인지를 설명해야 하는 게 맞다.

> 2번의 예) 어지럼증이 심하여 검사를 했는데, 이석증도 아니고, 귀속의 문제도 아닌 것으로 나왔고 뇌의 질환이나, 철분 결핍의 문제도 아니었다. 실력 있는 의사가 진찰을 한 후 장에 흡충이라는 기생충이 있었고 이 흡충이 장에서 계속적으로 환자의 피를 빨아먹었기 때문에 혈 부족으로 인한 어지럼증이 발생한 것을 알게 되었다. 이런 경우 진단을 제대로 한 경우가 될 것이다.

1번의 예로 진단을 하였다면 환자의 맘에 드는 진단을 하기는 했으나 치료에 들어가면 두리뭉실한 진단으로 내린 처방이나 치료법은 효과가 좋을 수가 없다. 결국 환자 생각에 진단은 참 잘하는 데 낫지 않는다고 생각할 수가 있다. 2번의 예로 진단을 하였다면 다른 의사나, 한의사가 찾지 못한 문제점, 그리고 환자 본인도 수십 년간 몰랐던 문제점을 의사가 단박에 찾아낸 것이고 이에 맞는 처방과 치료를 하게 되면 이 환자는 수십 년의 불편한 병을 곧 해결할 수 있게 되는 것이다.

또 하나의 경우가 더 있을 수도 있는데 예를 들자면 진단이 바른 방향으로 이루어지기는 했으나 질병 원인의 전체를 보지 못하고 여러 가지 문제가 복합적으로 발생해 있는 경우다. 사람이 어지럽게 된 이유가 수십 가지의 원인이 있을 수 있기 때문에 바르게 진단했음에도 치료 후에도 증상이 잘 낫지 않는 수가 있다. 한 가지의 원인을 제거했으나 어지럼증에 또 다른 몇 가지 원인이 추가되어 있을 수 있다는 말이다. 실력 있는 의사는 고쳐나가면서 숨어 있던 다른 원인들을 추가로 찾아내면서 치료해나가고 이를 통해 환자를 완치시킬 수 있는 것이다. <u>인체는 복잡미묘하여 절대, 진단과 치료가 간단하지 않다.</u>

> 진단은 환자 치료의 처음이며 정확한 진단과 치료법이 질병을 낫게 한다.
> 진단이 틀리면 다 틀려지는 것이고 올바른 진단을 했어도 정확한 치료법을 모르면 꽝이다. 진단과 치료를 잘하는 의사를 만나는 것은 환자의 복이다.

흔히 위장이 아프고 속이 쓰려서 병원 내과에 갔는데 내과에서는 위장이 아프고 속이 쓰리다고 하면 위에 염증, 혹은 식도에 염증이 있다고 말한다. 또한 속쓰림이 심하면 위내시경을 실시하여 위장 내부의 상태가 어느 정도 인지 확인을 해 볼 것이다. 그렇게 해서 약 처방을 받고 그것을 복용하고 나면 한동안 속쓰림이 사라진다. 하지만 며칠 후, 혹은 몇 달 후에는 그 속쓰림과 위통이 재발하여 병원에 다시 방문하게 된다. 병원 가기 귀찮은 사람은 약국에서 겔포스를 사서 복용하거나 양배추즙을 사서 먹는 분도 있을 것이다. 위장에 좋다는 건강기능식품이나 매실액을 담가서 드시는 분들도 있을 것이다.

다른 예를 들어 한의원에 갔다고 해보자. 한의원에 가면 진맥을 하고 위가 아픈 원인을 찾으면 침을 맞고 뜸을 뜨고 때로는 한약 처방을 받을 수도 있다. 그러나 이 역시 한약을 먹는 동안, 침을 맞는 동안은 좀 괜찮다가 계속 재발하여 한의원에 다시 가는 경우가 생긴다.

위장병은 매우 흔한 질환이다. 대한민국에 "나는 위장이 건강한 사람이다"라고 외칠 수 있는 사람은 거의 없다. 또한 위장병은 오십견, 무릎 관절염, 허리디스크처럼 속 시원히 낫게 해주는 병원과 한의원이 잘 없다. 누구나 이에 대해 공감할 것이다. 위장병이 생기면 사실 평생 혹은 수십 년간 가지고 가는 게 지금의 현실이다.

그런데 어떤 한의원에 갔더니 위장이 아픈데 갑자기 엎드리라고 하면서 등을 체크하고 흉추가 틀어졌는지, 골반이 틀어졌는지를 체크를 했다. 그러면서 "흉추가 틀어지면서 위장으로 가는 신경이 압박되어 흉추에서 나온 위장으로 가는 신경의 신경전달이 잘되지 않고, 위장으로 혈액 전달이 잘되지 않아 위가 무력증이 오고 위하수가 발생하였으며 위액 분비가 저하되었으니 흉추 신경을 바로 잡고 몸 전체 체형을 바로잡아 보자."라고 진단하고 치료 방법을 제시하였다고 생각해보자. 체형교정 외에도 음식을 체질에 맞게 먹는 법과 음식을 조리하는 법까지 알려주니 너무 좋았다. 평생 위가 나빠서 한의원, 병원에 다녔고 그동안 별짓을 다 해도 매번 재발하고 위장병이 더욱 심해지기만 했는데 이 한의원 한의사는 "등의 흉추 신경 얘기를 하고 이 신경이 눌리면서 위장 장애가 왔다"라는 새로운 얘기를 하고 새로운 음식 조절법까지 알려주니 귀가 번쩍할 수 있겠다.

<u>자, 여기까지는 그동안 대부분의 의사나 한의사가 놓쳤던 흉추 신경과 위장병 발병의 상관관계에 대해 언급한 것이다.</u>

> 환자가 모르고 의사도 제대로 진단할 줄 모르면 그 병은 절대 나을 수 없고 이런 위장병 환자는 결국 열심히 치료를 받으러 다녀도 위암에 걸릴 수밖에 없는 운명이 될 수도 있다.

바로 여기까지가 의료인에게 필요한 바른 진단의 능력이다. 이렇게 폭넓게 볼 줄 알아야만 모든 질병을 케어함에 있어 빈틈이 적어지고, 치료율이 좋아지고, 치료 속도가 빨라질 수 있다. 사실 위장병은 흉추를 아무리 올바르게 교정해준다 해도 음식 습관을 고치지 않으면 절대 완치가 되지 않는다. 흉추를 바로 잡으면서 Kevin의 방식대로 음식을 조절해 가면 위장병 치료는 어렵지 않다.

— 바른 진단만으로는 내 병이 나을 수 없다는 슬픈 사실

자, 위에서 언급한 것과 같이 올바른 진단만으로 해피엔딩을 이룰 수 없다는 것이다. 만약 위장병이 있다고 하여 이 환자에게 흉추 교정을 해준 이 한의사분이 교정을 배운지가 오래되지 않았을 경우 즉 예를 들어 추나 교정치료를 배운 지 몇 달 혹은 1~2년밖에 되지 않았다면 이분의 교정 기술이 정밀하고 정확하지 못하기가 쉽다. 수없이 많은 음식점에 원조가 있고 할매가 몇십 년간 하고 있다고 간판을 붙여 놨더라도 설렁탕집 맛집이 100개가 있다면, 맛을 보았을 때 1등 맛집부터, 2등, 3등, 100등까지 맛이 차이가 있을 수밖에 없는 것처럼 똑같은 이름의 교정을 시술한다고 하더라도 모든 의사들의 손 기술과 능숙성은 다를 것이고 숙련도 차이에서 오는 교정의 효과와 맛은 큰 차이가 날 수밖에 없다.

마치 마사지를 잘하는 집에 가도 마사지사마다 손재주가 다 다르고 마사지의 맛이 천차만별인 것과 같다. 침도 마찬가지로 한의사마다 침 효과가 다를 수밖에 없다. <u>침 치료보다 시술자의 테크닉에 더욱 민감한 것이 바로 이 교정이다. 힘도 필요하고 기술도 필요하다. 시술자의 숙련도와 인체 구조에 대한 이해가 매우 많이 요구된다. 3차원적으로 비틀어진 인체를 바로 잡기 위해서는 인체의 뼈, 근육, 근막, 인대, 비틀림이 오는 근본 원인에 대해 올바로 알고 있어야만 하는 것이다.</u> 침도 치료가 한의사라고 다 시술할 수 있는 치료가 아니고 시술한다고 해도 효과가 차이가 나는 것처럼 교정도 이와 정확히 똑같다.

만약 위가 아픈 환자가 한의사의 흉추와 위장의 관계에 대한 설명을 듣고 그 말대로 교정치료를 받았는데 한의사의 경험이 부족하여 제대로 교정치료가 되지 않으면 환자는 효과를 볼 수 없고 결국 제대로 된 치료를 받은 것이 되지 못한다. 이와 같이 <u>올바른 진단과 정확한 치료는 환자를 제대로 치료하기 위한 핵심적인 축이다. 올바른 진단과 정확한 치료는 프로 의사가 되는 제일 중요한 덕목인 것이다.</u>

의료인들은 내가 정말 올바른 진단과 정확한 치료를 하고 있는지 겸허하게 생각해보아야 한다. 결론은 이런 이유로 여러분들이 자신의 병이 낫기 위해서는 진단 능력과 치료 능력이 뛰어난 의료인을 만나야 한다는 것인데 15만 명의 의료인 중에 누가 진단과 치료를 잘하는지 알기가 어렵기 때문에 내 병을 고쳐 줄 의사를 만나는 것이 하늘의 별 따기만큼 어려운 일이라는 것이다. Kevin이 수차례에 걸쳐 좋은 의사가 되라. 공부하는 의사가 되라, Pro의사가 되라고 강조하는 것은 진단과 치료 부분에서 솔직히 맘에 드는 의사나 한의사를 찾아보기가 매우 어렵기 때문이다. 아마 이 생각은 여러분도 크게 다르지 않을 것이다.

그래서 Kevin은 여러분 스스로가 여러분 몸을 셀프로 진단을 하고 셀프로 치료를 하는 방법을 배워서 의사나 한의사를 만나지 않고도 내 병을 내가 정확히 이해하고 치료하는 방법을 알기를 바라는 것이다. 인체는 소우주라고 계속 얘기하지만 그렇게 방대하거나 넓지 않고 이해 불가하지 않다.

또한 의료인의 진단은 많은 경우에 있어 정확한 진단이 아니며 잘못된 진단으로 인한 잘못된 치료가 횡행하기에 지금 이런 과학이 발전한 시대에 아픈 환자들이 넘쳐나는 것이다. 인체는 복잡한 거 같지만 인체의 생리, 병리를 이해하면 아주 단순해진다. 사람의 몸과 질병은 어려운 것 같지만 사실 Kevin에게 6개월만 공부해도 평생 질병 걱정 없이 살 수 있다. 의학, 의료를 일반인이 남에게 하면 불법이지만 스스로 배워서 내게 실천하면 매우 합법적이다. 그렇다고 주사나 침, 한약, 양약을 쓰라는 것이 아니니 오해 마시기를…그런 방법이 아니더라도 얼마든지 여러분의 불편함 정도는 해결이 가능하다.

―인체의 생리, 병리를 알아야 내 병을 예방하고 치료할 수 있다. Kevin과 함께라면 인체의 질병에 관한 90%의 공식화된 답을 알 수 있다. 나머지 10%는 고급의료의 영역으로 남겨 두자. 책 말미에 이에 대한 대강을 정리하여 설명하도록 하겠다.

좀 더 쉽게 말하면 내 몸이 어떻게 작동하고 구성되어 있고, 병이 나고, 병이 진전되고, 낫는지에 대한 이해가 필요한데 이를 총괄적으로 90% 정도는 공식화할 수가 있다. 즉 인체의 생리, 병리, 병이 오는 원리를 90%는 공식화할 수 있다. 우리가 자동차를 잘 운전하기 위해서 자동차의 부품이 무엇이 필요하고, 엔진이 4기통인지, 8기통인지를 알아야 하고, 서스펜션은 무엇을 써야 잘 충격 흡수가 되는지를 알 필요는 없다. 그렇지 않은가? 우리는 시동을 켜고, 전방을 주시하면서, 엑셀과 브레이크를 적절히 밟아주고, 방향지시등을 잘 켜면서 핸들을 잘 돌려주면 무사히 목적지에 갈 뿐만 아니라, 상쾌한 드라이브도 즐길 수 있는 것이다. 이와 같이 우리가 인체의 조직을 잘라내어 현미경으로 들여다보면서 이것이 어떤 조직이고 어떤 병리적인 문제가 있는지를 다 알아야만 우리가 건강해질 수 있는 것은 아니라는 것이다.

> 진리는 단순하고 간명하다. 복잡하지 않다.
> 이미 건강에 대한 답, 건강을 유지하기 위한 답은 모두 나와 있다.
> Kevin은 인체의 생로병사에 관련된 생리, 병리에 대해 90% 이상 공식화된 답을 가지고 있다. 이 공식에 따라 의식주 생활을 하고 병이 났을 때 이 공식에 맞게 케어를 해 주면 병에서 회복

> 할 수 있다. 화성에 우주선을 쏘아 보내는 이 시대에 지금의 의료환경은 너무 비현실적으로 처절하게 잘못되어 있고, 잘못된 길을 가면서 우리 의료소비자들을 고생시키고 있다. Kevin이 그 길에 대해 설명하고 있으며 앞으로 오프라인, 온라인 강의를 통해 이런 90%의 공식화된 답에 대해 설명할 기회를 갖도록 하겠다.

Kevin과 함께라면 당신은 쉽게 아플 수도, 쉽게 죽을 수도 없다! 실제로 Kevin을 통해 강의를 제대로 듣고 셀프 건강 케어를 하고 있는 분들은 모두 이렇게 나에게 말해주고 있다.

－의료인과 의료소비자가 하고 있는 큰 착각에 대하여

우주선이 화성을 가고 탐사하는 이 시대에 우리는 아직도 큰 착각을 하고 있다. 지구와 달의 거리, 지구와 화성의 거리는 우리 머리로는 상상이 되지 않을 만큼 먼 거리인데 그 먼 거리에 있는 달이나 화성에 도달한 후에도 지구와 교신을 하고 자료를 전송받을 수 있다. 우리 인체는 아무리 커봐도 2미터 조금 넘고 많아 봐야 60조개~100조개의 세포를 가진 유기체일 뿐인데 이렇게 과학과 의학이 발달한 시대에도 성인 3명 중 2명이 아직도 심장병, 고혈압, 당뇨, 암으로 사망하고 있다.

어마어마한 규모의 암 병동에는 아직도 많은 환자들이 꽉 차 있고 수억 원의 의료비를 지출하고도 병이 낫지 못하고 사망하고 있으며 이런 병원에 입원하기 위해서는 몇 달씩 대기를 해야 한다. 이런 현실을 정확하게 인식하여 의료소비자인 우리가 제대로 공부를 하여서 내가 나의 인생 말년을 하얀 병실에서 코에 호스를 꽂고 죽지 않도록 해야 한다. 젊은 날 고생하면서 사람이 꽉 찬 지하철을 타고 출근하고 퇴근하며 주말에도 쉬지 못하고 모은 돈을 결국 병이 생겨 의사와 병원에게 다 갖다 바치고 죽은 사람이 올해만 해도 얼마나 많겠는가? 이런 불합리하고 말도 안 되는 작금의 현실을 이젠 뒤집어 갈아엎어야 한다.

위중한 병에 걸렸을 때 병에 걸린 사실을 알고 급격히 밀려드는 죽음의 공포를 느끼고 나면 대부분의 경우에 환자는 내가 중병에 걸렸다는 현실을 부정하고 싶고 '내가 무슨 잘못을 하며 살았길래 나에게 이런 일이 생기나…'하고 절망하고, 가족을 탓하고, 주변을 탓하기도 한다. 그러나 냉정히 말하자면 이 중병이 온 것은 모두 나의 잘못이라는 것이고 이를 정확하게 깨닫고 진단해야 내가 하얀 병실에서 인생을 비참하게 마감하는 삶을 살지 않을 수 있다는 것이다. (유전력이 있는 질병의 경우 부모나 조부모의 잘못인 경우도 있다)

자신에게 중병이 온 것은 자신의 의식주 생활에 문제가 있어서 온 것이지 남이 나에게 스트레스를 주어서 온 것이 아니라는 것이다.

―의사가 하는 가장 큰 착각

의사는 의학에 대해 누구보다도 잘 알고 서양에서 시작된 현대 의학이 최고이며 환자는 내 말을 법으로 알고 따라야 한다고 생각하고 있는지 모르겠다. 의사들은 이런 잘못된 권위주의에서 탈피해야 한다. 의사는 분명히 전문직이지만 그 전문적 지식은 과학적이지 못하고 체계적이지 못하다. 인체에 나타나는 많은 증상과 생리, 병리를 제대로 설명해내지 못하고 있다. 그런 내용들이 너무나 많다. 또한 대형병원에 근무하는 과장급 의사들은 제왕적인 권위의식에 빠져 있다는 얘기를 들었다. 인턴과 레지던트를 신하처럼 자신의 주위에 대동하고 회진을 돌면서 환자들에게 친절하지 않은 교수들에 대해 환자들을 통해 많이 들었다. 이와 달리 환자에게 매우 친절한 교수님도 다수 있다는 것을 나도 알고는 있다.

해열제, 진통제, 소염제, 항생제, 스테로이드제, 호르몬제, 수면제를 주면서 당장의 증상을 덮어버리고 이를 통해 환자의 증상이 진정이 되면 자신이 처방을 잘한 것처럼 만족하는 이런 의료시스템이 만성병, 난치병 환자를 만든다는 것을 의사는 물론 의료소비자인 우리가 정확히 알아야 한다. 해열제, 진통제, 소염제, 항생제, 스테로이드제, 호르몬제, 수면제들이 얼마나 위험한 약들인가? 이런 약들이 인체에 미치는 역할을 제대로 알게 되면 아마 여러분은 의사를 만나러 가지 않을 것이다. 당장의 불편한 증상만을 감추는 것, 이것이 나를 골병들게 하는 것임을 여러분은 아는가? 위와 같은 약들이 내 오장육부를 얼마나 병들게 하고 내 면역력을 떨어뜨리며 반복적 복용으로 인해 내 병이 더 깊어지는가를 아느냐 말이다. 여러분은 혹시 콜라나 사이다가 몸에 해롭다는 것을 알면서도 맛이 있어서 먹듯이 양약도 해로운 것을 알지만 질병 치료에 효과가 있다고 하니까 어쩔 수 없이 먹고 있는 것인가?

관절염이나 허리디스크 같은 질환으로 입원하여 큰 수술을 받거나, 심근경색이나 암 같은 질환으로 가슴을 열고 복부를 열고 수술을 해야 하는 경우도 많다. 그런 수술은 각 과에서 해당 장기에 대한 부분의 전문의가 수술을 집도하는데 과연 그런 수술들이 관절염이나 허리디스크를 해결하는 최고의 방법이고 환자에게 도움이 되는 수술인지를 이제부터라도 잘 생각해 보아야 한다.

Kevin은 허리디스크, 무릎 수술에 대해서 매우 부정적인 생각을 가지고 있다. 또한 심근경색 증상에 대한 스텐트 시술이나 암 발생 시 암 부위를 제거하는 수술법에 대해서도 상당 부분 회의적인 생각을 하고 있다.

이제 이 부분에 대해서 한번 얘기해 보고자 한다. 이런 큰 수술들이 과연 환자들에게 도움이 되는지 얼마나 우리의 질병 치료에 효과적인지를 잘 따져 보아야 한다는 것이다. 비용도 많이 들거니와 수술 후 결과도 잘 생각을 해서 결정을 해야 한다. 대부분 나이 드신 분들이 하는 수술이라서 부모님이 이 병으로 고생하는 경우 자녀들이 나서서 효도하는 마음으로 수술을 시켜드리는 경우를 매우 많이 보았다. 만약 이런 수술이 수술 후에 부작용이 많다면 효도가 아니라 불효를 하는 경우가 생기기 때문에 잘 생각하고 판단해야 한다.

나는 2002년 월드컵의 영웅인 히딩크 감독이 무릎 수술을 한국에서 한다는 뉴스를 접하고 '아이고, 안 해야 할 텐데…'라고 혼자 걱정한 적이 있다. 국내의 병원에서 시술을 했고 궁금해서 찾아보니 수술 후에 예전 축구 선수 시절처럼 계단을 맘껏 뛰며 걷고 공을 차는 동영상을 보았다. 본인도 매우 만족하여 인터뷰도 한 영상을 보았는데 최근에 중국에서 중국 국가대표 감독직을 하면서 수술한 무릎 상태가 좋지 않은지 걷기 힘들어하는 모습을 뉴스를 통해 보았다. 한국에 돌아와서 재검을 받고 '이상이 없다'라는 뉴스까지 본 거 같은데 과연 히딩크 감독의 의견은 어떤지 모르겠다. 무릎이 아프게 되는 원인은 무릎 수술로 제거되는 것이 아니다. 그렇기에 근본치료와 거리가 멀다고 볼 수 있다.

한의원을 하다 보면 허리디스크로 수술한 분들을 매우 자주 보게 된다. 허리디스크의 원인은 허리에 있지 않고 완전히 다른 곳에 있다고 Kevin은 생각한다.

허리디스크가 발생하는 근본 원인은 그대로 둔 채 허리디스크가 터진 부분만을 수술하여 묶어 놓는 이런 방식은 정말 수준이 낮고 근본적인 치료와는 거리가 멀고 늘 재발의 위험을 안고 있게 된다. 발목과 무릎, 고관절, 골반, 허리, 등, 어깨, 머리로 이어지는 이런 라인에 대한 의학적 이해, 의사들의 이해가 너무도 부족하다는 것이 나의 생각이다. 의사들이 의학적, 과학적 근거를 논하지만 Kevin은 의사들이 이렇게 병을 잘못 진단하고 병의 원인을 잘 찾지 못하는 것을 수도 없이 보아 왔기 때문에 '의학적, 과학적, 그리고 논문에 의거한' 등의 표현들이 매우 불편하다. 의사들은 아주 잘 알고 있다. 특히 수술을 하는 의사들은 이런 무릎, 허리 수술이 재발을 잘하고, 수술 후에 더 아픈 경우도 많다는 것을 너무도 잘 알고 있다.

우리나라에서 십수 년 전에 무릎과 척추 수술 전문병원이 엄청나게 광고를 하고 한참 열심히 무릎과 허리 수술을 했던 적이 있다. 여러분들이 들으면 알만한 병원 이름들이 있다.

그런데, 얼마 후에 척추 수술 후에 발생하는 부작용을 해결해주기 위해 척추를 재수술해주는 전문병원까지 등장했다. Kevin은 진료를 하면서 허리를 4번까지 수술한 분을 보았다. 등에 칼자국이 여러 개나 있는 분이었다. 그분이 애초에 허리를 4번이나 수술해야 하는 상황이 올 줄 알았다면 처음에 허리 수술을 하자고 했을까? 여러분이라면 허리 부위 수술을 4번이나 해야 한다는 것을 처음부터 알았다면 여러분은 처음에 수술을 하자고 했겠는가?? 왜 의사들과 병원은 이런 수술을 많이 하는 것일까? 수술 한번 하면 몇 백에서 몇천만 원이 수입으로 남기 때문인가? Kevin은 잘 모르겠다. 여러분이 가입해 놓은 실손보험과 건강보험에서 수술 비용이 지원되기 때문에 여러분들도 큰 고민 없이 수술을 하게 되는 경우도 많았을 것이다. <u>잘라내는 것은 쉽다. 떼어내는 것은 쉽다. 그러나 다시 붙이는 것은 불가능하다. 그것이 맹장이든, 편도선이든, 자궁이든, 담낭이든 한번 떼버린 장기는 회복이 불가능하다.</u> 무릎에, 허리에 철심을 박는 일도 신중하게 생각해야 한다. 여러분이 다른 방법을 모르고 다른 방식으로 이런 질환들이 나을 수 있다는 것을 모르기 때문에 그런 선택을 할 것이다. 수술이 좋아서 하는 환자가 있을 리가 없다. 이것이 의사나 한의사가 더욱 분발을 해야 하는 이유다.

　－우리가 하는 가장 큰 착각

모든 병에는 그것을 치료하는 양약이 있을 것이라는 생각이 바로 크게 잘못된 생각이다. 누구나 근본치료를 원하지 증상만 잠시 호전되는 치료를 원하는 사람은 단 한 명도 없다. 우리는 증상이 출현하거나 병이 생기면 어느 병원에 가서 어떤 약을 먹으면 나을 수 있는지를 생각한다. 의료소비자인 우리는 의사가 내 병에 대해 나보다 훨씬 잘 알고 나의 병에 대해 이해하고 있으며 나의 불편한 증상을 모두 낫게 해줄 것이라는 잘못된 선입견을 가지고 있다. 왜냐하면 의사들은 인체에 대해 그 어떤 다른 직업군보다 공부를 오랫동안 깊이 있게 하였고 국가고시를 봐서 정식으로 면허증을 받은 국가가 인정한 의료인이기 때문이다. 그러나 가만히 생각해 보면 비염, 아토피, 무좀, 위장병, 역류성 식도염, 테니스엘보, 족저근막염, 불면증 등 우리가 흔히 알고 있는 질환, 우리가 흔히 고생하고 있는 질환에 대해서 제대로 고쳐주는 의사가 없다. 의료인들이 정말 우리의 질병에 대해 알고 있고 모든 질환에 적합한 양약이 있을 것이라는 여러분들의 믿음이 옳다고 생각하는가? 왜 "병원쇼핑"이라는 말이 시중에 도는 것인가?

제약회사를 필두로 수없이 많은 약사와 의사가 연구를 통해 많은 약을 만들어 왔으며 이를 소비했던 우리는 몸이 아플 때 복용하고 어느 정도 효과를 보았기 때문에 약에 대한 신뢰가 상당하다. 두통이 심할 때 두통약을 먹었고 열이 심할 때 해열제를 먹었으며 염증이 심할 때 소염제를 먹어서 몸이 좋아진 기억은 누구나 있다. 그렇기에 암, 당뇨, 고혈압, 고지혈증, 심장병, 간염 등 수없이 많은 종류의 질환에 대해 의사와 약사는 이런 병에 대해 연구하여 제대로 된 약을 만들려고 노력해 왔다. 그리고 오늘도 이 약들의 효능을 업그레이드하기 위해, 질병의 뿌리를 없애기 위해 새로운 약들을 만들고 있다고 생각한다.

그러나 현실은 그런 기대와 전혀 다르게 진행되고 있다. 코로나바이러스를 대처하는 과정에서도 보면 알 수 있듯이, 수십만 명이 죽어나간 지금도 바이러스 치료제 개발은 요원하다. 앞으로 수없이 많은 다른 종의 바이러스가 인류의 건강을 위협할 것인데 앞으로 이런 수준의 의학과 의약이 그런 바이러스들과 싸워서 과연 <u>인류를 제때 구해낼 수 있을까?</u> 생각해 보면 참으로 아찔하다.

> 우리 개개인이 제대로 된 건강 지식을 갖추어 평소 면역력 관리를 잘하는 것이 앞으로 반복적으로 창궐할 바이러스에 대처하고 이겨낼 수 있는 방법이 된다는 것을 알아야 한다. **인체의 구조와 생리에 대한 약간의 공부만으로 여러분은 평생 건강 걱정 혹은 질병에 대한 걱정 없이 살아갈 수 있게 되는 시대가 온다.** Kevin은 건강에 필수적이고 중요한 내용을 요약 정리한 서머리북을 계속해서 만들 것이다. 여러분들은 앞으로 Kevin의 내 몸 사용 설명서를 통해 질병과 작별 인사하며 건강의 세계로 입문할 수 있게 될 것이다.

그 기획의 첫 번째로 만든 이 책을 읽으면서 여러분들은 건강에 대한 많은 정보와 힌트를 얻을 수 있을 것이고 앞으로 전개될 내용을 더 읽다 보면 상당한 답을 찾게 되실 것이다.

- 병원에 가서 검사를 해도 내 몸의 이상 여부를 알 수 없는 이유

Kevin이 한의대에서 공부할 때 그리고 한의대를 졸업하고 한의사가 되고 나서 공부를 할 때 엄청나게 도움을 받은 것이 바로 선대의 의사들이 연구하고 정리해 놓은 해부학이었다.

한의사가 되기 위해서 한의대생들도 한의대의 정규수업 시간에 시체(카데바라고 부름)를 직접 해부하는 시간을 갖는다. 그 당시엔 해부용으로 나온 시체의 상태가 좋지 못하였기 때문에 시체를 통해서 제대로 된 해부학 공부가 불가능하였다. 워낙 오래된 시신 상태여서 근육이나 신경조차도 제대로 관찰하기 힘들었다. 시체 상태가 좋다 하더라도 생명이 다한 상태라서 오장육부가 제대로 살아서 움직이는 모습을 볼 수는 없다.

결국 해부학 책으로 정리가 된 사진과 자료를 통해 인체를 공부하게 된다. 정밀하게 파헤쳐서 정리된 신경과 뼈, 인대, 혈관, 오장육부 기관들의 형태와 기능들에 대해서 공부하다 보면 앞서서 기록을 남긴 해부학 의사분들의 노고에 고개가 숙여지며 감사하는 마음이 저절로 생기게 된다.

그러나 재미있는 것은 해부학을 계속 공부를 하고 진료를 하다 보면 선대의 의사들이 밝혀놓은 해부학 내용과 자료가 매우 훌륭함에도 불구하고 진료 현장에서 의사들이 한의사인 Kevin보다 이런 해부학 지식을 진료에 잘 응용하지 못한다는 사실에 한 번 더 놀라게 된다. Kevin보다 해부학을 잘 아는 의사가 없다는 의미가 아니다. 많은 경우에 있어 <u>의사들이 질병의 진단과 치료에 해부학 지식을 잘 적용하지 못하는 것을 알게 되었다는 것이다.</u>

분명 해부학은 한의학에서 정립한 내용이 아니고 의학에서 만들어 놓은 학문임에도 불구하고 의사들이 이를 '10%나 활용하고 있나?' 이런 생각이 들 때가 한, 두 번이 아니다.

— 양의학의 태생적 한계(양의학이 질병 치료의 대안이 될 수 없는 이유)

양의학은 몸에 나타나는 불편한 증상은 모두 나에게 해로운 증상으로 생각하고, 이 증상을 빠르게 없애 버리는 것이 치료라고 생각한다. 이것이 바로 증상을 없애 버리는 대증치료다. 수십 년간 반복된 이 방식의 치료는 많은 약화 사고와 사망자를 만들었고 지금도 계속되고 있다. 또한 걸핏하면 수술을 통해 인체의 일부를 잘라 내버리는 정말 무식한 진료행위를 하고 있다. 우리 몸은 하나라도 쓸모가 없이 달려 있는 조직과 기관은 없는데도 그 조직, 기관, 관절이 문제가 오면 너무도 쉽게 잘라내 버린다. "수술하자"라는 말을 너무 쉽게 꺼낸다. 수술을 하고 나면 얼핏 몇 달간, 몇 년간은 괜찮아 보이지만 나

중에는 수술을 받은 사람에게 돌이킬 수 없는 심각한 부작용을 일으키는 사례가 매우 많다. 문제는 수술을 하고 나면 이를 다시 회복하기 위한 방법의 선택지가 너무 적어진다는 것이다. 그렇게 되어 평생 동안 수술 후유증으로 고생하는 사람을 많이 볼 수 있다. 병원과 의사를 신뢰하는 사람들이 매우 많다. "의사가 질병에 대한 전문가인데 의사가 아니면 누구를 믿느냐?" "내가 아플 때 병원이 아니면 어디에서 병을 고치느냐?" 이런 생각은 앞으로 진행될 Kevin의 설명을 보다 보면 생각이 많이 바뀌게 될 것이다. Kevin이 추구하는 의료 세상은 양약을 한 알도 먹지 않고 감기나 몸살에서 스스로 낫는 세상을 만드는 것이다. 감기약만 안 먹어도 얼마나 우리나라 의료비가 줄겠는가? Kevin이 추구하는 의료 세상은 바로 여러분이 자신의 몸 상태를 스스로 진단하고 병원에 갈 필요 없이 스스로 힘들이지 않고 그 질병의 상태에서 벗어날 수 있도록 하는 것이다. 정말 가능하다!

> 의학에 대한 환상에서 벗어나야 한다. 한의학의 한계도 정확히 알아야 한다. 건강기능식품도 여러분의 건강을 근본적으로 해결해주지 못한다. 의학과 한의학이 전혀 쓸모없다고 주장하는 것이 아니다. 의학과 한의학을 적절히 잘 이용하자. 때로는 병원에 가고 한의원에 갈 필요도 있다. 내가 스스로 내 몸을 고치는 법을 알되 필요할 때 병원에도 한의원에도 가자. 의료인의 도움이 반드시 필요한 순간과 상황이 있다. 좋은 것만 가져다가 쓰자!

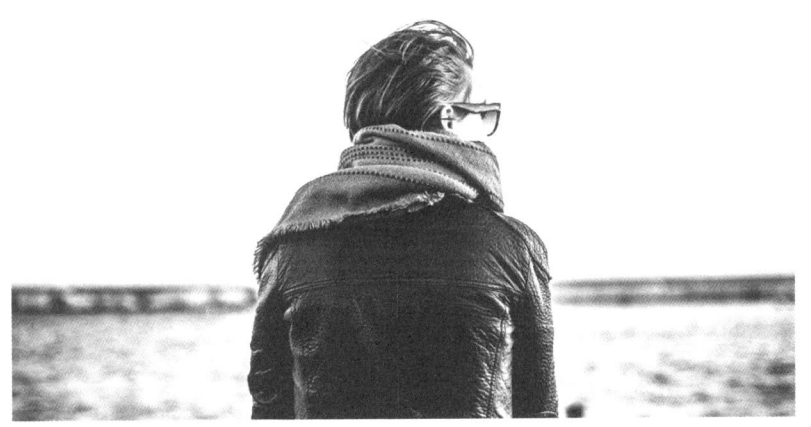

이제부터 생각하고 고민을
해 봐야 할 시간입니다.
여러분이 건강에 대해 크게 착각하는
부분도 이제부터 다뤄보겠습니다

8장 과연 내 병을 나을 방법은 무엇일까?

－당신이 병에 걸리는 것은 당연하다

왜 당신이 병에 걸리는 것이 당연할까? 의사도 병이 오고 한의사도 병이 오고 여러분도 병이 오는데 사실 여러분이 병에 걸리는 것은 너무나도 당연하다. 생로병사가 사람의 자연스러운 일이라 병이 오는 것이 당연하다고 말하는 것이 아니다. 먼저 자신의 의식주를 지금부터 한 번 되돌아보자.

<u>Kevin은 늘 건강한 몸 상태 유지를 위한 기본틀인 구조, 영양, 어혈, 독소, 온열과 소금, 당도, 염도, 온도, 산도를 늘 강조해왔는데, 사실 이 10가지의 카테고리는 크게 3가지로 요약이 된다. 그 3가지는 바로 구조, 영양, 독소다~!!</u>

> 구조, 영양, 독소 이 3가지를 제대로 이해하고 우리의 생리, 병리에 맞게 이 3가지의 문제를 제대로 해결하는 방법을 배워 보자. 그리고 스스로 이 방법을 실행하면 평생 의사에게 진찰을 받거나 병원에 갈 필요가 없다. 정말 이 방법에 대해 배우고 실천하면 Kevin의 말대로 정말 평생 의사나, 한의사를 보러 갈 필요 없이 내 건강을 내가 챙길 수 있을까?

사실이다. 정말 그것이 가능하다. Kevin에게 교육을 받고 가르침대로 따라 해서 건강이 완전히 좋아진 사람들이 많다.

인체의 구조와 생리, 병리를 알고 이에 맞게 구조의 문제, 영양의 문제, 독소의 문제를 해결해주면 완전한 건강체가 될 수 있다. 이것은 건강한 사람뿐만 아니라 이미 심한 병에 걸려서 고통받고 있는 사람에게도 해당된다. 구조, 영양, 독소의 잘못된 부분들이 인체의 생리, 병리에 맞게 해결이 되기 시작하면 몸은 아주 빠른 속도로 회복이 된다. 일론 머스크가 우주로 가는 넓은 지름길을 열었듯이 이제 내 건강을 지키기 위해 의사, 한의사가 필요 없는 세상도 열려야 하지 않을까? 세상의 패러다임이 바뀌고 있는데 왜 유독 의학에서만 그런 변화가 없는가 말이다!

다만, 완전한 건강체가 되기 위해 노력을 하여도 쉽게 회복이 되지 않는 경우가 있는데, 다음 3가지의 경우다.

1. 양약을 오랜 기간 혹은 여러 가지 양약을 다량 복용하여 양약의 독이 몸에 심하게 쌓인 경우
2. 몸에 칼을 대어 수술로 특정 장부나 조직을 제거하였거나 인공관절을 넣은 경우
3. 사고로 인해 신체에 변형이 올 정도로 심하게 다친 경우

차량의 부품은 새것으로 갈면 더 좋지만 인체는 그렇지 않다. 아무리 의학 기술이 발달해도 내 몸의 원래 부분처럼 좋은 부품을 만들 수는 없기 때문이다. 인체의 특정 부분이 상태가 나쁘더라도 자신의 장기나 조직, 관절을 가지고 있는 경우에 회복력이 좋고 회복되었을 때 자신의 몸처럼 사용할 수가 있다.

오십견, 허리디스크, 무릎 관절염은 인류가 아직도 해결하지 못한 너무 흔한 질병이다. 족저근막염, 테니스 엘보도 조금만 심해지면 잘 치료하지 못한다.

테니스 엘보로 수년간 고생하신 30대 남자분이 와서 하는 말이 일주일에 1번씩 병원에 가서 주사 맞고, 약 먹고, 프롤로테라피 치료하고, 몇 년간을 치료했는데 낫지 않았다고 한다. 다른 큰 병원에 가서 검사를 해보았더니 수술을 하자고 했고 팔꿈치 뼈를 몇 군데 잘라서 수술을 해야 하는데 수술해도 테니스 엘보가 재발할 수 있다고 했다. 도대체 이런 것이 치료인가? 장난인가? 아니면 무엇인가? 여러분은

Kevin처럼 화가 나지 않는가? 테니스 엘보 정도의 문제를 해결도 못하여 결국엔 멀쩡한 뼈를 잘라서 수술을 해서 붙이고 또한 재발할 수도 있다고 하는 것이 그들이 말하는 의학이고 과학인가? 이 글을 보고 있는 의사가 있다면 답을 좀 해주기 바란다. 이렇게 진료를 하는 것이 진짜 의사로서 양심에 가책이 없는가? Kevin의 어머니가 발바닥이 아파서 몇 달을 거동을 못하셨다. 그때(Kevin이 작년에 외국에서 살고 있을 당시), 어머니께서 누나하고 발 전문병원에 갔더니 발가락뼈 세 군데를 잘라서 붙여야 한다고 했다고 한다. 어머니는 그 말을 듣고 바로 집으로 돌아왔다고 한다. 어머니는 발바닥의 지간신경총 염증이라는 병명으로 수술을 제의받았던 것인데 Kevin은 침 하나 놓지 않고 3개월 만에 어머니가 등산을 가실 정도로 좋아지게 만들어 드렸다. 올해 2020년 얘기다. 83세의 어머니가 수술이라도 했으면 돌아가시는 날까지 후회를 하셨을 것임을 확신한다. 이건 정말 현대 의학이 완전히 잘못된 방향으로 가고 있는 것이고 이런 문제를 제기하여 공론화하지 않으면 모든 피해는 국민들이 보게 된다. 병원에서 수술을 하고 나서 나머지 삶을 불행하고 힘들게 사는 사람을 무수히 많이 보아왔다. 최근에도 어떤 30대 여성분이 문의 메일을 주셨는데 최근에 자궁을 절제하고 난 후에 완전히 폐인이 되어 출근은 물론이고 바깥출입조차 못하는 상황이 왔다고 한다. 수술 전에 의사에게 들은 것은 자궁을 잘라내도 부작용 같은 것은 없을 것이라고 했다는 것이다. 이런 것이 바로 Kevin이 현대 의학에 대해 분개하는 이유다. 그들은 한약을 먹으면 간이 나빠진다고 절대 한약 먹지 말라고 말할 자격이 없다.

Kevin도 오른쪽 맹장 부위에 10cm 가까운 흉터가 있는데 나도 의사의 오진과 이에 따른 의료사고의 피해자로서 의사들의 실력의 문제인지, 양심의 문제인지 둘 다의 문제인지 정말 묻고 싶다. Kevin이 2006년 배가 일반 복통과 달리 이상한 느낌으로 아파오길래 혼자 밤 11시에 운전해서 응급실에 가서 "맹장염인 것 같다"고 먼저 의료진에게 말하여 주었는데 의사들은 몇 시간을 검진해 본 후에 "게실염이다. 맹장 수술 안 해도 된다"라고 안심시켰다. 그런데 그다음 날 새벽에

> 맹장이 터져서 복막염이 왔고, 15일간 40도 가까이 열이 나면서 엄청 나게 고생을 하였다. 살도 7킬로가 빠지면서 몰골이 말이 아니었다. 아, 정말 화가 난다! Kevin과 같은 피해자가 얼마나 많을까?

위의 테니스 엘보 환자는 Kevin의 방식으로 치료하면 아무리 심해도 10회 이전에 치료가 마무리되는 경우가 많다. 몇 회만 지나도 손에 힘을 줄 수가 있고 팔꿈치 통증이 확 줄어든다. 위에 테니스 엘보로 고생하시던 분도 7회의 치료로 완치가 되어 아무 지장 없이 잘 생활하고 계신다.

이런 관절 관련 질환들을 케어하려면 최소한 구조에 대한 기본적인 지식이 있어야 한다. 그런데 이런 관절 질환은 구조만 고치면 될 것 같지만 또 그것이 다가 아니다. Kevin이 구조를 중시한다고 하여, 뼈만 우두둑하고 맞추면 병이 다 낫는다고 하면서 케빈을 뼈나 맞추는 사람이라고 생각할 수도 있는데 Kevin은 항상 구조, 영양, 어혈, 독소의 4가지 측면이 동시에 치료되어야 한다고 강조한다. Kevin이 구조에 대해 강조를 하는 것은 병의 원인이 구조에 매우 많이 영향받고 있는데, <u>그 구조 문제를 알고 있는 의사나 한의사가 너무 적기 때문에 이를 계몽하고자 계속 구조, 구조 얘기를 반복하는 것이다.</u> 구조를 치료함에 있어서도 뼈만 맞춰주면 되는 것이 아니라 관절, 인대, 힘줄, 근육, 뼈의 문제가 <u>동시에 복원이 되어야 한다.</u> 그렇게 되면 이런 구조의 문제에 대한 답도 어렵지 않게 찾을 수 있게 된다.

> 모든 환자들은 질병이 오게 될 때 4가지 요소가 섞이면서 문제가 발생한다. 즉 구조(50%), 영양(30%), 어혈, 독소(20%), 이런 식으로 다양하게 여러 요소가 동시에 얽히고설키면서 병을 만든다. 어떤 이는 구조가 질병 원인의 90%인 경우도 있고 독소가 90%인 경우도 있다는 것이다. 각 질환마다 다 다른데, 관절 질

> 환인 경우에는 구조가 큰 비중을 차지하고 오장육부 질환인 경우에는 영양이나 독소의 문제가 상대적으로 크다.

관절은 뼈만의 문제가 아니다. 서로 다른 뼈가 만나서 관절을 이루는데, 뼈가 만나 생긴 관절만의 문제라고 생각하기 쉽지만 사실은 그렇지 않다. 뼈를 감싸고 있는 것이 근육, 인대, 힘줄이며 이 근육, 인대, 힘줄은 모두 신경과 혈관이 지나가고 관절로 가는 신경이 눌리지 않고 <u>신경전달</u>이 잘 되고, 관절로 가는 혈관이 근육, 인대, 힘줄, 뼈, 관절 부위에 제대로 <u>혈액 공급</u>을 해줄 수 있다면 우리는 관절 질환에서 벗어날 수 있게 된다. 또한 관절 주변의 인대나 근육의 석회화를 해결해주고 골수가 튼튼할 수 있게 하는 조건을 추가로 완성 시켜 주면 관절은 다시 건강해질 수 있다. 관절이 튼튼하게 바뀌는 것은 이런 이론하에 가능하고, 이 이론을 실제 방법으로 구체화할 수 있느냐가 진짜 관절을 잘 치료할 수 있는 방법이 된다.

<u>즉 오십견, 허리디스크, 척추관 협착증, 무릎 관절염, 테니스 엘보, 족저근막염같이 흔히 관절이나 인대 질환으로 알고 있는 증상들이 1. 구조 2. 관절로의 질 좋은 혈액 공급 3. 관절로의 원활한 신경전달 4. 인대나 근육의 석회화 해결 5. 골수를 튼튼하게 함이라는 5가지 큰 범주에 직접적인 영향을 받는다는 사실을 잊지 말아야 한다. 그렇기에 관절에 문제가 왔다고 수술만 해서는 안 된다. 간혹 관절 질환에 기생충이 원인인 경우도 있으니 구충은 늘 기본으로 해주시길 바란다.</u>(근육층 내부에 기생충이 살면서 허리 디스크나 좌골신경통처럼 아플 수도 있다)

뻔한 이야기 같지만 임상에서 이 부분을 잘 응용하여 진단하고 치료하는 의사나 한의사는 잘 없는 것 같다. 많은 의료인들이 위의 질환들에 대해서 자신이 없어 한다. 사실 관절질환은 위 5가지의 큰 범주가 해결되면 자연스럽게 해결이 된다. 물론 이런 문제를 바로 잡는 것이 단기간에 가능한 것은 아니지만, 관절의 문제를 5가지 근

본적인 치료법을 통해 치료하는 의료인들이 드물기 때문에 초기에 치료할 수 있었던 관절질환이 치료가 어려운 만성 관절 질환으로 바뀌어 가게 된다.

> 진리는 간단하다.
> 질병 치유를 위한 길은 아주 간단하다.
> 의사라야만 이런 질환을 고칠 수 있는 것이 아니다.
> 주사, 진통제, 소염제, 뼈주사, 프롤로테라피, 침, 부항, 한약보다 자신이 인체 구조에 대해 잘 알고, 자신이 올바른 섭생을 통해 만든 좋은 혈액을 관절 부위에 잘 보내는 방법을 알게 되면 의사들보다 더 빠르고 쉽게 관절질환을 고칠 수 있다.

얼마나 간단하게 치료가 되는지 배워서 실행해보면 정말 놀랄 수밖에 없다.

화성에 우주선을 보내고 화성을 탐사하는 시대에 더 이상 의사 눈만 바라보면서 의사가 하는 지시대로 살아서는 안 된다. 여러분이 내 몸에 대한 전문가가 될 수 있다. 그 시간은 오래 걸리지 않는다. 허리 디스크, 척추관 협착증이 있는 사람이 Kevin 강의를 듣고 한 번 셀프 케어를 해보라. 허리디스크가 왜 오는지 정확히 모르기 때문에 허리디스크 수술을 하는 것이다. 의사들은 허리디스크가 어디서 무엇 때문에 오는지 전혀 모른다. 전혀 알지 못한다. 그렇기 때문에 수술을 하는 것이다.

> 허리디스크는 요추와 천추 등이 문제가 오면서 이 부위의 디스크가 터져 나오면서 신경을 압박했기 때문에, 터져 나온 신경을 긁어내 주어야만 신경의 압박이 풀려서 당기는 증상이 사라진다고 말하는 것 자체부터가 틀려 있는 말이다. 심지어 좌골신경통과 진짜 디스크를 구분하지 못해 좌골신경통인데도 디스크로 착각하여 허리를 수술해서 더욱 심한 환자를 만들어 놓는 경우도

> 허다하다. 여러분이 이런 자세한 내용을 모르니까 화가 날 일이 없지만, 이런 상황을 잘 알고 있는 Kevin은 의사들과 양의학적 치료에 좋은 감정을 가질 수가 없다. 의학의 거의 모든 분야가 이런 식이다.

 그래서 여러분들이 제대로 알고 속거나 당하지 말라는 것이다. 웃기는 것은 의사들이 좌골신경통과 허리디스크를 구분하지 못하고 <u>잘못 시술하였어도 여러분은 수술이 잘 되어서 아프지 않은 줄 안다. 유착방지제와 진통제, 스테로이드제를 잔뜩 주사했으니 아플 리가 없다.</u> 그러니 환자는 수술이 잘 되어서 안 아픈 줄 안다. 진통제와 스테로이드에 속은 것이다. 정말 코미디 아닌가?

 만약 여러분들이 자연 치유할 수 있고, 본인이 집에서 셀프 치유할 수 있다면 왜 수술을 하려고 하겠는가? 의사들이 전문가 같고 똑똑한 것 같지만, 허리디스크나 좌골신경통의 차이도 구분하지 못하는 의사들이 많으니 여러분은 잘 생각을 하시기 바란다.

 <u>의사들이 허리디스크가 온 진짜 원인을 모르기 때문에 신경이 튀어나온 부분인 요추 4, 5번을 수술하자고 하는 것이다.</u> 그 부위가 원인도 아니고 수술할 부위도 아닌데 말이다. 의사들은 왜 요추 4, 5번이 좁아지고 디스크가 탈출될 수밖에 없었는지에 대한 설명은 없다. 그냥 "거기가 좁아지고 디스크가 탈출되어 신경을 압박하여 당기고 저리니까 그 부분을 수술하자"라고만 얘기한다. 그 근본 원인을 말하지 않는다. 왜 요추 4, 5번이 터질 수밖에 없었는지에 대한 진짜 이유를 모르기 때문이다. 여러분이 한 번 물어보라. 왜 그러면 요추 4, 5번이 좁아지게 되었나요? 라고. 뭐라고 대답을 할 것인지 Kevin도 궁금하다.

 진실을 알고 있는 Kevin은 너무 안타깝고 화가 나는데, 여러분은 이런 Kevin의 마음이 이해가 가는지 모르겠다. 이런 내용을 의사도

모르고 여러분도 모르니 여러분이 정말 심하게 저리고 당기는 허리디스크나 척추관 협착증이 오면 결국 병원에 가서 의사를 만나 몇백만 원에서 몇천만 원을 주고 수술을 받게 된다.

그러다 증상이 다시 재발하거나, 더 아프게 되는 경우를 겪게 되는 것이다. 수술을 했으면 더 좋고 나아져야 하는데 왜 더 아프기도 하고 재발을 할까? 수술을 잘못해서 그런 것인가? 그것이 아니다. 수술을 하는 것 자체가 잘못된 것이다. 진단(아니 애초부터 허리디스크에 대해서 전혀 모르고 있다)이 틀려 있고, 그런 잘못된 진단 하에 수술을 했으니 증상이 재발하고, 병이 더욱 심각해지는 것이다. 진짜 문제가 온 원인을 놔두고 요추 4, 5번만 철심을 박거나, 디스크 튀어나온 부분을 제거하는 치료를 하기 때문에 재수술을 할 수밖에 없는 일이 발생하는 것이다.

의사들이 이 글을 본다면 나를 정신 나간 사람, 혹은 돌팔이 취급을 할지 모르겠으나 제대로 된 진단에 대한 설명을 듣고 직접 Kevin이 강의하는 대로 따라 해보고 디스크 환자들이 수술 없이도 몸이 좋아질 수 있는 것을 확인한다면 자신들의 지난 과오에 대해 쥐구멍에 숨고 싶은 생각이 들게 될 것이다. 허리 디스크가 있는 사람은 골반이나 다리 쪽에서 답을 찾아야 한다. 그 부분에 문제가 와서 어쩔 수 없이 요추 4, 5번에 압박이 생기면서 문제가 온 것일 뿐이다. 그 문제 부위를 먼저 풀어주는 것이 근본치료가 되고, 그 방법이 근본적으로 요추 4, 5번은 제자리로 돌리는 방법이다. 이에 대해서는 따로 책이나 강의로 소개할 날이 있을 것이다.

　－우리가 생각하는 피, 혈액에 대한 큰 착각

대부분의 많은 사람들은 피가 매우 신선하며 깨끗한 물질이라고 생각하는데 이는 크게 착각을 하는 것이다. 우리 피는 선혈(鮮血)이라는 말을 쓰기고 하고, 보혈(寶血)이라는 말을 쓰기도 하며 피＝생명이라고 생각을 많이 하는데 이런 이유로 피가 아주 깨끗하고 신선하다고 생각하는데 많은 경우에 있어 대부분의 사람들의 몸속 혈액은 매우 더럽다. Kevin의 피도, 이 책을 읽고 있는 여러분의 피도 매우 더럽다. 앞으로 가족들을 볼 때마다 "네 피는 아주 더럽다" 이렇게 말해주라. 서로 상대방의 피가 더럽다는 것을 인식시켜주어야 한다. 그것이 여러분의 몸 상태를 정확히 파악하고 정확한 치료로 갈 수 있는 시발점이 된다.

> 동맥 - 모세혈관 - 정맥으로 연결된 혈관 속을 흐르는 혈액은 산소와 영양분을 가지고 전신을 순환한다고 배웠지만 사실 혈액 속에는 산소와 영양분 외에도 노폐물, 미세 기생충, 활성산소, 요산, 콜레스테롤, 여러 종류의 독가스(장에서 발생한 독가스)와 이산화탄소 같은 것들이 돌아다닌다. 이렇듯 혈액은 매우 더러운 것이다. 절대 잊지 마라. 당신의 혈액은 매우 매우 더럽고, 그로 인해 각종 질병이 온다!

특히 간 기능이 저하되어 간이 해독 기능을 못할 경우에는 훨씬 많은 독소가 몸 안에 돌아다닌다. 그래서 혈액을 검사해 보면 혈액 안에 기생충도 보이고, 적혈구끼리 떡이 지거나, 모양이 손상된 적혈구도 흔히 보이는 것이다. 당뇨 환자들 혈액 검사를 할 때, 손에서 피를 빼도 금방 피가 응고되어 버리는 것이 바로 혈액이 끈적한 증거인데 이런 피들 속에는 위에 언급한 독소들이 많이 들어 있다.

우리의 몸을 치료함에 있어, 우리의 몸을 건강하게 유지함에 있어 2가지 핵심 관건은 다음과 같다.

> 1. 우리 몸에서 좋은 피를 생산해 내는 것
> 2. 좋은 피가 우리 몸 전체로 원활하게 잘 흐르게 하는 것

이 2가지가 건강한 몸을 유지하는 핵심이다. 언뜻 그냥 읽으며 지나칠 수 있는 이 두 가지 문장에 여러분의 건강 유지에 대한 답이 다

들어 있다. 여기에 한 가지를 더하자.

> 3. 몸속의 각종 독소를 잘 제거하는 것 - 몸속 독소가 내 세포를 죽이는 활성산소로 작용한다.

인체는 아무리 좋은 음식을 먹어도 결국 인체의 소화 과정을 거치면서 동화, 이화 대사 작용 중에 자연스럽게 노폐물과 활성산소가 발생하고 우리 소장, 대장에 숙변의 형태로 찌꺼기가 남게 된다.

마지막 한 가지를 더하는데 그것은 바로

> 4. 체형을 바로 잡는 것, 인체의 구조를 바로 잡는 것이 필수적이다.

사실 Kevin이 이 책을 통해 강조하고자 하는 핵심은 이 4가지이며, 이 4가지를 어떻게 의료인이나 의료소비자인 개인이 잘 이해하고, 제대로 케어하는 방법을 배우느냐가 확실한 질병 극복의 관건이 된다. 이론을 알았다면 실제로 환자에게 그리고 내 몸에 적용을 할 수 있어야 하는데, 그 내용까지 이 책에 다 다룰 수는 없다. Kevin은 수차례에 걸쳐 질병에 대한 올바른 진단과 치료가 매우 중요함을 얘기했고 지금 의학과 한의학의 진단과 치료법은 낙제점에 해당한다고 말하였다. Kevin이 유튜브에 올린 270여 개의 동영상을 본 사람들은 알겠지만 기존에 여러분들이 알던 의학적인 내용과 Kevin이 설명한 그것이 상당히 다르다는 것을 알 수 있었을 것이다.

그래서 많은 시청자들이 Kevin을 괴짜 한의사라고 부르곤 했는데 사실 나도 그리 불리는 것이 이상하지 않다. 그러나 Kevin이 올려놓은 동영상에 나온 질병에 대한 해석과 진단법, 치료 방법들은 일관되게 양방의 해부학, 특히 양방 신경학과 혈액 순환에 관하여 설명하였으며 이런 방식으로 진단, 치료했을 때 매번 기존의 치료법으로 낫지 않던 환자들이 좋은 방향으로 반응을 하였다고 말했다. 추후에 오프라인 강의를 통하여 위에 언급한 4가지를 의료인 버전, 일반인 버전을 통해 강의를 할 기회가 올 것으로 생각한다.

―우리가 알고 있는 노화의 개념에 대한 큰 착각

우리는 늙어간다. 이 늙어간다는 개념을 다시 좀 정립해야 한다. 나이를 먹어가면 얼굴도 늙어가는데 얼굴 피부에 주름이 지고 쭈글쭈글해진다. 그런데 재밌는 것은 얼굴을 제외한 햇볕에 노출되지 않는 속살은 나이든 사람이나 젊은 사람이나 노화의 정도가 크게 차이가 없다는 것이다. 자외선에 의한 손상, 자외선에 의한 활성산소가 피부 자체를 변형시키고 깊은 주름을 만들고 탄력을 잃게 하는 것이다. 이 자외선이라는 강력한 활성산소가 피부를 늙게 만드는 것을 보고 내 몸의 세포가 나이가 들면 젊은 세포가 만들어지는 것이 아니라, 나이가 든 노화 세포가 만들어지는 것으로 혼동을 한다. 실제로 예전에 티브이를 보다 보니 자외선을 받지 않는(늘 옷을 입어 보호하는 가슴 부위나, 등, 허벅지 근처의 살들) 부위는 나이 든 사람이나 젊은 사람이나 태양에 노출되는 부위인 얼굴이나 손, 팔뚝의 피부에 비해 큰 차이를 보이지 않았다. 반면 얼굴, 목 부위, 팔뚝, 손등의 피부 부위는 자외선에 늘 노출되기 때문에 몸의 부위 중에서도 유난히 늙어 보였다.

독자 여러분들은 혼동하지 말아야 한다. 즉 일반 사람들은 나이가 들면 몸에서 생산되는 적혈구도 노화 피부처럼 쭈글쭈글한 적혈구가 생산되고, 코의 점막 세포도 노화된 점막 세포가 나오는 것으로 착각한다는 말이다. 그것이 아니다.

세포는 죽는 그날까지도 젊은 세포로 계속 재생이 된다. 이것이 노화를 이기고 자신의 오래된 질병을 이길 수 있는 비밀이 된다. "재생되는 세포는 어린아이에게서 만들어지는 세포와 같이

> 싱싱하다."

나이를 60살을 먹어도 새로 나오는 세포는 모두 새로운 싱싱한 세포다. 다만 60살을 먹으면 간이나 신장 기능의 저하가 진행되었기 때문에 세포의 수가 줄거나 재생되는 속도가 떨어질 뿐 노인이 만든 세포들도 어린아이가 만든 세포의 상태와 같이 싱싱하다는 것을 기억해야 한다. 그렇기에 나이가 많으신 어르신들도 자신의 의식주 생활을 개혁하고, 바르게 생활하면 반드시 다시 건강한 몸으로 돌아갈 수 있다.

여러분, 이 말을 들으니 힘이 나지 않는가? 나도 얼마든지 건강해질 수 있고, 다시 젊게 살 수 있다는 것이니 말이다!

> 또한 노화라는 개념은 체형이 원위치를 벗어나 틀어지며 잘못되어갈 때 발생하는 것이라는 것을 알아야 한다.

즉 체형이 굽고 틀어진 사람들은 노화가 빠르게 진행되고, 나이가 들었어도 체형이 바른 사람은 건강하게 살 수 있다는 말이 된다. <u>체형의 변형 과정은 노화 과정과 일치한다는 것이다.</u> 10대 후반부터 허리 디스크로 고생하는 아이들이 있다. 부모님의 체형을 그대로 닮아서 부모의 허리가 좋지 않을 경우에 10대의 아이들이라도 어린 나이에 디스크 증상이 출현한다. 나이가 90이 되어도 허리가 곧은 사람은 척 보기에도 건강하고 강단 있어 보인다. 70세에 허리가 반으로 접힌 시골 할머니들을 종종 볼 것이다. 이렇게 체형이 심하게 변한 사람은 건강할래야 건강할 수도 없고, 아프지 않으려야 아프지 않을 방법이 없다.

척추는 나의 오장육부가 매여 있고 오장육부로 가는 신경이 시작되는 지점이다. 그렇기 때문에, 척추가 바르게 서고 바른 커브를 가지는 것은 심대하게 중요하다. 기존 현대 의학에서 거의 존재감이 없는 구조 의학은 그 어떤 의학보다 제일 먼저 깃발을 들고 선두에 서야만 한다. 그래야 난치병, 만성병, 고질병 환자들이 사라지고, 암, 당뇨, 고혈압, 치매, 중풍 같은 질환이 어렵지 않게 나을 수 있다. 어떻게 보면 여러분은 속고 있는 것이다. 진짜로 중요한 것이 무엇인지 모르기 때문이다. 새로운 의학 기술, 새로운 신약, 새로운 치료 방법이 나왔다는 9시 뉴스에 더 이상 속지 말라. 그런 것에는 답이 없다. 이미 더 좋은 방법들이 있다. 구조를 고쳐주어라!

－의사들이 약화 사고가 날 수밖에 없는 이유

야채에 화학비료를 주어서 키우면 좋지 않다는 것을 알고 있다. 나뭇잎이나 톱밥, 혹은 지푸라기 같은 것을 썩혀 만든 퇴비를 사용하여 지력을 키우고 그 밭에 키운 야채가 신선하고 맛도 좋다는 것을 여러분 모두 알고 있다. 마찬가지로 야채가 화학비료를 먹고 자라듯이 우리 인간도 화학약품을 먹고 산다. 맞지 않는가? 화학비료와 화학약품!

의사들이 처방하고 사용하는 모든 약은 화학약품이다. 실험실에서 만들어진 것들이다. 우리가 흔히 알고 있는 식물에서 특정 성분을 추출하여 사용하는 경우도 있으나(아스피린－버드나무 껍질에서 추출한 성분이 들어감) 양약은 모두 화학 공정을 거친 화학제품이다. Kevin이 유튜브를 통해 여러 번 반복하여 설명하였지만 자연의 것, 하나님이 주신 것, 야채와 과일, 곡식이 아닌 모든 것들 즉 사람이 인공적으로 만든 것들은 원래 인간의 몸과 친화적인 것들이 아니다.

인공 물질들이 인체로 흡수되면 인체에 어울리는 물질들이 아니기 때문에 반드시 side effect라고 하는 부작용을 남긴다.

우리가 항암치료를 하고 나면 심하게 구토를 하고 밥을 먹지 못하는 상황이 되는데, 항암치료를 할 때 왜 구토가 생길까? 우리가 한여름에 상한 음식을 먹으면 구토나 설사가 심하게 난다. 상한 음식이 몸에 들어오면 내 인체는 정신이 번쩍 들면서 내 몸속의 상한 음식, 즉 그 독소를 빠르게 체외로 보내기 위해서 스스로 작동을 하여 구토를 일으키고 설사를 일으킨다. 그렇게 빠른 속도로 독소를 체외로 보내지 않으면 그 독소 때문에 내가 죽기 때문이다. 항암제도 마찬가지로 암세포뿐만 아니라 일반 세포까지도 전부 죽이는 상상 초월의 강한 독이기 때문에 인체가 항암제를 맹독으로 생각하고 구토로 그 독을 배출하려고 하기 때문에 구토가 심하게 나는 것이다.

양약을 먹던, 한약을 먹던, 약성(藥性)이 있는 음식을 먹든 간에 우리는 과량을 먹거나 잘못된 배합으로 먹게 되면 반드시 간세포에 손상을 줄 수 있다는 것을 알아야 한다. 천연이든, 인공이든, 개인의 간(肝) 상태(개인의 간 상태는 차이가 매우 심하다)를 모른 체 함부로 섭취하면 모두 간 손상을 일으킬 수 있다는 것이고, 의사들의 주장대로 한약을 먹으면 간, 신장에 심각한 손상이 온다는 말은 결국 매우 편파적이고 악의적인 주장에 지나지 않는다. 의사들이 "한약을 먹으면 간이 나빠진다"라고 얘기를 할 것 같으면 "양약도 먹으면 간 손상이 옵니다"라고 얘기를 해야 공정한 플레이가 되지 않나? 왜 "한약 먹지 마라, 한약 먹으면 간이 손상된다"라고만 얘기를 하는가?

사실 진실을 얘기하자면 양약에 의한 약화 사고가 한약에 의한 약화 사고보다 훨―씬 많을 것임은 분명하다. 한국에서 한의학이 차지하는 진료 비중이 4%밖에 되지 않고 의학이 96%를 점한다는 뉴스를 본 적이 있다. 한약과 양약의 약화 사고를 비교해 본다면 절대적인 수치에서도 한약의 약화 사고가 게임이 되지 않을 것인데, 상대적인 수치에서도 양약의 사고 비율이 훨씬 많을 것이라고 생각한다.

다만 우리가 의사와 한의사가 가끔 갈등을 겪을 때 일반 시민들은 의료인끼리 밥그릇 싸움한다고 하는데 무조건 모든 것이 밥그릇 싸움이고, 그러니 둘 다 나쁘다는 양비론을 펼 일은 아닌 것 같다. 사안에 따라 다르고, 한쪽 주장이 더 설득력을 가진 경우도 있을 것이기 때문이다.

한의학과 한의사를 싸잡아 '무당이 하는 것과 같은 행위'라며 한의사들을 빗대어 '한무당'이라고 부르는 악의 무리들이 있다. 이 또한 일선에서 열심히 진료하는 한의사에 대해 큰 모욕을 주는 것이다. 사실 의사, 한의사, 치과의사는 거의 비슷한 대학 입학 점수를 맞고 의대, 한의대, 치의대를 간 것뿐인데(몇 문제 더 맞고 틀리고의 차이) 갑자기 의사는 의사가 되고 한의사는 한무당이 되어서는 안 된다. 그리고 좋은 의사가 되는 것은 좋은 의과대학을 나온 것이 절대 기준이 될 수 없다. 서울대 의대나, 지방대 의대나 시험 문제 몇 개 더 맞은 것 외에 무슨 차이가 있는가? 의대는 공학자들이 꾸준히 매년 새로운 진단 기계를 만들어주니, 진단 기계만 잘 사용하고 잘 판독하면 되는 것이지 않는가? 서울에 있는 의대가 지방대보다 좋은 이유는 값비싼 진단 장비, 치료 장비와 좋은 시설, 간호사나 검사 인력 같은 여러 시스템이 잘 준비되어서일 것이다.

좋은 의사라면 누가 더 질병을 제대로 진단하고, 치료하느냐로 승부를 갈라야 하지 않을까? 사실 환자들은 모로 가도 서울만 가면 된다고, 자신의 병만 나으면 된다고 생각한다. 그래서 의사와 한의사의 밥그릇 싸움이나, 이슈에 관심이 없을 것이다. 그렇기에 치료율을 높이는 것에 모든 의료인이 경주하고, 서로 빠르고 잘 낫는 방법에 대해 고민하는 것이 옳다.

현재의 의학과 한의학의 수준이 너무 하향 평준화되어 있는 것에 대한 불만이 있다. 그래서 Kevin은 유튜브에 "Kevin의 건강캠프"라는 이름으로 강의를 시작하게 된 것이고. 이런 분노에 근거하여 Kevin은 20년 가까이 공부하고, 돈을 내고 들었던 강의, 세 분의 스승님을 모시고 공부했던 많은 지식들을 아낌없이 공개하여 몸이 아파도 원인도 모르고 고생하는 환자들을 위해서, 그리고 무엇을 어떻게 공부해야 인체를 제대로 알 수 있을까 고민하는 후배 한의사들에게 참고가 되기를 바랐다.

<u>유튜브에 올린 내용들은 서로가 겹치는 내용이 없게 세심하게 신경을 썼으며, 마치 유언장을 쓰듯이, 내가 죽고 난 후에도 유튜브가 존재하면 후배 의료인들과 아픈 환자들이 참고하고 배울 수 있도록 배려하였다.</u> 유튜브에 올린 모든 건강 관련 동영상은 사실 Kevin의 유언장이다. 이 책도 또 하나의 유언장이 될 것이다. 아무리 장난기가 심한 사람도 유언장은 심각하게 쓰지 않는가? 유언장을 쓰는 마음으로 이 책을 썼다는 것을 독자들은 기억해주기 바란다.

현재 의료수준을 하향 평준화라고 비판한 것은 내가 직접 의료현장에서 환자를 보면서 느꼈던 점이고, 우리 가족이 아파서 병원에 방문했을 때, 내가 옆에서 양방 전문의들이 우리 가족의 병을 진단하고 처방을 내리는 것을 보면서 이들의 진단 실력에 정말 문제가 많고 한심할 정도라고 생각을 했기 때문이다. 쉽게 말하면 전부 오진이었다. '이거 아닌 거 같으면 이거 같아요'라는 식의 진찰 내용을 들으면서 적잖이 실망을 많이 하였다. 같은 일에 수십 년을 종사하고 그 분야의 최고 전문가라는 전문의를 딴 의사들이 기본적인 병명조차 찾아내지 못하고 질병명에 따른 증상 차이도 구분 못 하는 것을 보면서 사실 정말 짜증이 났다.

> *삶이든, 공부든, 목표든 무조건 방향이 중요하다. 속도는 그다지 중요하지 않다.* 방향을 잘못 정한 배는, 반드시 잘못된 장소에 이르게 된다. 원래 목적지와는 전혀 다른 곳 말이다. 나폴레옹이 군사들과 산을 오르다가, "어? 이 산이 아닌가벼!" 한다면 다시 산을 정해서 오르면 되는데, 이런 것과 의료는 완전히 다르다. 한 번 잘못 그은 메스는 그 사람의 일생을 좌우하게 된다.

산을 잘 못 오르면 내려와서 다시 가면 된다. 하지만 의료는 사람을 대상으로 하기 때문에 잘못되면 안 된다.

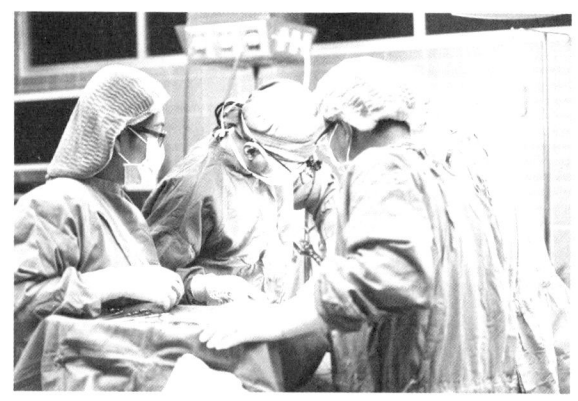

―의사들은 지금 당장 다시 고민해보라!

> 편도를 절제해도 아무 문제가 없나?
> 악관절을 수술해도 별문제가 없나?
> 라식 수술을 해도 별문제가 없나?
> 담낭을 제거해도 별문제가 없나?
> 땀나는 문제를 수술로 제거하면 아무 문제가 없나?
> 자궁을 제거하면 아무 문제가 없나?
> 무릎 수술을 하면 아무 문제가 없나?
> 디스크 수술을 하면 아무런 문제가 없나?

이런 수술로 인해서 고통받는 많은 사람들을 만나보았기에 의료인의 분발과 각성이 정말로 필요한 시점이다.

−위장, 간장에 문제가 이미 와 있는데도 검사해 보면 다 정상!

위장병은 밥을 먹는 사람이라면 누구나 경중의 차이를 두고, 불편함을 가지고 있을 것이라고 생각하는데 위장병 중에서 속이 쓰린 위염, 위궤양 같은 질환자는 너무너무 많다. 위가 쓰린 사람 중에는 평소 속이 쓰린 것이 정상인 줄 아는 사람들이 많다. 다른 사람들도 "밥을 먹을 때쯤에 속이 쓰린 것은 빈속이라 배가 고파서 그런가 보다"라고 생각하는 사람이 의외로 많다. 아니다. 어떤 경우라도 식전이든, 식후든 간에 속이 쓰리다면 당신은 이미 위염, 십이지장염 등의 문제가 발생해 있는 것이다. 빨리 치료를 해야 할 사람이다. 미루면 병이 커진다.

그런데 위염, 위궤양이 한 번 온 이후로 치료를 한다고 해서 이런 질환이 잘 낫던가? 약을 먹으면 낫다가도 금세 재발한다. 왜 다시 재발하는 것일까? 의사는 환자에게, "환자분이 맨날 야식하고 술, 담배를 하고 스트레스를 받으니까 재발하지요."라고 얼마든지 핑계를 댈 수 있을 것이다. 이런 질환은 환자의 식생활 습관이 중요하기에 재발하기가 쉬운 것은 사실이지만, 이 또한 어렵지 않게 고쳐줄 수 있어야 달에 가고, 화성에 가고, 우주로 날아가는 시대에 어울릴 수 있는 의학 수준이 될 수 있다고 본다. 위장을 부드럽고 소화가 잘되는 음식으로 달래가면서 염증을 잡아주고 위장과 간을 동시에 치료해주면 한, 두 달이면 위염이나 위궤양이 좋아지는 것을 내시경을 통해서 확인해 볼 수 있다.

> AI나 우주 과학, 자동차들은 너무나 빠르게 발달하고 있는데, 아무리 키가 커봐야 2미터도 안 되는 인체를 너무 복잡하게 나누어, 치료가 힘든 객체로 만들어 놓아 버린 것 같다. Kevin은 2미터도 못 되는 인간을 공식처럼 만들어 이를 대입하여 진단하고 치료해 보니 잘 낫더라는 결론에 이르렀다.

너무 흔한데 못 고치는 질환이 바로 또 오십견, 허리디스크가 아닐까? Kevin은 대한민국의 각 도, 시, 군, 읍 지역에서 근무하는 모든 의사와 한의사들이 이런 오십견과 허리디스크를 잘 고쳐주고 완치를 시켜 주어야 진짜 현대 과학과 맞는 정도 수준을 가진 의학 수준이 될 수 있다고 본다. 그 정도는 되어야 요즘 과학 기술과 어울리지 않을까?

<u>이렇게 많고 흔한 질환들이 로컬 의원이나 한의원에서 낫지 못하는 이유가 무엇일까? 이 또한 질병을 바라보는 방향이 틀려 있기 때문이다. 위장 장애는 양약으로 절대 나을 수 없다.</u>

양약을 자주 복용하면 필수적으로 간이 나빠진다. 간은 소화부터, 매우 많은 일을 하지만 해독이라는 것이 가장 본연의 임무다. 어떤 형태든 양약이나 한약, 기타의 독성 물질이 들어오게 되면 간이 이를 해독해야 하고, 심지어 자외선이 내 피부를 손상하더라도 간세포가 이를 해결하기 위해 작동하여야 한다.

이렇듯이 오장육부 중에서 가장 일을 많이 하고 중요한 장기가 무엇이냐라고 묻는다면 바로 간(肝)이다.

> 간을 홀대하는 사람은 반드시 간병이 온다. 그런데 간병은 간염, 간경화, 간암만 일으키는 것이 아니다. 녹내장, 백내장, 두통, 무좀, 하지정맥류, 위염, 식도염, 아토피, 건선, 만성피로 등, 이런 모든 질환들이 모두 간이 나빠서 생기는 질병들이다.

이게 모두 간이 나빠서 오는 간병이라고? 상상 못 했는가? 사실이다. 간의 역할을 해독 정도로만 너무 대충 봤기 때문에 여러분들은 이를 몰랐던 것이다.

그런데 문제는 이런 질환들이 간에서 비롯되었고 간이 나빠서 발생한 질환들인데 혈액 검사를 통해 간 검사를 해보면 모두 정상수치 범위 내에 들어 있는 경우가 대부분이다. 그렇기에 환자들이 Kevin과 상담을 할 때 "나는 간은 건강하다", "간은 검사상 이상이 없으니 간은 괜찮은 거 같아요."라고 자신 있게 말한다. 그런데 이런 분들이 모두 녹내장, 백내장, 두통, 무좀, 하지정맥류, 위염, 식도염, 아토피, 건선, 만성피로 등과 같은 질환을 갖고 있다는 말이다. 간에 문제가 있는 환자가 있는데 의사는 혈액검사 수치를 보고 간에는 문제가 없다고 진단을 해버리고, 환자도 자신은 간에 문제가 없다고 알고 있으니, 틀려도 한참 틀리고 크게 잘못된 상황이지 않은가? 남의 얘기를 하는 게 아니고 바로 여러분들 얘기다.

> 약물이 체내로 들어오면 간이 바로 해독을 하는데, 해독과정에서 간세포의 손상이 일어난다. 무릎 관절염이 있고, 당뇨, 고혈압 등으로 몸이 아프신 어르신들은 모두 하나같이 간이 병든 환자인데, 그분들이 드시는 알약의 양은 손바닥 한 줌에 해당한다. 이런 잘못된 진단과 약 처방이 의학의 방향이 잘못되어 이르게 된 잘못된 종착지이며, 현재 의학의 현실이다. 그 한 줌의 손바닥에 있는 모든 약들은 대형 제약사의 수익이며 의사와 병원의 수익이다.

의사들이 처방해 준 처방전에 의해 의료인과 제약업체가 배불리 먹고 사는 것이 아닐까? 과연 손바닥 한 줌 가득 한 그 약들은 얼마나 내 몸을 치료해줄지 혹은 얼마나 많은 간세포를 손상시키게 될지 알 수 있을까? 기억하라. 내 몸 안으로 들어온 음식물이나 약들은 모두 간에서밖에 해독하지 못한다. 여러분들이 생각 없이 마시는 커피와 콜라, 사이다가 내 간을 엄청나게 지치게 한다는 것을.

실험실에서 세포에 투여한 양약들이 매우 효과가 좋았으나 사람이 먹으면 효과를 나타내지 못해 임상 실험 도중 사라진 약들이 발매된 약들보다 수만, 수십만 배가 많다는 것을 아는가? 왜 그럴까? 왜 세포 수준에서 투여한 양약은 효과가 있었는데, 인체에 적용해 보니 효과가 없을까?

인체가 건강하기 위해서는 기본적으로 인체의 온도, 당도, 염도, 산도가 잘 맞아들어가야 하고, 약이 들어온 내 몸속의 여러 장부들이 서로 균형 있게 작동을 해야 한다. 약을 잘 흡수하는데 사람마다 장부의 상태가 다르고, 몸속의 독소양도 차이가 심하다. 그렇기에 실제 인체는 실험실의 세포보다는 훨씬 많은 변수가 존재하게 된다. 쥐나 토끼, 원숭이의 실험도 마찬가지다. 그들의 혈액형이 인간과 다르고, 먹는 음식이 다르고, 많은 것이 다르다.

인체는 아주 복잡한 메커니즘을 통해 항상성을 유지하고 있고, 이런 복잡한 메커니즘을 가진 인체와 실험실 안의 세포와는 비교가 안 되는 큰 차이가 발생한다. 그렇기에 실험실에서 성공하였다 할지라도 인체에 적용하면 대부분이 실패하게 되는 것이다.

인체는 단순하지만 또한 절대 단순하지가 않다. 간이라는 장기는 90%를 잘라내도 살 정도의 강력한 회복 능력이 있는데, 이런 간의 해독 능력이 없었다면 여러분은 자신이 뀐 독한 방귀에 죽거나, 야식으로 먹은 통닭 때문에 다음 날 사망하고, 친구랑 맛나게 먹은 팥빙수 때문에 그 친구를 잃을 수도 있었다는 것을 아는가? 면역기능이 약해진 사람은 무균실이 아니면 살 수가 없는데, 이것도 바로 내 몸속의 백혈구가 약해졌기 때문이다. 그렇기에 여러분을 지켜주는 소리 없는 간과 백혈구에 감사해야 한다.

여러분이 삼겹살 3인분에, 소맥에, 볶음밥에, 후식으로 먹은 냉면에, 아이스크림을 배 속에 집어넣어도 간은 묵묵히 이 음식들로부터 생성된 독들을 제거하며 묵묵히 자기의 일을 해간다. 그런데 여기에 좋지 않은 음식 외에, 독한 약을 자주 복용하면 간은 이제 서서히 지쳐가고, 모양이 변형되면서, 염증이 발생하고(염증 발생에는 세균, 바이러스, 기생충, 활성산소가 깊이 관여한다) 이로 인해 간에 큰 문제들이 발생하게 된다.

　간이 지방간이 오고, 검사상으로 고지혈증이 나온다면 나의 간은 이미 많이 지쳐 있다는 뜻이다. 이런 경우 의사들은 휴식과 금연, 금주와 함께 고지혈증 약을 처방한다. Kevin의 생각은 고지혈증 약은 사실 먹지 않는 것이 좋다. 고지혈증이 된 원인을 제거해야지 핏속의 지방만 제거하는 약을 처방하는 것은 역시 고지혈증이라는 문제를 근본적으로 해결하는 것이 아니라, 빙 돌아서 치료하는 것이 되고 소기의 목적을 달성한 듯 보여도 제대로 된 처방이 아니다. 고지혈증 약을 복용을 권하지 않는 이유에 대해 책의 후반부에 따로 설명하겠다.

　지방간, 고지혈증이 왔음에도 예전의 잘못된 식습관을 계속하고, 생활을 계속한다면 간은 소리 없는 비명을 지나서 간염으로 넘어간다. 우리 주변에는 흔히 간염 보균자들이 많이 있다. <u>간염 보균자들은 간염 환자이지만, '전염성이 없어서 그래도 안심하고 살 수 있는 환자군이다'라고 생각한다.</u> 그러나, 이런 분들이 염증을 계속 가지고 있다는 것은 간에 염증이 계속적으로 있다는 것이고, 잘못된 식습관과 생활 습관, 노화가 진행됨에 따라 이런 간염 증세는 어느 순간 나빠질 수밖에 없고 시간이 지남에 따라 때로는 간경화로 이어지고, 간경화가 심해져서 간암이 올 수 있다. 미리 고쳐야 한다.

　- 의학은 분류하고 나누는 데는 천재지만, 사실 별 의미도 없고 실속이 하나도 없는 분류이고 나눔이다.

　의사들이 병들을 분류해 놓은 것을 가만히 보고 있으면 현미경으로 보고, 모양 따라, 크기 따라 분류하고, 질병의 원인 따라 사정없이 계속 병을 나눈다. 그리고 그것을 참 의학이고 참 과학이라고 생각하는 것 같다. 나누면 답이 보일까? 사실 그와 반대로 답과는 완전히 멀어지고 만다. 비슷한 질병마저도 억지로 나누어 다른 병으로 만들고, 결국 치료법을 놓치고 만다. 질병의 원인이 같은 것도 다 분류를 해서 다른 병으로 만들고, 그 병들 각각에 대한 새로운 약을 만드는 식이다.

결핵균, 폐렴균, 무좀균, 포도상구균이 있듯이 간염균도 존재한다. 바이러스성 간염의 원인이 되는 간염 바이러스는 현재 A형, B형, C형, D형, E형, G형의 6종류가 확인되어 있다. 여러분은 A형, B형, C형 바이러스 3가지만 알고 있었을 텐데, 의학에서는 6가지로 분류해 놓았다. 또한 급성간염, 만성간염, 바이러스성 간염, 알코올성 간염 등으로 나누어 놓았다.

만성간염, 간염 보균자는 일상생활에 크게 문제가 없다고 알려져 있지만, 자신의 간에 항상 염증이 있는 것이기에 반드시 치료를 해주는 것이 좋다. 그런데 만성간염 환자와 간염 보균환자들은 이 질환을 치료하고 싶어도 현대 의학으로는 간염의 해결 방법이 아직 없다. 한의학도 마찬가지다.

A형 간염, B형 간염, C형 간염, 그 어떤 간염이든 분류만 하는 것은 중요치 않다. 간염균이 존재한다는 것이 밝혀진 이상 자신의 건강은 절대 온전할 수가 없다. 우리 인체에서 가장 중요한 오장육부는 바로 간이다. 간이 건강치 못하여 모든 병이 발생한다. 간은 90%를 잘라내도 온전히 재생이 된다고 하는데, 그런 강한 재생력, 생명력이 있었기에, 우리가 몸에 좋지 않은 술, 담배, 각종 음식을 먹었어도 죽지 않고 별문제 없이 버티는 것이다. 그러나 그런 간에 염증이 생긴 경우에는 내 신체에 정말 큰일이 발생한 것이다. 발등에 불이 붙은 것처럼 빠르게 치료해주지 않으면 두고두고 몸에 문제가 생긴다.

예전에도 말했듯이 인체를 서로 유기적으로 보아야 하지, 간을 딱 떼어 간으로만 진단하고 검사하고, 이해하려고 하면 절대 온전한 진단과 치료에 가까워질 수 없다.

> 간염균이 있을 때 현대 의학이 간염균조차도 죽이지 못하는 이 유가 바로 현미경으로 분석하고, 생김새별로 균을 나누고, 균의 크기에 따라, 균의 무슨 단백질에 따라 나누기를 좋아하고, 질병 도 또한 원발성, 속발성, 원인불명 등 나누기만 엄청나게 나누지 그 실체를 파악하지 못하고 있기 때문이다.

검사를 해서, A형, B형, C형 나누기는 잘했는데, 치료는 할 줄은 모른다. 고치지도 못하고 나누기만 하면 뭐 하는가? 왜 현대 의학이 간염을 치료하지 못할까? 현대 의학은 간을 간의 문제로만 보고, 다른 인체 장부와 다 분리시켜 간만 보고 치료하기 때문이다. 간은 소장, 대장에서 간문맥으로 연결되어 영양을 받는다. 그런데 이와 동시에 간문맥을 통해 소장, 대장 속의 독소를 받기도 하고, 위장의 냉기를 받아 간에 문제가 생기기도 한다. 심장과 폐의 문제도 간에 영향을 심각하게 미친다. 이런 상관관계에 대해 양방 의학은 완전히 무지하다.

간이 문제가 오면 그 반대로 위, 폐, 소장, 대장, 췌장, 십이지 장, 모두에 악영향을 준다. 간의 기능에 문제가 오면 정말 심각한 문제가 시작되는데, 간이 하는 일 500가지에 대해서 이해하게 되면 간이 문제가 왔을 때 간의 주변 장기들이 동시에 같이 문제가 오고, 서로 나쁜 영향을 미치는 관계에 대해 모두 이해할 수 있다. <u>간염은 간과 주변 장기에 대한 문제를 동시에 해결을 같이해주면 어렵지 않게 해결할 수가 있다</u>. 의학에서는 간염 치료가 어렵지만, 이런 개념을 가지고 접근한다면 얼마든지 완치도 가능하다.

─오장육부 중에 간이 제일 중요하다

간은 실질 장기(속이 채워져 있는 장기)로 위나 소장처럼 속이 빈 장기와는 여러 면에서 다르다. 간은 간 내부에 수많은 빈 공간이 있고, 그 외에도 혈관과 문맥이 들어와 박혀 있다.

간이 망가지면 일차적으로 피가 탁해지고 간이 파괴가 시작되면 간세포가 죽어 나가기 시작한다. 간이 파괴되는 가장 큰 이유는 바로 소장에서 혈액과 함께 혈액 속에 녹아서 들어오는 유독 가스와 숙변이라는 오래된 음식 찌꺼기 때문이다. 이 가스와 숙변은 활성산소와 독을 뿜어내고 이것들이 간세포를 파괴하는 주범이 된다. 간세포가 파괴되면 간의 해독 기능이 저하되고 효소를 만들어내는 작용이 떨어지면서 몸속의 각종 독이 해독되지 못하고 그 독소들이 혈액 속을 타고 머리끝부터 발끝까지 돌면서 각종 세포와 혈관 벽을 손상시킨다. 장누수증후군만 알고 있지, 장 속의 숙변에서 발생한 활성산소가 간세포를 직접적으로 파괴한다는 사실을 아는 사람은 많지 않다.

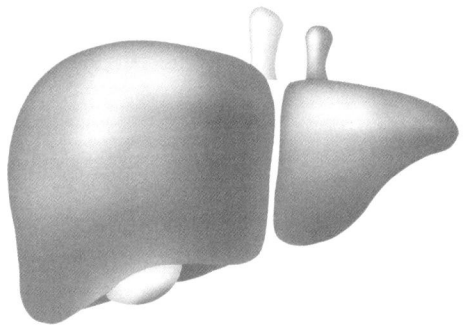

간이 손상되는 이유는 이 외에도 매우 많은 것을 알 것이다. 술, 담배, 약물과 같은 입을 통해 들어오는 모든 음식물부터 시작해서 자외선이나 매연, 오염된 공기, 스트레스도 또한 간에 부담을 주는 각종 요소다. 간은 무엇인가를 만들어 내는 화학 공장인데 이 공장이 돌아가려면 원활한 원료들이 많이 필요한데 그중에 제일 필수적인 것이 바로 미네랄이다. 이 미네랄이 있어야만 간이 제대로 자기 일을 할 수가 있다.

미네랄이 부족한 이 시대 Kevin은 수도 없이 미네랄은 우주 창조의 물질이라는 얘기부터 미네랄이 풍부한 좋은 소금, 그리고 미네랄이 풍부한 물을 마셔주라는 얘기를 했다. 종합비타민을 먹지 말고 미네랄을 복용하라. 미네랄은 과일의 껍질에 많이 있고 단단한 식물 속 줄기에 곡식의 단단한 껍질에 많이 들어 있다고 하였다. <u>간을 살리려거든 우루사, 밀크시슬을 떠올리지 말고 껍질째 과일을 먹고 신선한 생야채를 많이 쌈을 싸서 먹어주어라.</u> 비타민은 미네랄이 없으면 합성이 불가능하다. <u>비타민, 오메가3, 크릴 오일 먹을 생각을 일체 하지 말고 마트에 가서 신선한 과일과 야채를 사 오라. 그것이 당신의 간을 보호하는 제일 쉬운 방법이 된다. 당신의 장바구니가 당신과 가족의 건강을 바꾼다.</u>

－내 몸속의 화장실 때문에 내 온몸이 더럽혀진다

내 몸속의 화장실이란 자신의 몸속에 있는 소장, 대장, 신장, 방광을 가리킨다. 소변과 대변이 만들어지고 머무는 곳을 일컫는데 대변은 소장에서 대장을 거치면서 만들어지고 소변은 신장에서 방광을 거쳐 가며 만들어진다.

> 잘 먹는 것보다 중요한 것은 이 음식물을 잘 소화, 흡수를 잘하는 것인데, 소화, 흡수를 잘하는 것보다 중요한 것이 하나 더 있는데 이는 바로 소화, 흡수 후에 남은 찌꺼기를 잘 배출하는 것이다.

입은 늘 열려 있고 삼시 3끼를 해야 하니 늘 먹을 수밖에 없는데, 소화, 흡수가 잘되지 않는 사람이 많을 뿐만 아니라 배출에 늘 애를 먹는 사람들이 있다. 우리 몸을 낮추어 부를 때 '고깃덩어리'라고 부르는 경우가 있다. 사람을 비하하여 그렇게 부르기도 하는데 사실 우리의 몸은 대소변을 늘 몸에서 만들어 내고 일부를 내 몸에 간직하고 있기 때문에 몸속의 대소변으로 인해서 내 몸이 24시간 좋지 못한 영향을 받고 있다는 것을 알아야 한다.

우리가 모르고 사는 2가지 중요한 사실 - 우리는 더러운 독소 덩어리라는 것!

> 1. 우리의 피는 매우 더럽다.
> 2. 우리 몸에는 늘 소변과 대변이 차 있다.

피도 더럽고 몸 안에 늘 오줌과 똥이 차 있는 것이 사람이다. 예쁜 20대 여배우도, 키가 훤칠하고 멋진 20대 가수들도 모두 피가 더럽고 똥과 오줌이 차 있다. 이것을 머릿속에 박아 놓고 있어야 Kevin이 말하는 여러분 스스로 하는 셀프 진단과 셀프 케어가 가능한 첫 출발지점에 서게 된다는 것이다. 이 사실을 절대 잊지 말라!

예전에 간첩들이 잡히게 되어 취조를 통해 비밀을 다 불어야 할 경우가 생길 때 자살을 한다고 하는데, 칼도 없고 먹고 죽을 약도 없을 때 소변을 오랜 시간을 참아서 그 소변이 배출되지 않고 독이 되어 몸을 파괴할 때까지 소변을 보지 않고 기다린다고 한다. 소변 독이 그렇게 강력하다.

> Kevin이 유튜브에서도 수차례 얘기했지만 설사나 변비의 원인은 의학에서 말하듯 물 부족도 아니고, 한의학에서 말하듯, 진액 부족도 아니다. 소화불량이 주원인인데, 소화불량은 복부의 냉기 때문이며, 복부의 냉기로 인해 장이 부패하면서 설사나 변비가 발생한다고 설명했다.

우리가 우리 눈에 보이지 않으니 몰라서 그렇지 소장, 대장은 많은 변형이 발생한다. 특히 대장은 잘 부풀어 오른다. 풍선처럼 되기도 하고, 조그맣게 용종이 생기기도 하고, 게실이 만들어지기도 하고,

대장의 한쪽 부위가 확 쭈그러들기도 하고, 장하수가 되면서 처지기도 하고, 심하면 너덜너덜해진다. 이런 일이 생기는 것은 다양한 이유가 있겠지만 불규칙한 생활 습관, 과식을 하는 음식 습관, 식품 첨가물이 많이 들어간 음식을 과다하게 먹는 등의 식생활이 반복되면서 장이 이를 견뎌내지 못할 때 발생한다.

> 마치 우리의 목뼈, 등뼈, 즉 경추와 흉추가 제멋대로 상당히 많이 틀어져 있음에도 우리가 사실을 모르고 살 듯이, 이런 체형의 변형이 인체에 심대한 문제를 일으킴에도 이를 모르고 혹은 무시하고 산다. 마찬가지로 위와 장의 문제는 쓰림, 통증, 더부룩함, 변비, 설사, 잦은방귀 같은 증상이 나타나도 대수롭지 않게 생각하고 넘겨 버린다.

지하철에 타고 있으면 모든 사람이 핸드폰을 꺼내어 고개를 쑥 내밀고 핸드폰 보기에 집중하고, 그런 일상의 잦은 동작들이 여러분의 등과 허리, 목의 척추들을 다 엉망으로 만드는 것과 같다. 평소의 습관이 쌓여서 자신의 병을 만든다.

폭식과 과식을 할 때 소장과 대장의 변형을 잘 일으키게 된다. 맛있는 음식을 앞에 두고, 그리고 배가 엄청 고플 때 음식을 앞에 두고 과식과 폭식을 참는 것은 참 힘든 일이다. 몸에 좋지 않은 여러 음식을 먹는 것이 건강에 좋지 않은 것은 다 알지만 폭식과 과식을 피하긴 쉽지 않다. 또한 우리가 음식에 열을 가해서 먹는 화식(火食) 자체도 큰 문제가 되니, 건강하게 살기란 매우 어려운 일이 아닐 수 없긴 하다. 돈 벌기보다 건강을 지키기 힘든 이유가 인간의 욕망 더불어 편함만을 추구하는 것 때문이리라.

> 나이를 먹고 내 몸이 아픈 것을 가만히 잘 생각해보라. 갑자기 중풍이 오고, 당뇨가 오고, 암이 오는 것은 95%가 내 잘못이다.

> 내가 잘못된 자세로 살고, 잘못된 음식을 잘못된 방법으로 먹어왔던 내 탓인 것이다. 부모가 암, 당뇨, 중풍, 치매를 가지고 있었더라도, 내가 제대로 잘 생활했다면 그런 유전적 질환도 얼마든지 피할 수 있었다는 것을 알아야 한다. 그런 심각한 유전 질환이 없었는데도 젊은 나이에 내 몸이 아프고, 중병이 왔다면 모두 나의 잘못된 의식주에서 비롯된 것이다.

> 그래서 의식주의 혁명이 필요한 것이다. **먹는 습관, 잠자는 습관, 생활하는 습관을 Kevin이 모~두 정리하여 준비해 놓았다. 남녀노소 할 것 없이 Kevin을 만나면 병이 현재 있든 없든, 의식주에 대한 모든 표준 프로그램을 다 만들어 놓았으며 먹는 것, 마시는 것, 자는 것, 생활하는 것, 운동하는 것에 대한 가이드라인을 정해 놓았다.** Kevin이 이 모두를 준비했으니 따라서 하기만 하면 된다. 여기저기서 어렵게 정보를 수집할 필요도 없다. 한곳에 모아서 보기 좋게, 따라 하기 좋게 다 준비를 하고 있다.

구조, 영양, 어혈, 독소의 측면에서 셀프 교정하고, 셀프로 어혈을 제거하고, 해독하는 방법까지 온, 오프라인 강의를 통해 전~부 다 밝혀 줄 것이다. 여러분들은 듣고 배우고 그대로 따라 하기만 하면 된다. 여러분의 의료비와 수고로움을 어마어마하게 단축해 줄 것이다. <u>진단과 치료 방법을 전부 제시할 것이기에 아무런 걱정할 것이 없이 편할 것이다. 암보험을 들어야 할지 말지도 케빈이 다 알려줄 것이니 편리하지 않겠는가?</u>

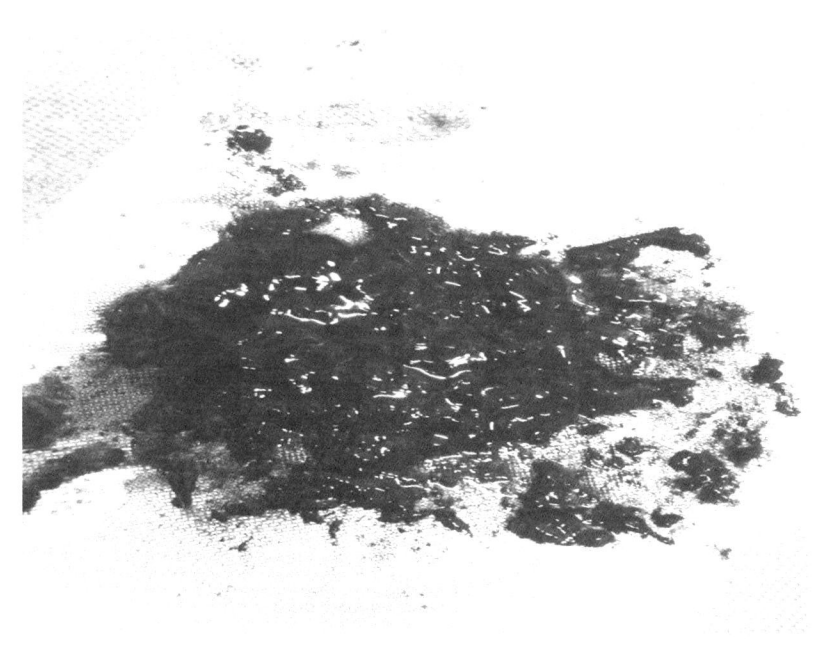

이런 숙변이
당신을 서서히 아프게 하다가
당신 몸에 고약한 증상들을 만듭니다. 그러
다 당신은 이런 숙변 때문에
죽을 수도 있게 됩니다

9장 숙변은 정말 존재하는가

어떤 의사들은 말한다. 숙변은 존재하지 않고 숙변이 있다고 말하는 것은 말도 안 되는 허위 주장이라고. '숙변이 존재한다는 것이 말이 되느냐? 대장 내시경을 해보면 대장의 겉이 아주 맨들맨들하여 전혀 숙변을 볼 수가 없다'고 한다. 이는 숙변에 대한 이해가 1도 없는 무지한 말이 아닐 수 없다. Kevin은 숙변의 존재를 부정하는 의사들에게 "숙변을 실제로 한 번 제거해 보기는 했느냐"라고 묻고 싶다.

"오랜 기간 단식을 하면서 숙변 제거를 해본 적이 있는가? 지금 숙변 제거를 한 번이라도 해보고 나서 하는 이야기인가?"라고 묻고 싶다. 숙변 제거를 해보지 않았기 때문에 "사람 몸속에 숙변이 어디 있느냐"라는 말이 쉽게 나오는 것이다. 만약에 실제로 용(龍)을 본 사람이 있다면 용(龍)이 있는 것이다. 용을 본 적이 없는 사람이 "용이 있기나 하냐? 말도 안 된다"라고 하는 말과 같다.

숙변의 존재 자체를 부정하는 의사는 숙변의 뜻 자체를 모르는 것이고 숙변이 생기는 이유, 숙변의 의미, 숙변이 내 몸에 어떤 나쁜 작용을 하는지 전혀 모른다는 말이 된다. 숙변이 몸에 미치는 악영향이 분명히 존재하는데도 의사들은 숙변이 없다고 한다. 마치 기생충이 우리 몸에 모두 존재하고 그 기생충은 지금까지 의사도 몰랐던 수많은 병들을 일으키고 있었는데, 의사들은 기생충이 요즘 시대에 어디에 있느냐고 우기는 것과 같은 것이다. 숙변을 이해하지 못하기 때문에 의사들의 진단과 치료가 틀렸다고 말할 수 있다.

> 숙변과 기생충: 이것은 의사들이 100여 년 간 몰랐던 분야이고, 이로 인해 많은 진단과 치료상에 실수를 해왔다. 이를 빨리 반성하고 현대 의학에 이를 첨가시켜야만 환자들의 원성을 사지

않게 된다. 세상이 달라졌다. 인터넷과 유튜브가 세상의 주류가 된 이상, 예전과 같이 자신들이 전문가이고, 환자들은 자신들 말을 들어야만 한다고 생각한다면 이는 큰 실수를 하는 것이다.

의사들이 숙변과 기생충을 부정하고 인정하려 하지 않는데 숙변과 기생충의 존재를 인정하게 되면 엄청나게 많은 질환들, 우리가 흔히 알고 있지만 의사들이 원인을 밝혀 주지 못했던 수많은 질환에 대한 답들이 술술 나오기 시작한다.

기생충과 숙변만 케어해 주어도 여러분은 수없이 많은 병마에서 헤어나올 수가 있는 것이다. Kevin이 왜 "의사 말을 절대로 믿지 말라"고 이 책의 제목을 정했는지 여러분은 알아야 한다.

의사들이 말하는 대로 숙변이 없다고 한다면 숙변이 있다고 말하는 사람들이 혹세무민하는 것일 것이고, 숙변이 정말로 있다면 의사들은 환자들에 대한 진단과 치료에 있어서 정말 많은 부분을 놓치고 있다는 말이 된다. 그렇지 않은가?

만약에…

1. 숙변이 있다 - 정말로 존재하고 이것이 간세포를 파괴하는 활성산소를 내뿜어서 24시간 내내 간(肝)을 죽이고 있다. 그렇다면 정말 큰 문제가 아닐까?

2. 숙변이 없다 - 숙변이 존재하지 않는데, 왜 숙변이 존재한다고 말들을 할까? 대장 내시경을 보면 완전히 반질반질해서 숙변의 모습이 전혀 보이지 않는데 말이다.

만약 그렇다면 대체의학을 하는 사람들이 숙변이라는 말을 만든

> 것이고, '아무런 의학적인 근거도 없이 지껄이는 상술에 불과하다'라고 말할 수 있지 않을까?

– 숙변이 생길 수밖에 없는 이유

일단 의사들이 모르는 숙변에 대한 진짜 의미를 알아보자.

숙변(宿便)의 변(便)은 똥을 의미하는 단어다. 그래서 숙변은 오래된 똥이 되는데 그러나 변은 대장에서 만들어지는 음식의 최종산물이다. 그렇기에 숙변이 만약 존재한다면 대장에만 존재할 수 있다. 그러나 실제로 숙변은 소장에도 많이 존재한다. <u>소장은 변이 존재하는 곳이 아닌데 소장에도 숙변이 존재한다고 말을 하기 때문에 사람들은 혼동이 오는 것이다.</u>

> 숙변(宿便): 소장, 대장의 융모 안에 낀 오래된 음식 찌꺼기 혹은 분변

이와 같이 정의를 내리면 숙변에 대한 정의가 확실히 된 것이다. <u>그래서 숙변(宿便)은 대변이 대장 속에 남아 있는 것을 지칭하는 것이 아니고 "소장, 대장 내에 존재하는 오래된 음식 찌꺼기"라고 이해하면 되겠다.</u>

대략 소장은 6미터, 대장은 2미터 정도 되는데, 실제로 죽의 형태로 잘게 쪼개진 음식물을 잘 소화 흡수 하기 위해서 소장과 대장에는 어마어마하게 많은 융모 세포들이 꼬불꼬불한 형태로 존재한다. 그래서 실제로 소장, 대장의 체표를 다 펼쳐 보면 그 면적이 축구장 크기와 비슷하다고 한다.

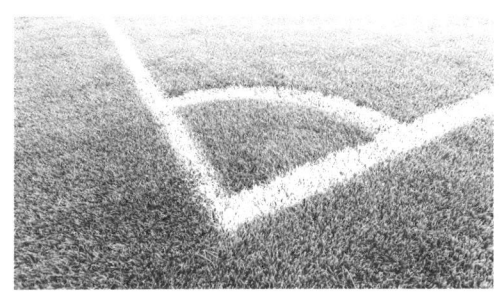

　축구장을 상상해보자. 그리고 그 넓은 축구장에 파란 잔디가 있다고 상상해보자. 그리고 그 잔디 밑에 엄청난 흙이 있을 것인데, 그 축구장에 있는 잔디가 바로 나의 융모 세포라고 생각하면 되고, 잔디 밑에 있는 흙이 나의 숙변이라고 생각하면 우리 몸속의 숙변 상태와 크게 다르지 않다고 볼 수 있다.

　우리가 현미경으로 융모를 관찰하면 다음과 같은 모습이 나타난다. 융모 세포에 또 그보다 작은 미세 융모 세포가 수없이 붙어 있어서, 표면적을 계속 넓히기 때문에 우리 몸속의 소장과 대장의 표면적이 축구장의 크기와 같아질 수 있는 것이다. 전자현미경으로 확대를 해보면 이런 미세 융모 세포들의 참모습을 볼 수가 있는데, 머리카락보다도 훨씬 작은 굵기이고 이 위에 장액이 발라져 있기 때문에 육안으로는 미세 융모 사이의 미세한 틈들을 볼 수가 없는 것이다.

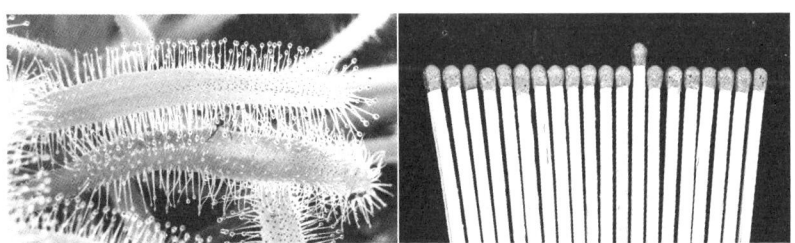

융모를 전자현미경으로 관찰하면 꼭 이 식물처럼 보인다. 성냥골 끝이 파괴된 것처럼 융모 세포 끝이 파괴되는데 모두 독소 때문이다. 그리고 융모 세포 사이에도 틈이 많이 있고 이 사이로 음식물이 들어가 박히게 된다. 이 먹이를 세균이 좋아한다. 세균에 의해 부패가 되면서 독소가 발생한다. <u>이 독소가 당신의 간을 24시간 내내 파괴하고, 이 독소들이 당신의 혈액을 타고 머리부터 발끝까지 전신을 돌아다니고 있다</u>

그러나 전자현미경으로 확대해본 융모의 크기는 볼펜 심 같은 크기로 보이고, 그 볼펜들 사이로 수없이 많은 틈들이 보인다. 장액으로 덮인 대장은 아무리 내시경으로 봐도 대장의 겉표면이 맨들맨들해 보이기 때문에 아무런 숙변이 없는 것처럼 보이지만 전자 현미경상으로 보면 이런 미세 융모 사이에도 어마어마한 빈 공간이 있다는 것이다. 그리고 숙변은 똥 덩어리처럼 큰 형태로 존재하는 것이 아니고 이렇게 융모 틈새의 빈 공간에 박혀 있다. 그러니 내시경에도 보이지 않는 것이다. 이런 숙변의 생성 원리를 모르니 의사들이 대장 내시경을 보고 아무런 숙변이 없다고 말하는 것이다. 이 가는 융모들의 빈 공간 속으로 소화된 죽 같은, 콜로이드 같은 음식물들이 촘촘히 들어가 박히고, 이렇게 박힌 음식은 일단 융모 뿌리 근처에 깊이 박히면서 빠져나가지 못하고 쌓인다. 이렇게 음식물 찌꺼기가 쌓이게 되고 시간이 지나면서 썩게 되는데 이때 세균과 바이러스가 작용한다. 세균이 이 음식을 먹으면서 장 내부에서 부패가 일어나며 부패가 일어나는 것은 썩는 것을 의미한다. 이렇게 융모 사이에 끼어 차곡차곡 숙변이 수십 년간 쌓이게 되고 이곳은 세균들의 천국이 된다.

  이렇게 숙변이 썩을 때 많은 독가스와 활성산소가 분비되고 이것들이 소장이나 대장의 융모 세포를 파괴한다. 이런 일이 오랜 기간 반복이 될 때 소장이나 대장의 벽이 헐고, 부풀고 처지게 된다. <u>이 부분이 개선되지 않고 심해지면 장누수증후군이 발생하고 장의 벽이 뚫리면서 누수가 발생된 곳으로 독소들이 침투하여 온몸을 타고 독소들이 돌고 돈다. 그렇기 때문에 Kevin이 여러분들의 피가 더럽다고 한 것이다.</u>

  피가 더러운 것으로 끝이 아니고 이 독소들은 머리로 가면 이유를 모르는 두통, 눈으로 가면 백내장, 녹내장을 만들고 어깨로 가면 어깨통증이나 오십견을 만든다. 또한 이 독소들은 간에 바로 직격탄을 날리는데 그 이유는 소장-간의 연결고리 때문이다. 즉 소장은 소화 흡수된 음식의 영양물질을 간으로 보내고, 간이 이 영양물질을 가공하여 혈액의 액체 성분들로 만드는 것이다.

 그런데 이때 소장과 대장 속의 영양물질 외에도 숙변에서 발생한 독소들이 영양물질들과 함께 간문맥을 들어간다. 그렇게 간으로 들어간 독소들은 여지없이 간세포들을 파괴한다. 우리의 간이 끊임없이 손상이 되는 이유가 바로 이런 숙변들 때문이다. 술을 먹지 않아도 간이 나빠지는 중요한 원인이 바로 이 숙변의 독소들 때문이라는 말이다. 매우 중요한 사실이며 절대 잊지 말라~!!

 내시경으로 보는 소장이나 대장의 모습은 소화액인 장액이 발라져 있기 때문에 표면이 매끌매끌하게 보인다. 그래서 내시경으로 본 소장, 대장의 상태는 숙변이 하나도 보이지 않게 되어있다. 그러나 축구장에 나 있는 잔디의 밑에는 얼마나 많은 흙이 들어 있는가? 그 흙들이 쌓여 있는 것처럼, 가느다란 융모들 사이 사이에는 엄청난 숙변, 오래된 음식 찌꺼기가 쌓여 있다는 것을 알아야 한다. 우리가 먹는 음식을 생각해 보자, 30년 전에 먹은 쌀밥, 김치, 두부, 감자, 고구마, 장조림, 치킨, 어묵, 탕수육, 피자, 콜라 등이 숙변으로 남아 잔디 사이사이에 흙이 쌓이듯, 융모 사이사이에 찌꺼기가 수도 없이 많이 쌓여 있는 것이다. 전자현미경으로 융모 세포를 보면 융모 하나가 볼펜 심 만하게 크게 보이지만 실제 융모의 크기는 여러분의 머리카락의 수십 분의 1밖에 되지 않는 아주 작은 크기다. 그러니 그 미세한 융모와 융모 틈 사이에 얼마나 가는 음식 찌꺼기들이 끼기 쉽겠는가?

 관장의 본격적인 의미는 소장과 대장을 동시에 청소한다는 것이다. 항문에 관장액을 주입하여 관장을 하게 되면, 일단 대장 속에 있는 숙변이 녹아 나오게 된다.

> **숙변에 대한 정확한 정의를 한 번 더 하도록 하겠다.**
> **숙변은 한자의 의미로 오래된 변이라고 해석하게 될 수밖에 없**

> 기에 큰 오류가 발생하게 된다. 우리가 먹은 음식은 입-식도-위장-소장-대장을 통해 체외로 배출되는데, 융털이 잔뜩 모여 있는 소장과 대장에서 6시간 이상 머무르게 되면서 그 융털 사이사이에 엄청난 숙변이 끼게 된다. 이 융모 세포들 사이에는 어마어마한 공간이 있다. 6미터에 불과한 소장이, 2미터에 불과한 대장이 엄청나게 많은 융모 세포를 가지고 표면적을 넓혔기 때문에 이를 펼치면 그 표면적이 축구장 넓이만큼 커지게 된다. 이 축구장에 자라고 있는 잔디보다 많은 융모 세포 사이사이에, 아주 작은 숙변들이 끼일 수 있는 것이다.
>
> 상황이 이런데 대장 내시경을 통해서 대장 속에 있다는 숙변을 찾아봐도, 숙변은 보이지 않고 아주 깨끗하다고 말하는 것이나, 기생충은 하나도 보이지 않는다고 말하는 것은 몰라도 너무나 모르는 얘기다. 그래서 의사들의 말을 믿지 말라는 것이다. 그들은 전문가 같지만, 사실 전문가가 아니라고 생각한다. 잘못된 의학을 배운 의사는 잘못된 의학지식을 갖게 될 수밖에 없지 않은가? 여러분이 공부를 제대로 하면 의사보다 똑똑해질 수 있다고 말한 것도 바로 이런 여러 가지 경우 때문에 드린 말씀이다.

조금만 넓게 생각해도 알 수 있는 내용이다. 그리고, 사실 숙변의 여부는 관장을 제대로 해보면 바로 알 수 있다. 단식을 진행하면서 관장을 해 본 적이 있는가? 관장을 해보면 정말 어머 어마한 것들을 보게 된다. 단식을 진행하지 않고 관장을 할 수도 있는데, 그러면 숙변의 내용물을 제대로 볼 수가 없고, 대장 내에 대변이 있으면 관장액이 대변에 의해 중화가 되어 융모 세포 사이사이의 숙변을 제대로 녹여낼 수가 없게 되므로 숙변 제거가 용이하지 않게 된다.

단식을 하게 되면 먹는 음식을 제한하기 때문에, 예를 들어 일주일간 먹지 않고 단식을 했다고 하면 더 이상 대장에는 변으로 나올 내용물이 없게 된다. 음식물이 더 이상 들어가지 않는 상태에서 또한 야채나 과일 속의 식이섬유가 들어가지 않게 되면 더 이상 변의 형태가 만들어지지 않게 되어 설사를 하는 식으로 변이 나오게 된다. 관장을 할 때 반드시 단식을 하면서 관장을 실시해야 되는 이유다.

－관장을 하게 되면 정말 놀라운 내 뱃속의 내용물을 만나게 된다

1. 살면서 처음 맡아보는 지독한 변 냄새를 맡게 될 것이다

일단 일반식을 하면서 변을 보면 맡게 되는 변 냄새와는 차원이 다른 희한하고도 고약한 응가 냄새를 맡게 된다. 몸이 안 좋은 사람들이 관장을 할 때 배출되는 응가 냄새는 상상을 초월하는데, 시체가 썩는 듯한 냄새가 나는 사람도 많다. 옛날 푸세식 변기에 앉아서 응가 냄새를 맡아 본 사람이 있다면 그런 아주 고약하고, 오래 묵은 응가 냄새가 어떤 냄새인지 기억할 것이다.

배가 아파서 자주 설사를 하거나 변비가 있는 사람, 특히 소장에 문제가 있거나 대장에 염증이 있는 사람 혹은 대장암, 직장암 환자들은 예외 없이 일반 응가 냄새가 아닌 지독하고, 고약하고, 구토가 나오는 냄새를 매번 관장할 때마다 맡게 될 것이다. 지독한 냄새의 원인은 무엇일까? 수십 년 동안 융모 세포 깊이 썩어 있던 바로 그 숙변이 배출되면서 만들어 낸 냄새다. 고약한 냄새가 나는 것이 바로 이해가 될 것이다. 그러니 그런 숙변이 내 몸 안에서 얼마나 해로운 일들을 많이 하겠는가? 간이 힘들어서 죽어난다.

2. 숙변 속에서 기생충을 보게 될 것이다

노란색 참외 씨앗 모양의 장흡충에서부터 흰색의 기다랗고 납작한 면발의 국수 같은 편충, 메추리알만 한 동남아 출신의 기생충, 모래

알 같은 기생충 등 다양한 장내의 기생충을 보게 될 것이다. 이런 기생충은 눈에 보이는 기생충일 뿐이고, 눈에 보이지 않는 미세 기생충도 같이 죽어 나오게 된다는 것을 알아야 한다. 이런 기생충이 일반 양약을 먹으면 나오겠는가, 한약을 먹으면 나오겠는가? 구충을 목적으로 구충제를 복용하면 기생충의 사체를 분변에서 볼 수도 있으나, 양약의 구충 범위는 각각의 약마다 구충이 가능한 범위와 깊이가 제한적이다.

그렇기에 Kevin이 유튜브에서 소개한 양약 구충제로는 제대로 된 구충을 다 할 수가 없다. 한약의 경우에 있어서도 구충만을 위해 한약 처방을 하는 한의사는 지금까지 없었을 것으로 본다. 어느 환자가 "나 구충하게 한약 지어주세요"라고 했을 것이며, 어떤 한의사가 그동안 구충제 성분의 한약을 환자 처방에 넣어주었겠는가?

한의사로서 진료했던 Kevin도 과거에 단 한 번도 구충에 대한 목표를 가지고 치료하거나 한약 처방을 한 적이 없다. 한의대를 다닐 때도 구충에 대한 한약재 파트는 그냥 이름만 알고 넘기는 정도지 시험 문제에도 출제되지 않는 정도의 중요성으로 다뤄졌기 때문이다.

Kevin이 유튜브에서 그동안 의료인과 일반인의 관심에 없던 기생충에 대해서 매우 많이 다루고 양약 제재, 한약 제재, 천연성분의 구충제에 대해서 강의를 하고 동영상을 올렸는데, 많은 분들이 공감을 하시고 따라 하시면서 대단한 효과를 보셨다. 주로 양약인 알벤다졸, 플루벤다졸, 메벤다졸, 디스토시드에 대한 설명을 올렸었고, 직접 먹어보면서 내 몸에서 변으로 배출되는 간흡충을 찍어서 보여주기도 하였다.

Kevin이 남들보다 돼지고기 삼겹살을 자주 먹거나, 민물고기를 찾아서 먹거나 하지는 않았다. 나는 채식을 좋아하며 고기와 술은 평균보다 훨씬 못 미치게 먹으면서 살아왔음에도, 나는 기생충으로 감염이 되어 지금까지 수십 년간을 그 기생충에게 피를 빨리면서 살아온 것이다.(내 몸에서 장흡충, 간흡충이 다 나왔음) Kevin의 말을 믿고 양약 구충제를 복용하고 나서 수십 년 된 여러 질환들이 몸 전체에 걸쳐 효과를 보신 분들이 매우 많았기에, 초반에 "요즘 같은 시절에 무슨 기생충 약이냐? 기생충 약으로 몸이 좋아진다니 말이 되느냐"라고 반박 댓글을 썼던 많은 의사와 약사들조차도 엄청나게 많은 시청자들의 구충제 셀프 임상 호전 댓글에 한 달이 안 되어 안티성 반박 글을 더 이상 달지 못했다.

사실 전국에 알벤다졸 열풍이 불어 약국에서 알벤다졸을 구할 수 없을 정도로 품귀를 이룬 것은 사실 Kevin 때문이었다. 알벤다졸을 늦게 알게 되신 분들이 알벤다졸을 복용을 하고 싶어도 알벤다졸이 품절이 되자, 복용을 하지 못한 분들이 나의 유튜브 동영상에 찾아와 항의성 댓글을 남겼다. 구충제가 필요한 사람이 정작 못 먹게 되니 기생충 관련 영상 업로드를 중단하라고 하여 나도 한동안 영상을 올리지 않기도 하였다.

펜벤다졸로 암 환자들의 통증이 경감되고, 암이 사라지는 것을 뉴스를 통해 들으면서, 암 환자뿐만 아니라 일반 사람들도 분명히 기생충에 엄청나게 감염이 되어 있을 것이라고 짐작을 한 나는 이를 조사하는 과정에 '역시나 내 짐작이 맞다'는 것을 알게 된 것이다.

<u>Kevin이 유튜브에 올린 영상 중에 우리나라 민물고기는 1급수에 사는 물고기라 할지라도 무조건 100% 기생충에 감염되어 있다는 SBS의 보도를 보았는가?</u> 빙어, 향어, 송어, 산천어, 은어, 꺽지 등 회로 먹는 모든 민물고기는 100% 기생충에 감염이 되었기에 송어낚시 축제, 빙어낚시 축제, 산천어 낚시 축제에 가서 초장에 송어나 빙어, 산천어를 찍어 드신 분들은 모두 기생충 감염이 100% 되어있다는 것을 알아야 한다. 즉 만약에 당신이

> 민물고기를 한 마리라도 먹은 적이 있다면 당신의 간에는 이미 이런 민물고기 몸속에서 살고 있던 기생충인, 간디스토마, 즉 간흡충(간에 붙어 간세포의 피를 빨아 먹음)이 붙어서 수십 년간 살아가고 있다는 것을 알아야 한다는 것이다. 이런 분 중에 아직도 구충을 하지 않은 분이 있다면 반드시 서둘러 구충을 하시기 바란다.

이렇듯 민물고기를 단 한 마리라도 생으로 먹었다면 당신은 이미 간디스토마 감염자라고 보면 된다. "나는 술도 안 먹고, 고기도 안 먹고, 담배도 안 피우는데 왜 이렇게 피곤하지? 간수치가 안 좋지?" 하는 사람들, 만성 간염이나 간경화, 간암으로 고생하는 분들, 간 주변의 담낭염, 담관염, 담낭암, 담관암이 있는 사람들은 모두 이 기생충이 벌인 농간일 확률이 매우 높다는 것이다.

<u>관장을 통해 이런 기생충을 만나게 되면 소름도 끼치지만 엄청난 희열도 느끼게 된다.</u> 당신은 건강에 무지한 사람도 아니며 유기농만 먹어오고 가족의 건강, 자신의 건강을 위해 꾸준히 건강기능식품도 챙겨 먹는 건강 제일주의자였을 수도 있다. 그런데, 나이를 먹으면서 몸은 자꾸 아파오고, 불편한 데가 많이 생기고 병들어간 원인이 바로 기생충 때문일 수 있었다는 것이다. 아픈 분들 상담을 하다 보면 느끼게 되는 것이 실제로 술, 담배, 나쁜 음식, 식품 첨가물, 패스트푸드를 무절제하게 드셔서 상담을 오는 사람보다, 건강식으로 챙겨 먹고, 건강기능식품을 늘 곁에 끼고 사는 사람이 아프고 힘든 경우를 더 많이 본다.

<u>정말 함부로 생활하고 먹고 자고 하는 사람은 정작 한의원에 오지 않고 병원에 간다. 이런 분들은 염증성, 통증성 질환으로 고생하기 때문에 한의원으로 잘 오지 않는 것이다. 가서 주사 맞고, 양약 처방받아 먹고, 급한 염증, 통증 잡는 것이 목적이다. 이해가 가는가?</u>

어떤 종교를 택하던, 어떤 정당을 응원하던 그것은 자신의 선택이다. 한의학, 의학, 대체의학, 기타의 치유 방법을 선택하는 것도 자신의 선택이다. 그러나 이 선택이 잘못될 경우, 어쩌면 돈보다도 중요한 자신의 건강이 매우 위태로워질 수 있다는 것을 반드시 명심해야 한다. 숙변의 존재 유무를 믿는 것도, 관장을 하는 것도 여러분들의 선택이고, 자유다. 그러나 정보가 돈이 되고, 좋은 정보가 건강이 된다. Kevin이 이 책을 통하여 여러분에게 드리는 정보는 여러분의 건강이 되고, 돈이 된다. 당신이 Kevin이 만든 책을 사기 위해 지출한 적은 비용으로 여러분은 엄청난 시간 낭비와 돈 낭비를 막을 수 있고 죽는 날까지 암이나 중풍, 치매 같은 질환을 걱정할 필요가 없고 꼿꼿한 체형으로 자신의 건강에 대해 자신을 가지고 살 수 있게 되는 티켓을 산 것이나 마찬가지다. Kevin이 그렇게 만들어 드리겠다.

3. 어마어마한 숙변 내용물에 놀랄 것이다.

숙변의 내용물을 보게 되면 여러분이 그동안 무엇을 주로 먹었고, 현재 어떤 몸 상태이며 앞으로 어떤 질병에 걸릴 것인지를 단박에 알 수 있게 해준다. 숙변으로 나온 내용물을 다음과 같은 사진으로 볼 수 있다.

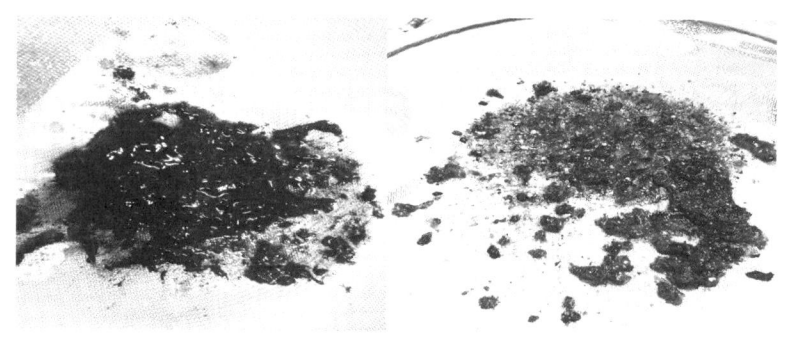

이런 숙변은 예비 암 환자들에게서 나오는 숙변의 형태다. 몇 년 안에 암이 발생할 확률이 매우 높다. 몇 개월씩 계속 이런 숙변이 나온다

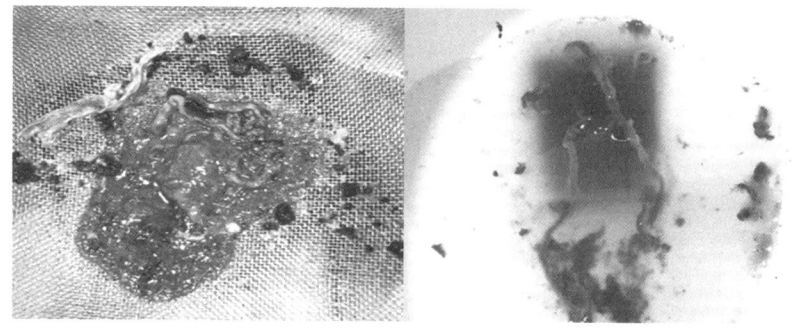

숙변이 배출될 때 기생충이 같이 변으로 나온 형태다. 이런 무지막지한 기생충이 매일 매일 끝도 없이 나온다. 환자 본인은 "내 몸속에 이런 기생충이 살고 있었다니"라며 기절초풍한다. 이런 숙변이 더러운가?
당신 몸에 이런 것들이 평생 살고 있었다고 생각해보라. 그리고 앞으로도 죽지 않고 계속 몸속에 있다고 생각해보라. 그게 더 끔찍하다!

이렇듯 환자의 몸 상태에 따라 숙변의 형태가 많이 달라진다. 숙변도 종류가 다양하고, 위의 그림들처럼 기생충이 같이 나오기도 한다. Kevin의 강의를 듣고 배워서 집에서 셀프로 관장을 실시한 케이스 들이다.

몸이 많이 아픈 분들이 관장을 하게 되면 이런 다양한 숙변과 그 외 희한한 물질들이 나오게 된다. 이런 다양하고도 엄청난 양의 숙변들이 계속 줄기차게 나온다. 단식을 무려 한 달을 넘겨 두 달, 석 달을 하는데도 관장을 하면 계속 이런 식으로 많은 숙변들이 쉬지 않고 엄청난 양으로 계속 나온다. 장의 점막이 녹아서 나온다고 말하는 이가 있는데, 정말 몰라도 너무 모르는 것이고, 한 번도 제대로 된 관장을 해 보지 않은 사람이 확실하다. 이렇게 숙변이 배출되면서 환자는 몸의 컨디션이 좋아지는 것을 계속 느낀다. 특히 피부가 많이 좋아진다고 얘기한다. 늘 갈라지던 건조한 입술이 어느 순간 립밤을 바르지 않아도 된다고 하고, 등드름, 가슴에 나던 여드름이 사라지고, 푸석푸석 부서지던 손톱이 다시 난다고 한다. 소화 장애, 속 불편함, 늘 걸리던 감기까지도 더 이상은 나와 상관없는 남의 얘기가 된다. 좋아지는 증상은 더 많이 있으나 더 적으면 거짓말이라고 느낄 수 있기 때문에 나중에 환자의 사례를 통해 소개하도록 하겠다.

축구장 잔디밭에 있는 흙이 얼마나 많을 것인가? 우리는 살면서 우리의 소장, 대장을 단 한 번도 제대로 청소해 본 적이 없다. <u>우리가 음식을 먹으면 치아에 치석이 끼고 이빨 사이에 음식물이 남는다. 음식을 소화시키고, 흡수시키는 과정에서 잘게 부서진 음식들이 소장과 대장의 융모 사이에 끼는 것은 너무나 당연한 것 아닌가?</u> 이것을 굳이 의학적으로 설명할 필요가 있는가? 맑은 물만 지나가는 수도관도 20년이 지나면 다 막혀버린다. 이런저런 음식을 먹는 우리의 소장, 대장에 찌꺼기가 쌓이는 것은 너무도 당연한 자연의 이치다. 그런데 이런 숙변 찌꺼기가 없다고 주장하는 것이 얼마나 어리석은 일인가?

융모 사이에 낀 음식물 찌꺼기는 장내 유해균이 좋아하는 먹잇감이고 이런 먹잇감으로 장내 유해균이 번성하게 된다. 장내에 유익균과 유해균이 동시 존재하는데, 다음의 조건일 때는 유해균이 많이 번성한다.

> 1. 나의 위장기능이 약하고 2. 간에서 담즙을 잘 만들지 못하거나 3. 분비되는 담관의 길이 막혀 있거나 4. 췌장액의 배출이 적을 때
>
> …장내 유해균은 신이 나서 음식을 부패시킨다.

<u>위의 문제들은 찬물이나, 찬 수박, 맥주, 아이스 아메리카노나 아이스크림 같은 찬 음식을 자주 먹어 복부의 냉기가 너무 심할 때, 위장, 간, 췌장, 소장, 대장의 기능이 떨어지고, 그로 인해 이 장부들 모두 기능이 저하될 때 유해균이 살기 좋은 조건이 된다.</u>

> 관장을 할 때 나오는 숙변의 종류에 따라 당신이 주로 어떤 음식을 먹어 왔고 지금의 몸 상태가 어떻고 앞으로 어느 방향으로 문제가 진행될지 알 수가 있다. 당신이 심혈관 질환으로 고생하고 있는지, 암으로 고생하고 있는지, 현재 어떤 질환으로 고생하고 있거나 앞으로 어떤 질환으로 고생할지가 보인다는 것이다. 또한 Kevin의 다른 진단 방법 3가지를 같이 참고하면 현재의 질병, 미래의 질병까지도 정밀하게 알아낼 수 있다.

'내가 먹은 음식이 바로 내 몸이다'라는 말이 있듯이 당신이 먹은

음식이 당신의 지금 몸 상태를 만든다. 구체적인 단식과 관장 방법은 오프라인 강의나 온라인 강의를 통해 소개하고자 한다. 무엇이든, 근본부터 제대로 알고 실천해야 실수가 없이 제대로 효과를 볼 수 있다. 눈으로 보고 설명이 가능한 여러 가지 진단법을 통해 여러분들도 만족할 수 있을 것이다. 빈틈없는 진단이 중요하듯이 여러분의 문제를 알아내고, 이후에 제대로 치료하는 법도 제시를 해야 할 것이다. 이 또한 여러분들은 Kevin을 통해 알게 될 것이다.

- 방귀는 어떻게 생성되나

장내 가스의 약 70%는 흡입한 공기에서 그리고 20%는 장으로부터 혈액 안으로 흡수된 것이며 나머지 10%는 장내에 있는 세균의 작용으로 생긴다. 소장과 대장에는 평균 200ml의 가스가 있게 마련인데, 장내 가스 성분은 질소 60%, 수소 20%, 이산화탄소 10%, 그 외에 산소, 메탄가스, 황화수소, 암모니아, 인돌, 스카돌, 휘발성 아민 등의 물질이 포함되어 있으며 약 400종류가 넘는다.

이 중 구린 냄새는 대장 내의 웰치균 같은 단백질 분해균과 부패균이 만들어 내는 황화수소나 암모니아, 인돌, 스카돌 때문이다. 육류나 동물성 단백질을 많이 섭취한 후에 이런 구린 냄새 성분이 대량 만들어진다. 특히 이 중에서 벤조피렌과 나이트로사민이라는 가스는 강력한 발암성 물질이다. 이 때문에 방귀를 참으면 암에 걸릴 확률이 높아진다는 이론이 성립하는 것이다. 방귀는 참으면 안 되고 밖으로 바로 배출시키는 것이 좋다. 방귀를 참으면 혈액 속으로 그 가스가 타고 들어가기 때문이다. 손가락 끝에서 피를 채취해서 현미경으로 보게 되면 그 안에서도 가스가 보인다. 바로 이런 이유 때문이다. 이런 가스들이 많은 사람은 결국 이런 가스들이 뇌를 침범하고 어깨로 가서 어깨를 뭉치게 하고, 눈에 영향을 줄 수 있다. 고기를 많이 먹으면 암모니아 가스가 증가하고 황화수소 가스가 증가한다. 육식은 그래서 여러 가지로 좋지 않다. 딱 봐도 피를 탁하게 만들지 않는가? 살면서 입의 즐거움을 위해 육식을 포기할 수는 없으나 빈도와 양을 조절해 가면서 먹어야 현명한 사람이다. 자신이 평소에 방귀 배출이 잦고 냄새가 지독하다면 식생활을 완전히 새롭게 개혁해야 한다. 방귀가 독하다면 당신은 담배를 피우는 것과 같은 몸 상태가 되어있기 때문이다.

─일 년에 우리가 먹는 치킨과 삼겹살, 라면, 아이스크림 등이 얼마나 될까

Kevin은 이 주제에 대해 이야기를 하기 전에 당신은 당신의 부모, 자녀, 그리고 자신을 포함한 가족을 얼마나 사랑하는지에 대해 묻고 싶다. 주부들은 가족의 건강을 위해 장을 볼 때도 구입할 음식의 품목에 대해 신경을 많이 쓸 것이다. 내가 무엇을 사고, 그것으로 무엇을 해서 맛있는 식사를 만들어 먹느냐에 따라 가족 전체의 건강이 결정되는 것을 잘 알고 있기 때문이다. 욕망을 따르느냐, 즉 입맛을 따르느냐와 진정한 맛, 건강을 추구하느냐의 문제를 잘 생각해 봐야 한다. 나도 가끔 장을 보러 마트에 가는데 주부마다 즐겨서 장보는 품목이 다 다르다. 줄을 선 사람의 카트 속을 보면 그 집의 건강이 바로 보이는데 대부분 Kevin을 한숨 짓게 만드는 장보기를 하신 분들이 대부분이다.

자, 한 가지 예를 들어보자.

깊은 산중에서 생활하시는 스님들 중에 당뇨가 생기고 암이 오고 비만인 분이 많다. 그렇다면, 이를 어떻게 해석해야 하나? 스님의 의식주를 잘 들여다보면 재밌는 현상을 하나 발견하게 된다. 절은 보통 인적이 드문 산속에 있고, 공기가 맑고, 물이 맑고, 차량 매연이나 소음도 없는 등 자연 속에 있기 때문에 기본 주거 환경이 빼어나다. 스님은 직장이나 가족 간의 스트레스도 거의 없을 것이다. 그리고 스님은 육식을 하지 않는다. 철저하게 채식을 위주로 하고 아시다시피,

사찰음식은 그 깔끔함과 단정함, 순수하면서도 감칠맛이 나는 채식 위주의 건강한 음식이라는 것을 누구나 알고 있다. 그런데 실제로 스님들을 보면 많은 경우에 비만 환자가 되어있고, 그분들이 생활습관병으로 인해 고혈압, 당뇨, 고지혈증, 지방간, 비만으로 고생하는 분들이 많다.

자, 여기서 커다란 의문이 생기지 않는가? 의식주가 거의 자연생활과 일치하여 도시 근처에 전원생활을 하는 것보다 높은 수준의 자연식을 하고 생활도 일찍 자고 일찍 일어나는 규칙적인 생활을 하는 분들임에도 왜 이런 분들이 성인병이라고 얘기하는 심혈관계, 소화기계, 내분비계 등의 문제가 일반인과 똑같이 오는가 말이다. 그분들이 우리 몰래 맨날 삼겹살 파티를 하거나 술을 모여서 먹거나 설탕이 가득 든 음식, 식품 첨가물이 든 과자, 아이스크림, 피자, 통닭을 먹지도 않았을 것이다. 즉 일반인과는 완전히 차별이 되는 음식 습관을 가지고 정말 최고의 음이온이 가득한 공기 좋은 곳에 거주하고, 옷도 시절에 맞게 입고, 벗고, 햇볕이 가득한 너른 마당을 산보도 하셨을 텐데 왜 성인병이 일반인과 같이 발생하는가 말이다.

ㅡ여기에 우리가 병나고 혹은 건강한 것에 대한 정말 큰 해답이 있다는 것을 알고 있는가?

〈나는 자연인이다〉라는 TV 프로그램을 보게 되면 많은 자연인들이 암이나 기타 심한 질병, 그리고 정신적인 문제를 가지고 산에 들어와 살다가 이런 모든 증상이 회복되고 암도 낫고, 정신까지도 맑아져 매일 매일 행복감을 느끼며 살고 있는 것을 보기도 한다. 물론 암에 걸렸다가 산에 들어와서 돌아가신 분도 있을 것이다.

우리는 이런 상황을 어떻게 해석해야 할까?
스님의 의식주와 자연인의 의식주는 과연 무슨 차이가 있을까? 자연인은 절보다 더 깊은 곳에 가서 살기 때문에 건강이 좋아지는 것인가? 절대 그렇지 않다는 것을 알 것이다. 이미 자연인과 스님, 두 분은 우리 도시에 사는 사람들보다 절대적으로 높은 수준의 좋은 자연환경과 음식 여건 속에서 살고 있다는 것을 누구도 부정하지 못할 것이다. 그런데 스님들이 일반인들이 많이 앓지 않는 질환들을 앓는 것에 대해서 고민을 해 보아야 한다. 이제부터 그것에 대한 답을 드리도록 하겠다. 사실 진짜 병이 오는 원인은 패스트푸드나 식품 첨가물에서 오기도 하지만, 더 큰 근본적 원인이 있다.

우리는 모두 옳은 길을 알고 바른길을 안다. 하지만 늘 옳은 길을 택하는 것을 주저하고 잘하지 못한다. 초등학교 때 배운 도덕 정도만 잘 지켜도 최고로 법을 잘 지키고, 사회 규율을 잘 준수하는 어른이 될 수 있다는 것도 다 알고 있다. 하지만 우리는 여전히 길에 담배꽁초를 버리고 있고, 침도 뱉으며, 신호등 위반하여 빨간 불에도 길을 건너고 무단 주차도 잘한다. 매일 매일 크고 작은 사회 규율을 어긴다. 왜냐하면 그게 시간 절약이 되고, 편하기 때문이다. 이렇듯 옳은 길, 바른길을 가는 것은 누구에게나 어려운 일이고 힘든 일이다. <u>좋은 음식을 먹고, 좋은 의식주 생활을 하는 것도 어렵고 힘든 일이기 때문에 잘 지킬 수 없는 것이다.</u> 잃어버린 돈을 찾아주면 그것은 뉴스에 나오는 일이 된다. 그게 초등학교 도덕의 기준을 따지자면 무슨 뉴스거리가 되는가?

우리 인간은 늘 하루가 멀다하고 매일 새로운 선택을 하지 않고는 살 수가 없다. 갈 것인가, 말 것인가? 할 것인가, 말 것인가? 먹을 것인가, 말 것인가? 점심을 무엇을 먹을지, 오늘 장보기를 무엇을 해야 할지, 아이스 아메리카노를 마셔야 할지, 라면을 먹어야 할지 말이다. 초등학교 교육만 받은 사람이라도 튀긴 음식, 밀가루, 패스트푸드, 청량음료가 해롭다는 것을 잘 안다. 하지만, 매번 우리는 아이스크림을 사서 집에 오고, 햄버거를 먹으러 가고, 밤늦은 시간에 통닭을 시켜 생맥주와 함께 먹는다.

- 맛이 있다는 것에 대한 새로운 정의를 내려야 한다.

나쁜 짓은 거의 재미가 있고, 좋은 행위는 심심하고 재미가 없는 경우가 많다. 우리가 담배를 처음 배울 때 한 모금만 담배를 마셔도 술 마시고 취한 것보다 더 하늘이 빙빙 도는 것을 알게 된다. Kevin도 중학교 때 불량 선배가 억지로 피워보라고 시켜서(안 피우면 때린다고 해서) 담배를 폐 속까지 제대로 들여 마셔 본 적이 있는데, 집에 와서 어지러워서 누웠더니 천장이 엄청 빠른 속도로 빙글빙글 도는 것을 처음 경험했다. 지금도 그 순간이 기억난다. 그렇게 담배를 처음 흡입하게 되고 습관이 되는 사람은 흡연자가 되는 것인데 담배가 얼마나 독한 것인지 Kevin은 그때 몸소 체험을 하게 되었던 것이다. 나는 흡연을 하지 않는 사람으로서, 담배 피우는 사람을 싫어했다. 왜냐하면 담배를 피우고 온 사람들이 옆에 오면 심한 담배 냄새가 나고 어떤 경우는 퇴비 썩는 냄새가 나는 사람도 있기 때문이다.

담배를 하루에 2~3갑을 피우는 사람은 그 독한 담배 연기를 마셔도 나처럼 어지럽거나 하지 않다. 그 강력한 독을 마시면서도 아무렇지가 않은데, 어떻게 그게 가능할까? 내 몸이 담배의 독을 처리하기 위한 메모리를 간에 심어놓고, 간에서 알아서 매번 담배 연기가 들어올 때마다 그 담배 연기 독을 해독하기 때문이다. 술과 담배를 예를 들지 않고 우리가 흔히 먹는 음식을 예를 들어보자. 가장 쉬운 예가 바로 라면이다. 라면의 유해성은 정말이지 너무너무 심각하다. 맛이 너무 좋기 때문에 그 심각성을 알고도 잘 억제하지 못한다. 먹을 때 "아, 이런 좋은 음식~" 이러면서 드시는 분은 많지 않으리라 본다. 라면은 미국산 하얀 밀가루를 사용하고, 라면 수프 안에 MSG를 비롯한 다양한 식품 첨가제가 들어간다는 얘기는 들어보셨을 것이다.

그러나 미국산 밀은 겨울에 자라는 한국의 밀과 달리 여름에 자란다. 그래서 미국 밀은 병충해가 생기기 쉬워 농약을 쳐야 한다. 미국산 밀이 배를 타고 바다를 오랜 기간을 거쳐 건너와야 하는데, 아무리 곡식을 건조를 잘한다고 하더라도 상하기가 쉬워 밀이 썩는 것을 막기 위해 무언가를 넣을 수도 있다. 내가 본 것이 아니기에 더 자세한 얘기는 하지 않겠다. 이런 미국산 밀가루를 기름으로 튀긴다. 기름은 열을 가하면 트랜스 지방화가 진행되어 우리의 세포호흡을 막는 해로운 작용을 한다. 그리고 화학 첨가물인 스프를 같이 라면 속에 동봉하는데, 여기에는 MSG가 들어간다. 여기에 짠맛만 내는 나트륨이 과다하게 들어 있다는 사실도 대부분의 사람들이 다 안다. 우리는 이런 음식을 다시 끓여서 먹게 되는데, 나만 먹는 것이 아니고 가족 모두에게 주고 있다는 것이다. 라면을 자기 전에 먹고 자면 아침에 얼굴이 띵띵 붓는 사람들도 많을 것이다. 나의 몸에 안 좋게 작용하는 것이기에 얼굴이 붓지 않을까?

　라면은 너무 맛있기에 '악마의 음식'이라고 나는 개인적으로 부른다. 그러고 보니, 올해가 8개월이 지났는데 Kevin은 단 한 개도 라면을 먹지 않았다. 작년에도 한, 두 개 정도 먹은 거 같다. 나는 나쁜 음식을 그리 즐기지 않고, 자연식을 즐기는 편이다. 어릴 때 깡촌에서 태어나 집 주변이 다 논과 밭이고 과수원이었고 텃밭이 있었다. 뒤뜰에서 어린 잎채소를 솎아서 고추장에 비벼서 먹은 적이 워낙 많기에(부모님이 그렇게 드시는 것을 즐기심. 비벼 놓은 야채 비빔밥에 숟가락 하나 더 없는 것은 매우 쉬운 일이었다) 하늘이 내려준 야채와 과일의 참맛을 알고 있다. 그래서 인공이 가미된 향이나 맛이 강한 음식도 즐겨서 먹기도 하지만, 그 빈도와 양은 일반인 평균에 훨씬 못 미치기에 같은 나이대의 친구들보다 훨씬 건강하고 젊은 피부를 갖고 있다고 얘기할 수 있다.

　몇 년 전에 동창회에 나갔더니 Kevin을 보고 한 친구가 "너만 안 늙은 것 같다"는 얘기를 해주었다. 내가 봐도 내 친구들은 정말 다 아저씨가 되어있었다. 노화를 들먹일 필요가 없다. 제대로 된 자기관리가 필요하다. 즉 음식을 잘 선택하고 양과 빈도수를 잘 조절을 하는 것과 적절한 운동을 하면 얼마든지 제 나이보다 어리게 보이고 실제로도 건강하고 어린 몸 상태를 유지할 수 있는 것이다.

우리는 진짜 맛있는 것을 잃어버렸다. 아니 담배를 하루 2갑을 피워서 멍청해져 버린 폐처럼, 우리의 혀가 멍청해져 버렸다. 음식들이 향미가 강해지면서 자연의 음식에는 감흥을 못 느낀다. 담배를 4일만 피지 않아도 폐가 다시 처음 담배를 피우기 전의 상태로 회복된다고 한다. 우리의 혀도 그렇게 바뀔 수 있다. 건강은 의사가 지켜주지 않는다. 음식의 개혁이 필요하다고 말하는 이유가 바로 이것이다. 음식을 바꾸고, 체형을 바꾸면 당신은 의사라는 단어가 필요 없어지게 된다. 참 입맛을 찾아가는 투어를 Kevin과 함께 시작하자.

－Kevin은 솔직히 환자들이 너무 불쌍하다.

Kevin이 유튜브에 건강 관련 강의 동영상을 265개를 올려놓았고, 다음 카페에 6,000명의 카페 회원을 보유하고 있다. 유튜브에 Kevin의 이메일도 공개를 하였고, 또한 건강 관련 제품 온라인 쇼핑몰을 운영하고 있다. 그래서 많은 분들이 다양한 경로로 Kevin에게 건강과 질병에 대한 문의를 해 온다. 오프라인 강의도 몇 차례 진행하였기 때문에, 전화번호를 아는 분들도 계셔서 하루에도 몇 건씩 전화 상담을 하기도 한다. 정말 심각한 질환들로 고생하시는 분들이 많은데, 다 도움을 드리지 못하는 경우가 많아 마음이 아프다.

전화나 이메일 혹은 카페에 글을 남겨 Kevin에게 질문을 하는 대부분의 경우를 보면 다들 병원과 한의원에서 치료를 받고 있다. 나이나 키, 몸무게, 성별을 확인하고 그분들의 증상을 들어보면 대부분 대동소이한 증상으로 고생한다. 책을 쓰고 있는 도중에 방금 전화를 받았다. 용인에서 연락 주신 50대 여성분이 역류성 식도염과 위축성 위염으로 고생 중이라고 한다. 자궁선근종이 있어서 하이푸 시술을 했는데, 원래 있던 식도염 증상이 하이푸 시술 후 4개월간 극심해졌다면서 Kevin이 올린 유튜브 영상을 보고 따라 하다가 효과를 보았고 해죽순차와 소금을 먹어보려고 전화를 했다는 것이다. 역류성 식도염약을 먹고 있으나 하루라도 양약을 먹지 않으면 증상이 바로 재발되고 심해지고, 양배추즙을 먹어도 식도염 증상에 호전이 없다고 하였다. 어떤 걸 먹으면 나을 수 있냐고 하면서 질문을 하였는데, 이분에게 Kevin이 처음 물어본 것은 당신의 간 상태는 어떠냐였다.

이분은 간수치가 문제가 있었으나 병원에서 준 간 약을 먹고 난 후에, 수치가 정상 범위로 돌아와서 이제 간은 문제가 없다고 하였다. 간수치만 정상 범위로 들어오면 이 사람은 간이 다 나은 것인가? 의사들은 약을 먹고 간수치만 좋아지면 간이 정상이라고 얘기를 한다. 절대 아니다. 이런 일이 비일비재하게 매일 의료현장에서 벌어지고 있기 때문에 정말 문제가 되고 있는 것이다. Kevin은 이렇게 말해주었다.

> 당신이 위축성 위염, 역류성 식도염, 자궁의 문제가 발생한 것은 모두 그 뿌리가 간에 있다. 간 기능이 제대로 작동하지 못하기 때문에 위와 식도, 자궁이 다 나빠진 것이다. 간 수치가 정상수치 범위에 있다고 안심하지 마라. "당신 평소 소화가 안 되고, 더부룩하고 가스가 많이 차지 않느냐?"라고 물어보니 그렇다고 한다. 이것은 식도염의 증상이기도 하지만 원래 간이 담즙 생산을 잘하지 못할 때 벌어지는 일들이다.
>
> 담즙 생산과 담즙 배출에 문제가 생기면서 위액, 십이지장액, 췌장액, 소장액 등에 문제가 발생한다. 하나의 연결고리다. 전부 분리된 것이 아니다. 이 환자분의 간 기능은 많이 떨어져 있는 것이 맞으며, 이분을 치료를 해야 할 경우에는 반드시 간에 대한 치료가 같이 병행되어야 한다.

대부분의 질문 글들을 읽어 보면, 거의 대부분의 의사와 한의사들이 이 환자분들을 치료할 때 공통적으로 구조의 문제를 보살피지 않고 있다는 것을 알 수 있고 한의원이나 의원 수준에서 충분히 고칠 수 있는 질환들을 고쳐 주지 못하고 환자들이 헤매고 있다는 것을 알 수 있다. 잘못된 수술이나 시술을 통해 고통받고 있는 사례도 많이 보게 되고 여기저기가 너무 아파서 어디에 가도 낫지 않고 기운이 없어 바깥출입도 못 하고 힘들게 살아가는 사례도 무수히 많다.

Kevin은 진료보다는 강의나 저술 활동에 집중하고 있다. 진료는 긴 시간 오랫동안 해왔기 때문에 후학을 양성하거나, 환자들에게 도움이 되는 일들을 하고 싶다. 진료를 혼자 해봐야 몇 명의 환자를 치료할 수 있겠는가? 가능하면 많은 의료인들이나 개인들에게 의료정보를 주는 강의와 저술을 하고 싶다. 그리하여 심하지 않은 증상이나 병은 스스로 고칠 수 있게 건강 플랫폼을 만들고자 노력 중이다. 책의 출판과 더불어 구체화되어 여러분께 보여질 것이다.

*Kevin의 유튜브 동영상을 보고 싶은 분이 있다면…
=〉유튜브 검색창에 '케빈 건강캠프'이라고 치시면 시청 가능함

*Kevin의 다음 카페에 가입하고 싶은 분이 있다면…
=〉cafe.daum.net/liveyoung365로 들어오시면 케빈의 카페에 가입 가능

*Kevin의 건강제품 온라인 쇼핑몰에 가입하고 싶은 분이 있다면…
www.dibidibi.com/ohs10003 에 방문하시면 됨.

―Kevin에게 질문하고 상담을 원하는 사례

1) 선생님 뵙고 치료나 상담을 받고 싶은데요. 카페에 건강캠프 안내가 되어 있긴 하던데요. 어떤 방법으로 해야 할지 잘 몰라서요. 증상 : 3년 전부터 1년에 1번 어지럼증과 난청 크게 왔고 전에 댓글에 아마 림프관 쪽 이상 같다고 했구요. 약간 일자목 왼쪽 어깨 목이 굳어있고 결려요. 그동안 이 병원 저 병원 많이 가봤고요. 그래도 아퍼요. 느낌에 왼쪽 어깨부터 신경이 눌려 있는 것 같기도 하구요. 구충제도 먹어봤고 최근엔 유방 양성 종양도 생겼다 하여 이래저래 맘도 힘들고 아파요. 젤 불편한 건 왼쪽 어깨가 높고 아퍼서 신경을 누르는 느낌이 들어요. 답변 부탁드려요

2) 안녕하세요. 케빈님. 저는 어릴 때 앓았던 안면신경마비 후유증이 아직 있고 일자목에 척추가 약간 휘었어요. 허리도 좀 안 좋고 경추성(?) 어지럼증(돌발성 현훈, 메니에르)으로 고생도 많이 했지만 몇 년간 요가도 하고 걷기 운동, 한방치료 꾸준히 하며 최근에는 큰(?) 불편은 없이 지내고 있었습니다. 그런데 7월부터 갱년기 증상(부정맥, 두근거림, 상열감, 불면증)이 심해져 수면질이 많이 떨어졌어요. 얼굴 가장자리 쪽으로 화농성 여드름이 계속 올라오고요. 없던 변비도 생기고 빈뇨 문제는 올해 들어 꾸준히 있었고요. 소화와 입맛은 문제 없구요. 건강 검진상 문제도 없습니다. 케빈 님 유튜브 영상 찾아보고 구조 문제+혈액(진액) 부족으로 판단하고 요가, 마사지로 자가 교정하고 사물탕+맥문동 끓여 먹고 거의 바로(약 2주 전부터) 증상이 확연히 좋아졌어요. 통잠도 자고, 변비 사라지고, 상열감, 빈뇨도 많이 개선되었어요. 너무 감사해요.
그런데 심장 두근거림은 좀 좋아졌다가 다시 나타나(특히 식후, 잠들기 전) 다시 불면증이 나타나려고 해요. 아무래도 척추 교정이 필요할 것 같아요.
컴퓨터 작업을 많이 하는 직업이어서 목/어깨/허리 통증으로 양한방 치료를 많이 받았었는데 큰 도움은 안 되었던 것 같습니다. 양방

치료는 안 받은 지 수년 되었고 통증이 생길 때 한의원 침/추나치료를 수시로 받아왔는데 이제는 좀 더 적극적인 교정치료를 받아야 할 것 같아요. 비밀댓글로 인적사항 달아놓겠습니다. 항상 감사합니다.

3) 늘 오른쪽 어깨, 뒷목 뻐근한 통증이 있고 어깨와 뒷목 통증이 심할 때는(하루 1~2회) 오른쪽 안구가 빠질 듯이 아프고, 어금니 뒷쪽 잇몸과 어금니 치통, 오른쪽 코막힘, 오른쪽 머리 부위에 열감이 있으면서 통증 등 증상이 있습니다.
경추 mri 촬영시 이상 없다는데 경추 틀어짐이나 근육 뭉침 여부 등에 대해 검진 및 교정 문의드립니다. 어디로 찾아봬야 될까요. 부탁드립니다.

=〉 구조를 이해하고 있으면 이런 환자들의 질문에 대한 답이 술술 나온다. 이분들이 호소한 증상과 이분들의 체형이 바로 눈앞에서 그려지면서 머리부터, 턱관절, 목, 경추, 어깨나 흉추가 어떻게 틀어졌을지가 보이고, 이런 구조의 문제를 해결해 주면 빠른 시간 내에 호전이 될 것도 눈에 다 그려진다. 또한 어떤 영양을 주어야 하는지, 어떤 독소를 제거해야 하는지가 한눈에 다 그려지는 것이다.

만약에 환자를 눈앞에서 보면서 진단을 할 때는 무엇을 하면 되느냐 하면 <u>이 글들에서 보였던 문제점 부위를 찾아서 뼈가 정말 틀어져 있는지, 그리고 문제가 있는 부위의 근육을 눌렀을 때 심하게 아픈지만 체크하면 된다.</u>

대부분의 경우에 Kevin이 생각했던 곳들이 틀어져 있고 압진시 통증이 출현한다. 그러면 그 환자의 치료법은 깔끔하게 다 나온 것이나 마찬가지다. 그 근육을 침도로 풀어주고, 그 뼈를 교정하여 원위치로 보내주고 잘 유지되도록 관리해주면 구조의 문제는 끝이 나는 것이다. 또한 셀프 마사지법을 알려주어 집에서 자신이 케어하면 다시는 의사를 만나볼 일이 없게 된다.

―지금의 티브이를 비롯한 유튜브 등의 미디어 매체가 병을 만들고 있다.

행복함을 느끼기 어려운 요즘인가? 헬조선이라고 사람들이 느끼는가? 코로나 같은 전염병으로 인해 스트레스가 더 쌓이는가? 그렇기에 세상에서 가장 빠른 시간에, 가장 쉽게 행복감을 느낄 수 있는 방법이 "맛있는 것 먹기"이기에 먹는 일에 더욱 열중하는지도 모르겠다. TV에 먹방이 넘치고 유튜브에 먹방이 넘친다. 먹방은 많은 음식을 한 번에 많이 먹을수록 인기가 많다. 온 국민이 다 아는 요리사인 백모 씨는 여러 방송국을 넘나들며 음식에 설탕을 많이 넣어야 한다며 음식을 맛있게 만드는 법에 대해 많은 방송 채널에서 방송을 하고 있다. 사람들은 자신이 죄를 짓는 줄을 모르면서 죄를 짓는 경우가 많다. 맛있게 먹고 즐겁게 먹는 것이 뭐가 나쁘냐고 항변할 수 있지만 그런 식습관이 나를 건강하지 못하게 만드는 첫 번째 원인이라는 것을 알아야 한다. 미국인에 비할 바는 아니지만, 한국인들 대부분은 자기 적정 체중보다 보통은 10킬로 이상이 쪄 있다.

내 가족을 사랑한다면서 한밤중에 통닭을 시켜서 먹이고, 가족에게 통닭을 먹이는 당신은 정말 가정의 건강을 파괴하는 가족 건강 파괴범이다. 어쩌다 먹는다면 그래도 좀 괜찮은데 본인이 좋아서 시켜서 아이들과 같이 자주 먹는다면… 당신이 아이들과 부부의 건강을 망치는 주범이 된다. 당신은 심각하게 반성을 해야 한다. 나쁜 음식을 주문하고 장을 보는 당신이 가족의 아토피의 원인이고, 당뇨의 원인이고, 암, 중풍의 원인이며, 두통의 원인이며, 허리 디스크의 원인 제공자인 것이다.

―우리가 깨닫지 못하고 있는 가장 큰 건강상의 실수

《《《우리가 생각하는 것보다 간(肝)은 강하다. 그러나 우리가 생

각하는 것보다 위장은 강하지 못하다〉〉〉

> 1. 위산이 잘 나오지 않는 사람이 많고,
> 2. 소화를 시키는 액체인 위산의 품질이 좋지 못하다.
> 3. 거기에다 식사 중에 마시는 물이나 국 때문에 품질이 저하된 위산과 절대적 양이 적은 위산이 그나마도 소화액으로서의 제 역할을 하지 못하게 된다. 위의 연동운동과 장의 운동능력이 저하된 사람이 대부분이다.

잘 먹는 것보다 중요한 것이 들어온 음식을 잘 소화시키는 일인데, 우리는 이 부분에 대해 전혀 생각을 하면서 살고 있지 않다. 욱여넣어서 먹은 후에 '소화는 알아서 되겠지'라고 하는 태도다. 그 태도가 얼마나 무책임한가 하면 임신을 시켜 놓고 '여자에게 알아서 애 낳고, 알아서 키우라'고 하는 태도와 같다. 여러분이 매일 마시는 여러 잔의 커피, 음료수, 패스트푸드, 각종 고기를 과다하게 먹으면 여러분의 위는 바로 엄청난 업무에 시달리게 된다. 먹는 것은 본능이기 때문에 억제할 수가 없고, 이로 인해 위장은 업무 과다에 시달리고, 이로 인해 위는 빠르게 손상된다. 우리는 몸이 아파도 무언가를 먹어야 낫느냐라고 묻고, 간이 나쁘면 무얼 먹어야 하냐고 묻는다. 먹지 않고 좀 쉬어주면 더 빨리 좋아지는데, 자꾸 먹어서 더 피로하게 만든다.

피로하면 병이 온다. 내 몸도 그렇고, 오장육부도 마찬가지고 또한 위장도 그렇다. 여러분의 만성피로와 늘어나는 뱃살, 역류성 식도염, 스트레스와 우울감, 불면증 등 많은 질환들이 위장의 피로에 의해서 발생한다.

그렇다면 맛있게 먹는 것과 건강하게 먹는 것은 정녕 배치가 되는 일일까? 꼭 그렇지 많은 않다.

먹는 즐거움을 포기하지는 말자. 대신 건강하게 맛있는 음식을 먹는 법을 배우자. 그리고 가끔씩은 불량 식품도 즐기자. 어떻게 건강하고 몸에 좋다는 음식만 먹고 살 수 있는가? 모든 일에는 중용이라는 것이 있다. 적당한 선을 지키면서 Kevin이 알려주는 건강한 식단을 배워가면 된다. 통닭이나 라면을 평생 먹지 말라면 나에게 욕을 할 수도 있다. 드셔도 된다. 다만 평소에 몸 관리를 잘하시고, 뱃살도 좀 집어넣고, 그런 이후에 한 번씩 별미로 드시라는 얘기다. Kevin과 함께 공부하다 보면 신선하고 건강하면서도 맛있는 음식에 대한 레시피도 알게 될 것이다. 이미 다 준비되어 있다.

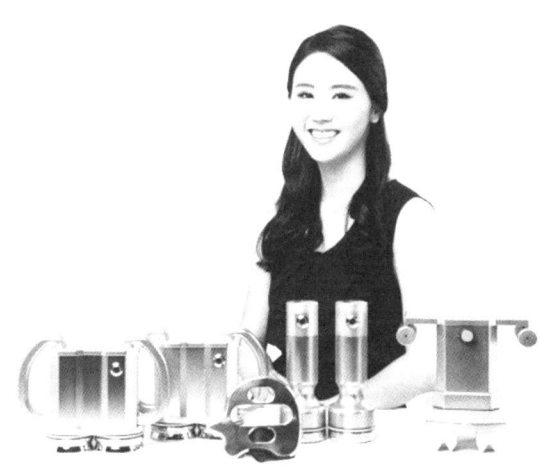

온열 케어가 얼마나 중요한지 아시나요?
찬물을 즐겨 마시면,
차가워진 몸을 덥히기 위해
늘 부신에서 스트레스 호르몬이 분비되고
갑상선이 힘들어진답니다

당신의 갑상선에 문제가 왔다면
누구 탓이다??

10장 온열 치료의 중요성 –
건강을 위한 최소한의 기본 생태계

- 온열 치료의 4대 요법이란?

우리 인체는 36.5도에서 모든 신진대사가 최적화된 항온동물이다. 몸의 온도 유지는 염도 유지만큼 중요한 생명체의 요소로서 이 항상성이 깨어지면 심각한 병이 오거나 사망하게 된다. 그런데 이 인체의 온도 유지능력은 냉장고가 발명되고 인류가 냉장고를 일상생활 속에서 사용하면서 급격히 저하되었다. 냉장고가 만들어지고 찬물과 찬 음식, 얼음을 먹기 시작하면서 우리의 면역력은 엄청난 피해를 입게 된다. 찬물과 찬 음식을 일 년 내내 먹고 마실 수 있는 편리함을 누리기 시작하면서 우리는 자연의 순리와 멀어지는 생활을 하게 되었다. 에어컨과 보일러도 마찬가지다. 추울 때 춥고 더울 때 더워야 하는 것이 자연의 원칙이고, 우리 몸은 그에 순응해가면서 자연의 일부가 되는 것인데 말이다. 면역을 망치는 이유 중에 온도와 관련하여 가장 큰 요소는 무엇일까? 내 오장육부의 기능을 망치는 요소 중에 가장 큰 부분이 바로 이 찬 음식 섭취로 인해 발생하는 복부 냉기다.

아침에 기상하여 장을 깨우기 위해 찬물을 한 잔 마시고, 낮에는 식사를 하면서 물을 마시고, 식사를 마치고 나서는 찬물과 아이스 아메리카노를 마신다. 퇴근 후 저녁에 맥주 한잔을 한다면 오늘은 내 면역이 극도로 저하가 된 날이 된다. 죽은 시체는 싸늘하다. 27도로 온기가 없다. 내 몸의 정상 온도인 36.5도에 자꾸 찬물과 얼음을 부어 정상 이하로 온기를 떨어뜨리고 있는 것이다.

찬물을 많이 마시는 것은 라면을 자주 먹는 것만큼이나 좋지 않다. 왜냐하면 물을 많이 마시게 되면 우리 몸의 정상 염도인 0.9%의 염도가 떨어지게 되고 또한 체온도 동시에 떨어뜨리기

> 때문이다. 그리고 식사 시에 물을 먹게 되면 위액마저도 희석시켜 소화 장애를 일으키게 된다. 4도 씨의 찬물은 내 몸속 온도 36.5도와 맞지 않기에 차가운 온도를 급상승시키기 위해 몸에서 에너지를 사용하게 된다.

위장에서 들어온 음식물을 위산으로 잘 녹이면 음식물 안의 비타민, 미네랄, 효소 등이 전부 위산에 녹아 나오고, 위산이 이를 잘 녹여내었을 때 이것들이 우리 몸에 잘 흡수될 수 있게 된다. 상추를 먹고 상추 속에 있는 비타민과 미네랄을 녹여내려면 양질의 위액이 필요하다. 양질의 위액 + 풍부한 위액이 잘 나올 때 음식 속의 비타민, 미네랄, 효소 등을 내 몸속에 획득할 수 있는 것이다. 윗배가 나오는 사람, 가스가 잘 차고 윗배가 빵빵한 사람, 윗배가 잘 아프고 딱딱한 사람은 모두 위장에 문제가 온 것이다. 위장에 문제가 온 사람은 양질의 위액과 풍부한 위액이 부족하기 때문에 입에서부터 시작된 소화 과정 중에 위의 기능이 떨어지며, 아무리 좋은 음식을 먹어도 그 음식 속의 영양분을 제대로 뽑아내지 못하게 된다.

찬물을 많이 마시는 것은 이렇듯 두 가지 측면에서 해롭다. 찬 기운이 몸을 1차로 상하게 하고, 식사 중에 마시는 물이 위액을 묽게 하여 소화를 방해한다는 것이다. 우리는 눈에 보이지 않는 것에는 매우 둔감하다. 심각성을 잘 인지하지 못한다. 그게 사람이다. 기생충도 눈에 보이는 큰 기생충이 나오면 엄청나게 경각심을 갖고 치료하기 위해 노력하지만, 눈에 보이지 않는 기생충은 그 심각성을 알아도 크게 문제라고 생각하지 않고 산다. 많은 사람들의 경추가 심하게 틀어졌어도 내가 모르면 나는 정상인이다.

내 몸속에 찬 얼음이나 아이스크림이 들어오면 내 몸은 차가워지고, 내 오장육부는 추위에 떨고 운동성이 급격히 떨어진다. 찬 것을 먹으면 배가 아프고, 지방간이 생기고, 설사를 하는 것이 바로 그 증거다. 지방간이 찬 것을 먹어서 생기는 것임을 의사들은 모른다.

그러니 일반인들은 이 사실을 더 모를 것이다. 중성지방이 간에 가서 쌓여서 생긴 것이 지방간이라고만 생각하지, 내가 찬 음식을 많이 먹어서 생긴 것임을 모른다. 그래서 술도 한 잔도 안 마시는 사람인데 지방간이 생겼다면서 이상하다고 말한다. 이런 분들이 늘 '찬 것을 즐기면 위장이나 소장, 대장에 문제를 일으킬 뿐만 아니라 간 또한 손상을 줄 수 있다'는 사실을 모르기 때문이다.

Kevin의 책을 읽은 사람들이라면 이제부터 찬 음식을 먹을 때, 찬물을 먹을 때 잘 생각을 하고 드시기 바란다. 밤 11~12시에는 왜 이렇게 맥주 광고가 많이 나오는지, 아무튼 인간의 몸을 망치면서 돈을 버는 기업들이 많다.

─내 몸속 오장육부가 찬물, 찬 음식, 냉장고의 피해로부터 보호받는 법

> 그 방법은 우리 몸을 안팎으로 온열을 가하고 장기의 심부 온도를 높이면 된다. 심부 온도가 올라가면 가장 먼저 손발 끝이 차가운 것이 정리가 되고 그다음에 추위를 훨씬 덜 타게 된다. 손발이 차가운 사람, 그중에서도 손발이 너무 차가워서 손의 색깔이 하얗게 변하는 레이노 증후군도 결국 심부 온도가 저하되어 발생하는 것이다. 그렇기에 이런 분들도 심부 온도를 올리기 위해 노력을 해야 한다. 심부 온도를 올리기 전에 늘 찬물을 먹던 습관을 버려야 함은 두말할 나위가 없다.

심부온도를 높이는 방법은 몸의 안팎에서 올려주는 여러 가지 방법이 있다. 내부 온도를 올리는 방법은 특정 음식을 먹어주면 되고, 외부 온도를 올리는 방법은 아래와 같이 4가지 방법을 취하면 빠른 시일 내에 효과를 볼 수 있다. 온열을 하는 것도 요령이 필요하며 무조건 여기저기 온열을 하고 몸 전체를 온열하게 되면 내 몸에서 오히려 에어컨(내 몸속에서 열을 꺼버리는 장치)이 가동되어

체온이 더 떨어져 버릴 수 있다. 온열의 방식은 접촉식으로 내 피부를 통해 내 몸에 직접 열이 닿는 방식이 좋다. 대류를 이용한 사우나 안의 증기탕 같은 방식은 권하지 않는다. 더구나 그 방식은 몸 전체가 동시에 온열이 되기 때문에 심부 체온, 혹은 내부 체온을 올리는데 오히려 방해가 된다.

뜸을 뜨는 방법은 오히려 권하지 않는다. 매우 불편한 방법일 뿐만 아니라 화상의 위험도 있고 드는 비용, 시간에 비해 매우 효과적이지 못하다. 고주파를 이용하여 체온을 높이는 것도 절대 추천하지 않고 오히려 피해야 된다고 생각한다. 고주파를 이용하여 발생시킨 열은 절대 인체에 이로운 열이 아니다. 그렇기에 온열을 위해 암 환자의 배에 고주파를 강하게 쏘이는 것도 나는 강력하게 반대한다. 비용도 매우 많이 들고 몸에도 좋은 방법이 아니라고 생각한다.

Kevin은 다음의 4종류의 온열 방법을 추천하는데, 각자의 장점이 있기에 이 4가지를 상황에 맞게 해주면 온열의 효과를 제대로 높일 수 있고, 국소 부위뿐만이 아닌 몸속 전체를 덥히고, 심부 체온까지 상승시키는 효과를 거둘 수 있다. 즉 이 4가지 방법은 심부 체온을 올리는 끝판왕이라고 할 수 있겠다. 아주 안전한 열원이며, 남녀노소가 몇 가지 주의사항만 지킨다면 순환계 질환, 어혈질환, 냉성 질환을 셀프 케어하는 훌륭한 방법이 될 수 있다.

1. 골드-RX

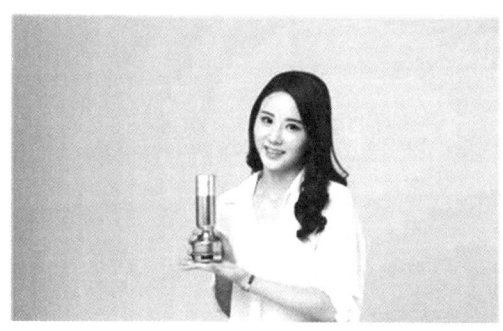

여성 모델분이 손에 들고 있는 것이 황금온열마사지기인 골드-RX다. 애초 개발 목적은 암 환자를 치료해 보고자 만들었으나 의료기로 등록하려면 시간도 많이 걸리고 복잡하고 비용도 많이 들어 포기하고 온열 마사지기로만 등록하고 사용하였다

－골드-RX가 세상에 나온 스토리

애초에 이 제품이 나오기 전에 Kevin이 영감을 얻게 된 2가지가 있었다. 그 제품은 미라클 OO과 금환이다. 미라클 OO는 몸속에 쌓인 산화철을 제거한다는 목적으로 만들어진 제품인데, 인터넷 서핑 중에 알게 되어 호기심이 발동한 나는 그 제품을 직접 찾아가 접하게 되었고, 많은 연구를 하게 되었다.

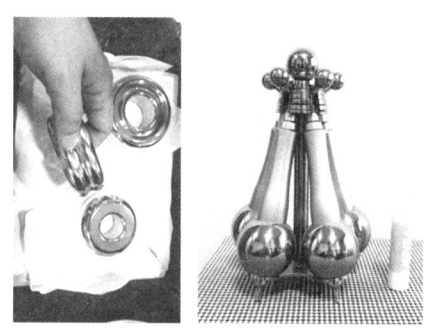

골드-RX는 다음 두 가지 제품이 Kevin에게 영감을 주어 탄생하게 되었다. 왼쪽이 금환 테라피에 쓰이는 금환(금색 고리라는 뜻), 오른쪽이 산화철을 없애 준다는 미라클 OO 제품이다

이 두 가지를 사용하고 공부해 보면서 이 '두 가지를 하나로 만들면 정말 난치병 환자들에게 큰 도움이 되겠구나'라는 생각을 하게 되었다. 첫 번째로 이 금환(金環)은 특수 금속에 3중으로 금도금을 하여 만든 온열마사지도구인데, 이 마사기기는 자체의 온열 기능이 없기에 온열판에 올려놓았다가 적당하게 열이 오르면 몸에 마사지를 해주는 도구다. 이 금환이 체온보다 좀 더 뜨거운 온도로 달구어지면 이 금환으로 오일을 바른 등부터, 전신을 다 온열해 주는 방식인데, Kevin이 처음 금환으로 온열 마사지를 받았을 때 느낌이 너무 좋았다. 온열을 마치고 집에 돌아가며 운전하는 1시간 내내, 등이 후끈하면서 느낌이 좋아서 6년이 지난 지금도 그 느낌이 기억난다. 이 제품을 구입하고 내가 환자들에게 적용을 해보았고, 나도 꾸준히 온열 마사지를 받았는데, 참 좋은 제품이라는 생각이 들었다.

> 일단 온열 마사지는 다른 수기(手技) 마사지보다 사람을 더욱 평온하고, 편안하게 만든다. 단순한 손 마사지는 온열효과가 적다. 그리고 온열은 뭉치고 딱딱한 근육, 젖산과 같은 노폐물이 쌓인 근육을 잘 풀어내어 딱딱했던 근육이 금세 말랑말랑해지는 것을 확인할 수 있다. 천식이나 고혈압, 암, 자율신경이 항진된 환자분들에게 자율신경이 지나가는 등 부위를 온열로 치료했을 때 매우 빠르게 이런 증상이 호전되는 것을 알 수 있었다. 0.9%의 염도가 중요하듯이, 36.5도 혹은 37도 정도의 체온을 항상 일정하게 유지하는 일은 면역과 직결되는 중요한 포인트다. 온열을 하자!

그런데 이 금환 제품은 많은 면에서 환자에게 통증 없는 치유 효과를 줄 수 있다고 생각했는데, 이 제품의 가장 큰 단점이 이 금환으로 마사지를 시술하는 사람이 금환을 쥐고 있기가 너무 힘들었다. 그 이유는 일단 금환이 가열되면 40도가 넘어가고 이 정도로 뜨거워진 금환을 잡으려니 맨손으로는 힘들고 면장갑을 껴야 되었다. 또한 차가운 사람 살에 대고 문지르면 금환이 식기 때문에 5분도 사용하지 못하고 계속 다른 금환으로 바꾸어 주어야 했다. 금속으로 만들어진 금환은 한 개의 무게가 800g 정도가 되는 무거운 금속이기에 목장갑을 끼고, 1시간 정도 환자의 아픈 부위를 케어해 주다 보면 손목과 손가락이 아팠다. 금환을 몇 년 앞서 사용해 오시던 마사지사분의 손을 보니 손목과 손가락이 눈에 띄게 꺾여 있었다. 손가락 부위도 딱딱하게 굳어있었다. 남을 마사지해주고 돈을 벌기 위해 내 건강을 해치는 그런 상황인 것이다. 이건 옳지 않다. 마사지사가 힘들지 않고 손목, 손가락이 상하지 않고, 땀도 뻘뻘 흘리지 않고, 사용이 편리한 무선 온열마사지기를 만들어야겠다고 생각한 것은 어쩌면 당연한 귀결이었다.

개발 당시에 돌로 만들어진 스톤 온열 마사지기, 수정으로 만든 온열 마사지기와 비교해 보았으나 묵직한 금속으로 만든 금환이 훨씬 더 깊은 곳까지 침투하는 열감으로 인해 모든 환자들이 금속 재질의 금환이 느낌이 좋다고 손을 들어주었다. 그래서 특수 금속을 이용한 금환을 개량하여 만들게 되었다.

그리고 2번째로 미라클 OO라는 제품을 사용하게 된 계기도 Kevin이 암 환자를 치료하는 것에 관심을 갖고 있었기 때문인데 검색을 통하여 이 제품을 알게 되었다. 암 환자뿐만 아니라 많은 만성병 환자, 난치병 환자들은 기초 체온이 떨어져 있고, 체력이 저하된 분이 많기 때문에 침이나 사혈 등 체력 소모가 상당한 치료를 해주는 것이 용이하지 않았다. 그래서 Kevin은 기본 체력 소모 없이 편안하게 치료를 받을 수 있는 것이 무엇일까를 늘 고민하였다. 암이나 모든 질병의 원인이 산화철 때문이라고 주장하는 분의 원리를 듣고 관심을 갖고 공부하게 되었다. 몸속 적혈구 속의 철 성분이 산소와 만나 산화철이 되고, 이것이 몸 곳곳에 쌓이고 특히 뼈에 쌓이게 되면 이것이 각종 병을 유발한다는 원리였는데, 실제로 이 제품을 사용하면서 암이 낫고 각종 증상이 호전된 분들을 직접 만나보게 되었다. 그런 식으로 이 제품도 구입하게 되고 이 둘을 결합하여 하나의 작품을 만들어 보고 싶다는 생각이 들었고 결국 이런 노력의 결실로 골드-RX가 탄생되었다.

> 골드-RX(Relax)는 골드로 특수 금속을 코팅하여 축전지를 이용해 두터운 금속을 가열시키고 그 축열(蓄熱)을 이용해 인체 심부 근육까지 온열을 전달하여 근육을 마사지해주고자 만든 기계다.

의료기로 만들고 싶었으나, 개발 기간과 비용이 많이 들어 온열마사지기로만 사용하였다. 한의원과 병원에서도 많이 사용 중이며, 물리치료사와 마사지샵을 운영하는 분들이 주로 사용한다. 몸이 아픈 개인분들이 Kevin의 유튜브를 보고 구입하셔서 각 가정에서도 많이 사용하고 계시며 얼굴 관리, 목 관리, 등 관리, 복부 관리, 하체 관리 등 모든 관리가 가능하다. 금속이 살에 닿을 때 몸속의 정전기를 제거해주는 효과도 있기에 그런 부분까지도 고려하여 제품을 개발하였으나, 마사지기로 허가가 나 있기 때문에 그동안 이런 부분까지는 설명하지 않았었다. 그래서 골드-RX가 비록 의료기는 아니지만 개발 과정에 이런 부분까지 Kevin이 의도하고 만들었다는 것을 알았으면 좋겠다.

골드-RX의 개발의 가장 큰 어려움은 온도를 제어하는 기술이었는데, 1도 단위로 온도를 조절하면서 차가운 살에 대어도 온도 변화 없이 유지하는 컨트롤러 개발이 제일 어려웠다. 골드-RX의 금속이 달구어져 온도가 40도가 넘을지라도 36.5도의 온도를 가진 사람에게 금속 표면이 닿고 몇 번 슥슥 문질러주면 온도가 순식간에 37, 38도로 떨어졌다. 이 문제를 극복하는데 거의 10개월이 지나도록 해결이 되지 않았다. 이런 기술적인 문제를 해결하기 위해 여러 업체에 의뢰를 했는데 모두 실패하였다. 나중에는 로봇을 만드는 회사에도 의뢰를 하였는데 거기서도 실패를 하고 결국 삼성전자 연구원 출신인 둘째 형과 그의 직원들이 이 문제를 파악하여 1년 만에 해결이 되었다. 온도조절 문제가 해결되었으나 도금이 잘 벗겨지는 것 때문에 또 한참을 고생하고, 금도금을 비롯한 3중 도금을 통해 이를 해결하여 결국 골드-RX가 탄생하게 되었다.

골드-RX는 마사지기로 허가를 받아 온열마사지기에 불과하지만, Kevin은 온열이 가진 장점과 특수 금속이 가진 장점을 알고 기존에 있던 금환을 몇 단계 업그레이드시켜 무선으로 사용이 가능하고 1도 단위로 조절이 가능한 제품으로 만들었다. 이는 관리를 하는 사람에게 편리함을 주고 손가락이나 손목이 상하지 않고, 관리할 때 땀을 뻘뻘 흘리지 않아도 되는 좋은 장점을 가지고 있다. 얼굴부터, 목, 어깨, 등, 허리, 팔, 복부, 엉덩이, 허벅지, 발바닥까지 모두 관리하기 편하게 만들었고, 아무런 마사지 기술이 없는 사람도 관리하기 매우 편하다.

Kevin은 술, 담배를 하지 않는 대신 지적 호기심이 매우 강하여 한의학 외에도 의학, 대체의학, 사주학, 명리학, 영양학, 구조 의학 등 닥치는 대로 관심 가는 분야를 공부하는 습관이 있다. 인터넷 서핑 중에 "어? 이거 뭐지?"라는 내용이 생기면 바로 관련 내용을 검색해보고, 이런 제품들의 경우에는 검색 후에 직접 찾아가서 확인하고 한참 동안 연구를 한다. 그리고 이런 종류의 제품을 직접 사용해보고 혹은 오래전부터 사용해보신 분들의 직접 체험담을 들어보는 식으로 접근하였다. 이런 제품류를 겪어본 것이 한, 두 가지가 아니다. 지금도 만들고 싶은 제품들이 여러 개가 있다.

> Kevin이 관심을 보이는 화두는 두 가지였다. 1. 어떻게 하면 기운 없고, 기초 체력이 부족하고, 몸이 냉한 환자를 치료할 수 있을까? 2. 어떻게 하면 침도나 침, 주사 같은 아픈 통증 없이 환자를 치료할 수 있을까?였다.

<u>병원, 한의원, 치과 어디든 치료를 받기 위해서는 환자가 통증을 느껴야만 한다.</u> Kevin이 꿈꾸던 것은 '한, 두 시간 병원에서

편히 누워만 있어도 뜨끈뜨끈한 상태로, 편안한 상태로, 한숨 푹 자고 나면 병이 치료되는 그런 방법, 혹은 그런 치료 도구는 없을까'였다. 가능하다면 Kevin은 그런 도구를 만들고 싶었다. 그런 고민과 생각 끝에 Kevin도 이를 개발하였고 특허를 가진 사람이 되었다.

심부까지 온도가 닿을 수 있게 만들어진 온열 마사지기로, 자신의 몸에 이것을 사용을 해 보면 일반 온열 복대나 벨트에 비해 온열의 감각이 깊게까지 전달된다는 것을 느낄 수 있다. 40도를 넘어서 42, 43도로 온도를 올려 살에 대고 있으면 그 카랑카랑한 온열감이 저 안쪽 심부근육, 그리고 뼈까지 닿는 것을 직접 느낄 수 있다. 유선뿐만 아니라 1시간 정도의 충전으로 선 연결 없이 1시간 넘게 사용이 가능하다. 식사 후 속이 좋지 않을 때, 생리통으로 배가 아플 때, 설사나 변비, 혹은 술을 마시고 속이 좋지 않을 때, 배에 대고 있으라고 지도해주며 통증이 있는 관절이나 근육 부위에 써 보고 도움을 받는 분들이 많다. 그렇게 하니 효과가 좋았다고 하는 피드백들이 자주 온다.

특수 금속에 금으로 코팅을 한 온열마사지기인데 사용법은 유튜브에 동영상으로 몇 개 올려져 있다. Kevin이 체형을 교정할 때 그리고 과거에 치매 환자들을 치료할 때 항상 사용했던 온열마사지기가 바로 골드-RX다. 초보자라도 마사지하듯 사용해주면 그 따뜻한 온열감이 참 좋다. 딱딱한 근육, 일을 많이 해서 아픈 근육에 많이 적용을 하고 있다.

유튜브에 "Kevin 골드-RX"라고 검색하면 골드-RX 온열마사지기의 적응증과 사용법이 나와 있으니, 사용 시 참고하면 된다. 이미 구매하신 분들에게 도움이 될 수 있게 추가로 사용법에 대한 영상을 제작하여 올릴 것이다.

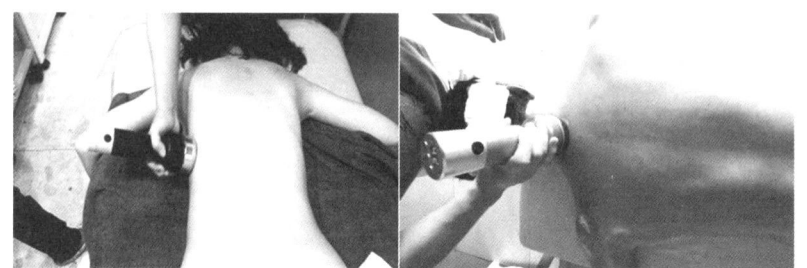

얼굴부터 목, 등, 허리, 엉덩이, 허벅지, 종아리, 발바닥 등 전신이 케어 가능하다

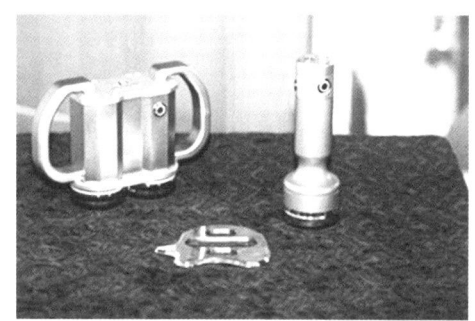

골드-RX와 골드-RX 더블, 그리고 근육을 풀어주는 실버그라 제품군

－골드－RX를 제일 효과적이고 손쉽게 이용하는 방법

골드-RX를 등이나 종아리, 허벅지 같은 부위에 오일을 바르고 사용하는 것도 좋은 방법이지만 셀프로 전신을 온열 케어하는 아주 편리한 방법이 있다.

골드-RX를 구입하신 분이 있다면 이대로 한 번 해보시라. 보통 골드-RX 온열 마사지기는 몸에 마사지를 할 때 39~40도로 시작하여 3분 정도 후에 40~41도 정도로 좀 더 올려 사용하는데, 골드-RX를 발바닥에 오일을 바르지 않고 온도를 42~43도까지 올려서 발 전체를 온열해 보라. 한쪽 발바닥과 발등에 30분 정도 온열을 해서 발바닥의 뼈까지 깊숙하게 온열이 전달되도록 해주면 발바닥의 근육, 신경, 혈관, 인대가 모두 따뜻해지면서 이완이 된다. TV를 보면서 발바닥에 올려놓기만 하면 되니까 매우 편하다. 족탕기의 온수에 발을 담갔을 때와 또 다른 느낌이 들 것이다. 발바닥에도 온몸의 주요 장기가 인체 지도처럼 들어있는 것을 다 알 것이다. 발 반사구라고 불리는데, 그 발 반사구를 골드-RX로 대고 몇 분씩 대고 유지하다가 그 옆 부위로 조금씩 이동하고 또 이동하는 방식이다. 발바닥은 피부가 좀 두껍기 때문에 온도를 43도 정도로 올려서 온열 해주면 그 느낌이 발뼈 안쪽까지 전달되는 느낌이 들것이고, 발바닥 전체와 발등, 종골뼈 옆 라인까지 전부 온열을 시행해보라. 그리고 이후에 음식을 먹고 화장실에 가보라. 그리고 변 상태가 어떻게 변하는지 한 번 확인해 보라. 의료기가 아니므로 자세한 설명은 하지 않겠다. 여러분들이 직접 해보고 느껴 보면 된다. 온열이 인체에 미치는 효과가 그만큼 좋다는 것은 이미 여러 자료가 있다. 우리는 온혈동물이다.

> 내 몸이 복부의 냉기나 발의 냉기를 36.5도로 올리기 위해 늘 시상하부와 갑상선, 부신이 애를 쓰고 있다. 발은 심장에서 가장 멀기 때문에 다른 어떤 신체보다 차가움이 잘 가시지 않는다. 더구나 발에는 효과 좋은 발 반사구가 분포하니 그 부위를 온열 해주면 일석이조의 효과가 있다. <u>발바닥에 온열을 하여 심장, 시상하부, 갑상선, 부신의 수고를 덜어주어라.</u> 시상하부, 갑상선, 부신은 모두 호르몬을 분비하는 중요한 기관인데, 이 호르몬 배출 기관들이 발바닥의 온도를 높이기 위해 쉬지 못하고 일을 하면 내 몸의 건강이 좋아질 수가 없지 않겠는가? 내 몸의 특정 장부가 좋지 않다면 발 반사구 그림을 보고 그 부위를 찾아 그 장부 부위에 좀 더 집중하여 온열을 해주면 더 좋을 것이다. 발바닥에 골드-RX를 올린 후에 수건으로 골드-RX의 몸체를 감싸고 반대편 무릎으로 골드-RX를 살짝 받쳐주면 손을 떼어도 된다. 참고하기 바란다.

2. 온열 벨트(혹은 온열 패드)

온열 벨트는 평소에도 복부 부위에 착용하고 있으면 좋지만 식사를 전후하여 착용하면 매우 좋다. 이미 수차례 말하였듯이 복부의 냉기로 인해 우리가 먹은 음식이 제대로 소화, 흡수되지 못한다고 하였다. 손발이 차고 배가 냉한 사람은 절대 건강할 수가 없다. 손발이 찬 사람이 복부가 따뜻할 수 없다. 손발이 찬 사람은 모두 배가 냉하다. 복부가 냉할 때 발생하는 문제는 크게 다음 3가지 관점에서 이야기를 할 수 있다.

1. 복부가 냉한 사람은 소화 자체가 잘되지 않는다.
2. 소화가 된 음식이 흡수가 되어야 하는데, 흡수가 잘되지 않는다.
3. 복부의 온도가 따뜻해야 소장에서 발효가 일어난다. 그런데 발효가 일어나지 않으면 오히려 부패가 진행되면서, 장내에 유해균이 잔뜩 증식하여 방귀가 나오기 시작한다.

온열 벨트는 위와 장을 모두 덮을 수 있는 크기가 좋다. 즉 옆구리에서 복부 전체를 덮을 수 있는 크기여야 하는데, 노트북을 다 펼쳐 놓은 정도의 크기보다 조금 더 크면 좋겠다. 그 정도가 되어야 위장, 소장, 대장 전체를 덮어줄 수가 있다. 다만 온열 벨트는 사실 아주 심부까지 온열이 전달되지는 못하고, 피부에서 4cm 정도까지만 온열 전달이 되는 것 같다. 그래도 식사 후에 먹은 음식이 소화가 잘되도록 속을 덥히는 데는 충분하다. 배꼽은 소장의 중심 부위에 위치한다고 보면 되고, 소장을 중심으로 윗배, 아랫배, 옆 배까지 전부 감싸줄 수 있어야 위장, 소장, 대장 전체를 온열해 줄 수 있다. 배가 냉한 사람은 소장의 한 중간인 배꼽 부위가 특히 제일 차가운데, 배꼽에서 멀어지면서 조금 덜 차갑다. 아랫배가 차가운 분도 많다.

아랫배가 차가우면 소화 흡수 장애뿐만 아니라, 생리통이나 자궁근종, 난소질환, 전립선 질환이 쉽게 올 수 있고, 나아가 장내 세균의 분포 변화로 정신질환까지 유발할 수 있다. 고기나 청량음료, 과자, 튀긴 음식을 자주 먹는 사람들은 확실히 정신장애가 발생할 확률이 매우 높다.

장 내의 세균이 유익균, 유해균, 중간균이 있는데, 이들의 조성 비율에 문제가 오면 장에서 생산해야 할 세로토닌 같은 호르몬도 정량이 분비되지 못하면서 불면증, 우울증, 불안, 초조 등의 증상을 초래한다. 장청뇌청(腸淸腦淸)이라는 단어는 장의 기능이 좋아야 뇌의 정신 기능에도 문제가 없음을 보여주는 말이다. 장은 나무로 비하자면 뿌리에 해당되는 것으로 뿌리의 흡수기능이 떨어지면 나무의 몸통, 줄기, 잎이 건강할 수 없는 이치와 같다. 평소 소화 흡수가 잘 안 되고, 장 속에서 발효가 잘되지 않으면, 방귀를 자주 뀌게 되며, 냄새가 고약해진다. 변의 상태도 황금 변과는 거리가 먼 좋지 않은 형태의 변들이 나온다. 설사, 변비가 반복되는 과민성장증후군이 발생하고, 궤양성 대장염, 크론병과 같은 질환으로 고생하게 된다.

냉장고로 인해 찬 음식을 많이 섭취하는 요즘 시대에는 늘 위장, 소장, 대장이 차가워지기 쉬우며 그렇기 때문에 위장, 소장, 대장의 정상적인 발효, 정상적인 소화 흡수를 위해 위, 소대장을 늘 따뜻한 상태로 유지해 주어야 한다. 소화가 안 돼서 늘 소화제를 달고 사는 사람이 있다면 찬 음식을 주의하면서, 식사 전 30분, 식사 후 30분~1시간 정도 Kevin이 추천하는 복대를 착용해보라. 소화가 안 돼서 죽겠다고 하는 사람들도 식사를 하기 전후에 온열 벨트를 하는 습관을 들이면 소화 기능이 훨씬 원활해지고, 속이 편해지는 것을 알 수 있을 것이다. 모든 신진대사의 처음은 소화와 흡수다. 이것이 무너지면 생명체는 제대로 삶을 유지하기 힘들다. 온열 벨트를 하면서 조금만 음식을 주의하고, 씹을 때 정성을 들인다면 머지않아 속이 매우 편안해짐을 느낄 수 있을 것이다.

온열 패드는 2종류를 준비하였다. 평소 집에서 사용할 수 있는 노트북 펼친 크기의 넓은 온열 패드와 회사에 있을 때나 운전 시, 요리 시, 작업 시 충전하여 사용할 수 있는 무선 밧데리형 온열 패드로 총 2가지다.

*유튜브에 "Kevin 온열 패드"라고 검색하면 자세한 내용을 볼 수 있다.

3. 족탕기

족탕기는 가정상비약처럼 너무나 중요한 상비 제품이다. 족탕기 하나가 있으면 여러분이 몸살이 오려고 할 때나 감기가 오려고 할 때, 피곤해서 몸이 좋지 않을 때 가볍게 그 증상을 날려 버릴 수 있다. 족탕기는 비용도 저렴할 뿐만 아니라 쓰임새가 아주 많아서 내 집에 내과 의사 1명을 옆에 두고 같이 사는 것과 같다. Kevin의 말을 듣고 당장 족탕기를 사라. 족탕기를 사면 절대 후회하지 않는다. 족탕기를 사 놓고 집에서 잘 쓰지 않는 사람들이 많이 있을 것이다. 건강 유지에 반신욕이나 족욕이 좋은 것을 알기에 홈쇼핑이나 인터넷 쇼핑몰에서 하나씩 준비해 두었을 것인데 혹시 준비가 안 된 사람이 있다면 당장 사도록 하라. 족탕기 하나가 있으면 여러분들이 감기약을 먹거나, 해열제를 먹을 일이 확 줄어들게 된다.

족탕기를 사용하는 방법과 다르게 발이나 하반신 부위가 아닌 몸 전체를 덥히는 방법이 있다. 70도 혹은 90도 정도의 건식 사우나나 찜질방에 들어가서 앉아서 땀을 빼는 것은 족탕기와는 다른 의미를 가지는데, 몸 전체가 동시에 열 자극을 받는 것과 몸의 일부만 열 자극을 받는 것은 각각 그 효과가 몸에 다르게 나타난다. 몸 전체가 동시에 열 자극을 받게 되면서 체온이 어느 일정 수준 이상으로 올라가게 되면 뇌의 시상하부에서 에어컨을 작동하는 시스템이 가동된다. 그래서 찬물을 먹고 싶게 한다거나, 내 몸 전체에서 땀구멍을 통해 땀을 배출하게 한다. 이와 달리 작은 단면적에서만 열이 나면 뇌에서 이 부위를 식히기 위한 에어컨을 작동하지 않고 그 부위에만 집중하여 깊이 온열을 하는 일이 가능하다. 온열을 하필 손발만을 하는 이유는 무엇일까? 손, 발은 사지말단에 해당하는데 이는 심장에서 가장 먼 곳에 위치한다. 심장에서 먼 곳으로 피가 잘 돌지 않는 경우를 바로 말초혈액 순환장애라고 한다. 손발이 찬 사람이 바로 그런 예인데, 손발이 차고 건강한 사람이 될 수 없듯이, 수족이 냉한 사람은 억지로라도 수족으로 혈액을 돌려주어야 한다. 또한 한의학적으로는 손과 발에 12경락의 중요한 혈들이 대부분 분포해 있기 때문에 이 부위를 온열을 해주면 경혈이 막힌 것이 풀리고, 전체적인 12경락의 기혈순환이 원활해질 수 있기 때문이다.

> 우리 심장은 매일 매일 하루에 무려 6톤이나 되는 혈액을 전신을 통해 돌려준다. 이삿짐을 싣는 큰 트럭이 5톤 트럭인데, 그것보다 1톤이 더 많으니, 우리 몸을 하루 종일 도는 혈액의 전체 양은 엄청나게 많다. 우리 몸속에는 5리터 정도의 혈액이 들어 있고 이 피를 하루 종일 돌리다 보면 그 총량이 6톤에 해당한다. 6톤이나 되는 혈액이 24시간 돌기 위해서는 이 손끝에서 다시 저 발끝까지 한 번 피가 도는데 얼마나 **빠르게 돌아야** 할까? 1분이면 손끝에서 발끝까지 한 바퀴 피가 돈다. 대단히 **빠른 속도가 아닐 수 없다.**

동맥과 정맥은 길이가 얼마 되지 않지만 머리카락 굵기의 20분의 1에 해당하는 아주 가는 모세혈관의 길이는 지구를 두 바퀴 반을 돌고 남는 길이다. 손발 끝, 뇌 속 가는 혈관 같은 작은 모세혈관까지도 잘 돌아야만 세포 구석구석으로 혈액이 잘 돌아 모든 세포가 빠짐없이 골고루 영양분과 산소를 공급받을 수 있다.

평소 피부가 거칠거나, 피부에 귤껍질과 같은 형태의 셀룰라이트가 많은 사람들은 이런 아주 가느다란 모세혈관이 막혀 있는 경우다. 피부에 이런 문제가 있는 사람들은 혈액이 점도가 높아 끈적하거나, 혈액량이 절대적으로 부족하거나, 혈관이 칼슘과 콜레스테롤에 의해 막혀 피부세포로 혈액 전달이 되지 않는 것이고, 그 혈액 전달이 잘되지 않아서 피부 세포 전체가 영양실조에 걸려 피부를 매끄럽고 아름답게 영양해 주지 못하는 것이다.

일반 피부와 마찬가지로 두피도 이와 같다. 탈모가 있는 사람들은 두피로의 영양전달, 즉 두피 세포로 혈액이 제대로 전달되지 못하는 것이다. 머리의 두피도 손, 발과 마찬가지로 가장 말초 부위에 있는 부위다. 성기도 마찬가지다. 남성의 성 기능이 저하되고, 발기가 잘 되지 않는 것, 발기 유지가 끝까지 잘되지 않는 것도 똑같은 원리다. 손발이 찬 사람처럼, 두피로 혈액이 가지 않아서 탈모가 되는 것처럼, 성기로 피가 잘 가지 않기 때문에 여성들도 질 건조증이 오고, 남성들은 발기 부전이 오는 것이다. 그렇기에 수많은 전문가들이 혈액 순환, 혈액 순환을 외치고, 혈액이 잘 돌아야 건강해진다고 얘기를 하는 것이다.

> 사람마다 혈액의 전체 양, 혈액의 점도, 혈액의 건강 상태는 모두 다르다. 이런 다른 상황에 상관없이 족탕기를 이용한 온열법은 혈액 순환을 돕는 아주 값싸고 효율적이며, 간편한 방법이다. Kevin은 컴퓨터 작업을 할 때 주로 족탕기로 발을 온열한다. 유튜브나 TV를 볼 때는 손도 같이 담근다. 손과 발을 45도의 온도에 세팅한 후에, 30분 정확히 맞춰서 온열을 한다. 보통 하루 1회나 아침, 저녁으로 2회를 해주면 최고의 효과를 얻을 수 있다.

족탕기에 손발을 담그는 방법은 혈액 순환을 강제로 시켜 주는 것일 뿐, 혈액 자체를 맑게 해주는 역할은 강하지 않음을 참고하라. 백혈구가 활성화되면 혈액의 찌꺼기나, 죽은 적혈구를 파괴하는 기능도 하지만, 혈액 자체를 맑게 하려면 먹는 음식을 조절해야 하며 몸속의 독소를 제거해 줄 때만 적극적인 청혈(淸血)이 가능하다.

─족탕기로 수족탕을 하는 방법

두 손, 두 발을 모두 동시에 물에 담그고 45도의 온도에 30분간 실시한다.

30분 정도 손과 발의 온도를 45도 가까이 올리면 2가지의 효과를 얻을 수 있다. 몸이 불편하여 족탕기에 손과 발을 동시에 담그기 힘들면 작은 플라스틱 대야 2개에 뜨거운 물을 담고 손의 높이로 올린 후에 그 대야에 양손을 담그면 된다.

1. 41~42도의 온도에서 백혈구가 세균, 바이러스를 힘차게 잡아먹는다.
2. 체온을 올려 백혈구의 힘을 강하게 만들어 준다.

족탕기에 표시되는 온도는 실제 온도보다 2~3도 정도 낮다.(화상 예방을 위해)

족탕기 온도계에 45도로 표시되었다면 실제 온도는 42도 정도가 되는 것이다.

감기, 독감, 코로나바이러스가 내 몸에 침범했을 때 초반에 바로 물리치는 법

코로나가 창궐하는 요즘, 우리는 족탕기로 코로나를 잡아낼 수도 있다. 그 무서운 코로나바이러스를 족탕기로 잡아낸다고? 족탕기도 가능하고, 각탕기도 가능하다. 발목만 담가도 좋고, 다리 중간까지 담가도 좋다. 일단 족탕기의 온도를 45도에 맞추어 온열을 시작한다. 발을 담그고 30분 정도 유지한다. 손과 발을 동시에 다 담그면 더 좋다. 우리 몸속에 있는 세균이나 바이러스는 42도 정도의 온도에서 죽어 나가기 시작한다. 우리 몸의 온도는 36.5도를 유지하고 있고 온도가 1도 정도만 올라가도 면역력이 5~20배가 상승한다는 얘기를 들어서 알 것이다. 온도가 올라가면 왜 면역력이 상승을 할까? 온도가 올라가면 내 몸속의 백혈구가 활발하게 움직이면서 활동력이 강화되기 때문이다. 저체온이 되면 면역력이 떨어지는 것을 잘 알 것이고, 체온이 평소 35도 정도밖에 되지 않으면 알레르기, 자가면역질환이나, 암 같은 질병에 잘 걸리는 것도 알 것이다. Kevin이 강조한 염도, 당도, 산도, 온도의 적절한 수준 유지가 건강의 중요한 조건이라고 하였다.

<u>수족탕을 할 때 30분을 하고 나면 체력이 약한 사람은 힘이 들 수 있으니 기운이 없고 체력이 약한 사람, 저혈압, 잘 어지러운 사람은 처음에 10분 정도 해서 이상이 없을 때 시간을 늘려간다. 수족탕 후에는 샤워를 하고 충분히 쉬어 준다.</u>

몸이 안 좋으면 수족탕을 해도 땀이 잘 안 나는 경우가 있는데 수족탕을 거듭하면서 몸이 좋아지면 수족탕을 하면 할수록 몸 전체가 땀이 더 나는 것을 경험할 수 있는데 이는 매우 좋은 변화다. 혈액이 온몸을 돌기 시작한다는 의미다.

- 45도의 온도로 수족탕을 하는 이유

족탕기의 온도를 45도 이상으로 올리지 못하는 이유를 물어보니 족탕기 회사 사장의 말에 의하면 화상의 위험 때문에 관련법으로 그렇게 정해져 있다고 한다. 그래서 보통 족탕기 기판에 보이는 최대 온도는 44도까지만 나온다. 족탕기 온도를 최대 44도로 올린 후에 (실제 온도는 42도 정도가 됨) 손과 발을 동시 담그면 백혈구의 힘이 매우 강해지고 이로 인해 백혈구의 대식세포의 식균 작용이 최대화된다. 이를 통해 손과 발의 모세혈관을 지나는 세균, 바이러스, 곰팡이균 등을 백혈구가 다 잡아먹는다.

> 백혈구는 사실 천하무적이다. 세균, 바이러스, 곰팜이균, 미생물 등을 다 잡아먹을 수 있다. 다만 백혈구도 이길 수 없는 무서운 놈이 있다. 그것은 바로 활성산소다. 활성산소가 그만큼 무섭다. 숙변을 이야기할 때 소장, 대장 속의 독소가 바로 활성산소로 작용한다고 하였다. 그러니 백혈구까지 파괴해버리는 활성산소는 얼마나 무시무시한 놈인가?

1분이면 나의 피가 내 몸 전체를 한 바퀴 돌 수 있다. 즉 30분이면 전체 혈액의 피가 손과 발을 통해 30바퀴를 돌아가는 시간이고 몸 전체의 피가 30회를 돌아갈 때 이때 힘이 세진 백혈구가 세균, 바이러스, 곰팡이균을 족족 잡아 먹어버린다.

또한 사지말단은 심장과 멀기 때문에 수족의 모세혈관은 잘 막히고 피가 잘 돌지 않는다. 이때 45도의 온도로 이를 강제로 순환시켜 주면 수족의 모세혈관이 피가 잘 돌게 되고 이는 심장이 해야 할 일을 수족탕이 도와줌으로써 혈액 순환 장애가 있는 협심증, 심근경색, 고지혈증, 당뇨, 암 등 피가 찐득하고 염증, 세균이 많은 사람에게 매우 좋다.

1) 수족탕을 하는 물에 유칼립투스나 페퍼민트 같은 오일을 같이 사용하면 좋다. 물의 양에 따라서 5~10방울 정도만 넣어도 충분히 아로마 오일의 효과를 누릴 수 있다. 수족탕을 하면서 이런 아로마를 호흡을 하게 되면 폐기능과 전신 기능에 도움이 된다.

2) 열의 복사 현상, 대류 현상보다는 직접 살 부위에 닿는 전도열 자극이 몸에 열을 전달하는데 더욱 효과적이다. 그래서 골드-RX 온열마사지기나 온열 벨트, 족탕기를 사용하라고 여러분에게 권유하는 것이다. 직접 몸에 닿는 온열 방식이 공기를 덥히는 대류열 방식의 온열효과보다 온열 전달 면에서 효율성이 높다.

3) <u>여기서 수족탕을 하면서 주의할 점은 수족탕 후에 반드시 찬물에 얼음 혹은 아이스팩을 넣어서 3~4도의 얼음물을 만들어 손, 발을 5분 넘게 담가주라는 것이다.</u> 수족탕을 마치고 나면 손, 발이 빨갛게 변할 것이다. 이때 빨갛게 달아오른 손, 발을 그냥 두면 안 되고 반드시 손발을 찬물에 담가 그 열을 제거해주어야 한다. 왜냐하면 손, 발이 30분간 뜨거워진 상태가 하루, 이틀이 아니고 5일 이상 오래되면 손발 끝 모세혈관의 투과성이 과도하게 높아져 모세혈관이 터지면서 혈액이 빠져나온다. 그러면서 손이나 발에 붉은 반점이 보이고, 나중에는 피부색이 검어지게 된다. 그렇기 때문에 수족탕을 30분 했으면 찬물에 손, 발을 담가 그 열기를 반드시 제거해 주도록 하라.

> 코로나바이러스가 아닌 독감, 몸살, 감기 증상 초기에 열이 올라오더라도 수족탕을 하여 열을 올려주고, 몸의 기운을 도와주면 열을 다 제압할 수 있다. 그렇기에 열이 날 때 해열제를 먹지 말고 수족탕을 실행하라. 열이 난다고 해열제를 사용하면 안 되는 이유는 책의 후반부에 나온다.

－반신욕기

많은 여성분들이 상열하한(上熱下寒) 증상으로 인해 고생하는데 상열(上熱)이 눈에 띄게 드러나지 않더라도 아랫배에 손을 대 보면 배가 차가운 사람이 매우 많다. 남녀 모두 배꼽을 중심으로 배가 차가워지면 망하는 것이다. 이미 건강에 적신호가 켜진 것이나 마찬가지라는 뜻이다.

남녀노소 모두 찬 음식을 즐기기 때문에 배가 차가운 사람이 많은데 떨어진 복부의 온도를 올리기 위해서 우리는 여러 가지 노력을 해주어야 한다. 반신욕을 하게 되면 하체의 혈액 순환에 많은 도움이 되는데 주로 몸이 차가워지는 부위는 복부를 포함한 아랫배와 허벅지 다리이고 아래쪽의 반신(半身)을 온수에 담그기 때문에 복부를 비롯한 하체 부위의 온도를 높이기 좋다. 여성들은 하체의 순환에 문제가 많이 생겨 하지 부종이나, 허벅지가 커지는 순환장애를 일으키는데, 하루의 피로도 풀 겸 반신욕을 해주면 좋다.

반신욕을 좋아하셔서 꾸준히 반신욕을 하시는 분들이 있는데 반신욕도 맹물보다는 입욕제를 사용하는 것이 더 효과적이다. 입욕제를 향기 위주로 선택하지 말고 천연성분을 골라야 한다. <u>라벤더 향이라든지, 향을 첨가한 입욕제, 비누 모양이나 동글동글한 형태의 거품을 내는 위주의 제품들은 안 쓰는 것이 좋다.</u> 시중에서 주로 판매하는 입욕제들은 거의 화학제품이라 권하고 싶지가 않다.
(100% 천연 식물 아로마 오일의 경우는 좋다. 향을 첨가한 입욕제를 피하라는 것)

Kevin이 추천하는 입욕제는 생밀 싹을 즙을 내거나 국내산 어성초 마른 잎을 구하여 입욕제로 사용하는 것이다. 특히 피부에 문제가 있는 경우에 이런 입욕제를 넣어 반신욕을 해주면 좋다. 피부에 문제가 없더라도 이 두 가지를 꾸준히 사용해주면 피부가 몰라보게 좋아진다.

> 반신욕을 할 때 생밀 싹을 구입하여 그 생밀 싹을 즙을 짠 후에 입욕제로 해주면 다양한 피부병에 탁월한 효과가 있다. 반신욕기에 적당히 물이 담기게 온수를 넣은 후에 밀싹을 즙을 내어 100cc 정도를 넣어주면 된다. 밀 싹 외에도 아토피가 있는 경우 국내산 어성초 말린 잎을 다려서 사용해도 좋은 효과를 볼 수 있다.

반신욕을 자주 하는 경우 기운이 없거나 심장이 막 두근거리거나, 어지럼증이 발생하는 경우가 있는데 반신욕을 하다가 어지러움을 느끼는 경우는 땀을 통해 내 몸속의 염분과 비타민C가 빠져나갔기 때문이다. 이때 감잎차를 마셔도 좋고 오렌지를 직접 짜서 원액 오렌지 주스를 마시면 간단히 해결된다.

또한 평소 심장이 좋지 않거나, 자율신경이 항진되어 있어서 평소에도 자주 어지럼증을 느끼는 사람은 반신욕보다는 수족탕을 권한다. 그리고 그 수족탕도 10분 이상 길게 하게 되면 심장이 두근두근해질 수 있다.

> 평소 빈맥이 있거나 심장이 쉽게 두근대는 사람이 온열을 할 경우에는 온열의 효과로 인해 몸에 땀이 나고 심장을 더 **빨리** 뛰게 만들기 때문에, 이런 부류의 사람들은 열이 조금만 올라도 심장이 이를 못 견디고 막 뛸 수 있다.

이렇듯 몸이 좋지 않은 허약자는 반신욕도 처음부터 무리하게 30분을 하지 말고, 10분 정도 해보고 조금씩 늘려가는 것이 좋다.

평소 심장이 자주 두근거리는 사람들은 10분 동안의 반신욕이나 수족탕 이후에 더욱 심장이 뛰는 경우도 있는데 이런 경우는 이런 온열욕이 맞지 않는다. 기존 질환을 고치고 나서 실행해야 한다. Kevin이 늘 강조하는 적정 염도의 유지를 위해서 반신욕 중, 혹은 반신욕 후에 해죽순차, 혹은 감잎차나 오렌지 주스에 Kevin이 추천하는 약간의 소금을 같이 넣어서 마시면 된다. 그리하면 땀을 통해 배출된 염분이 보충이 되어 염도 밸런스가 잘 유지 된다.

이상으로 4가지의 외부 온열을 통한 체온을 높이는 방법을 알아보았는데, 이 각각의 방법이 모두 다른 의미를 가지고 있기 때문에 어느 한 가지로 나머지 세 가지를 대체할 수 없다. 골드-RX, 온열 벨트, 수족탕, 반신욕의 4가지 방법은 각자가 가진 장점이 있다. 이왕 온열을 하여 건강해지려거든 이 모든 방식을 전부 해주어야 한다. 늘 찬 기운에 노출이 된 우리는 털이 없는 온열 동물이기 때문에 찬 음식과 찬 기운까지 더해지면 그로 인해 복부 냉기, 온몸에 냉기가 돌면서 염증이 발생한다. 이런 염증은 급성 염증이 아니라 제일 몸에 해로운 만성 염증을 만든다. 온몸을 온열하기 좋은 골드-RX, 복부를 늘 덮이기 좋은 온열 벨트, 수족을 담가 세균을 잡는 수족탕, 하한(下寒)을 잡아 하체의 순환을 돕는 반신욕은 모두 각각 다른 의미를 가진 강력한 온열법이다.

－해죽순차＋소금

〈바다의 갯벌에서 야자나무의 뿌리에서 죽순처럼 자라나기 때문에 해죽순이라고 부른다. 즉 바다의 죽순이라 함〉

지금까지 체온을 올리기 위해 4종류의 온열기기를 설명하였는데, 이 도구들은 모두 체외에서 온도를 높여주는 도구였다. 우리는 복부 냉기를 없애고, 우리의 소장과 대장을 소화 흡수가 잘 되는 발효통으로 만들기 위해 심부 체온을 올리는 노력을 안팎으로 해야 한다. 앞에서는 일단 외부에서 온열을 가하는 도구들을 설명하였고, 이제

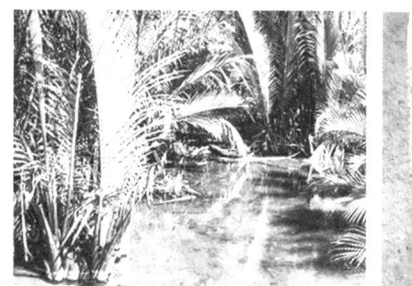 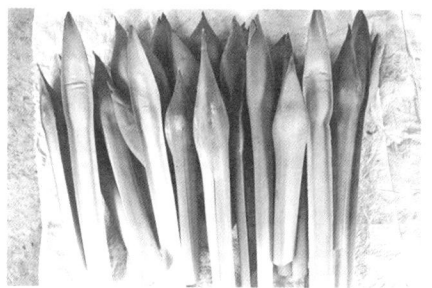

니파팜 나무에서 자라는 해죽순. 해죽순을 말리기 전의 모습

는 내부에서 온도를 올려줄 좋은 차를 소개하겠다. 그것은 바로 Kevin이 여러분에게 유튜브를 통해 소개했던 해죽순차다!

*유튜브 검색창에 "Kevin 해죽순"이라고 검색하면 관련 영상이 뜬다.

해죽순은 미얀마의 청정 갯벌에서 자라는 니파팜(Nipa palm) 야자나무의 새순으로 죽순과 모양이 닮아서 해죽순이라고 부른다. 해죽순은 정식 학명은 아니고 바다의 죽순이라고 편하게 부르는 것뿐이다. 해죽순을 수확하는 이 지역 미얀마 사람들은 해죽순을 약처럼 여기며 천연진통제로 사용하고 나물로도 만들어 먹는다. 해죽순은 지구상에서 제일 폴리페놀 함량이 많은 식물로 알려져 있다. 폴리페놀이라는 성분은 염증을 제거하는 효과가 탁월하여 무슨 무슨염이라고 불리는 모든 증상에 두루 효과를 보인다. 해죽순 속의 폴리페놀양이 우리나라 마른 인삼 속의 양보다 63배나 많다는 실험결과가 나왔다. 우리가 항산화력이 높다고 하는 마늘, 인삼, 노니, 블루베리와 폴리페놀 함량을 비교했을 때 해죽순은 이들 모두를 저 멀리 발아래 둔다. 그렇기에 만성 염증에 시달리는 사람들과 복부 냉기로 늘 배가 찬 사람이라면 늘 가까이 두고 즐겨야 할 차라고 할 수 있겠다. 다만 Kevin이 해죽순을 언급하기 이전에 먼저 해죽순에 대해 알고 마셔왔던 사람들도 해죽순을 단순하게 폴리페놀이 많은 항염 식품 정도로만 알았다. 그래서 일단 차처럼 끓여서 상온이나, 시원한 상태로 마시고 있었다. 단순하게 폴리페놀의 성분과 기타 해죽순의 유효성분을 섭취하겠다는 생각만 한 것이다. 그러나 해죽순을 차갑게 마시면 당연히 몸을 더 차게 만들기 때문에 해죽순의 효과를 극대화하지 못한다. 반드시 80℃의 온도로 따뜻하게 마셔주어야 폴리페놀 효과와 더불어 체내 온도를 상승시키는 효과까지 거둘 수 있다.

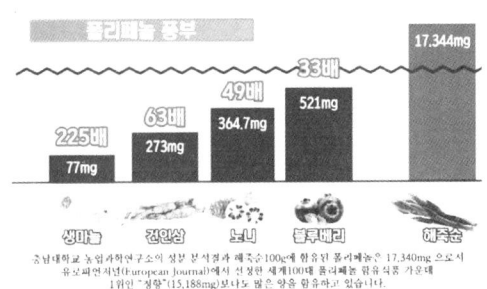

해죽순은 마늘, 인삼, 노니, 블루베리와 비교할 수 없을 만큼 높은 폴리페놀 함량을 자랑한다. 이들과 비교해 225배, 63배, 49배, 33배 차이라니…

차 소믈리에를 하시는 분이 해죽순을 드셔 보시더니 바로 한 달 후에 자신의 차 판매 종목에 해죽순을 포함시키고자 한다고 연락이 왔다. 맛도 낯설지 않아 금세 친숙해지며 며칠 먹다가 먹지 않으면 서운해서 챙기게 되는 친화력이 있는 맛이다. 여기에 좋은 소금을 반드시 타서 따뜻하게 마셔주는 것이 좋다. 만약에 건강기능식품처럼 폴리페놀만을 해죽순에서 따로 추출하여 캡슐로 판매한다고 하면 Kevin이 여러분께 이 캡슐은 폴리페놀이 많으니 드셔 보시라고 권하지 않았을 것이다. 성분만을 추출하는 것은 자연의 방식과 어긋난다. 이와 같은 이유로 Kevin은 비타민제를 권하지 않는 것이다.

해죽순은 100% 자연에서 얻은 천연물질로서 폴리페놀 외에도 다양한 유효성분이 들어있기에 여러분께 권할 수 있는 것이다. 특히 폴리페놀의 항염 효과와 가성비 때문에 여러분께 자신 있게 권할 수 있다.

　한 달 300g에 5만 원이므로 하루 단 200원의 비용으로 나의 발효통인 복부의 위장, 소장의 심부 온도를 확 올려줄 수 있다. 찬 물, 찬 음식, 아이스크림, 찬 과일, 아이스 아메리카노를 즐겨 먹었던 사람이라면 반드시 해죽순차에 소금을 적절하게 타서 따뜻하게 마셔주기 바란다. <u>방광 바로 위에 자궁, 소장, 대장이 위치한다. 방광이 따뜻해야 자궁, 소장, 대장의 기능이 좋아진다. 해죽순차를 따뜻하게 마시는 것은 여러분의 자궁 질환을 예방하는 것이다!</u>

많이 먹고 실컷 먹었다면 위장을 방치해 두지 마라. 위장을 방치하면 당신의 위장은 반드시 위염, 위궤양, 역류성 식도염 설사, 변비로 당신을 괴롭힐 것이기 때문이다. 그러니 맘껏 불량식품을 먹었다면 최소한 온열 벨트를 해주던지, 해죽순차를 마셔주어 위장의 일감을 좀 덜어주라.

늘 잘 체하는 사람은 복부 온열이 필수임은 이제 말하지 않아도 알 것이다.

　설사, 변비, 잦은방귀, 배에서 꾸르륵 소리가 나는 모든 증상은 위장, 소장과 대장의 실제 온도가 많이 저하된 상태이기 때문에 발생한다.

　다만 해죽순을 고를 때 조심을 할 것이 있다. 해죽순을 수입하는 업체가 몇 군데 있는데, 잘 골라야 한다. 건조방식과 건조시 수분함유율이 매우 중요하다. Kevin이 소개하는 해죽순은 현지에 한국인 사장이 거주하면서 황토방을 지어서 그 황토방 안에서 골고루 잘 말려 수분 함량을 11% 이하로 만들어 국내로 수입한다. 황토방에서 말리면 해죽순 잎이 골고루 잘 마르며, 타거나, 불균등하게 마르는 경우가 거의 없다.

－해죽순을 제대로 복용하는 방법과 용량

염증 개선 효과가 검증된 폴리페놀이 가장 많이 들어 있는 천연물인 해죽순! 그리고 가성비 최고의 해죽순을 Best 방법으로 섭취하는 법을 소개하겠다. 해죽순은 나물이나 국수로 만들어 먹기도 하지만 해죽순을 제대로 즐기는 방법은 역시 폴리페놀이 잘 우러나오는 차로 끓여 먹는 것이 최고다! 물 4리터에 5~10그램 정도의 해죽순을 넣어 15분간 강 불로 끓인 후에 다시 약 불로 15분 정도 더 끓여주면 차 색깔이 아메리카노의 커피 색깔에 가깝게 우러난다.

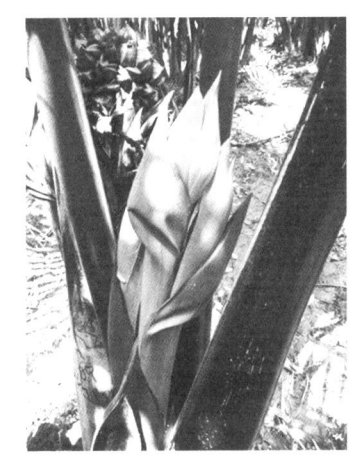

니파팜에서 자라나는 싱싱한 해죽순의 모습

다 끓이고 나면 기름띠 같은 것이 해죽순차 표면에 뜨기도 한다. 안심하고 드시면 된다. 그것이 해죽순의 유효성분이 잘 우러난 것이다. 자외선, 활성산소, 스트레스, 염증과 매일 싸우는 여러분은 폴리페놀, 사포닌, 미네랄이 많이 들어있는 해죽순차를 물 대신 마시면 되고, 따로 물을 드시고 싶다면 해죽순차 외에 물을 더 드셔도 된다. 해죽순은 공복에 드시면 되는데, 식전 1시간, 혹은 식후 2시간에 드시는 것이 좋고, 특히 아침 식사 전에 기상하고 나서 아침 일찍 해죽순차를 끓여 커피를 마시는 온도인 80도로 만들어 호호~ 불어

가면서 천천히 드시면 매우 좋다. 그렇게 500cc 정도를 마셔주면 속이 뜨끈해지면서 기분 좋은 몸속 온열감을 느낄 수 있다. 그렇게 해주면 차가운 위장의 온도가 바로 2~3도가 상승한다.

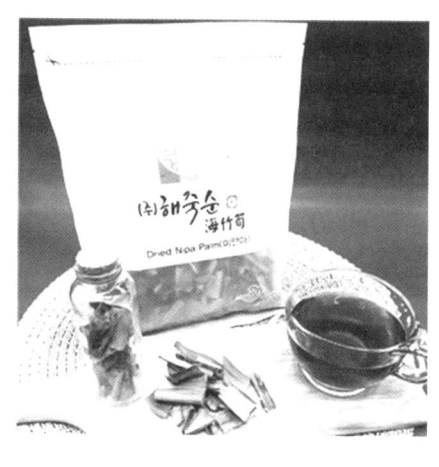

그래서 위장이 좋은 분은 하루 1~2리터를 마시면 되고, 위장이 좋지 않고 물을 마시면 속이 출렁거리는 분은 500ml로 시작하여 조금씩 양을 늘리면 된다.(좋은 소금은 환경오염 걱정이 없는 해양심층수로 만든 소금이나, 용융소금을 소개했는데 케빈의 쇼핑몰에서 2가지 소금을 해죽순과 함께 모두 구할 수 있다)

소금의 양은 처음에는 해죽순차 1리터 기준에 소금 4~5g을 넣어준다. 1리터에 4~5g의 소금을 넣은 후에 맛을 보고 조금 싱겁다 싶으면 더 추가하면 되고, 진하다 싶으면 3g으로 줄여도 된다. 물이든, 해죽순차든 소금을 넣으면 목 넘김이 더 부드러워진다는 것을 느끼게 될 것이다. 맹물을 잘 못 마시고, 목에서 잘 넘어가지 않는 사람들이

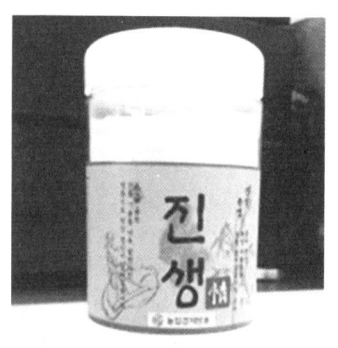

의외로 많다. 이런 사람들이 약간의 소금을 넣으면 물을 마실 때 목 넘김이 훨씬 좋아지는 것을 즉시 알 수 있게 된다. 출근 시에 해죽순차를 끓여서 바로 보온병에 넣어서 가지고 다니면서 마시면 매우 좋다. 보온병이 여의치 않을 경우 상온의 온도에서 마셔도 괜찮다.

이와 같이 해죽순차를 따뜻하게 내복하는 습관과 골드-RX와 온열 패드

로 복부 바깥 부위의 냉기를 날려 버리고 몸살기가 있을 때 반신욕이나 족탕기를 이용한 수족탕을 실시해 주면 온열에 관련한 좋은 방법들이 동원된 것이다. 더구나 이 모든 방법은 아주 저렴한 비용으로 최대의 효과를 누릴 수 있는 조합이다. 이 방법을 실시하기 전에 당신의 배를 미리 적외선 온도계로 측정하고 석 달 정도 열심히 온열을 실시해 보고 석 달 후 배의 온도를 측정해봐도 좋겠다. 케빈이 소개한 이 모든 온열 관련 제품들은 www.dibidibi.com/ohs10003에서 모두 구할 수 있다.

안녕하세요. 하루에 한두편씩 유튜브 영상 보며 공부하고 있습니다.
좋은 영상 올려주셔서 고맙습니다.
케빈님께서 알려주신 해죽순차와 소금 먹고 있어요.
제 아내는 한동안 먹던 홍삼보다 해죽순이 더 좋다고 하네요.
피곤한 게 훨씬 덜한가봐요.

저는 온몸에 근육통이 있어서 너무 힘든데 해죽순차와 소금 먹고 있어요.
그러다가 케빈님 구충제 영상 보고 며칠 전부터 먹기 시작했어요.
혹시라도 명현이 세게 올까봐 3일에 한 번씩 먹고 있는데, 이렇게 해도 괜찮을지요?

바쁘신데 꼭 답변 안해주셔도 됩니다.
그저 고마운 마음에 드리는 메일입니다.

해죽순차를 드신 부부의 후기

－복부 냉기가 부르는 여러 가지 병들

<u>복부에 냉기가 있으면 늘 교감신경이 항진된다.</u> 우리는 더위도 몸이 힘들지만, 몸이 추울 때는 온 근육이 경직되고, 혈관이 좁아지고, 혈액 순환이 느려지고, 전신이 긴장된다. 늘 항상성이 중요하기 때문에 우리 인체는 복부에 발생한 냉기를 극복하기 위한 호르몬이 방출된다. 늘 나온다. 모두 몸이 차가우니깐 열을 내는 호르몬이 나온다, 우리 인체의 체온은 시상하부와 갑상선, 부신이 협업하여 일을 한다.

갑상선 질환이 있는 사람은 일단 몸이 차가운 사람이다. 갑상선 기능이 항진이 되면 열이 극도로 올라 몸이 뜨겁지만, 갑상선 기능이 저하되면 무기력하고 몸이 차가워진다. 갑상선 호르몬은 체온을 유지하는 것이 기본 작용으로서, 복부에 늘 냉기가 심한 사람은 갑상선 호르몬이 계속 방출되어 복부의 온도를 올리기 위해 노력하게 된다. 이 과정에서 갑상선 호르몬이 일 년 내내 복부의 온도를 높이기 위해 일을 많이 하다 보면 갑상선 기능항진증이 오게 된다. 그러다가 이 갑상선에 염증이 유발되어 갑상선이 망가지면 갑상선 저하증이 오게 되는 것이다. 체온을 정상으로 유지하고 복부를 따뜻하게 유지하는 것이 이래서 중요한 것이다.

몸이 냉한 것도 몸에는 큰 스트레스로 작용한다. 복부의 냉기로 인한 스트레스를 극복하려면 열에너지가 있어야 하는데 바로 이때 열을 올려주기 위해서 교감신경이 자극되고 교감신경이 흥분하면 부신을 자극하여 부신에서 부신호르몬을 방출시킨다. 이 부신호르몬은 방출되어 열을 만든다.

여러분이 복부가 차가운데도 계속 찬물과 아이스 아메리카노를 들이대고 마시면 이러한 메커니즘에 의해 부신 기능저하증이 발생하게 되는 것이다. 여러분이 먹고 마시는 것이 이렇게 중요하다. 식사 후 들고 다니는 아이스 아메리카노 한잔이 당신의 모든 오장육부를 망가뜨리고 호르몬 체계를 교란시키며 <u>자궁근종을 만든다</u>. "커피의 무슨 성분이 어디에 좋네"라고 하는 헛소리는 이제 제발 그만하자. 그리고 여러분도 제발 이런 무지한 행동에서 벗어나라!

찬 것 좋아하다가 인생 망치는 사람 무지하게 많다.
내 몸에 병이 오니, 그 누구를 탓하랴~!

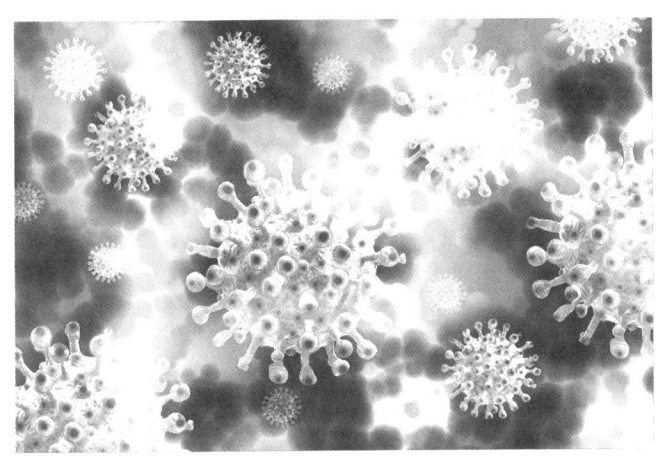

특집: COVID-19 감염 의심될 때 집에서 할 수 있는 대박 셀프 치료법

갑자기 몸이 으슬으슬하고 열이 나는 감기와 몸살 증상이 왔다. 그냥 단순한 감기인지, 코로나바이러스에 감염이 된 것인지 무섭다. 이럴 때 사람들은 당황하면서 별의별 생각을 다 하게 된다. 이럴 때 여러분들이 바로 취할 수 있는 <u>가장 좋은 방법은 족탕기에 물을 받아서 45도로 덥혀 손발을 30분간 담그는 것이다.</u>

위에서 설명한 대로 자신의 몸에 열이 조금 나면서 몸에 기운이 없고, 슬슬 몸이 찌뿌둥하고 느낌이 아주 좋지 않아질 때 빠르게 수족탕을 시작하는 것이다. 외부에서 감기든, 독감이든, 코로나바이러스가 침범했든 아니면 단순 몸살이 왔든 간에 병원에 가기 전에 이 수족탕을 먼저 해보라.

수족탕을 30분간 실시하고 옷을 겹겹이 입고, 양말을 신고, 장판을 켠 상태에서 잠을 자도록 하라. **이때는 수족탕 30분 후**

에 얼음물에 담그면 안 된다. 수족탕 시행 중에 벌써 몸에 열이 확 올라가면서 땀이 나기 시작하면 찌뿌드드한 기분이 사라지고 두통이나 열감이 사라지고 막혔던 코가 뻥 뚫리는 것을 느낄 수 있다 - 눈이 떠지고 머리가 맑아진다.

수족탕 30분 후 -> 옷을 여러 겹 입고, 양말까지 신고, 방을 뜨겁게 하고 1~2시간 잠을 자고 나면 거의 대부분 몸이 아주 가뿐해진다. 이것으로 끝나는 경우도 있는데 이 방식으로 열이 내렸는데 이후 잠이 깨어 활동하는데 혹시 다시 열이 올라오면 다시 수족탕을 실시해주라. 30분을 다 채우지 않더라도 몸의 컨디션이 좋아지면 중지하고 다시 옷을 입고 온열을 하면서 잠을 좀 더 자면 된다.

기운이 없고 땀을 많이 흘렸을 경우에는 배즙을 갈아서 마셔주면 된다. 배 큰 것 2개 정도를 갈아서 배즙을 마시고(이때 배즙을 체에 걸러서 맑은 배즙만 마시는 게 좋다) 쉬어준다. 배즙은 이후에 더 마셔도 좋다. 밥맛이 없을 경우 식사 대신 배즙을 계속 갈아 마시면 더욱 빨리 열 증상이 사라진다.

이렇게 해주면 아무리 코로나바이러스가 왔다 할지라도 초기에 코로나바이러스를 물리칠 수 있다. 모든 몸살, 감기, 열나는 증상에 사용 가능하다. 다만 편도가 부으면서 열이 나는 경우에는 이 방법 외에 다른 방법 하나를 추가하여야 하는데 그것은 강의를 통해 소개하도록 하겠다.

이렇게 관리를 해주면 앞으로 여러분들이 해열제를 먹을 필요가 없다. 대부분의 열이 이 방식을 통해 떨어진다. 혹시 가족 중에 해열제를 2~3일째 먹고 있거나 혹은 열이 올라서 링거를 맞았는데도, 해열제 먹을 때나 링거 맞을 때만 잠시 열이 내렸다가 다시 열이 올라간다고 하면 해열제와 링거를 더 이상 하지 말고 Kevin이 설명한 대로 수족탕과 온열 수면, 배즙의 방법을 사용하면 열을 어렵지 않게 잡을 수 있다. 훨씬 효과적이고 속도가 빠르다.

> 온 국민이 이 방법을 알게 되면 2주간 병원에 가서 500만 원 넘게 돈을 들여 격리를 할 필요가 없다. 의료보험 재정을 아낄 뿐만 아니라 의료진의 수고를 대폭 덜어낼 수 있다. 내 몸에 열이 나는 것은 인체가 내 몸을 살리기 위해 몸살(몸이 살아나려고 일어나는 증상)을 하는 것이고, 반드시 체온이 올라가 주어야 외부의 세균, 바이러스를 물리칠 백혈구가 힘이 생기는 것이다. 온몸의 에너지를 끌어 올려 열을 내서 외부의 적을 물리치려고 하는데 그 열을 꺼버리는 해열제를 먹여 버리니 내 몸은 더 기운 없이 사람이 휘어져 버리는 것이다.

이 자연스러운 치유방식을 알게 되면 수없이 많은 건강상의 이득이 생긴다. 1년에 감기약 처방으로 나가는 건강보험료만 수조 원에 해당한다. <u>코로나바이러스가 완치되어도 재발 되거나 몸에 많은 후유증이 남는 것은 이미 치료 과정에서 엄청나게 독한 양약을 과도하게 썼기 때문이라고 본다.</u> 소 잃고 외양간 고치는 양방의 치료법보다 알약 하나 먹지 않고 집에서 족탕기와 배 몇 개로 자신의 감기, 독감, 코로나바이러스를 이길 수 있다면 정말 최고의 방법이 아닌가?

배즙은 해독과 이뇨 작용이 뛰어나고 비타민과 미네랄, 효소를 포함한 좋은 칼로리의 영양이 된다. 소화 과정 없이 바로 소장으로 빠르게 흡수되어 이온 음료 같은 역할까지 해주고 체액의 균형에도 도움을 준다.

#이 책을 널리 주변에 홍보하여 온 국민이 코로나바이러스를 빠른 시일 내에 물리칠 수 있는 기틀이 되었으면 좋겠다.

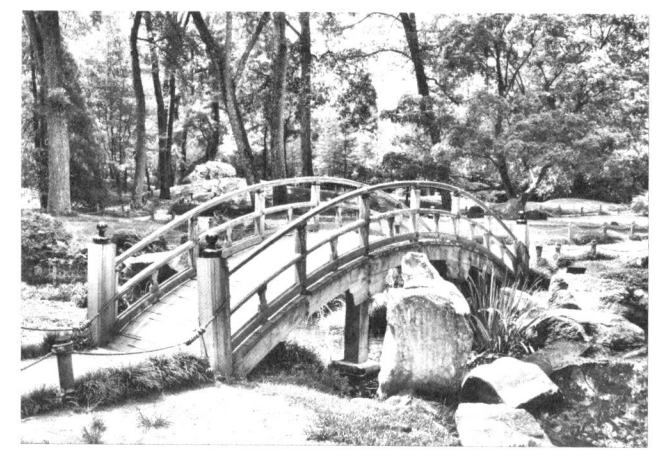

코로나바이러스 이제 더 이상 무서워할 필요가 없다~!!
우리 독자분들은 원인과 해결 방법을 알고 있으니 말이다.

─체중감량, 다이어트는 기존 방식으로 하면 안 된다.

현명하게 체중감량 하는 법

사람의 피부와 근육도 각 부위마다 온도가 다르다. 사람을 천장을 보고 눕게 하고 상의를 걷은 후에 복부를 만져보면 A4 용지만 한 배 부위의 온도가 다 다르다. 사람마다 온도 차가 심하고 또한 한 사람의 복부에서도 복부의 이곳저곳이 온도 차가 심하다. 이는 복부 부위 중에서도 온도가 저하된 부분은 내부에 들어 있는 복부 장기인 소장이나 대장, 방광, 자궁, 난소, 전립선 등인데 복부가 찬 사람은 이 부분의 기능이 저하되어 있거나 염증이 있거나, 운동능력이 저하되어 있다고 보면 된다. 복부를 눌러 보면 압통이 느껴지는 곳도 다 다르다.

우리 오장육부는 폐를 필두로 하여 식도, 위장, 심장, 폐, 간, 십이지장, 소장, 대장, 방광, 신장 모두가 운동성을 가지고 있다. 이 운동성 혹은 운동능력이 저하되면 우리 몸은 서서히 혹은 빠르게 질병의 상태로 들어갈 수 있음을 반드시 인지해야 한다. 그동안 Kevin은 등의 척추가 틀어지는 것을 주로 강조하였는데 사실 앞쪽에 위치한 모든 오장육부도 척추가 틀어지듯 균형이 깨지고 자기 자리를 잃은 사람이 대부분이다. 균형이 깨진 오장육부는 그 즉시 운동성을 잃는다. 여러분이 자신의 흉부나 복부를 눌렀을 때 유달리 통증이 느껴지는 부위가 있는데 그 내부에 위치한 장기는 무조건 문제가 이미 온 것이라고 보면 틀리지 않다. 이미 문제가 발생하였으나 의사들은 이런 것을 모른다. 진단 장비를 들이대도 문제를 잡아내지 못한다. Kevin이 의사 말을 믿지 말라고 하는 것은 정말 이렇듯 다양한 이유가 있는 것이다. 여러분은 차가워진 복부와 눌렀을 때 강한 압통이 발생하는 부위를 소중하게 다루고 미리미리 풀어주어야 한다. 암 걸린 후에 치료할 것인가? 암 발생하기 전에 미리 치료할 것인가? 이런 뻔한 것을 물으니 Kevin은 바보 아닌가!

장부 운동성 저하의 원인은 당연히 인체 내부의 온도 저하로 인한 것인데, 운동성의 약화는 바로 해당 장기의 기능 저하를 부른다. 얼음을 가득 채운 시원한 콜라를 마시는 TV 광고를 아무리 봐도 우리는 그 광고에 대해 별다른 경계심을 갖지 않는다. 이런 차가운 콜라나 사이다를 아무렇지 않게 마시는 행위 하나하나가 쌓여서 나의 소화불량, 더부룩, 가스 빵빵, 배 아픔, 속쓰림을 만드는 원인이 됨을 알아야 한다는 말이다. 사실 평소에 콜라를 먹고 피자를 먹으면 별 느낌이 없다. 그냥 맛있다. 그러나 단식을 며칠 하다가 콜라나 피자 같은 음식을 한 입만 먹어도 입맛이 좋지 않고 바로 뱃속도 편치 않다. 그냥 밥이나 야채, 과일을 먹을 때와는 완전히 다른 느낌이다. 당연히 좋지 않는 느낌이 든다.

> 당신의 위장이 당신에게 외치고 있다.
> "주인아! 너는 양심도 없니?"
> 이때 옆에 있던 간이 위장에게 말해 준다.
> "응, 이 양반 진짜 양심 없어"

주인은 몽땅 먹기만 하고 뒷수습은 위장 혼자서 다 하고 있다. 그러니 위장이 이런 말을 할 만도 하지 않을까? 간도 위로 들어온 음식을 해독하느라 죽어난다.

담배를 안 피우던 사람이 담배를 한 모금 빨아들였을 때의 느낌처럼 아주 기분이 좋지 않다. <u>우리가 평소 아무 생각 없이 마시는 한 모금의 콜라가 우리 몸을 그만큼 병들게 한다. 건강하고 싶다면 입으로 들어오는 모든 음식에 주의를 기울여야 한다.</u>

내가 죽을병에 걸렸을 때 조상 탓을 해서도, 남 탓을 해서도, 나에게 스트레스 준 사람을 욕해도 안 되는 것이 바로 내가 이런 음식을 생각 없이 일상적으로 먹어왔기 때문이므로 하늘을 원망해서는 안 된다.

> 세상을 살다가 뜻하지 않은 중병이 찾아오면 "내가 무슨 잘못을 했길래 나에게 이런 병이 오는 것인가"라고 말을 많이 한다. 착하고 올바르게 삶을 사는 것과 음식을 함부로 먹어서 몸에 병이 오는 것은 완전히 다른 일이다.

왜 우리는 고깃집에서 삼겹살에 콜라를 먹으면서 "아, 내 뱃살 빼야 하는데"라는 말을 하는가? 안 먹으면 된다. 생각을 바꾸면 되고, 입맛을 바꾸면 된다.

－평생 다이어트만 하는 사람이 있다

살을 빼기 위해 굶는 것은 세상에서 제일 멍청한 바보가 하는 짓이다. 살을 빼기 위해 헬스장에 가서 운동을 하는 것은 세상에서 두 번째로 멍청한 바보가 하는 짓이다.

헬스장에 가서 6개월 권을 끊을지, 1년 권을 끊어서 좀 더 혜택을 볼지 고민해 본 적이 있을 것이다. '이제부터 다이어트다, 비키니 입으려면 3개월 남았다!' 이런 각오로 헬스장에 등록을 했다가 처음 일주일만 나가고 헬스장에 돈만 버린 기억들이 많이 있을 것이다. 10명 중의 3명은 열심히 다녀서 몸을 만드는 경우도 있는데 사실 뱃살은 거의 잘 빠지지 않는다는 것을 알아야 한다.

헬스장에 다니는 10명 중의 1명 정도가 뱃살도 빼고 다이어트에 성공할 수도 있는데 이 한 명마저도 PT가 지도해주어서 가능한 상황이 대부분이다. 단기간에 독하게 운동해서도 살은 뺄 수 있다. 그러나 몇 달 후에 그 살 뺀 사람을 만나게 되면 다시 그 배가 그대로 도로 나와 있는 것을 볼 수 있다. 대체 왜 그럴까? 왜 뱃살을 뺐는데 다시 몇 달 혹은 몇 주 만에 원점으로 돌아가 버릴까?

 뱃살을 빼는 방법을 올바로 알지 못하기 때문이다. 뱃살을 빼는 방법을 알기 전에 더 중요한 것이 뱃살이 찌는 이유다. 뱃살이 찌는 이유를 우리는 늘 칼로리를 예로 들어 설명하는데, 이것은 잘못된 방식이며 잘못된 칼로리 영양학에 근거하여 수십 년간 앵무새처럼 잘못된 내용을 반복만 하고 있다. 뱃살은 먹은 만큼 태워 없애지 못한 에너지가 남아서 그것이 지방으로 변화하여 배나 허벅지, 엉덩이, 옆구리, 팔뚝에 쌓이기 때문이라고 말한다. 먹은 만큼 안 움직이니까 남은 칼로리가 전부 지방이 되어 피하에, 내장 속에 쌓이는 것이라고. 여러분은 이 말이 불변의 확고한 진리 같이 느껴질 것이다. 그러나 이것은 일부만 맞는 말이다. 살을 빼는 근본 방법과는 차이가 있다.

 얼마 전부터 GI 수치라는 것이 나와서 글루코스 인덱스라고 부르면서, 이 수치가 높은 음식을 많이 먹으면 그 당분이 바로 지방으로 바뀌고 살이 찐다고 설명하였다. 같은 당이라도 음식의 종류(고구마, 감자, 옥수수 등등)에 따라 다르기도 하지만, 음식을 요리하는 방법에 따라 GI 수치가 달라지기도 한다는 이론인데 이 개념이 좀 더 설득력을 얻어서 이 방식대로 음식을 튀기거나, 찌거나, 굽거나, 삶거나 하는 방식에 변화를 주어 이를 통해 다이어트를 하기도 한다. 그러나 이 방식으로 성공한 사람이 얼마나 있을까 싶고 더군다나 잘 유지하는 사람이 몇 명이나 될지 정말 궁금하다. 그렇다면 어떻게 다이어트를 해야만 실패가 적고 살을 뺀 후 제대로 오랜 기간을 유지할 수 있단 말인가?

 일단 좋은 음식을 먹어야 한다. 나쁜 음식을 먹으면서 다이어트는 절대 할 수가 없다. 들어오는 Input을 좋은 음식, 몸에 이로운 음식을 먹어주어야 하고 음식이 차갑지 않게, 늘 온도가 적절한 상태로 체내로 유입되게 해야 한다.

또한 소화, 흡수가 잘되어야 한다. 나가는 Output이 좋아야 한다. 이 Output이 좋아지려면 선행조건이 있다. 바로 위장, 소장, 대장이 건강해져야 하고 제대로 일을 잘 할 수 있어야 한다. 좀 더 한 단계 나아간다면 소장, 대장의 기능에 직접적인 영향을 주는 담즙이 잘 분비되어야 하고(간이 건강해야 가능함), 소장, 대장의 운동성이 확보되어야 한다. 이 운동성은 소장과 대장의 내부 온도가 정상 온도를 유지할 때만 가능하다. 거의 모든 사람들이 다들 위염이 있다. 국물을 마시는 문화가 있는 우리나라는 거의 모든 사람이 위염에 걸려 있다. 역류성 식도염에 걸린 사람도 많다.

> 다이어트의 기본은 사실 위염을 고치는 일에서부터 시작한다. 입이 모든 질병의 시작점이다! 비만이 질병이라고 하는 것은 정말 타당한 말이다. 비만은 오장육부가 병들어 생기는 것이다. 시작은 내 입과 내 손에서 시작되는데 이로 인해 비만이라는 병이 온다. 암은 당이 아니라 지방산을 먹는 것으로 최근 밝혀졌다. 70년 동안 암이 포도당을 주식으로 한다고 알려졌으나 지방을 주식으로 한다는 것이 새로 알려진 것이다. 살이 찌면 지방이 늘고 이를 먹이로 하는 암이 더 자라기 좋은 조건이 되는 것이다.

이런 조건이 완성될 때 내 뱃살은 빠지는 것이다. 좋은 음식을 먹고, 소장, 대장이 소화를 잘 시키고, 발효를 시키기 좋은 내부 온도 상태를 유지할 때, Input과 Output이 제대로 =(equal) 공식이 성립하여 제대로 된 연소가 이루어지면서 살이 빠지고 적정 체중을 유지하게 된다.

> 여기에 아주 중요한 또 하나의 포인트가 있는데, 그것이 바로 소장, 대장에 이미 수십 년간 쌓여 있는 숙변, 즉 오래된 찌꺼

> 기, 그리고 활성산소를 만드는 독소를 제거해 주어야 한다는 것이다.

숙변을 제거하면 체중감량과 복부 뱃살을 제거할 수 있는데, 숙변 처리는 체중감량에 있어 핵심 중의 핵심이 되는 요소로서 체중을 줄이는 것뿐만 아니라, 요요를 확 줄여줄 수 있다. 숙변 제거는 구조, 영양, 어혈, 독소의 4가지 요소 중의 하나인 독소를 제거하는 가장 강력한 방법으로 내 몸 전체를 건강하게 만드는 가장 빠른 방법이다. 여러분은 Kevin이 앞서 말했듯이 우리들의 피는 매우 더럽다고 하였고 또한 숙변에 의한 독소가 몸에 많다고 하였다. 그렇기에 독소를 제거하면 피가 맑아지고, 피가 맑아지면 오장육부를 비롯하여 피가 닿는 인체의 모든 부위가 치료된다. 머리에서부터 발끝까지, 뇌부터 오장육부, 뼈, 관절, 인대, 피부를 건강한 상태로 유지해 주는 최고의 비법이다. 그렇기에 다이어트를 제대로 하려거든, 숙변을 제거하는 관장을 실시해주어야 한다.

또한 한의학적으로는 신장 기능이 약해진 사람이 뱃살이 나온다고 생각한다. 그렇기 때문에 신장의 기능을 강화해주는 다양한 셀프 치료가 더해지면 뱃살을 빼고 이를 유지하는 데 큰 도움이 된다.

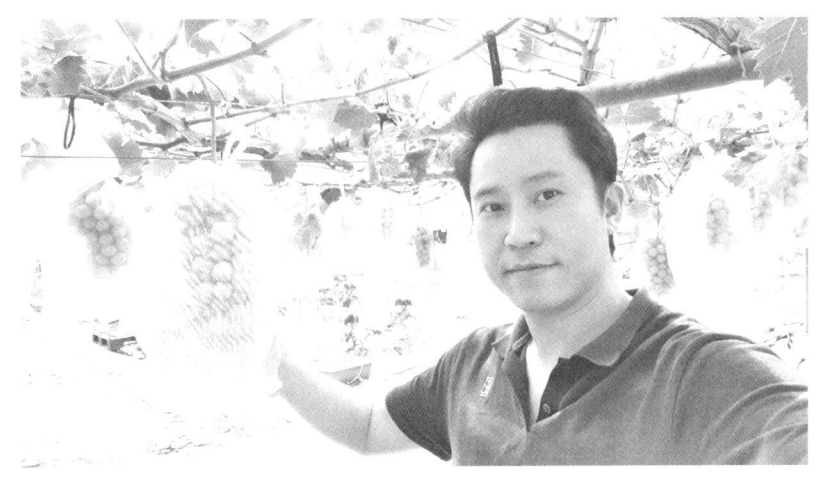

Kevin은 정말 여러분의
건강이 걱정됩니다.
우리 계속 같이 공부해 봅시다!

11장 이런저런 건강 이야기

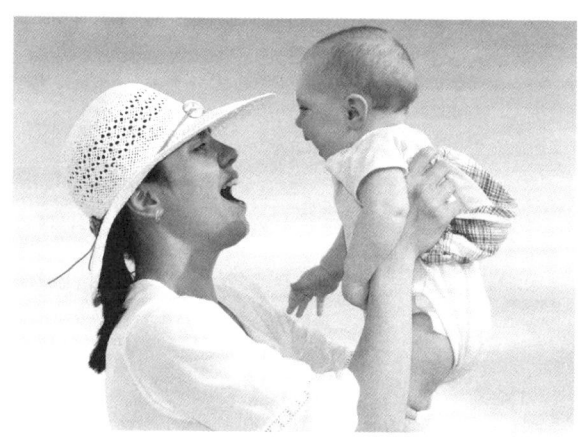

－불임 혹은 난임은 최대의 축복

　부부가 결혼을 하고 정상적인 부부관계를 하는데도 1년 넘게 임신이 되지 않는 경우를 불임 혹은 난임이라고 한다. 이런 부부들을 모두 검사해 보면 남성이 불임의 원인인 경우가 40%, 여성이 문제인 경우가 60% 정도 된다고 하고, 여성이 문제가 된 경우 검사를 해보면 의학적으로 그 불임 환자의 95% 이상이 원인불명이라고 한다. 불임이든 난임이든 명칭은 사실 중요하지 않다. 불임은 부정적인 표현이라서 난임으로 부르는 것을 알지만, 그것보다 중요한 것은 불임이든, 난임이든 해결해 주면 되는 것인데 양방에서는 역시 불임의 원인을 모른다. 그런데 사실 원인불명이라고 불리는 불임은 대부분은 원인불명이 아니라 확실한 원인이 있다.

　그 원인은 바로 구조, 영양, 어혈, 독소의 관점에서 찾으면 어렵지 않게 문제점을 찾을 수가 있다. 아주 여러 가지 경우가 있을 수 있는데, 골반이나 허리의 구조 문제를 잡아주거나 오장육부 중에 문제가 있는 부족한 부분을 강화시켜 주면 된다.

　사실 임신이 안 되는 것은 간, 심장, 소화기, 폐, 대소장, 신장의 문제에서 비롯된다. 아토피가 생긴 이유나 위염이 온 이유나, 불임이 온 이유가 사실 대동소이하다. 결국 내 몸은 다 연결이 되어 있기 때문에 <u>내 몸에서 부족한 부분을 찾아 체형을 잡아주고, 부족한 영양을 채워주고, 어혈과 독소를 제거해주면 된다. 질병명이 무엇인가가 사실 크게 의미가 없는 것이다.</u> 자궁이나 난소가 좋지 않아서 아이가 생기지 않는다고 하는 것은 아주 아주 근시안적인 사고다.

　이러한 의학적인 관점이 크게 잘못된 생각임을 여러분이 알아야 한다. 허리 디스크가 발목이 좋지 않아서 생길 수 있는 것처럼, 질병의 원인은 의외의 곳에 숨어 있고 질병은 서로서로 연결되어 눈 뭉치가 굴러가면서 커지듯, 제일 약한 곳에서 짠~! 하고 발생하는 것이다.

<u>임신이 잘 안 되는 사람이 위장은 좋을까? 간 기능은 좋을까? 소화, 흡수는 잘 될까? 신장의 배설 기능은 잘 될까? 이렇게 따져 보면 쉽게 알 수 있다. **그 사람 자궁을 고치려고 하지 말고 그 사람 몸을 고치면 된다는 얘기다.** 시험관 아기를 만들려고, 호르몬제를 맞추고, 여러 가지 치료를 하는 의사들이 한심해 보이는 이유다.</u>

　Kevin이 12연속으로 불임 환자들을 임신할 수 있도록 해드린 비결은 이런 부족한 부분을 캐치 해내고 그 부족한 부분을 채워주었기에 가능했다. 일단 위장 기능부터 고쳐주었고, 간이나, 신장, 소장, 대장 등 문제 있는 부분을 해결해주니 자연스럽게 임신이 된 것이다. 임신뿐만 아니라 산모의 건강이 좋아진 것은 당연한 일이다.

불임이 축복이라고 말하는 이유는 무엇인가 하면, 누구나 임신을 할까 봐 무서워서 피임을 하고 사는 사람들이 대부분인데, 두 부부가 아무리 노력을 해도 아이가 생기지 않고 있는 상황이라는 것이다. 그러면 이것을 어떻게 보아야 하는 것인가? 잘 생각해보라! 아무리 노력해도 임신이 되지 않는다면 두 부부의 몸 상태가 어떨지 상상이 되지 않는가? 당연히 2명 다 문제일 수도 있고, 1명이 문제일 수도 있다. 가끔 TV를 보면 불우이웃돕기 성금을 모금하는 광고를 보게 되는데, 간경화인 아버지가 딸을 낳았는데 그 7세인 딸아이도 몸이 안 좋아서 계속 수술을 받고 잦은 수술로 인해 얼굴이 풍선처럼 부어 있는 경우를 본 적이 있다.

불임이 축복이라고 한 데에는 바로 이런 분 같은 경우가 흔히 발생하기 때문이다. 암 환자들의 자녀는 쉽게 암에 걸리고, 간암, 간경화로 생을 마치는 아버지에게서 자란 자녀들은 간염을 어릴 때부터 앓다가 나이를 먹으면서 간경화, 간암으로 30대, 40대에 사망하는 경우가 많다. 엄마, 아빠의 질병이 그대로 자녀에게 유전되는 것이다. 암이 있는 엄마가 자녀를 임신했을 때, 간경화가 있는 아빠에게 아이가 생겼을 때 Kevin은 너무나 안타깝다. 몸이 좋지 않은 부부는 아이 낳는 것에 대해서 신중하고 또 신중해야 한다.

왜냐하면 함부로 아이를 가졌다가 아이를 안고 응급실로 수시로 가는 일이 생길 것이며, 평생 여기저기 아픈 아이를 수발해야 하고, 아파하는 아이를 바라보며 죄책감을 느껴야 한다. 하나의 생명이 탄생하는 것이 축복이 아니라 괴로움의 시작이며, 이 고통이 부모의 잘못된 판단으로 발생할 수 있다는 것이다. 나는 그런 상황을 너무도 자주 목격하여, 답답함을 여러 번 느꼈다. 부모의 몸 상태를 호전시키고 기존의 병을 고친 다음에 아이를 낳게 하는 것이 제일 좋은 방법이다. 치명적인 질병이 아니더라도 어린아이들이 어려서부터 사소한 질병을 달고 사는 것도 대부분의 경우에 부모의 몸 상태가 좋지 못하고, 건강하지 못하기 때문이다.

불임이라고 하는 문제는 이렇듯 남녀, 혹은 둘 중의 하나가 건강상에 심각한 문제가 있을 때 함부로 아픈 아이를 낳지 못하게 막아주는 신의 뜻일 수도 있다. 자신들의 잘못된 몸 상태는 고치려고 하지도 않고(사실 의사나 한의사들이 고쳐주지 못한 것이겠지만) 정자와 난자만의 문제로 생각하고, 억지로 산부인과에 다니면서 아이를 가지게 되면 그것이 불행의 시작일 수 있다는 것을 독자들은 꼭 명심하기 바란다.

내 몸이 현재 불임의 상태라면 Kevin이 권하는 여러 가지 자연치유 방법을 통해 체형도 바로잡고 음식도 개혁하여 내 몸을 건강하게 먼저 만들고, 그다음 임신을 하는 것이 바른 방법이 아니겠는가?

― 채식의 위험성 ― 채식주의자들은 주의할 것

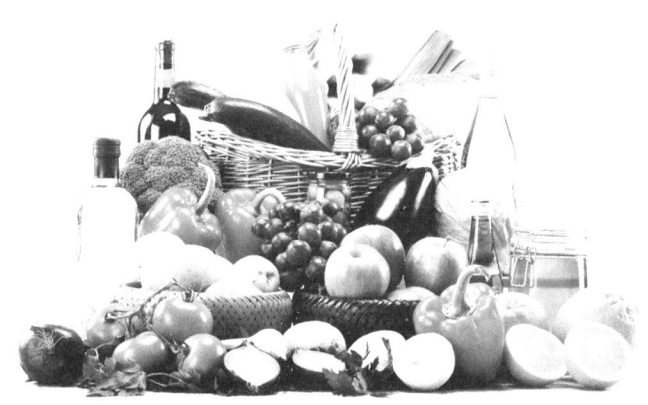

　채식을 위주로 식사를 하는 분들을 베지테리언 혹은 비건이라고 부른다. 일체의 고기를 먹지 않고 채소와 과일 위주로 식사를 하는 사람들인데, 이들은 강력한 지식과 신념에 기반하여 채식 위주로 식사를 한다. 고기를 먹지 않기 때문에 일반 사람들에게 조롱이나 힐난을 받기도 하지만 이런 식의 힐난은 결코 바람직하지 않다. 적어도 이런 분들은 건강에 대한 관심이 높고, 성실하며, 함부로 음식을 먹는 사람보다는 분명히 건강한 몸 상태를 유지할 수 있기 때문이다.

　다만 채식을 위주로 식사를 할 때 특히 주의해야 할 내용이 있다. 채소가 좋은 이유는 비타민, 미네랄, 효소, 식이섬유가 다량으로 들어 있기 때문인데, 채식을 위주로 하게 되면 이런 비타민, 미네랄, 효소가 충분하게 공급이 되면서 이 비타민, 미네랄, 효소가 내 몸속의 탄수화물, 지방, 단백질을 분해하는 좋은 바탕이 된다.

　우리 현대인들의 식사 습관을 보면 과도하게 많은 탄수화물, 지방, 단백질을 흡수하고 있기에 이로 인해 칼로리와 영양이 과잉되면서,

비만과 몸속 쓰레기가 증가한다. 이때 효소나 비타민, 미네랄은 이들을 분해, 이화, 동화시키는 역할을 해내고 이 효소, 비타민, 미네랄이 탄수화물, 지방, 단백질을 잘 분해하여 우리 몸을 구성하는 각종 요소를 만들게 된다. 이런 요소라는 것은 바로 호르몬, 침, 땀과 같은 분비물, 근육, 인대, 뼈, 세포, 골수 등을 지칭한다.

패스트푸드나 식품 첨가물, 열을 가해 음식을 만드는 화식, 식용유를 이용해서 볶고 튀기는 음식들이 문제가 되는 이유는 원재료에 열로 가해서 음식을 만들기 때문에 이 열로 인해 비타민, 미네랄, 효소가 파괴되어 버린다는 것이다. 탄수화물, 지방, 단백질을 분해하고, 새로 합성하는 역할을 하지 못하게 되면서 과도하게 탄수화물, 지방, 단백질이 분해되지 못하고 몸에 독소와 찌꺼기로 쌓이게 된다. 60킬로의 몸무게라면 이런 식으로 하루에 600g의 노폐물이 몸에 쌓이게 된다. 나의 체중의 1/100의 무게가 매일 노폐물로 나의 몸에 쌓인다는 것을 알아야 한다. 이런 노폐물은 내 몸에 지방으로, 젖산으로, 요산으로, 숙변으로 쌓이게 되며, 이로 인해 대사장애가 일어나고, 활성산소를 만들어 내 세포를 파괴하는 작용을 하게 된다.

또한 채식을 하는 사람들은 반드시 저염식을 하게 되어있는데, 정상적인 체내 염분 농도인 0.9%에 미치지 않는 저염식의 음식 습관 패턴을 유지하게 되어 건강을 해칠 수밖에 없다. 인체는 항상성을 유지하기 위해 늘 노력을 하는데, 저염식은 이런 항상성을 깨는 행위다. 의사들은 늘 저염식을 강조하고 있지만 저염식을 실천하다가 몸이 망가진 사례는 너무나 많다.

짜게 먹는 것이 나쁜 게 아니라 나트륨을 과하게 먹는 것이 나쁜 것이다.
저나트륨의 좋은 소금+각종 미네랄이 풍부한 소금을 먹어라!

> 늘 Kevin이 유튜브에서 얘기하였듯이 저염식이 아니고 저나트륨식을 해야 하는 것을 기억하라. Kevin이 "좋은 소금을 먹어라! 좋은 소금을 먹어야 한다"라고 강조하는 것은 바로 "저나트륨식을 하고 좋은 소금 속의 다른 미네랄을 충분히 섭취해 주어라"라는 뜻이다. 짜게 먹는 것이 나쁜 것이 아니라, 나트륨만 과하게 먹는 것이 나쁘다. 인식을 완전히 바꾸기 바란다!!

*NaCl 중에 Na이 짠맛을 내는지, Cl이 짠맛을 내는지는 아직 과학적으로 정확히 밝혀지지 않았다. 화학을 전공한 사람들은 이 말을 잘 알 것이다. 짠맛 나는 원소가 나트륨인지, 염소인지 확실히 아직 모른다는 말이다. 나트륨이 짠맛을 내는 경우도 있고, 염소가 짠맛을 내는 경우도 있기 때문이다. Na가 붙어도 NaOH(수산화나트륨), 안식향산나트륨은 짠맛이 없다. 우리가 흔히 아는 MSG(글루타민산나트륨)도 40%의 나트륨이 들어가지만 짜지 않다. 그런데 KCl(염화칼륨)은 또 짠맛이 난다.

육식을 좋아해서 고기만 먹고 야채를 먹지 않는 사람이 있다. 또한 육식을 피하고 야채만 먹는 사람이 있다.

- 육식 VS 채식

인체 내에서 나트륨과 칼륨은 2:1의 비율로 유지되어야 비율이 맞아 신장이 건강하게 유지된다. 나트륨은 짠맛을 내지만, 나트륨이 몸에서 작용을 하고 나서 칼륨이 이 나트륨을 가지고 체외로 나가는 작용을 한다. 그렇기에 나트륨을 많이 복용하였다 하더라도 칼륨 성분이 많은 야채를 많이 먹으면 나트륨이 체내에 머물러 부종을 일으키지 않게 체외로 배출시킨다.

고기 속에는 나트륨의 성분이 많이 존재하고 야채 속에는 칼륨이 많이 존재한다. 야채의 잎이 짙고 푸를수록 칼륨 함량이 많다.

> 그래서 육식을 위주로 먹으면 나트륨이 칼륨보다 늘 과잉되는 식사를 하게 되고(고기를 좋아하는 사람은 늘 소금과 함께 고기 간을 하고, 소금에 찍어 먹기 때문에 나트륨이 늘 기준량보다 과잉되게 식사를 하게 된다) 야채를 위주로 하는 채식주의자들은 저염식, 혹은 극단적인 무염식도 하게 되므로 나트륨의 섭취가 부족하고, 칼륨이 과잉되는 식사를 하게 되는 상황이 된다.

몸속의 전해질, 미네랄도 항상 균형을 이루는 것이 가장 아름답다. 채소 중에도 비트나 셀러리, 함초 같은 채소는 나트륨의 함량이 높은 야채이긴 하나, 빛과 소금이라고 하는 소금 속의 나트륨 함량에 비해서는 많이 부족하다. 미네랄이 편중된 식사를 오래 하게 되면 결국 병이 온다. 신장의 전해질 조절기능에 장애가 오게 되는데, 이는 나트륨이 과잉되어도, 칼륨이 과잉되어도 결국 신장의 기능에 모두 문제를 일으킬 수 있다는 것이다.

또한 심장이 좋지 않은 사람은 과도한 채식으로 칼륨이 증가하면, 고칼륨혈증이 되고 이 고칼륨혈증은 온몸의 근육을 원활히 움직이지 못하게 하고, 이런 이유로 심장 박동을 약하게 만들어 과다한 칼륨이 혈중에 있으면 심장마비로 사망하기도 한다. 그래서 심부전이 있는 사람은 칼륨 섭취를 제한한다. 채식도 조심해야 할 사항이 여러 가지다. 이 밖에도 더 있지만 일단 이 정도에서 마무리한다.

> 육식 위주의 식사: 나트륨>>>>>칼륨
>   나트륨 과다 - 신장에 문제
> 채식 위주의 식사: 칼륨>>>>>나트륨
>   칼륨 과다 - 신장에 문제
>
> 결론적으로 원래의 나트륨:칼륨=2:1의 균형비가 깨져 버리게

> 된다.

―저염식을 해야 한다는 답답한 사람들 꼭 좀 보세요

우리는 가장 손상받기 쉽고 연약한 시기인 태아일 때, 10개월 동안 제일 안전한 곳인 어머니 자궁 속에 머물렀다. 그 어떤 사람도 어머니 자궁이 아닌 곳에서 10개월을 보낸 사람은 없다. 그 가장 안전한 자궁 속이 왜 0.9%의 상당히 짠 소금물로 이루어진 것일까? 왜 달달한 매실액이 아니고, 진한 설탕물이 아니고 상당히 짭짤한 소금물로 된 양수 속에 있었느냐는 말이다.

소금을 많이 먹는 것이 위험하다고 생각하고 있는 사람이라면 반드시 우리가 가장 연약하고 취약한 시기인 태아일 때, 왜 하필 0.9%의 소금물을 먹으면서 소금물 속에서 있었는지에 대해 정확히 대답해 주어야 한다. 과연 이를 합리적으로, 의학적으로 제대로 설명할 수 있는 의사가 전 세계에 1명이라도 있을까? 분명히 없을 것이라고 생각한다. 이를 통해 소금이 해롭다고 하는 의사들의 주장이 얼마나 허무맹랑한 얘기인지 판단할 수 있을 것이다. 정확히 알고 있든지 아니면 말을 하려면 정확하게 하든지 하나는 해야 할 것 아닌가?

<u>저염식을 하지 말라! 다만 소금을 많이 먹지 말고 0.9%에 맞게 먹자!</u>
<u>저나트륨의 좋은 소금을 0.9%의 체액 염분 농도를 유지할 정도로만 먹자!</u>

더 이상 논쟁이 필요한가?

바다해(海)라는 글자 속에는 海=물+사람+어머니라는 뜻이 담겨 있다. 소름 돋지 않는가? 왜 하필 바다 해라는 글자에 어머니와 물이라는 말을 넣었을까? 바닷물이 양수라는 것을 한자가 만들어진 수천 년 전에도 알고 있었다는 것이다. 누군가가 분명히 엄마의 양수를 맛을 본 모양이다. 소금이 화폐처럼 취급되고, 권력을 가진 왕이나 소금을 생산할 수 있었던 과거의 역사를 모두 잊고 저염식을 외치는 바보들을 보고 있으면 한심하기 짝이 없다.

"아직도 저염식이 좋네", "소금은 몸에 해롭네" 하는 사람은 아이가 태어나서 10개월 동안 양수에서 사는 이유를 제대로 설명한 후에 저염식이란 말을 입에 올렸으면 한다. 의사들도 마찬가지다. 제발 저염식 하라는 얘기 좀 하지 말자. 저염식 얘기를 하려거든 모든 병원에서 생리식염수를 다 치우고 링거를 더 이상 환자들에게 놓아주지 마라!

> 우리는 모두 0.9%의 소금물에 온몸이 담가져 10개월을 보냈고, 그 염도의 소금물을 마시고 성장하여 3킬로까지 자랐다가 이 세상에 나온 사람들이다. 우리가 태어나고 자라면서 0.9%의 소금 농도가 맞도록 먹고 마시고 하는 것이 지극히 자연스러운 일 아닌가?

당신이 박혁거세처럼 알에서 태어났다거나 10개월간 양수 속에서 자란 사람이 아니라면 저염식을 권한다. 그 외의 모든 인간은 자신의 체액 염도 0.9%에 맞는 좋은 소금을 먹는 것이 좋다. 설탕은 맛이 있으니 얼마든지 먹을 수 있지만, 소금은 짜서 먹으라고 해도 많이 못 먹는다. 소금이 과다하게 들어오면 설사로 내보낸다. 몸이 알아서 한다. 채소를 많이 먹어주면 몸에 있는 나트륨을 채소 속의 칼륨이 소변으로 다 내보내 준다.

꽃소금이라고 부르는 정제염, 다른 좋은 미네랄은 다 빼버리고,

NaCl만 들어있는 값싼 소금, 그것이 우리 건강을 해치고 있는 정제염이 아닌가 말이다. 정제염을 정부에서 권장하여 먹여놓고 고혈압 생긴 후에 소금이 나쁘다고 저염식을 권하는 이런 바보 같은 상황을 이제는 벗어나야 하지 않나? 우주선이 화성을 가고 있다! 의사분들 대체 언제까지 저염식 타령을 할 텐가?

세계 최고의 염전을 가지고 있으면서도 우리 천일염은 광물질로 취급받고, 나쁜 소금으로 오랫동안 식품에 쓰지도 못했다. 소금을 대체할 것은 이 세상에 그 어디에도 없다. 간장으로 대체할 수 있다고? 간장이 소금 없이 만들어지는가? 소금이 너무 흔하고 싸다고 그 진가를 모르는 것을 보면 정말 답답하다. **건강기능식품, 비타민제, 크릴 오일 살 돈으로 좋은 소금을 구매해서 먹어라. 그게 제일 현명한 방법이다!**

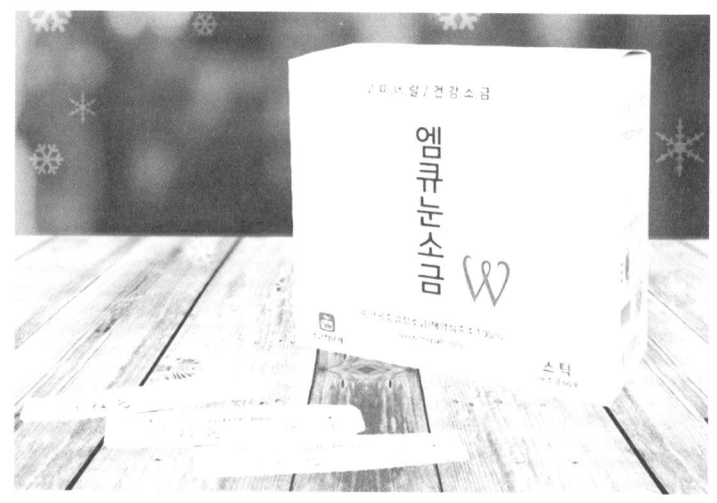

이제 Kevin이 정해주겠다. 자신이 인간이 맞다면, 양수에서 10개월간 자란 사람이 맞다면 **반드시 좋은 소금을 골라 모든 음식에 적당히 짭짤하게 간을 해서 맛있게 음식을 먹으면 된다.**

> 채식주의자도, 생채식을 하는 사람도 반드시 소금을 먹어야만 제대로 건강해진다. 전해질의 불균형으로 스티브 잡스처럼 죽지 말라. 극단적인 채식주의자, 무염식의 결말이 그렇다.

초등학생도 알 수 있는 당연한 내용을 지금의 의사나 많은 영양학자들은 부정한다. 자기만 저염식을 하면 되는데 자꾸 방송에 나와서 저염식 하라고 세뇌를 시킨다. 저염식을 해서 위장병이 와야 병원에 사람들이 오고 위장약을 팔 수 있어서 그런 것인가? 설마 그런 것은 아니라고 믿고 싶다. 우리가 신경 쓰고 주의해야 할 것은 미네랄이 풍부하면서도 저나트륨인 좋은 소금을 찾아서 먹는 일일 뿐이다! 미세플라스틱이나 해양 오염에서 안전한 해양심층수 같은 바닷물로 만든 소금을 먹으면 된다. 해양심층수로 만든 소금을 Kevin의 온라인 쇼핑몰에서 판매 중이므로 고민 없이 이를 구매하여 먹으면 된다.

*유튜브 검색창에 "Kevin 소금"이라고 검색하면 다수의 소금 관련 동영상이 나온다.

밥을 지을 때 3~4인분의 쌀 양에 티스푼 반 술 정도의 소금을 넣어주면 윤기가 더 흐르고 밥맛도 훌륭하다. 반찬이나 국을 만들 때도 역시 이런 해양심층수 소금을 넣어주면 금상첨화다. 0.9%의 체내 정상 염도를 유지하면서도 기타 미네랄이 충분한 식사를 하여 면역력이 크게 상승하는 효과를 누릴 수 있겠다.

채식주의자나 비건이 아니더라도 야채나 과일을 즙을 내어 단식을 하는 사람들이 있는데, 이런 단식을 권장하고 가르치는 사람들도 저염식을 말하는 경우가 대부분이다. 그런데 저염식은 나의 몸을 망가뜨리게 되는 잘못된 방법이다. 저염식을 하게 되면 위산을 만드는 위액을 만드는 성분이 부족해지고, 이로 인해 소화가 잘 되지 않는 위장장애와 위무력이 발생하며 체내 염도가 저하되면서 혈액의 혈중 염분 농도가 저하되어 저항력이 극도로 나빠지게 된다. 체내 염도가 0.9%보다 한참 부족한 사람은 패혈증으로 사망하게 되는데 바로 나트륨이 부족해서 오는 저나트륨혈증이 바로 패혈증의 원인이 된다. 신바람 강의를 했던 황수관 의학 박사가 바로 이 급성 패혈증으로 사망하였다.

저염식을 1년 이상 지속하게 되면 주로 나타나는 증상이 입맛이 없어지고, 소화가 잘되지 않고, 부드러운 흰 쌀밥을 아무리 꼭꼭 씹어 먹어도 이것조차 소화가 되지를 않는다. 무기력에 빠지게 되고 활력을 잃게 된다. 몸에 염증이 잘 생기며 회복이 늦다. 면역력이 떨어져 감기나 기타 질병에 잘 걸리는 사람이 된다. 저염식으로 피해를 본 사람들이 Kevin에게 이메일을 보내준 사례를 소개하겠다.

저염식을 하신 분들의 사례 1

요즘 유튜브 통해 강의 잘 듣고 있습니다. 평소 저염식 위주로 식사를 하였는데 기운이 없고 피곤하여 고민이었는데 강의를 들으니 소금 섭취 부족 같습니다. 지금부터는 소금을 먹어야 될 것 같습니다. 어떤 소금이 좋은지 추천해 주시면 감사하겠습니다. 또 평소에 갈증을 잘 느끼고 당뇨병 초기인데 당뇨에 관한 강의도 해주시면 감사하겠습니다.

저염식을 하신 분들의 사례 2

안녕하세요. 유튜브 통해 좋은 정보 잘 보고 있습니다. 저는 2년 전 유방암 수술과 항암치료 후 저염식을 해왔는데 축농증, 기관지염 등이 수개월째 잘 낫지 않고 만성 염증이 해결되지 않고 있어 유튜브 시청 후 저염식에 문제가 있었다는 생각이 듭니다. 암 진단 시 OO 9회 죽염이 좋다 하여 사두긴 했었으나 암 환자는 더욱 저염식을 해야 한다 해서 그것마저도 먹지 않았네요-;; 좋은 천일염 추천해주시면 복용을 해 보고 싶습니다. 추천 부탁드려요.

저염식을 하다가 염도에 맞게 식사를 하고 몸이 호전된 사례 1

지난번에 메일 드린 OO시에 사는 아기 엄마예요. 제목 그대로 정말 몸 컨디션이 많이 좋아졌어요. 제가 한 건 그동안 했던 저염식을 그만둔 것뿐인데 말이에요. 소개해 주신 곳에서 죽염을 주문했는데 복용법은 나와 있지 않네요. 그냥 제가 생리식염수만큼의 염도로 물에 타서 먹고 있습니다. 정말 너무 감사드려요. 제가 매일 한의원을 다니면서 침을 맞고 있었는데 이젠 한의원을 찾지 않을 만큼 며칠 사이에 몸이 너무 좋아졌네요. 최근 몇 년 동안 엄청난 돈을 들여서 몸에 투자했는데 정말 몸이 좋아진 것이 저렴한 저 소금 때문이었다라고 생각하니 허무한 생각조차 듭니다.

생즙 단식을 1년간 하면서 저염식을 하여 몸이 망가진 사례 1

이분은 1년 넘게 생즙 단식을 하여 녹즙을 짜서 드신 분이다. 그런데 이분이 맞이한 결과는 처참하다. 생즙 단식도 제대로 해야 한다. 이분은 분명히 중요한 몇 가지를 놓치고 있는 상황이었기에 이런 문제가 발생한 것이다.

> 전 　　유튜브를 보고 녹즙 과즙　　 생채식을 실천한지 1년째고
> 센터도 일주일 갔다왔구요.
> 이후 집에서 즙단식하며 관장도 3달 이상 했습니다.
>
> 그런데 아직 건강에 차도를 보지 못하고 있어요...ㅠㅠ
>
> 즙단식하면서 심한 저체중이 되어 회복되지 않고 있고
> 이제 즙형태가 아니면 소화가 잘 되지 않아요..
> 어쩌다 밥먹을일이 있어 흰쌀밥만 꼭꼭 잘 씹어 먹었는데도
> 몸이 너무 무거워서 도저히 걸을수가 없더라구요..
>
> 그때 아 내 몸이 전보다 훨씬 망가졌구나 하는 생각이 들었습니다ㅠㅠ
>
> 건강해지고자 시작한 길인데 아직 답을 찾지 못하고 있어서 답답하네요
>
> 밥이나 감자 곡물 화식 정도는 다시 해볼까하여 시도해봤지만
> (밥이랑 감자 한가지만, 소량에서 늘려가며 꼭꼭 잘 씹어 먹었습니다)
> 화식만 하고나면 몸이 너무 무거워져서 진짜 걸을수가 없고
> 너무 졸려서 도저히 아무것도 못합니다
>
> 어쩜 좋나요 너무 힘듭니다

=〉 이분이 생채식을 실천하고도 몸이 이렇게 나빠지게 된 것에 대해서 몇 가지 의심이 가는 이유가 있다. 의심되는 몇 가지 중에 가장 큰 것은 좋은 소금을 오랜 기간 먹지 않고 채식과 과일로만 식사를 진행하여 체액의 염도가 떨어짐으로 인해 위액이나 소화액의 생산이 적어지고 또한 소화액의 품질이 떨어져 버린 것으로 보이고, 체형이 문제가 온 경우인데 체형은 바로잡지 않고 생식으로만 모든 것을 고칠 수 있었다고 생각한 경우일 수도 있다. 또한 녹즙기의 문제 등 여러 가지 의심되는 문제가 있지만, 이분의 질병이나 나이, 상태를 정확히 모르기 때문에 정확한 판단은 힘들다.

생즙 단식만 하면 모든 병이 다 낫는다고 말하는 사람들이 있는

데 이것은 크게 잘못된 정보로 실제로 이 방법을 돈 주고 배워서 한 후에도 여전히 질병이 낫지 않고 그대로인 사례도 많이 확인이 된다. 구조, 영양, 어혈, 독소에서 하나라도 빠지면 불완전한 치료밖에 되지 않는다는 사실을 증명하는 것이다.

자, 이렇게 저염식의 폐해와 제대로 된 좋은 소금을 먹었을 때의 변화를 소개하였다. 그리고 생즙 단식을 하더라도 좋은 소금을 먹지 않으면 어떤 최후가 오는지 설명하였다. 좋은 소금을 복용하면서 내가 적당한 염분 농도를 유지하고 있는지, 나의 식생활이 적정 혈중 염도에 맞는지를 매일 체크하고 싶다면 저렴하고 간편한 카드형 염도계를 구입하여 사용하면 된다.

*유튜브 검색창에 "Kevin 염도계"를 검색하면 관련 영상을 볼 수 있다.

다시 한번 강조하여 말하지만, 우리는 그 어리고 약할 때 10개월을 0.9% 염도의 어머니 양수를 마시며 컸고, 우리가 0.9%의 염도가 맞게 음식을 먹고 생활하는 것은 하나도 부자연스러운 행위가 아님을 알아야 하며, 오히려 염분을 제한하는 사람들이 크게 반성을 해야 할 일이다. 대신 좋은 소금을 찾고 골라서 먹는 일이 중요한 것이다. 기생충이 없다고, 요즘 세상에 기생충이 어디 있느냐며 기생충약은 봄, 가을에 한 번씩만 먹으면 된다고 우겨대던 약사와 의사들이 많았다. 지금도 많을 것이다. 진실은 달랐다. 현실에서 기생충은 세균처럼, 바이러스처럼 우리 모두의 몸속에 살고 있었다.

> 의사들이 여러분보다 의학적 지식이 뛰어나다고 생각하지 마라!
> 그들은 잘못된 의학지식이 여러분보다 훨씬 많은 것뿐이다.

이것으로 소금에 대한 논란을 끝낸다~!!

－육식을 주로 하게 되면 발생하는 문제

육식을 하게 되면 주로 발생하는 문제는 일단 성격이 포악해지게 되며, 과도한 단백질, 지방, 나트륨의 섭취로 인해 많은 문제가 발생하는데 이를 하나씩 알아보기로 하자. 상추로 고기를 싸 먹는 사람이 있고 고기로 상추를 하나씩 싸 먹는 사람이 있다. 일단 고기는 지방과 단백질이 많은 음식이고, 대부분의 경우에 열을 가하여 익혀 먹는 음식이다.

특히 우리나라 사람들은 저렴하고도(요즘은 저렴하지도 않다) 고소한 삼겹살을 많이 즐기고 소고기, 닭고기, 오리고기 등도 많이 즐긴다. 육식을 하는 습관은 많은 문제를 유발하는데 일단 육식을 하려면 기본적으로 동물을 키워야 한다. 소를 많이 키워서 소가 방귀를 뀌어대면서 나오는 탄산가스가 지구 온난화에 크게 영향을 미친다는 보도를 보았고, 소 같은 가축을 키우기 위해서 소에게 먹일 사료를 생산하기 위해서 엄청난 에너지가 소모되고, 목초와 곡물 소비가 늘어나 지구적으로 보면 빈곤층의 식량난을 가중시킨다는 보도도 보았다.

이런 문제까지 생각하면서 고기를 구워 먹는 사람이 별로 없겠지만 채식주의자들 중에는 이런 생각으로 시작하는 사람들도 꽤 되는 것 같다. 육식의 문제를 의학적으로 본다면 몇 가지 측면에서 바라볼 수 있는데, 일단 고기 자체의 문제, 지방과 단백질 과다섭취의 문제, 열을 가해서 굽고, 튀기는 요리방식의 문제가 있다.

1. 돼지고기가 제일 해롭다–돼지고기는 기생충이 많이 생기는 고기로 유구낭미충, 돼지촌충(갈고리촌충)의 악명은 매우 높다. 유구낭미충의 경우에는 뇌로 들어가 뇌를 침범하여 이로 인해 간질과 정신장애를 유발시킨다. 또한 덜 익힌 돼지고기는 살모넬라균, 포도상구균, 장 출혈성 대장균 등의 식중독균이 있는데, 이들이 체내로 들어오면 구토, 복통, 설사, 고열을 발생시킬 수 있다.

2. 모든 고기는 단백질이 주성분인데 단백질의 과다섭취는 단백질 성분 중의 N(질소) 때문에 소화 분해 과정에서 암모니아가 발생 되고 이를 몸에 덜 해로운 물질로 바꾸면서 요산이 만들어진다. 그런데 간이 좋지 않으면(간경화의 경우) 이 암모니아를 요산으로 바꾸지 못해 암모니아가 그대로 혈액을 타고 뇌로 가서 뇌를 손상시키는 간성 혼수가 발생하기도 한다. 단백질은 과다섭취를 하게 되면(어떤 고기든 많이 먹게 되면) 질소의 과다 배출이 이뤄지고, 이것은 전부 독소로 작용하여, 내 몸속 모든 세포를 파괴시키게 된다. 그러면 "해산물은 어떠냐"라고 묻는 분들이 많다. 어차피 해산물도 살코기는 전부 단백질이다. 육고기나 해산물이나 똑같다.

고기를 먹고 나면 얼굴이나 몸에 뾰루지가 생기는 경험을 한 것이 바로 그런 활성산소 같은 독들이 과다하게 배출되면서 발생하는 염증이다. 염증(고름)이라는 것은 백혈구가 내 몸에 해로운 물질을 만났을 때 싸우다가 죽은 백혈구의 시체라는 것을 알 것이다.

3. 지방과 단백질의 과다섭취 – 지방은 우리 몸의 호르몬의 재료가 되기 때문에 필수적으로 섭취를 해야 되지만 불에 구워 버린 지방은 모두 산화 지방이 되어 모두 내 몸에 독소로 작용한다. 식용유의 사용도 문제가 심각한데, 식용유에 열을 가하면 그 기름들이 모두 산화되고, 산패가 되면서 트랜스 지방으로 바뀐다. 이렇게 트랜스 지방화된 지방을 많이 먹게 되면 내 몸의 세포들을 트랜스 지방이 다 둘러 싸버리게 된다. 그렇게 되면 세포들의 세포호흡 능력이 떨어지게 되는데 이런 세포 호흡률이 35% 이하로 떨어지면 바로 암의 싹이 자라게 된다. 식용유를 많이 사용하여 음식을 조리할 때 암 발생이 많이 증가한다는 보고서가 많이 있다. 삼겹살을 불에 구워 자주 먹는 것은 대장암 발병의 주원인이 될 수 있다. 참고로 트랜스 지방이 많은 음식이 또 하나가 있는데 여러분이 좋아하는 아이스크림이다. 딱딱한 아이스크림이 부드럽게 떠지기 위해서는 트랜스 지방이 많아야 된다는 사실을 하나 기억할 것. 아이스크림은 설탕+냉기+트

랜스 지방으로 여러분을 3연타로 괴롭히는 것이다. 적당히만 드실 것.

사람마다 체질이 있고, 각 체질에 따라 맞는 고기도 다르다. 고기를 아주 안 먹을 수는 없다. 건강과 삶의 즐거움은 같이 가야 한다. 다만 고기는 적게 먹는 것이 건강에 유익하다. 고기를 많이 먹을수록 그 사람은 나트륨 과다가 되기 쉽고, 지방, 단백질만 넘치고, 비타민, 미네랄, 효소, 식이섬유는 갈수록 부족한 사람이 되어 지방, 단백질이 더 연소가 되지 않고 태워지지 않으며, 태워지더라도 계속 불완전 연소나 부패가 일어나 피가 탁해지면서 내 몸의 피는 산성피가 되고 이로 인해 저항력이 떨어져 면역력이 급전직하하게 된다. 산성피는 아토피나 알레르기를 유발하고 고혈압, 당뇨, 비만, 암을 부른다.

면역력을 기르려면 뭘 먹어야 하나요?라고 묻는다면 나는 "고기 섭취를 확 줄여주세요"라고 말할 수 있겠다. "설탕, 식용유, 우유, 계란, 고기만 줄여도 당신의 면역력은 확 높아집니다"라고. 그러나 오늘도 여러 방송의 TV 속 요리 프로그램에서는 식용유로 볶고, 설탕을 듬뿍 넣고, 고기를 구워서 맛있게 먹는 모습을 보여준다.

일단 몸에 해로운 것을 덜 먹고, 몸에 좋은 것을 찾아 먹으면 면역력과 건강이 좋아지는 것은 당연한 일인데, 우리는 늘 당연한 일을 하는 것이 어렵다. 옳은 일과 바른 일이 어떤 것인지 잘 알지만 지키기 어려운 것처럼, 몸에 좋은 음식이 어떤 것인지는 다 알지만 잘 챙겨 먹지 못하고 나쁜 음식의 유혹에 잘 넘어가니까 말이다. 그런데 나쁜 음식은 먹으면 배가 아픈 것으로 끝나지 않는다. 나쁜 음식은 소화 과정에서 많은 독을 배출한다. 나쁜 음식과 잘 어울리는 콜라는 최악의 음식에 속한다.

Kevin은 베트남에서 몇 년간 지내면서 베트남 사람들을 많이 알게 되었는데, 재밌는 사실을 하나 알게 되었다. 처음 살았던 곳은 하노이였는데, 하노이에 사는 젊은 사람들을 보고 깜짝 놀랐다. 왜냐하면 20대 30대 여성들이 살찐 사람이 거의 없었기 때문이다. 10명 중의 9명은 거의 40킬로대의 몸무게를 유지하고 있고 군살이 거의 없었다. 중년이 넘어가는 남자와 여자들도 모두 거의 날씬한 사람들이 대부분이었다. 반면에 호치민시에 가니 같은 연령대의 여성들이 10명에 5~6명은 한국인처럼 살찐 사람들이 많았다. <u>같은 베트남 사람인데 체형이 너무 달라서 곰곰이 원인을 생각해보니, 이것은 역시 음식 문화와 관련이 있었다.</u>

하노이는 하노이 전통음식 위주로 식사를 많이 한다. 시내를 돌아다녀봐도 패스트푸드점이 잘 보이지 않고, 번잡한 시내에나 가야 서양식 음식점이 보인다. 그와 반면에 호찌민은 일찍부터 상업 도시였기 때문에 한국의 식당가와 같이 서양식 음식점이 매우 많다. 거리를 다녀보면 금방 안다. 식당수도 호찌민이 10배는 많은 것 같다. 하노이는 서양식 음식을 찾아보기가 매우 힘들다. 그렇기 때문에 서양식 음식에 익숙해진 호찌민 여성들은 한국의 여성과 비슷한 비율로 비만인 사람이 많은 것이다.

*하노이는 북부에 위치한 정치의 도시이자 수도이고, 호찌민은 남부에 위치한 경제의 제1도시이다. 하노이와 호찌민의 거리는 1,000km가 넘는다.

우리가 흔히 서양인들의 체취에서 암내가 난다고 한다. 그 암내의 정체는 무엇이고, 암내는 왜 나는 것일까? 그 암내는 바로 사람이 먹은 음식 중 단백질이 분해될 때 단백질의 성분 중 하나인 질소가 암모니아 성분으로 바뀌면서 생기는 것이다. 또한 육식을 많이 하면 방귀 냄새가 매우 고약하게 난다. 장에서 심하게 부패가 일어나기 때문이다. 체취가 고약하고, 방귀가 고약하면 무슨 병이 온다? 바로 대장암이 오는 것이다. 한국에서 남성 암의 2~3위를 달린다.

−콜라나 사이다를 좋아하면 생기는 일

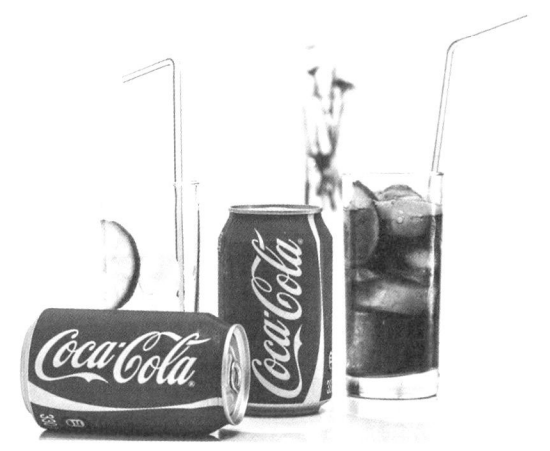

마약보다 콜라를 마셔서 병이 생긴 사람이 훨−씬 많을 것이다

−콜라를 마시면 생기는 7가지 문제는 다음과 같다.

1. 콜라를 상온의 온도로 마시는 사람은 없다. 4℃로 차갑게 마시므로 복부 냉기를 유발한다. 2. 염산과도 비슷한 강한 산성으로 입안에서 치아를 부식시킨다. 3. 탄산가스(H_2CO_3)는 칼슘(Ca)과 결합하여 탄산칼슘($CaCO_3$)을 만들고, 이것은 바로 돌이다. 즉 치석이나 결석 같은 몸속의 돌을 만든다. 4. 콜라에 첨가하는 액상과당의 당분은 뇌가 필요 이상의 당분이 흡수되고 있어도 그 '당분이 과잉'이라는 신호를 내지 못하게 만들어 계속적으로 당분을 더 먹게 만든다. 과잉으로 섭취된 당분은 '당 독소'로 작용하고 당뇨를 유발할 수 있다. 5. 액상과당 속의 당분은 체외로 빠져나가면서 반드시 칼슘을 데리고 나가기 때문에 골다공증을 일으키게 된다. 6. 칼슘이 부족해지게 되면 뇌 신경세포의 신경전달에 문제가 오면서 신경발달 장애를 일으키고, 아이들의 성격이 ADHD라고 불리는 과잉 행동 장애를 유발하거나

짜증을 잘 내고 산만하며 우울증, 불면증을 겪게 만든다. 7. 콜라 속의 다양한 식품 첨가물들은 장 융모 세포를 파괴하고 장누수증후군을 유발하여 피부병이나 염증을 유발하기 쉽다.

세계에서 매출이 어마어마한 코카콜라 회사는 전 인류의 건강을 해치면서 돈을 벌고 있는 악덕 기업이다. 요새 우리나라 라면이 전 세계인의 입맛을 사로잡고 있다니 이 또한 큰 죄를 짓는 것이다.

의사들은 TV에서 저염식을 외치지 말고 설탕을 먹지 말라고 외쳐야 한다.

몸에 이익이 되는 좋은 소금은 오히려 먹지 말라고 방송마다 나와서 강력하게 얘기하면서, 몸에 해로운 설탕에 대해서는 소금만큼 강력하게 먹지 말라고 하지 않는다. 이런 음식 지도 또한 의사들의 큰 잘못이다. 의사의 말을 믿고 따를 수 있는 것이 과연 몇 가지나 되는가?

- 여러분 세상 살아가는 게 좀 억울하지 않습니까?

이 세상을 30~40년 이상 살아보신 분들은 이해하시고 공감하실 것이다. 세상을 살아간다는 것은 매번 새로운 선택을 해야 하는 것과 억울함을 참고 견뎌 나가야 하는 과정을 반복하는 것이다. 그 선택은 사소한 점심 메뉴를 고르는 일부터 결혼과 같은 일생을 바꾸는 일일 때도 있다. 어릴 때는 가정 안에서 엄마, 아빠가 하시는 말씀을 따라서 해야 했고 나의 의지와 상관없이 하기 싫은 공부나, 음악, 미술을 해야 하는 경우도 있었을 것이고 초, 중, 고등, 대학교에 다니면서 만나는 선생님들(훌륭하신 선생님도 많지만, 정말 이상한 선생님들도 있다)에게 절대 순종해야 하는 상황, 그리고 직장 생활 시에 직장 상사나 동료를 대해야 하는 상황, 혹은 사업을 하면서 만나는 파트너에 이르기까지 수많은 선택을 했어야 했을 것이며 때로는 속상하고 억울한 일들이 많았을 것이다. 오죽하면 죄를 짓고 감옥에 들어가서 수용 생활을 하는 죄수들도 다 억울하다고 하지 않는가?

내가 몸이 아플 때 나를 제대로 고쳐줄 의사를 만나지 못하는 것도 정말 억울한 일 중의 하나다. 의사의 말대로 따라서 제대로 약 먹고, 음식 조절하고, 운동하고, 조심해도 내 병은 낫지 않고 더욱 심해지기만 하는 경우가 많기 때문이다. 내가 잘못한 것인가? 의사가 진단과 처방을 잘못한 것인가? 대부분의 경우에는 의사의 진단과 처방이 잘못되었다고 생각하는 것이 Kevin의 생각이다.

-여러분은 몸이 아파서, 병원이나 한의원에 갔을 때 속 시원히 내 맘에 들게 잘 낫던가?

아주 극소수의 사람들만 그렇다고 대답할 것이다. 그래서 우리는 치료받으려 해도 잘 낫지 않는 이 상황을 억울하게 생각하고 개선하려고 해야 한다. 전 세계적으로 의학이 주류인 지금의 의료 현실에서 이렇게 환자들이 낫지 못하고 고생하는 것에 대해 진지하게 생각을 해 보아야 한다. 그리고 바꿀 방법을 찾아야 한다.

> 우리는 진짜 의학이 뭔지, 진짜 과학이 어떤 것인지 알고 있다고 생각하는가? 여러분은 이렇게 과학이 발전한 지금에도 이렇게 병으로 아프고 고생하는 사람이 많다는 것에 대해 분노하고 억울하게 생각해야 한다. 의사들이 하는 얘기들이 정말 옳은 의학이고, 옳은 과학인지 따져 보아야 하지 않겠나? 적어도 지금 세상에서는?

과학은 발상을 전환한 똑똑한 1명이 전체의 패러다임을 바꾸는 학문이다. 15세기에 미켈란젤로, 레오나르도 다빈치와 같은 천재가 있었고 최근에는 아인슈타인, 스티븐 호킹, 일론 머스크와 같은 사람이 있다. 그러나 의학의 발전은 너무도 더디고 큰 발전이 없다. 제약

산업은 엄청나게 커지고 진단 장비의 정밀성과 가격은 올라갔지만 여러분의 치료 만족도는 이와 절대 비례하지 않는다.

한의사로서 20년 가까이 임상을 해 보니 여러분들이 지금 처한 의료 현실(진단율과 치료율이 형편없다는 현실)은 전혀 만족스럽지가 못하고, 이런 환경에 처한 여러분들이 너무 안타깝고, 불쌍하다.
내 몸이 왜 아프고, 내가 왜 병원과 한의원에서 치료를 받아도 낫지 않는지를 정확히 알기 바란다. 그래야 억울하지도 않고, 내 몸과 마음을 치료할 수 있는 방법도 알게 된다.

의사들, 특히 서양 의학을 배운 의사들은 자신의 직업에 대해 각별한 자부심과 배타적인 면허증의 힘과 정부가 보장해주는 의료시스템으로 인해 진입장벽을 높이 세우고, 난공불락의 요새 속에서 살아가며, 의료 분야의 권위자로 살아간다. 그러나 의사들은 Kevin이 지금부터 다루는 양약들의 문제에 대해서 솔직하고 겸허하게 답을 할 수 있어야 한다. 여러분들은 Kevin이 지금부터 얘기해주는 양약 이야기를 들으면서 과연 현대 의학이 진실로 인간을 치료하는 의학이 맞는지를 생각해 보기 바란다.

이제부터 Kevin이 다룰 양약들은 병원과 약국에서 제일 많이 사용되는 약들로서 지금도 매일 의사들이 이런 약들을 처방하고 있다. 과연 이런 약들을 처방하는 것이 진짜로 환자들의 병을 고치는 것인지 아니면 기존의 병을 더 키우고, 거기에 더해 새로운 병을 만들고 있는지를 잘 판단해 보아야 한다.

이제부터 양방에서 많이 처방하는 양약에 대해서 설명을 하고자 한다. 이 약들은 여러분들이 어딘가가 아프면 흔하게 약국이나 병원에서 처방받아 복용해왔던 약들임을 알 수 있다. Kevin도 과거에 처방받아서 먹거나 약국에서 사서 복용한 적이 있다.

아래에 언급하는 양약들은 병원에서 매우 자주 처방되는 약들로서 의사도 별 부작용이 없다고 얘기하는 약들이다. 그러나 의사가 처방하는 약이 의사의 생계 수단이 되기에 '사소한 부작용은 뭐 약이 다 그런 거지' 하면서 지나칠 상황들이 아니다. 또한 Kevin이 설명하고자 하는 의미는 "양약이 이런저런 부작용이 있어서 복용하지 말라"는 내용이 아님도 알아야 한다. 내가 말하고자 하는 것은 양약 자체에 대한 고민이다. 자연의 치유 법칙을 거스르는 양약의 복용을 굳이 해야 할 필요가 있느냐는 주장인 것이다.

아래 내용은 양약의 원리에 대해 설명할 것인데, 여러분들이 이 약들이 작용하는 원리를 보다 보면, 제약회사는 약을 만들 때 "왜 이렇게 환자의 증상을 감추는 데만 급급하고 질병이 발생하는 근본 원인을 보지 못할까" 하는 생각이 자연스럽게 들 것이다. 그런 생각이 들지 않는다면 이 내용을 꼼꼼히 되새기지 못한 독자이므로 다시 한번 정독하기 바란다. 사실 조금만 센스가 있는 독자라면 이런 생각까지 이를 수 있다.

> 아~! 양약은 한계가 분명한 약들이구나, 양약으로 하는 치료는 근본치료와는 거리가 멀구나! 의학이 인체를 잘못 보고 있으며 의학의 기본 개념부터가 잘못되어 있구나~!!

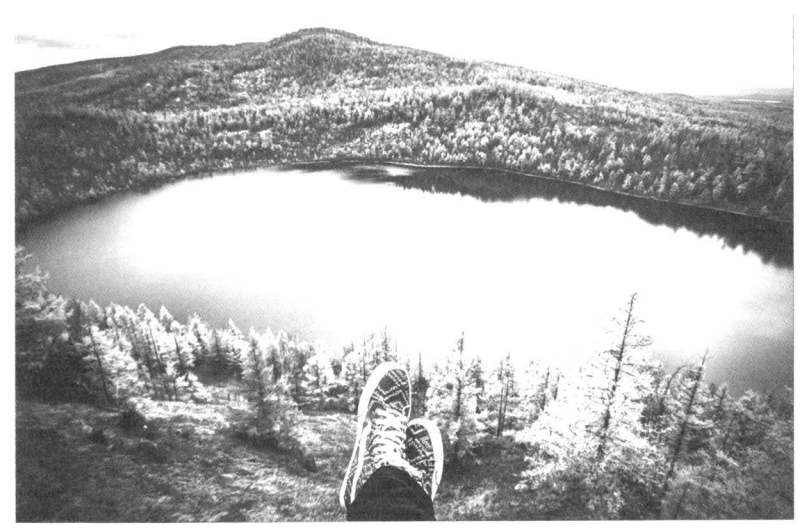

모를 때야 몰라서 그랬다지만
이 책을 읽고도 계속 같은 길을 가시면
안 됩니다. 80살을 먹어도
이런 곳 직접 걸어서 올라가셔야죠

12장 여러분이 그동안 몰랐던 양약의 실체, 이제는 알아야 한다

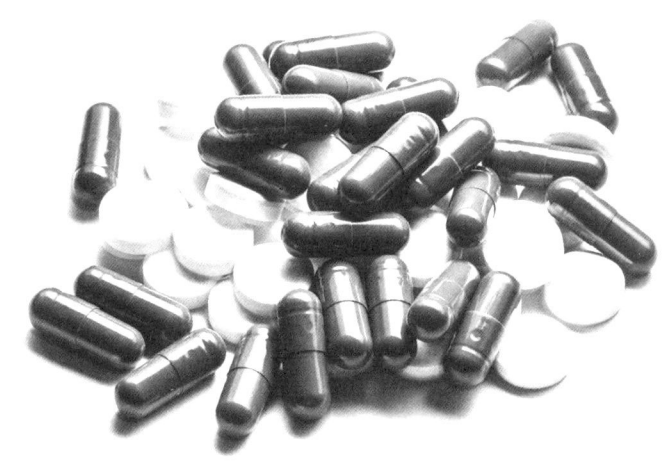

- 고혈압약의 문제

1950년대에는 전 세계적으로도 먹을 만한 양약이라고 할 만한 것이 없었다. 그리고 1950년대에 시판되던 혈압약을 현재까지 쓰는 약이 하나도 없다. 현재 우리나라에서 시판되는 혈압약만도 400여 종에 이른다. 국민건강보험에서 혈압약 복용으로 인해 지출되는 건강보험료만 해도 수조 원에 이를 것으로 생각된다. 1950년대에는 혈압약이 있었어도 부작용이 워낙 많았기 때문에 혈압약을 먹고 난 후에 약화 사고가 많이 발생하였다. 그래서 1950년대에 개발된 혈압약 중에 지금 처방되고 있는 약은 단 하나도 없는 것이다. 지금의 의사들은 말한다. 현재는 혈압약의 부작용이 매우 줄어서 평생 먹어도 큰 문제가 발생하지 않는다고.

그러나 이는 얼마나 무책임한 말인가를 알 수 있는 자료가 있다.

과거 1950년대~1980년대 즈음에는 뇌혈관이 터지는 "뇌출혈"이 주로 왔다. 10명 중 9명은 혈압이 높아 혈관이 터지는 뇌출혈 위주로 중풍이 왔다면, 최근 몇십 년간은 과거와는 정반대로 10명 중 9명이 혈관이 터지는 것이 아닌 뇌혈관이 막혀서 오는 "뇌경색"이 왔다.

> 70년 전: 혈압이 높아↑ 뇌혈관이 터지는▲ 뇌출혈이 90%/뇌경색은 10%
> 최근 : 혈압이 낮아↓ 뇌혈관이 막히는▼ 뇌경색이 90%/뇌출혈은 10%

혈압이 높아서 고혈압이 되고 혈압약을 처방하니 뇌혈관이 터지지 않아서 좋았다. 그런데 혈압약을 먹어서 혈압을 억지로 낮추니 뇌혈관이 막히는 뇌경색이 와 버린다.

조삼모사(朝三暮四)도 이런 조삼모사가 없다. 조삼모사(朝三暮四)라는 고사성어의 기원은 이렇다. 중국 송나라 때에 원숭이에게 하루에 7개의 상수리를 주었는데 아침에는 3개를 주고 저녁에는 4개를 준다 하니, 원숭이들이 화를 내었다. 그러자 말을 바꾸어 아침에는 4개를 주고 저녁에는 3개를 준다고 하니 원숭이들은 기뻐하였다. 이것이 그 유명한 조삼모사의 고사성어가 아닌가? 우리를 원숭이 정도로 생각하는 것이 아닌지 모르겠다.

이런 말도 안 되는 약을 가지고 국민건강보험공단에서 매년 수조 원씩을 지출해야 한다는 것이 너무 어이가 없지 않은가? "혈압약 안 먹으면 큰일 나요" "혈압약은 함부로 끊으면 안 돼요" "혈압약은 한 번 먹으면 죽을 때까지 먹어야 합니다"라는 등의 복약 지도들을 흔히 들어봤을 것이다. 중풍이 오는 양상이 달라졌을 뿐인 이런 통계를 보면 얼마나 어이없는 행위들을 하고 있는 것인가를 볼 수 있다.

이 결과만 놓고 봤을 때 혈압약을 먹는 게 맞는가? 혈압약을 먹지 않는 게 맞는가? 뇌혈관이 터져서 중풍이 오나, 뇌혈관이 막혀서 중풍이 오나, 중풍 환자가 되는 것은 매한가지가 아닌가?

혈압약을 먹을 때와 먹지 않을 때의 차이점은

1. 혈압약을 사 먹기 위해 돈을 내야 하고,
2. 하루에도 몇 번씩 혈압약을 먹는 불편함을 감수해야 하고,
3. 혈압약 복용으로 몸 곳곳에 생기는 부작용을 겪어야 한다.
4. 매번 혈압약을 타기 위해 차비와 시간을 들여 병원에 가야 한다.
5. 의사와 약사, 병원들은 혈압약을 팔아 돈을 번다.

결론: 혈압약을 먹으나 안 먹으나 중풍을 피하기 어렵고, 시간과 돈을 들여 혈압약을 먹어도 결국 중풍이 온다. 중풍이 오면 응급상황이 오기 때문에 병원에 입원하여 수술을 한다. 혈압약 부작용으로 인해 안과질환, 심장질환, 혈관질환, 신장질환, 관절질환, 발기 부전 등의 질병들이 온다. 이를 치료하기 위해 병원에 다시 가고, 다시 또 다른 약을 타서 먹는다. 약을 먹어도 병이 낫지 않고 다람쥐 쳇바퀴 돌 듯 기존 약에 또 다른 약이 추가될 뿐이다.

통계자료로만 혈압약의 문제를 알 수 있는 것이 아니고 실제로 혈압약의 기전을 보면 혈압약을 먹지 말아야 할 당연한 이유가 있다. 혈압약은 어떤 원리로 혈압을 낮추는 것이며 이로 인해 어떤 부작용이 있는지를 알아보자.

－혈압약의 부작용

혈압약을 먹지 않고 살 수 있는 방법을 이해하려면 혈압이 왜 오르는지를 알아야 한다.

> 인체에서 나타나는 모든 증상은(불편한 증상) 모두 내 몸이 나 스스로를 치료하고 살리기 위해서 발현된다. 열이 나고, 땀이 나고, 몸이 붓고, 한기가 들거나, 콧물이 나고, 온몸이 가렵고, 뾰루지가 나고, 혈압이 오르고, 어지럽고, 머리가 아픈 등등의 모~든 증상들은 내 몸이 나 스스로를 보호하기 위해서 발생한다.

환자에게는 내가 불편하다고 느낄 수 있는 이런 증상들이 빨리 해소되면 좋은 것 같지만 사실은 좋은 것이 아니다. 열이 나는 원리와, 땀이 나는 원리, 몸이 붓는 원리, 콧물이 나는 원리를 이해하면 Kevin의 말뜻을 이해할 수 있게 된다. 열이 나는 원리와 내 몸에서 열을 내는 이유는 해열제의 문제 편에서 다루니, 뒷부분에서 읽어 보면 되겠다. 혈압이 오르는 원리와, 혈압이 오르는 이유를 나누어서 보면 혈압이 오르는 상태에 대해 이해하게 되고, 이에 대한 자연스런 해결책이 도출될 수 있다.

혈압이 오르는 것은 소금을 많이 먹어서 그렇다는 의사들의 어이없는 주장에 전혀 동감할 수도 없지만 혈압이 오르는 원리는 이미 의대 교과서에 다 적시가 되어 있다. 이미 다 배웠으면서도 모든 의사가 다 잊어버린 것인지, 아니면 모른 척하는 것인지 나는 정말 모르겠다.

혈압이 높아지는 것은 2가지 원인으로 보면 된다.

1. 혈관을 지나는 피가 끈적하거나 혈관이 막혀 있는 것이다. 혈액이 오염되고 끈적해지는 다양한 이유가 있는데 예를 들면 단 음식이나 튀긴 음식을 많이 먹어도 그럴 수 있고, 혈액이 산성화가 되어도

혈액이 끈적할 수 있다. 활성산소의 공격으로 적혈구가 많이 파괴된 사람들도 혈액이 끈적해질 수 있다. 몸에 염증이 많고 열이 나도 그럴 수가 있고, 평소 물을 잘 먹지 않는 사람도 피가 끈적해질 수 있다. 물만 지나가는 호스보다 죽 같은 점도 높은 액체가 호스를 지날 때 더욱 압이 오르고 지나가기가 힘들다. 그래서 혈압이 올라간다.

> 2. 혈관이 막혀도 혈압이 높아질 수 있다. 여기서 의사나 일반인들이 모르고 있는 매우 중요한 사실이 있는데 **혈관이 막혔다는 그 개념이다. 우리는 혈관이 막혔다고 하면 동맥이나, 정맥 같은 큰 혈관이 막혔다는 것을 떠올리는데 여기서 대단히 큰 실수가 발생한다.** 의사들이 일반인들과 같은 수준의 생각을 하고 있다는 것도 바로 여기서 나오는데 큰 혈관이 플라크(Plaque) 혹은 스케일(Scale)이라고 하는 칼슘+콜레스테롤 덩어리가 혈관 벽에 붙어 죽상동맥경화를 만든다고 알고 있다. 그렇게 막힌 혈관들로 인해 혈압이 상승한다고 보고 있는 것이다. 그러나 이것은 크게 잘못된 생각이다. 정말 큰 잘못이다.

<u>아차차~! 이런 단순하고도 잘못된 고혈압에 대한 개념 때문에 우리가 고혈압약을 수십 년간을 먹고도 결국 당뇨나 중풍으로 인생을 마감하게 되는 결과를 만들고야 만 것이다.</u> 현재 진료를 하고 있는 현직 의사나 한의사, 약사들도 이런 잘못된 개념에서 벗어나지 못하기 때문에 고혈압을 만성병, 생활 습관병, 순환기계의 불치의 병으로 인식해버리는 것이다.

대체 무슨 말인고 하니 혈관이 막힌다고 할 때 동맥이나 정맥이 막혀서 혈압이 올라간다고 생각하면 안 된다는 것이다. 그렇게만 생각하니 고혈압을 이해하지 못하고 고혈압이 낫지 않는 것이다.

> 고혈압이 오는 진짜 원인은 동맥, 정맥이 막히는 것보다 머리카

락 굵기보다 수십 배가 가는 모세혈관이 막혔기 때문이다!

이 사실을 모르고 있으니 아무리 고혈압약을 먹어도 혈압이 낫지 않고 병만 더 키우는 꼴이 되는 것이다. 고혈압은 모세혈관이 막혀서 온다. 모세혈관이 막혀 가면 그보다 큰 정맥과 동맥도 막히지 않겠는가? 눈에 잘 보이는 정맥이나 동맥을 보았을 때 혈관이 막혀 있다면 모세혈관은 보나 마나 막히지 않았겠는가!! 큰 관이 잘 막히겠나? 작은 관이 잘 막히겠나?

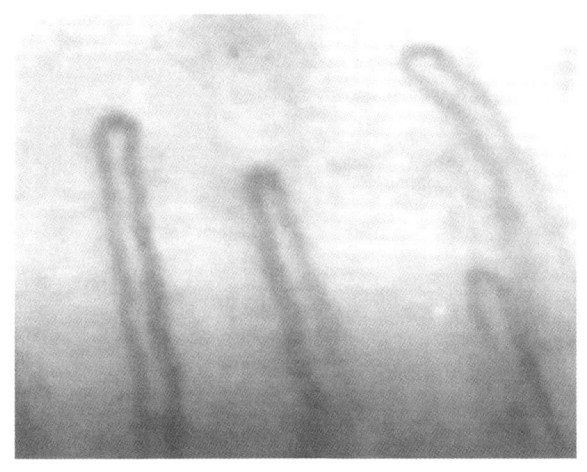

건강한 모세혈관의 모습이다. 길쭉하면서 끝이 U자를 뒤집어 놓은 것 같은 모세혈관의 형태가 가장 건강한 모습이다. 모세혈관에 문제가 오면 길쭉한 모양에 변형이 오거나 모세혈관 수가 늘어나거나 길쭉하지 못하고 구불구불해지는 등 한눈에 봐도 알 수 있는 형태의 변화가 온다. 예를 들어 수족이 냉하고 저혈압인 사람은 모세혈관 색이 붉지도 않고, 위 사진처럼 길쭉하지 않고 아주 난쟁이같이 작은 모세혈관이 보인다

모세혈관은 우리 온몸에 12만km나 뻗어있다. 12만Km에 해당하는 모세혈관의 길이는 지구를 약 두 바퀴 반 돌 수 있는 길이이며 지구와 달의 거리의 1/3에 해당한다. 지구의 어떤 성능 좋은 모터가 머리카락 굵기의 1/20에 해당하는 가는 모세혈관 12만Km를 통해 물보다 찐득한 혈액을 이쪽 끝에서 12만km 반대 끝까지 밀어

낼 수 있단 말인가? 여러분도 설마 우리의 오른손 주먹만 한 심장이 모세혈관 지구 두 바퀴 반 거리를 심장의 힘만으로 밀어내고 있다고 믿고 있는가? 지구를 두 바퀴 반을 도는 거리를 심장의 힘으로 밀어내고 있다고? 전혀 말도 되지 않는 일이다.

여러분이 서울에서 부산까지 거리만 생각해 봐도 그 머리카락 굵기의 20분의 1에 해당하는 굵기의 관이 부산에서 서울까지 뻗어있다면 여러분의 작은 심장으로 혈액을 이 끝에서 저 끝으로 보낼 수 있을 거 같은가? 지구 두 바퀴 반이라고 하면 이건 상상조차 힘들다. 그런데 여러분의 손을 지나간 혈액은 1분 만에 발끝까지 돌고 다시 돌아온다. 하루에 6톤의 피가 전신을 돌고 있다. 심장의 힘만으로 혈액을 돌릴 수 있는 것이 아니고, 반드시 모세혈관의 협조가 필요하다. 모세혈관의 삼투압 작용 없이는 심장 하나로 이렇게 많은 양의 혈액을 빠르게 돌릴 수가 없다.

심장을 나온 혈액은 동맥을 지날 때는 1초에 33cm를 통과하고 모세혈관을 지날 때는 1초에 0.3mm를 통과한다. 속도만 비교해 봐도 노폐물이나 찌꺼기가 쌓이면 모세혈관에 쌓이기가 쉽다. 왜냐하면 노폐물이나 찌꺼기는 속도가 느릴 때 쌓이는 것이지, 빠르게 흘러버리면 이끼든, 노폐물이든 쌓일 수가 없는 것과 같은 이치다. <u>이런 이유로 모세혈관은 정맥이나 동맥보다 먼저 손상이 오고, 혈관에 변형이 온다. 이 역시 모세혈관은 눈에 보이지 않기 때문에, 그 중요성을 모르고 진단 시에도 모세혈관의 문제를 간과하기 쉽다.</u>

정맥이 막히거나, 동맥이 죽상동맥경화가 일어났을 경우에는 모세혈관은 이미 큰 병이 온 것이다. 그래서 고혈압 환자들의 모세혈관을 관찰해보면 모세혈관의 손상이 보인다. 고혈압이 있는 환자의 모세혈관은 혈관의 형태가 충혈이 되기 때문에 정상적인 모세혈관보다 뚱뚱하다. 이렇듯 눈에 보이지 않는 아주 작은 모세혈관이 동맥이나, 정맥보다 더 정확히 나의 혈관 상태를 알려준다.

자, 이제 정리해보자. 혈관이 막혀서 혈압이 올라간다고 할 때 그 혈관을 동맥, 정맥 같은 큰 혈관이 막혔다고 생각하지 말라. 그런 동맥이나, 정맥 같은 큰 혈관이 막힌 것으로 검사상 나올 정도면, 머리카락 굵기의 20분의 1에 해당하는 모세혈관은 얼마나 구석구석 많이 막혀 있을까? 구석구석 혈관이 막혀 있다는 증거는 신장의 사구체 여과율이 떨어진 것으로 알 수 있을 것이고 눈에 백내장이 오거나, 녹내장 등이 온 것이 그 증거가 될 수 있다. 남성의 발기능력이 저하된 것, 무릎 관절이 손상이 온 것이 모두 그 부위의 모세혈관들이 막힐 때 발생하는 증상과 병이기 때문이다. 신장, 눈, 성기, 무릎 관절, 인대 같은 곳은 모두 모세혈관이 엄청나게 빽빽하게 들어찬 부위다.

> 여러분~! 여기에 답이 있는 것이다. 혈관 막힘에 의해 고혈압이 온 것은 지구 두 바퀴 반을 도는 길이의 모세혈관이 막힌 것이라는 말이다. 혈액이 끈적해지면 혈압이 올라가고, 이렇게 모세혈관이 막히면 그때 혈압이 올라간다. 혈액이 **뻑뻑**해진 당신이 이 모세혈관 속으로 혈액을 돌리기 위해서 혈압을 올리는 것이고, 이 혈압이 올라가지 않으면 당신의 사지말단이나 눈, 코, 귀, 입, 뇌, 관절, **뼈**, 성기 부위로 혈액이 가지 못하면서 차근차근 당신의 몸은 병이 드는 것이다.

고혈압의 치료는 모세혈관의 치료다!!

모세혈관이 뚫리다 보면 동맥과 정맥에 있는 플라크 혹은 스케일이 제거되면서 당신은 더 이상 혈압을 올릴 필요가 없어지고 혈압이 정상을 찾아가며 오히려 혈압이 정상보다 더 떨어지는 경험도 할 수 있다.

> 그런데 과연 의사들이 지금 매일 처방하는 혈압약은 모세혈관을 뚫어주는 약일까? 여러분 생각에는 어떨 것 같은가? 당연히 아니다! 그러니 근본치료와는 거리가 멀 뿐만 아니라 고혈압 약을 먹을수록 여러분의 병은 갈수록 악화되는 것이다.

Kevin과 함께 모세혈관을 치료하는 법을 배우면 고혈압을 비롯한 심혈관질환을 셀프로 치료할 수 있다.

−뇌혈관이 터지는 이유

> 예를 들어 김만수 씨(60세)가 혈압이 180/100이라고 해 보자. 이 김만수 씨가 어느 날 갑자기 쓰러졌다고 가정해보자. 그러면 사람들은 그분이 혈압이 근래에 막 올라가더니 혈압에 의해 뇌혈관이 터지고 뇌출혈이 오면서 중풍이 왔다고 말을 할 것이다. 사람들은 모두 김만수 씨가 혈압이 올라서 뇌혈관이 터지면서 갑자기 쓰러졌다고 얘기를 할 것이다.

자, 여기서 다시 한번 생각해보자. 뇌혈관이 터진 이유가 과연 혈압이 올라서 터진 것이 맞는 것인가?

> 혈압은 왜 올랐는가? 모세혈관과 정맥, 동맥 혈관이 막히기 시작하니까 심장에서 피를 내보내려고 해도 혈관이 좁아지고 막혀 있으니, 혈액의 순환이 잘되지 않는다. 그렇기 때문에 심장은 압력을 높이는 것이다. 혈관이 막히는 이유 중에 가장 큰 원인이 화식(火食)을 비롯한 잘못된 식습관을 하는 것인데, 화식을 하는 습관을 버리지 않으니까 위에서 설명한 모세혈관이 막히기 시작

하고 이것이 계속 번져가면서 동맥, 정맥에 노폐물이 더욱 쌓이면서 혈관은 더더욱 막히는 것이다.

=> 막힌 혈관 때문에 어쩔 수 없이 혈압이 올라간 것이다. 그래야 뇌로, 사지말단으로 피를 보낼 수 있기 때문이고, 막힌 혈관이 뚫리기만 하면 당연히 혈압은 올라갈 필요가 없다.

그러면 뇌출혈이 온 사람은 혈압이 갑자기 올라갔기 때문에 뇌혈관이 터진 것인가? 아니면 평소에 혈관이 막혀 있었기 때문에 터진 것인가? 혈관이 터지는 것은 그 터진 부위의 혈관이 1차로 혈관 벽에 이미 손상이 와 있었던 것이고, 그 부위의 혈관이 스케일링(혈관의 죽상경화)이 잔뜩 끼어 혈관까지 좁아지며 압력이 더 쉽게 높아질 수 있을 때 이 약해진 부위가 터지는 것이다.

즉
1. 혈관이 염증에 의해 손상이 와서 혈관 벽이 약해진 상태 +
2. 스케일이 쌓이면서 혈관이 좁아지고, 혈액의 유속이 **빨라지고** + 3. 그 부위를 혈액이 지날 때 압력이 급격히 올라가는 조건, 이 3가지 조건이 만족이 되어야 터지는 것이다. 혈압이 올랐다고 중풍이 오지는 않는다는 것.

건강한 혈관은 원래 혈압이 200을 넘어도 견딜 수 있다. 철인 3종 경기를 하거나 갑자기 100미터 시합을 할 때처럼 혈압이 급상승하는 상황이 되어도 인간의 혈관은 그 혈압을 버티게 설계되어 있기 때문이다. 다만 혈관 벽이 손상되어 있거나, 혈관 벽에 스케일이 끼어 있다면 높은 혈압을 견디지 못하고 터질 수 있다는 말이다.

> **결론:**
>
> 혈압이 올라서 혈관이 터진 것이 아니고, 혈관이 손상되고 막히면서 터진 것이다. 그래서 뇌출혈은 혈관이 막혀서 온 것이지, 단순히 혈압이 높아져서 오는 것이 아니라는 것. 뇌출혈이든, 고혈압이든 이 문제들을 해결하는 방법은 막혀 버린 모세혈관을 뚫어주는 것이 진정한 근본치료다!

―바보 같은 혈압약의 원리

혈압약은 여러 종류가 있다. 이제부터 혈압을 제어하는 의학의 어이없는 개념을 한 번 보시기 바란다.

―혈압약의 종류

1. 혈관의 압력을 줄이기 위해 혈액 속의 수분을 소변으로 배출시켜 버린다. 체내에 혈액을 비롯한 체액의 양이 많으면 혈압이 올라가기 때문에 신장을 통해 소변을 강제로 배출시키는 이뇨 작용을 시키는 혈압약이 있다. 신장에서 억지로 소변을 내보내는데, 바로 이뇨제로 작용하여 신장에 무리를 준다.

2. 혈압이 높아지면 심장의 박동이 빨라지므로, 심장의 박동을 느리게 해서 혈압을 낮춘다. 잘 뛰고 있는 심장을 못 뛰게 억지로 저지시키는 것이다. 그러면 피가 전신 구석구석으로 제대로 전달되지 못하는 일이 생긴다. 정말 재밌다!

3. 혈관이 좁아져서 문제가 오니 혈관을 넓혀 버린다. 혈관이 너덜너덜해짐

자, 이것이 우리가 복용하고 있는 혈압약의 원리다. 자, 이 중에서

Kevin이 조금 전에 고혈압이 오는 원리를 설명하였는데, 고혈압이 오는 원인을 근본적으로 제거한 혈압약의 원리가 이 중에 하나라도 있었는가? 이 혈압약 중에서 모세혈관의 플라크나 스케일을 제거하여 모세혈관을 건강하게 되돌려 근본적으로 혈압을 낮출 수 있게 해주는 혈압약이 존재하는가 말이다! 없다~!!

이런 혈압약을 복용하여 혈압이 떨어지면 당장 뇌로 가는 혈액이 줄어들며 바로 뇌가 위험에 빠진다. 뇌로 혈액을 보내려면 중력을 거슬러 올라가야 하므로 심장은 더 강하게 펌프질을 해야 한다. 그런데 뇌를 살리고, 사지말단까지 피를 보내서 사지말단의 모든 근육세포와 지방세포, 신경세포, 혈관 세포, 혈액세포, 점막 세포가 피를 받아먹어야 하는데, 혈압약은 심장을 오히려 못 뛰게 만들어 버린다~!!

피가 끈적하거나 모세혈관, 동맥, 정맥이 플라크로 막혀서 혈압을 180으로 올려주지 않으면 혈액을 받아먹지 못하는 세포가 생기기 때문에 내 몸이 살기 위해서 혈압을 180으로 올려 주는 것인데, 180은 정상 수치 범위에서 벗어났기 때문에 위험하니 140으로 낮추는 혈압약을 써버린다는 것이 바로 지금 현대의학의 원리다.

Kevin이 의사들의 수치 놀음에 속지 말라고 하는 강력한 이유가 바로 이것이다. 혈압이 높아지는 근본 원인인 모세혈관, 동맥, 정맥의 플라크를 제거하는 약이 아닌, 이뇨를 시키고, 심장을 덜 뛰게 만들고, 혈관을 확 넓혀 버리는 약을 쓰고 있다. 그러니 제대로 된 치료가 될 리 없고, 병을 오히려 더 악화시키는 것이다. 왜 의사들은 근본적인 치료를 생각하지 못하고 늘 환자에게 주는 모든 양약들이 다 이런 식일까? 뒤에 설명할 모든 양약들이 다 이런 식이다.

> Kevin은 이런 사실을 알고, 여러분은 이런 사실을 모른다. 오늘도 여러분들의 부모님들은 자식 고생 안 시키고 건강해지기 위해 의사들의 말을 열심히 따라서 고혈압 약을 방금도 먹었을 것

> 이다. 유튜브에서 의사들이 나와서 고혈압 약 혹은 혈액을 맑게 해주기 위해 오메가-3나 고지혈증 약, 크릴 오일에 대해 선전하고 방송을 하는 것을 보고 있으면 화가 난다. 이런 것들은 병을 먼저 만들어 준 후에 약을 주는 식으로 "약을 팔아먹는 행위"밖에 되지 않는다. 근본치료를 해주면 왜 오메가-3가 필요하고, 크릴 오일이 필요한가?
> Kevin이 환자 여러분들이 불쌍하다고 느끼는 것이 바로 이런 이유다.

문제는 이것으로 끝나지 않는다. 심장이 강한 혈압으로 밀어내면 혈관이 청소가 되는데, 혈압이 떨어지게 되면 혈관에 노폐물이 더 많이 남고, 혈전이 더 많이 돌아다니게 된다. 소나기가 한 번 쏴 하고 쏟아지면(강력한 압력) 도로가 깨끗해진다. 그러나 가랑비가 조금씩 오면(약한 압력) 도로는 청소가 되는 게 아니라, 흙먼지나 나뭇잎들이 엉기면서 더욱 더러워진다. <u>180의 압력으로 해결해야 할 끈적하고 더럽혀진 혈액이 140의 압력으로 낮춰지면 나의 혈관 내에 혈전이 더욱 발생하고, 이로 인해 내 혈관은 더욱 더러워지면서 혈전은 더욱 증가하게 되는 것이다.</u>

여러분의 뇌가 멍청하거나 미쳐서 이유 없이 혈압을 180으로 높이는 것이 아니라는 말이다. 혈압이 180까지 올라가 주어야 내 몸이 겨우 살 수 있는데, 양약으로 이런 노력을 무력화시켜 버리니 내 몸의 자연치유력이 사라져 버린다. 몸살이 날 때 체온을 높여서 내가 살려고 하는 데 해열제를 써서 열을 확 낮추어 버리는 것과 완전히 똑같은 짓을 하는 것 아닌가?

> 혈압을 낮추기 위한 근본적인 치료는 끈적한 혈액을 음식 섭취를 통해 조절하고, 플라크나 스케일에 의해 막힌 혈관들(모세혈관, 동맥, 정맥)을 모두 깨끗하게 청소해주면 되는 것이다. 이런

> 것이 진짜 환자를 위한 진짜 치료라는 말이다! 이런 치료는 모두 셀프 치료로 가능하다!

－제약회사 개발자님들, 의사분들 이런 잘못된 진단과 처방과 양약을 어떻게 생각하는지? 답 좀 해주세요!

이런 내용을 모를 때야 혈압약을 먹겠지만, 이런 내용을 알고 나서도 혈압약을 먹을 수 있을까? 이제 의료소비자인 당신은 어떤 선택을 해야 하는가? 이제 혈압약을 드시는 800만 명의 환자들은 선택을 해야 한다. 이 글을 보지 않았을 때야 살짝 걱정을 하면서도 대안이 없다고 생각하기 때문에 혈압약을 계속 입안에 털어 넣겠지만 이런 혈압약의 원리와 혈압약을 복용하는 것이 절대 내 혈압을 근본적으로 고치는 원리가 아님을 알게 된 이상, 이를 근본적으로 해결하고 싶은 마음이 생기지 않는가?

혈압약이 이런 원리로 작용하고 근본적인 해결이 되지 않으니 평생 먹으라고 하는 것이다. 평생 먹는 것이 약인가? 혈압약을 먹지 않고, 당뇨약을 먹지 않고, 고지혈증 약을 먹지 않고도 이런 질환에서 다 벗어날 수 있다면 과연 누가 양약을 계속 먹겠는가? 문제는 혈압약을 먹어도 결국 중풍이 온다는 것이 더 충격적인 진실이다.

위에서 말했듯이 혈압약을 계속 복용해주면 혈압은 140 근처에서 유지될 수 있으나 혈전이 발생하면 그 혈전을 밀어낼 힘이 없으니, 혈전이 지나가다가 죽상동맥경화가 진행된 부위를 지날 때 이곳을 통과하지 못한 혈전이 이 부위를 막아 결국 뇌경색이 오는 것이다. 이게 도대체 뭐 하는 것인가?

고혈압 약의 복용이 다만 심장이나 뇌만의 문제가 아니다, 여러분이 뇌 부분이야 뇌경색으로 오니 '아, 뇌의 혈관이 막혔으니 중풍이 온 것이구나' 하고 눈치를 채지만 여러분들의 기억력이 저하되고, 눈이 더 어두워지고, 소화력이 떨어지고, 수족이 저리고, 발기력이 급격히 저하되고, 관절이 아파지고, 갈수록 허리가 굽고, 보행이 어려워지는 것이 혈압약을 장기 복용해서 그런 것임을 알아채지 못한다.

　머리, 이목구비, 손발 끝, 오장육부, 발끝까지 가야 할 혈액이 가지 못하면서, 즉 뇌, 얼굴, 위장, 수족, 성기, 관절, 척추로 가야 할 혈액이 못 가게 되니 온 전신에 문제가 오는 것이다. 만약에 혈압약을 먹지 않고도 이런 문제를 해결할 수 있다면 여러분은 혈압약을 먹을 것인가?

　뇌로 가는 혈액량이 줄어들면, 뇌에서의 호르몬 생성이 줄어들면서 성선(性腺)에 문제가 와서 성기능이 저하된다. 물론 성기로 가는 혈액도 같이 줄어들기 때문에 성기능 장애가 오는 것도 있다. 뇌로 가는 혈액량이 줄어드니, 우울증, 불면증, 초조, 불안, 짜증도 같이 오고, 기억력 저하, 치매, 파킨슨, 중풍 등이 오는 것 아니겠는가?

> 자, 우리가 한 번 생각해 볼 것이 있다. 나이가 들면 얼굴에 주름이 생기는 것이 당연한 것인가? 이상한 것인가? 그리고, 나이가 들어서 혈압이 높아지는 것이 당연한 것인가? 이상한 것인가?
>
> **당연한 것이다!**
>
> 나이가 들면 자연스럽게 혈압이 올라간다. 하지만 정확히 말하자면, 나이가 들었어도 모세혈관, 동맥, 정맥에 플라크가 쌓이지 않도록 해주기만 하면, 혈압은 정상으로 유지를 할 수 있다. 체형을 바르게 잡아주면 90살이 되어도 허리를 꼿꼿이 세우고 걸을 수 있는 이치와 같다.

방법은 있다. 얼마든지 혈압약을 먹지 않고도 고혈압에서 벗어날 방법이 있다. Kevin이 추후에 오프라인 강의를 통해 알려 드리도록 할 것이다. 해결 방법을 알고 있으니 여러분께 문제점도 설명해 드리는 것이다. 답도 없이 지적만 하면 보는 독자들이 답답할 것이 아닌가?

- 당뇨약의 문제

- 당뇨가 생기는 원리에 대한 기본 개념

음식 중에 탄수화물이 분해되면 포도당이 되고, 세포는 이 포도당을 밥으로 먹는다. 즉 세포의 밥은 포도당이다. 세포는 어디에서 포도당을 얻는 것일까?

음식->분해, 소화 흡수->포도당으로 바뀜->혈관을 타고 전신을 돔->필요한 곳(간과 근육세포, 지방세포)에 가서 세포의 문을 열고, 세포 안으로 포도당이 들어가면 세포가 이를 받아먹음

자, 여기서 우리가 알아야 할 것은 내 몸의 세포들이 포도당을 먹기 위해서 하나의 관문을 거쳐야 하는데 그것이 바로 세포벽이다. 세포벽은 바로 장벽이라는 것인데, 벽을 통과하려면 문이 있어야 한다. 세포의 문은 함부로 열리면 안 되기 때문에 이에 맞는 열쇠가 필요한데, 이것이 바로 인슐린이다. 열쇠의 이름이 코콤이든, 세콤이든 이름이 있지 않나? 그 세포 속으로 들어가기 위해 문을 열 수 있는 열쇠의 이름이 바로 인슐린 열쇠다.

그런데 인슐린 열쇠가 사라져서 제대로 세포벽이라는 자물쇠 문을 열지 못하면 혈관에 떠다니는 포도당이 세포 안으로 들어가지

못하고 이로 인해 세포가 굶는 상황이 되고 이렇게 되면 세포가 죽거나 기운이 없어진다. (1형 당뇨)

자 그런데, 인슐린이라는 열쇠가 사라져 버린 문제 외에도 하나의 문제가 더 있다.

인슐린 열쇠는 충분히 있는데 세포 자체에 문제가 있는 경우가 있다. 세포 자체가 이미 배가 부르면 세포벽을 열어서 포도당을 더 먹을 필요가 없다. 혹은 세포벽에 붙어 있는 자물쇠가 이상이 온 경우도 있다. (2형 당뇨)

- 포도당이 세포 내부로 들어가지 못하는 이유 2가지

> 1. 인슐린 열쇠가 없어서 문을 못 열어 세포로 당이 흡수되지 못하는 경우
> 2. 인슐린 열쇠는 있으나 세포가 이미 배가 부르거나, 세포벽의 자물쇠가 이상해져서 인슐린 열쇠가 맞지 않아 당을 흡수할 수 없게 된 경우

이런 두 가지의 경우가 발생하면 혈관 내의 포도당이 세포로 들어가지 못하고 혈관 내에 당이 필요 이상으로 넘치게 되고 당이 넘쳐 고혈당이 되면서 피가 끈적해지고, 적혈구가 서로 들러붙게 되거나 적혈구와 당이 들러붙으면서 당화혈색소가 다량 발생한다. 당과 결합하여 크기가 커진 당화혈색소는 혈관을 통과하지 못하여 혈관을 막아버리는 역할을 하게 된다. =〉 당뇨합병증 출현!

- 당화혈색소는 무엇인가?

정확하게 혈색소는 헤모글로빈을 말하는 것으로 대강 여러분이 알아듣기 쉽게 얘기하자면 혈색소는 적혈구를 의미한다고 생각하면 된

다.

> 당화(糖化)=당이 결합하여 끈적해짐을 의미함
> 당화혈색소=당화된 적혈구/당+적혈구는 비극적 결말
>
> 당+미네랄이 정상부부~! / 당+적혈구는 불륜관계~!

　당은 미네랄을 만나야 두 손을 잡고 정상적으로 세포 내로 들어갈 수가 있다. 그런데 당이 적혈구를 만나버리면 이는 불륜관계처럼 잘못된 만남이 되어 반드시 비극적 결말에 이르게 된다. 당은 미네랄을 만나야 한다~!!

　매실액을 담아 놓았는데 매실 100개를 기준으로 하여 그 매실액(혈액) 안에 설탕에 절은 매실(당화된 적혈구)이 5개가 있으면 나의 당화혈색소는 5가 되는 것이고, 6개가 있으면 나의 당화혈색소는 6이 되는 것이다. 당연히 당화혈색소 수치가 높을수록 안 좋은 것이다. 적혈구가 당에 많이 결합한 것이기 때문!

> 100쌍의 커플이 있는데 이 중에 6커플이 불륜이면 당화혈색소가 6인 것이다. 당연히 수치가 높을수록 안 좋을 것이다!

　*당화혈색소 수치는 혈액 안에 당과 결합된 적혈구가 얼마나 많이 있느냐를 측정하는 것으로 당과 결합된 적혈구는 덩치가 커지기 때문에 모세혈관을 통과하기가 힘들어지고 이로 인해 혈관 내에 혈당수치가 높아지면서 피가 끈적해지고 염증이 생겨 혈관을 파괴하면서 드디어 신체 곳곳에 당뇨 합병증이 생기는 것이다. 이렇게 당과 결합된 당화혈색소가 많아질수록 자신의 당뇨가 심한 상태라는 것을 알 수 있다. 또한 당화혈색소는 3개월마다 측정하여 수치를 비교하는 것으로 매일 변화무쌍하게 변화하는 혈당과는 다르게 신뢰성이 높은 수치다. 당화혈색소가 줄어드는 것은 매우 좋은 변화라

고 할 수 있고 1이라도 올라가 버리면 상당히 당뇨가 위중해지는 신호다.

당화혈색소가 6.5 이상이 나오면 당뇨병이라고 진단한다.

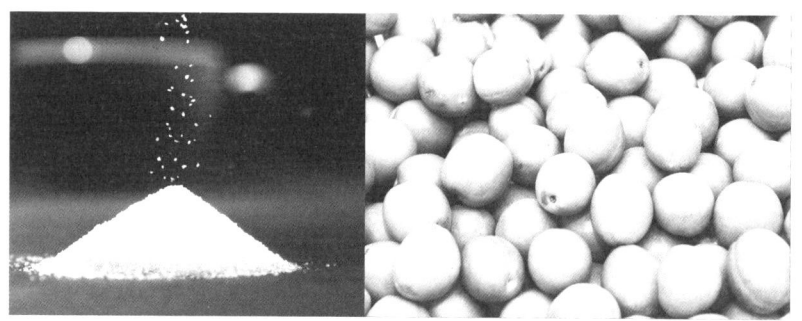

매실액=혈액 / 매실=당과 결합된 적혈구

당뇨는 1형 당뇨와 2형 당뇨가 있다. 1형 당뇨는 인슐린 열쇠를 분비하는 췌장의 세포인 랑게르한스섬의 베타세포가 고장이 나면서 애초부터 인슐린 열쇠를 분비하지 못한 것이고, 2형 당뇨는 인슐린 열쇠는 잘 분비하고 있으나, 인슐린에 대한 저항성(주로 내장지방 때문)이 생겨 인슐린 열쇠로 자물쇠를 열지 못하게 되어 포도당을 세포 내로 보내지 못하는 경우를 말한다.

1형 당뇨는 인슐린 열쇠 자체가 분비되지 않기 때문에 인슐린과 비슷한 물질을 합성하여 인체에 투여하는 것이고, 2형 당뇨는 인슐린은 분비되고 있으나 인슐린 열쇠를 받아들이는 자물쇠의 이상으로 세포의 벽이 열리지 않아 포도당이 세포로 들어가지 못한다. 이럴 때 의사들은 당뇨약을 통해 혈당을 내려주어 혈관 내의 고혈당을 해결한다.

그런데 의사들이 처방하는 당뇨약이 당뇨의 근본 원인을 치료할 수 있는 약이 아닌 혈당만 임시로 낮추는 혈당강하제라는 것이 또 하나의 큰 잘못이다. 사실 당뇨 치료의 핵심은 췌장을 고쳐 주는 것이다. 췌장이 문제가 온 것이 당뇨다.

췌장을 고쳐 주어야 하고, 체내로 미네랄을 많이 공급해주고, 설탕을 줄이고, 혈액을 맑게 해주어야 한다. 그러기 위해서는 췌장으로 가는 혈관과 신경을 치료해주는 것이 제일 우선이다. 췌장으로 가는 신경은 보통 흉추 6번부터 12번까지에서 출발한다. 당뇨 환자는 이 흉추 부위가 많이 틀어져 있고 이로 인해 췌장으로 가는 신경과 혈관이 눌리게 된다. 또한 미주신경도 문제가 와 있다.

어떤 내과 의사가 당뇨약을 처방하거나 진단을 할 때 미주신경이나 흉추의 문제를 잡아주던가? 이런 부분에 대한 치료를 전혀 하지 않으면서 메트포르민이라는 당뇨약이 불로장생약이고 당뇨를 근본적으로 치료한다는 어이없는 말을 하는 의사를 보았다.

의사의 말을 듣고 메트포르민이라는 당뇨약을 복용하면 사람에 따라 몇 개월에서 몇 년 사이에 혈당 조절에 한계가 오며, 1개의 약이 더 추가되고, 몇 년이 또 지나면 1개의 약이 또 추가된다. 그러다가 약으로 안 되어 결국 인슐린 주사를 맞게 되는 다람쥐 쳇바퀴가 여기에서도 반복된다.

=>첫 번째 당뇨약: 메트포르민(Metformin)을 수개월 혹은 수년간 복용하다가 당화혈색소가 7% 이상 계속 지속되면 2번째 당뇨약을 추가한다. 혈당만 낮추어 수치만 맞추는 당뇨약은 치료제가 아니다. 몇 년이 지나면 3번째 당뇨약을 또 추가해야 한다. 여기서 상태가 심해지면 인슐린 주사도 맞을 일이 생기고, 결국 당뇨 합병증으로 비참한 운명을 맞게 된다. 10년간 당뇨약을 먹

| 은 결과가 이렇다. 이게 진정 의학의 올바른 길인가? |

－당뇨약 혈당강하제의 종류

 1. 설폰 요소계 : 췌장의 베타세포를 자극해 인슐린 분비를 촉진한다. 췌장을 자극시키는 역할을 한다. 저혈당증이 가장 많이 발생하고, 오심, 구토, 소화불량, 피부발진의 부작용이 발생한다.

 2. 바이구아나이드계 : 말초 조직의 인슐린 작용을 강화시켜 혈당을 떨어뜨리는 기전. 설폰 요소계에 비해 저혈당증 유발의 위험성은 적다. 오심, 구토, 소화불량, 피부발진의 부작용이 발생한다. 메트포르민 당뇨약이 대표적.

 3. 알파글루코시다제 억제제 : 섭취한 당류를 포도당으로 분해하는 효소작용을 억제함으로써 포도당이 장에서 천천히 흡수되도록 만든다. 저혈당을 유발시키지 않는 장점이 있다. 혈당이 급격히 오르지 않기 때문. 소장에서 작용하므로 복부팽만의 부작용이 있다.

 <u>그 무엇을 먹든지 간에 이것은 모두 언 발에 오줌 누기다. 이런 약을 한 알도 먹지 않고 당뇨가 나을 수 있는 방법이 있다면? 여러분은 어떤 길을 가겠는가?</u>

 1. Kevin이 생각하는 제1형 당뇨병의 원인 : 인슐린 자체가 아예 분비가 안 되는 이유는?

 그 원인은 췌장에 문제가 온 것인데

| 1. 췌장으로 가는 혈관이 막히면서 랑게르한스섬 베타 세포가 일을 못하는 것 - 췌장으로 가는 혈관이 막혔기 때문. |

> 2. 췌장으로 가는 신경이 막히면서 췌장이 기능을 상실한 것 -
> 췌장으로 가는 신경이 막힘으로 인해 발생하므로 척추 교정이 필요하다.

2. Kevin이 생각하는 제2형 당뇨병의 원인: 인슐린이 잘 분비가 되는데도 세포가 인슐린을 거부하고, 포도당을 섭취하지 못하는 이유 즉 인슐린 감수성이 떨어진 이유

> 1. 인슐린을 받아들이는 세포의 자물쇠가 고장이 난 경우
>   - 특히 지방세포가 문제가 됨
>
> 2. 세포의 소화력에 문제가 온 경우
>   - 세포가 미네랄 부족으로 소화 기능을 상실
>
> 3. 췌장에 문제가 생기면서 인슐린의 품질이 떨어진 경우

우리 몸의 세포는 크게 근육세포와 지방세포로 나눌 수 있는데 근육세포는 인슐린의 도움 없이도 포도당을 먹을 수 있고 지방세포는 인슐린의 도움이 있어야만 포도당을 먹을 수 있다. 즉 근육세포는 인슐린 없이 운동이나 자극만 있어도 당을 세포 내로 흡수하여 태울 수 있다는 뜻이다. 그래서 운동을 하면 혈당 조절이 되는 것이다.

우리 몸에 독소가 많이 증가하면 미네랄 소비량이 매우 늘어난다. 왜냐하면 독소는 혈액의 산성화를 일으키는데, 이 혈액 내의 산성화를 막기 위해서 칼슘, 마그네슘 같은 알칼리성 미네랄이 많이 소모된다. 이때 알칼리성 미네랄이 부족한 식생활을 한 사람들은 독소를 제거할 능력이 떨어진다(튀긴 음식, 탄 음식, 탄산음료, 설탕이 많이 든 음식을 먹으면 전부 피가 산성이 되고 이를 해결하기 위해서 우리

몸은 알칼리성 미네랄을 소비하여 중화시키면서 산성의 상태를 벗어 나려고 한다). 또한 이런 당 독소나 트랜스 지방들이 혈중에 많이 떠 돌아다니게 되는데 이때 이런 독소가 혈중에 많이 돌아다니면 전신적 으로 염증을 일으키는 문제가 오기 때문에 지방세포가 이를 끌어안게 된다.

즉 지방세포가 몸을 보호하기 위해 독을 가두고, 독이 가득해진 지방세포는 독소에서 배출되는 활성산소로 인해 지방세포 자체의 기능을 잃고 더 이상 당을 흡수하지 못하게 된다. 그렇게 되면 당 이 지방세포 내로 들어오지 못하고, 포도당이 그대로 혈관 속에 넘치게 된다. 이때 우리 몸은 고혈당이 된 상태를 해결하기 위해 자 연스럽게 즉각적으로 신장을 통해 소변으로 당을 내보내는 것인데, 이것이 바로 당뇨, 소변 속에 포도당이 배출되는 것이다.

의사들은 우리 몸의 세포에 흡수되어야 할 포도당이 소변을 통해 배출되기 때문에 문제가 왔다고 말하지만, <u>포도당이 세포로 가지 못 하고, 혈관 속에 넘치면 안 되기 때문에 역시 내 몸의 시스템은 소변으로 당을 배출하는 것이 내 몸을 보호하는 것이라고 인식을 하여 필요 이상으로 넘치는 포도당을 빠르게 소변을 내보내는 행 동을 취하여 내 몸을 보호한다. 즉 소변에 포도당이 나오게 되는 것은 현재 잘못된 내 몸 상태를 바로 잡는 일인 것이다.</u>

비슷한 사례를 들어보면 우리 몸에 바이러스, 세균이 침입하면 발열이 생기듯이, 발열 자체가 나쁜 것이 아니라는 것이다. 의사 는 이 발열이 비정상적인 증상이라 생각하여 해열제로 열을 끄려 고 하지만, 사실 내 몸은 그 열을 일부러 내면서, 백혈구의 힘을 강하게 해서 세균이나 바이러스와 싸우는 중이다.

우리가 자신의 몸에 당뇨 증상이 발견되었을 때 알아야 할 것 은….

> 1. 내 몸의 혈액이 산성화가 많이 진행되었다는 것(미네랄이 부족해졌다)
> 2. 내 몸의 지방세포가 고장이 났다는 것(독이 되는 음식을 많이 먹었다)
> 3. 내 혈액 속에 독소가 많다는 것
> 4. 내 체형이 틀어져서 췌장으로 가는 여러 신경이 눌리게 되었다는 것
> 5. 내 췌장 혈관이 막혀서 랑게르한스섬의 베타세포에 문제가 왔다는 것

이런 문제가 있다는 것을 알고 이에 대한 체형교정, 영양 개선식, 해독법, 어혈 제거 등의 방법을 강구해야 한다는 것을 알아야 한다. 지방세포가 다시 포도당을 잘 먹을 수 있게 지방세포 속의 독소를 제거해 주고, 산성화된 혈액을 다시 원래대로 되돌리면서, 췌장으로 가는 신경이 눌린 것을 풀 수 있게 척추와 목에 대한 교정을 해주어야 하고, 췌장으로 가는 혈관이 막혀 있는 것을 뚫어주어야 한다. 그래야 당뇨에 대한 근본치료가 된다.

내 몸의 혈액이 산성화가 진행되면 염증이 잘 생기면서, 당뇨나 암 같은 질환에 취약해진다. 혈액의 산성화를 막기 위해서 미네랄이 많이 필요한 이유고, 당뇨가 오는 사람들을 보면 미네랄이 부족할 상태를 만드는 의식주 생활을 많이 한다. 특히 단 음식을 즐기는데, 설탕은 미네랄을 아주 잘 소모 시킨다. 당을 처리하지 못해서 당뇨가 오지만, 미네랄을 충분히 공급해준다면 이런 폐해를 많이 막을 수 있다. <u>왜냐하면 당은 미네랄이 있어야 세포 내로 흡수가 이루어지고, 또한 당은 미네랄이 있으면 포도당과 결합하지 않고 미네랄과 훨씬 쉽게 결합을 하기 때문이다.</u> 미네랄이 부족할 때 뼈에서 알칼리성 미네랄인 칼슘, 마그네슘을 꺼내 쓰기 때문에 우리는

야채나 과일, 곡식에서 칼슘 섭취를 하거나, 좋은 소금을 복용하여 미네랄을 충분하게 보충해주어야 한다.

> 당뇨 환자가 좋은 소금을 먹으면 일단 당이 떨어진다. 바로 미네랄의 측면에서 볼 때 좋은 소금이 풍부한 알칼리성 미네랄을 가지고 있기에 가능한 얘기다. 좋은 소금을 몇 달간 먹고 나서 혈당이 좋아지는 경우가 있는 것이 바로 이런 이유다.

*알칼리성 미네랄은 나트륨, 칼슘, 칼륨, 마그네슘, 망간, 철 같은 것들이 있다. 산성 미네랄은 인, 황, 염소, 불소, 요오드 같은 것들이다.

당뇨 환자들이 매일 먹고 있는 당뇨약인 혈당 강하제는 췌장뿐만 아니라 당신의 오장육부를 다 괴롭힌다. 화학비료가 해롭듯, 화약 약품도 해롭다. 결국 당뇨를 치료하는 데 도움을 주지 못한다. 당뇨약을 먹고 당뇨가 나은 사람이 없으며 당뇨약을 먹어도 결국 이런 독소 문제, 산성화된 혈액 문제, 체형이 틀어진 문제, 췌장으로 가는 혈관이 막힌 문제는 전혀 해결이 되지 않기 때문에 당뇨약을 먹으면서 시간이 지날수록 증상은 더욱 심해지고 결국 당뇨합병증이 오게 되어 머리에서 발끝까지, 육체에서 정신 전체까지 병이 들어 중풍, 치매, 파킨슨, 심장병, 고혈압 등이 오면서 사망하게 된다.

암은 빠르게 사망하지만, 당뇨는 서서히 죽어가는 것이다. 근본치료를 해야 한다는 것을 알고 있지만, 그것을 제대로 알고 실천하는 사람은 많지 않다. 만약 근본치료가 가능하여 당뇨를 완치할 수 있다면 누구나 완치를 하고 싶지 않겠는가? 방법은 역시 존재한다. 다만 쉽지는 않다. 그러나 엄청나게 어렵지도 않다. Kevin은 양약, 한약 없이 여러분의 당뇨를 근본적으로 좋아질 수 있는 방법을 강의를 통해 설명하도록 하겠다.

Kevin의 아버지도 당뇨약, 고혈압 약을 수십 년 동안 드시다가 중풍으로 돌아가셨다. 여러분은 더 이상 이렇게 당해서는 안 될 것이다. 우리가 같이 바꾸어 나가면 된다.

－고지혈증약의 문제

－고지혈증을 제대로 이해하기 위한 두 가지 큰 전제

> 1. HDL이든 LDL이든, 나쁜 콜레스테롤이라는 것은 없다
> 2. 콜레스테롤은 피를 걸쭉하게 만들지 않는다.
>   오직 중성지방이 피를 탁하고 걸쭉하게 만드는 것이다.

> 집밥이 좋고, 밖에서 외식하지 말고, 집밥을 먹어야 한다.
> 밥심으로 산다. 한국 사람은 밥을 먹어야 한다.

지금까지 우리는 이 말이 정답이라고 알면서 살아왔다.
그런데 이 말은 더 이상 맞지 않다. 어? 이 말이 틀린 말이라고?

<u>자, 케빈이 갑자기 "집밥이 좋다", "한국인은 밥심으로 산다"는 말을 문제 삼은 것은 왜일까? 집밥은 탄수화물의 가장 큰 공급처이기 때문이다. 반찬보다 밥을 유난히 많이 먹는 사람은 아랫배가 많이 나와 있다.</u>

고지혈증을 일으키는 가장 큰 원인이 바로 탄수화물이기 때문이다. 탄수화물이 분해되어 포도당이 되고 이것이 저장될 때 중성지방이 되는데, 이 중성지방은 끈적끈적하며 혈액의 점성도를 높인다. 이와 반면에 콜레스테롤은 지방과 단백질의 결합체로서 실제로는 끈적끈적하지 않다.

밥이나 빵, 밀가루 음식을 많이 먹으면, 중성지방이 많아지면서 내 몸에 여러 가지 문제가 온다. 실제로 HDL 콜레스테롤과 LDL 콜레스테롤은 각자의 역할이 뚜렷하고 반드시 우리 몸에 필요한 물질이다. 이 둘을 나쁘다, 좋다로 나누어버린 것이 큰 잘못이다. 여러분들은 돼지고기의 비계 같은 지방 부위를 많이 먹으면 콜레스테롤이 늘

어나서 몸에 해로운 줄로 알고 있지만 사실 콜레스테롤은 우리의 주요 장기인 간에서 80%를 생성하고, 나머지 20% 정도만 외부 음식에서 유입된다. 콜레스테롤이 해로운 것이라면 왜 간에서 80%나 만들어내고 있을까? 우리 몸에서 만들어지는 모든 것은 우리 인체가 필요해서 만들어내는 것이므로 좋은 물질이다. 이제부터 우리에게 도움이 되는 좋은 물질인 콜레스테롤이 하는 역할에 대해 알아보자.

불포화지방산이 바로 세포벽을 이루는 성분인데, 이 세포벽의 구성에 콜레스테롤이 필요하다. 그리고 콜레스테롤은 각종 호르몬의 기본재료가 된다. 즉 콜레스테롤이 부족하면, 세포벽도 못 만들고, 세포도 못 만드는 것이고, 호르몬도 만들어 낼 수 없다는 것이다. 이제부터 콜레스테롤은 몸에 해롭다는 생각을 완전히 지워야 한다. 대신에 중성지방이 나쁘다는 것을 기억해야 한다. 중성지방은 나의 식습관, 생활 습관을 바꾸면 얼마든지 컨트롤이 가능하다. 콜레스테롤은 간에서 80%를 만들기 때문에, 정말 매일 통닭과 삼겹살, 튀긴 음식을 먹방 하듯 먹는 분들(콜레스테롤의 20%는 내가 먹는 음식에서 기원)이 아니라면 크게 걱정할 것이 없다.

그런데 사실 배가 나오는 것도 나쁜 것이 아니다. 중성지방이 우리의 피하지방에 쌓이지 않으면 그 지방 덩어리들이 피를 타고 온몸을 돌면서 죽상경화를 만들거나 염증을 유발할 수 있다. 그래서 중성지방을 모아 배 부위에 모아두는 것이다. 뱃살이 나오는 것도 여러분의 몸이 살려고 스스로 하는 행위다.

병원에서 고지혈증이 있는지 체크를 할 때 중성지방과 HDL 콜레스테롤과 LDL 콜레스테롤 수치가 얼마인가를 검사한다. 의사들이 LDL 콜레스테롤을 나쁜 콜레스테롤이라고 잘못 지칭하는 바람에 여러분들에게 혼동이 오고 있다. 실제로 나쁜 지방에 해당되는 것은 중성지방인데 탄수화물을 과다하게 섭취하면 생성되는 것이라, 밥 양만 조금 조절해도 중성지방 수치를 낮출 수 있다. 즉 사람이 자신의 의지로 수치를 낮출 수 있는 것은 중성지방이라는 말이다.

의사들이 나쁜 콜레스테롤이라고 부르는 LDL 콜레스테롤은 아무리 식사를 조절해도 수치가 떨어지지 않는다. 왜냐하면 LDL 콜레스테롤은 간에서 알아서 생산해 내기 때문이다. 즉 LDL 수치가 높아지는 것은 우리가 억지로 조절할 수가 없다. 콜레스테롤 수치가 높은 것은 내 몸을 치료하기 위해 그런 것이다. 몸에 염증이 많으면 세포가 파괴되는데 생명을 유지하기 위해서는 죽은 세포는 없애고 다시 새로운 세포를 만들어야 한다. 그럴 때 새로운 세포가 만들어질 수 있는 원료 물질을 가지고 그 장소로 가야 한다.

<u>LDL 콜레스테롤이 세포 복원을 위한 원료 물질을 운반해주는 아주 중요한 역할을 한다.</u> 또한 LDL 콜레스테롤은 아무리 높아져도 혈액을 끈적거리게 만들지 않는데 그 이유는 원래 물과 기름이 섞이지 않는데, 이 두 가지가 섞이도록 지방을 수용화시킨 것이 바로 콜레스테롤이기 때문이다.

―좋은 콜레스테롤, 나쁜 콜레스테롤이라고 잘못 부르는 의사들

| HDL 콜레스테롤은 지방을 세포에서 가져다 간으로 들여와 분해하고 |
| LDL 콜레스테롤은 지방을 간에서 세포로 가져가 상처를 복구하는 것 |

각자가 다른 일을 수행할 뿐 일방적으로 나쁜 콜레스테롤, 좋은 콜레스테롤이라는 것은 없다. LDL 콜레스테롤 수치가 높은 것은 내 몸이 염증이 있다는 것이고, 내 몸이 냉하다는 것이다. 콜레스테롤 수치가 높다고 그것을 낮추는 약을 먹을 것이 아니라 내 몸에 발생하는 염증을 줄이고(가장 중요한 게 음식 섭취), 내 몸을 따뜻하게 해

<u>주면 LDL 수치가 자연스럽게 떨어진다. −Kevin이 온열을 계속 강조하는 이유다!</u>

−LDL 콜레스테롤 수치를 낮추는 법

LDL 콜레스테롤 수치를 억지로 낮추려고 하지 마라. LDL 콜레스테롤은 우리 몸에 있는 염증을 낮춰주는 물질을 운반해주는 운반 차량과 같은 것이다. 또한 내 몸속의 염증을 치료해주면 LDL 콜레스테롤이 일을 할 필요가 없기 때문에 자연스럽게 좋아진다. 우리 몸에 용종이나 물혹 같은 쓰레기통이 생겨도 몸의 주인은 반성할 줄 모르고, "그냥 내시경 하면서 떼어 버리면 되지"라고 생각한다. 용종이나 물혹 같은 양성 종양이 내 몸에 어떤 문제가 와서 발생한 것인지에 대한 정확한 정보가 없기 때문이다. <u>용종이나 물혹이 생기면 긴장해야 한다. 내 몸이 산성화가 많이 진행되었고, 내 몸에 만성 염증이 많이 생겼다는 신호이기 때문이다.</u> 암이 오기 전전 단계 정도가 된 것이니 긴장하고 식생활을 개선해야 한다는 말이다. 그렇게 하지 않고 계속 방탕하게 음식을 먹으면 결국 암이 발생한다. 이런 사람들의 몸속에 염증을 치료하고 복구하기 위해 LDL 콜레스테롤 수치가 증가하는 것이다.

그렇기에 나쁜 콜레스테롤이라고 불리는 LDL 콜레스테롤 수치를 근본적으로 낮추는 방법은 내 몸의 만성 염증을 치료해주면 된다. 그것은 식생활의 개선과 같이 이루어지고, 구조, 영양, 어혈, 독소를 기준으로 정확한 셀프 케어가 진행되면 가능하다. 이런 방식을 통해 셀프로 치료하면 독한 콜레스테롤약을 먹을 필요가 없다.

문제는 우리들은 이런 정보가 없고, 이렇게 설명해주는 의사도 없기 때문에 몸을 따뜻하게 할 생각은 안 하고, 의사가 주는 콜레스테롤약을 먹어버린다. 그러나 콜레스테롤약은 콜레스테롤뿐만 아니라 혈액 속의 모든 것을 다 녹여버린다. 심지어 간도 녹여버릴 수 있기 때문에 의사들이 간 수치를 같이 봐 가면서 약을 처방을 하고 계속적으로 간 수치를 검사하는 것이다. 콜레스테롤 수치를 낮추어주는 대표적인 양약이 바로 스타틴이다. 아마 드시고 계신 분들이 많을 것이다.

> 스타틴 같은 약물의 부작용은 여러 가지가 있는데 머리가 맑지 않은 증상부터 간세포 파괴, 신경통, 근육통이 발생하고 장기간 복용하면 없던 당뇨가 생길 가능성이 매우 높아진다고 한다. 특히 이 스타틴 약물을 계속 복용하면 없던 당뇨가 발생할 수도 있고, 이미 당뇨가 있는 환자가 스타틴을 복용하면 당화혈색소 수치가 확 올라간다는 보고가 있다.

스타틴을 복용하는 사람들은 여기저기 신경통이 잘 생기고, 심한 근육통, 자다가 쥐가 난다거나, 차에 타고 내릴 때 힘들 정도로 통증을 느끼는 분들이 많이 있다. Kevin에게도 많은 분들이 그런 얘기를 해주셨다.

의사들이 자주 나오는 모 TV 프로그램에 출연한 여자 의사에게 "콜레스테롤약을 먹으면 어떤 부작용이 있느냐"고 사회자가 물었다. 제약회사나 의사들은 스타틴 약물 복용 환자 중에서 1% 정도만 간 수치의 이상이나, 이런 근육통이 나타난다고 하는데 실제로 드시는 분들을 보면 그 수가 훨씬 많다. 심지어 이 여자 의사분은 콜레스테롤약이 지방간의 수치를 감소시키며 심장에도 도움이 된다는 말까지 하는 것을 보고 '와, 대단하다'라는 생각을 하였다.

콜레스테롤약은 혈액 중에 있는 모든 물질들을 다 녹여 내버리면서 검사상 수치만 정상수치에 들어오면 정상이 되었다고 자평을 해버린다. 이 역시 당신의 몸의 염증과 냉기를 제거해주는 근본적인 치료약이 아니기 때문에 여러분이 크게 복용을 할 필요가 없다. 당신이 식생활 개선만 해주어도 수치가 뚝뚝 떨어져 정상 범위에 이를 수 있다. 이 또한 제약회사와 의사의 말을 믿지 말아야 할 이유다.

그리고 결론

〈콜레스테롤을 양약을 통해 제거할 것이 아니라, 내 몸속에서 LDL 콜레스테롤이 많이 생기게 되는 나쁜 음식 습관과 생활 습관을 바꿔야 한다. 내 몸의 만성 염증을 제거하고 복부를 따뜻하게 관리해주자. 그러면 콜레스테롤은 알아서 몸에서 조절한다〉

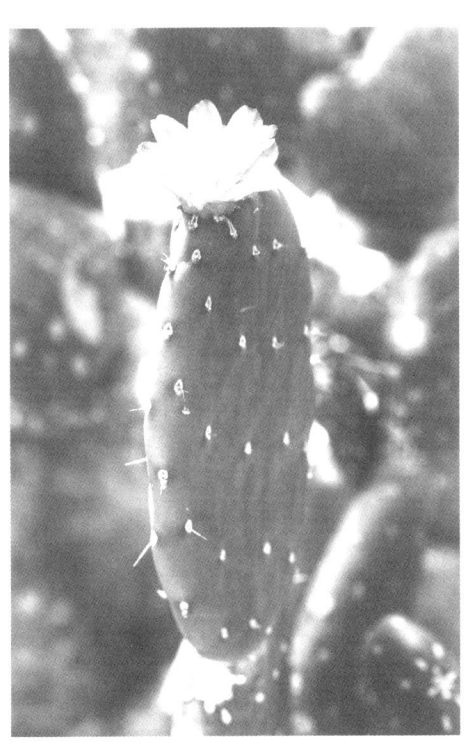

− 골다공증약의 문제

우리는 흙에서 태어나 흙으로 돌아간다는 말을 한다. 하느님이 흙을 빚어 인간을 창조하였다고 한다. 실제로 우리 몸은 미네랄로 구성되어 있고 죽고 나면 미네랄로 다시 돌아간다. 미네랄은 우주가 창조될 때 생성되었으며, 우리가 우주 먼지라고 하는 것들이 전부 미네랄이라고 보면 된다. 그래서 미네랄은 우주의 창조물질이며 근본 물질이다. 미네랄은 조물주만이 만들 수 있는 물질이고 인간은 절대 미네랄을 인공적으로 만들 수가 없다. 창조물질이기 때문이다. 비타민은 합성을 할 수가 있으나, 미네랄을 합성할 수는 없다.

미네랄이라는 것은 우주 먼지나, 태양이 자신의 몸을 태울 때 나오는 우주의 쇳가루가 날아와서 지구의 땅과 바다에 쌓이게 된 것이라고 유튜브에서 Kevin이 한 번 설명한 적이 있다. 현대인은 미네랄이 매우 부족한 상황에 처해 있는데, 토양의 환경이 과거에 비해 미네랄의 양이 줄어들어 산성화가 진행되었고 인스턴트 식품을 너무 많이 섭취하고 있고 또한 미네랄을 소모시키는 약물의 섭취가 증가했기 때문이다.

과거에 1개만 먹어도 될 사과를 토질에 문제가 와서 지금은 6개는 먹어야 된다는 말을 들어 본 적이 있을 것이다. 우리가 먹는 모든 인스턴트 식품은 목 넘김을 좋게 하기 위해, 부드럽게 많이 먹을 수 있게 하기 위해, 딱딱하게 만드는 성질을 가진 미네랄을 음식 속에서 전부 제거하여 버렸다. 예를 들자면 현미의 거친 식감을 없애기 위해 도정을 하여 백미를 만들었고, 통밀의 단단함을 없애기 위해 밀가루를 만들었다. 우리는 미네랄을 제거한 쌀밥과 밀가루를 주식으로 먹고 있으니 음식으로 미네랄을 보충하면 된다는 말이 얼마나 부족한 말인가? 또한 인스턴트 식품을 많이 먹으면 칼륨이나 칼슘은 부족해지는 반면 나트륨은 과도하게 섭취하게 된다. 인스턴트 식품에는 단짠단짠의 특성상 칼륨, 칼슘 등의 미네랄은 거의 들어 있지 않고 설탕이나 나트륨은 많이 넣기 때문이다.

골다공증약의 문제점을 알기 위해서는 골다공증이 왜 생기는지에 대해 정확히 아는 것이 중요하다. 골다공증은 뼈에 있는 칼슘이 다 빠져나가면서 뼈에 숭숭 구멍이 뚫리고 이 증상이 심해지면 뼈가 쉽게 부러지게 된다고 알고 있다. 노인들이 골다공증이 오고 겨울에 잘못하여 낙상을 입으면 고관절 뼈가 다 바스러져서 평생 다시 일어나지 못하고 사망하는 경우를 심심치 않게 보게 된다.

우리 몸에서 피를 만들어 내는 곳이 두 군데가 있다. 혈액 중에서 1. 액체 성분은 소장에서 흡수된 영양물질을 간에서 피로 바꾸는 것이고, 2. 고체 성분은 뼛속의 골수에서 만들어낸다. 피를 만들어 낸다는 것은 생명을 만드는 것과 동일한 의미다. 우리는 <u>강골(强骨)</u>이라는 말을 건강하고 기운이 강한 사람에게 사용한다. 또한 <u>약골(弱骨)</u>인 사람은 늘 병에 시달리고 골골한 사람을 칭한다.

우리가 흔히 사용하는 강골, 약골이라는 단어 속에 이미 뼈 건강의 중요성이 들어있다. 뼈 조직이 단단하고 충실하여 골수에서 혈액을 잘 만드는 사람이 건강하다는 것을 아주 오래전부터 알고 있었다는 이야기다.

뼈는 우리가 음식을 소화 흡수시켜서 만든 영양물질 중에 제일 정미(精微)로운 엑기스를 모아서 골수로 만든다. 그런 골수라야 제대로 된 적혈구, 백혈구, 혈소판을 만들 수 있기 때문이다. 그래서 강한 뼈, 강한 골수는 좋은 고체 성분의 피를 만들어내고 그런 사람이 건강한 사람이 된다.

손발이 찬 사람은 절대 골수가 건강할 수가 없다. 항온동물인 사람에게 있어 36.5도가 되지 못한 찬 기운은 염증을 만들고 근육과 장부의 운동성을 떨어뜨리며 혈액 순환 장애를 일으키기 때문이다.

<u>거의 모든 사람들이 뼈는 혈관이 지나가지 않는다고 생각한다.</u> 왜냐? 뼈는 딱딱하기 때문에 혈관이 지나갈 틈이 없다고 생각하기 때문이다. 또한 고기를 먹다가 딱딱한 뼈를 봐도 혈관이나 구멍이 보이지 않기 때문에 그렇게 생각한다. 그러나 혈관이 뼛속을 뚫고 지나가기 때문에 혈액을 통하여 전달되는 독소들도 또한 뼈에 저장될 수 있다. 내 몸속의 냉기도 또한 뼈에 축적된다. 원한이 뼈에 사무친다고 하듯이, 건강하지 못한 골수는 냉기와 독소가 가득 차게 되고 이렇게 되어버린 골수는 좋은 혈액을 만들어내지 못한다.

우리가 알 듯 알 듯 잘 모르는 뼈에 대해 알아보자.

─뼛속으로 혈관이 지나간다.

뼈는 모두 근육, 근막, 피부로 덮여 있기 때문에 뼈를 직접 볼 수는 없다. 하지만 뼈를 직접 볼 수 있는 부위가 있다. 바로 이빨이다. 치아는 보이는 뼈다. 그렇기 때문에 치아가 흔들리거나, 약한 사람은 자신의 뼈가 약하다고 생각하면 틀리지 않다. 치아가 좋지 않을 때 그 사람의 골밀도가 저하되고 있다고 보면 이 또한 틀리지 않다. 의학에는 전혀 그런 개념이 없지만 한의학에서는 신장의 기운이 강한 사람이 강골(強骨)이라고 말한다. 신장을 강화시켜 주면 뼈가 강화되느냐? 솔직히 한의학을 20년 가까이 했지만 그런지는 잘 모르겠다. 오히려 좋은 칼슘을 잘 섭취하는 것이 강골의 지름길인 것 같다.

우리는 칼슘을 어디서 주로 얻고 있는가? 우리는 음식으로부터 칼슘을 얻어내고 있다.

우리가 가장 많이 칼슘이 많이 있다고 알고 있는 멸치나 우유, 치즈, 시금치, 사골 국물 등은 사실 좋은 칼슘 공급처가 되지 못한다. 멸치를 먹을 때도 잘 보면 머리 떼고, 내장 떼고, 뼈 제거

> 하고 살 부분만 먹는다. 살만 먹으면 단백질을 먹는 것이다. 이게 무슨 칼슘을 먹는 것인가? **또한 과일을 먹을 때도 딱딱한 부위인 껍질에 미네랄이 많은데, 모든 과일은 전부 깎아서 먹는다.** 이러니 제대로 칼슘과 같은 미네랄 흡수가 되겠는가? 문제는 이것만이 아니다. 아주 많다.

뼈의 해부학책 속 그림을 보면 분명히 동맥과 정맥이 뼛속을 지나간다는 것을 알 수 있다. 뼈도 결국 피를 먹어야만 골수도 채울 수 있고, 길이나 크기도 커질 수 있다. 뼈로 혈관이 지나가기 때문에 뼈의 길이와 굵기도 커지면서 어린아이들의 키가 클 수 있는 것이다. 그러니 손발이 찬 사람, 배가 찬 사람, 추위를 많이 타는 사람, 몸이 잘 붓는 사람들은 뼈를 지나가는 혈관과 혈액에 문제가 발생할 것이므로 골수가 튼튼할 수 없고, 이런 골수에서는 건강한 혈액을 생산하지 못하게 된다. 뼈의 건강까지 신경을 써야 하는 이유인데, 적절한 운동과 좋은 식이습관을 통해 뼈의 건강을 회복할 수 있으니 너무 스트레스를 받지는 말자.

뼈 조직이 성글어지고 구멍이 난 뼈는 혈액 생산에 차질을 일으킬 뿐만 아니라, 우리 인체를 지지해주는 강력한 역할을 더 이상 수행하지 못한다. 골다공증은 노인들에게 치명적인 증상으로 중년이 넘어가면 골밀도를 측정하여 검사해 보는 것이 좋다.

우리 몸은 99%의 Ca(칼슘)을 뼛속에, 나머지 1%의 칼슘을 혈액 속에 보관하고 있다. 칼슘은 우리 몸에 있는 미네랄 중에 가장 흔한 미네랄이지만, Ca(칼슘)의 쓰임새가 워낙 많고, 가장 소모가 되기 쉽기 때문에 늘 부족한 미네랄이다. 칼슘이 이렇게 흔히 많은 이유는 공기처럼, 물처럼, 우리가 건강을 유지하기 위해 한순간도 없어서는 안 되는 요소이기 때문이다. 물이나 공기처럼 흔하게 많이 있어야 부족함이 없이 쓸 수 있기 때문이다. 칼슘은 우리 몸에서 2만 5천 가지의 효소(소화효소, 대사효소)를 합성하는 데 필요하고, 150가지의 인체의 화학반응에 관여하고 150종류의 질병과 관련이 된다. 사실 인체 대사에서 칼슘이 부족하면 모든 병이 다 올 수 있다는 말이다. 모든 미네랄이 다 중요하지만 인체에서 간이 제일 중요하듯이 미네랄계의 간은 바로 칼슘이다.

또한 시중에서 판매하는 칼슘 보충제들은 대부분 저렴한 것으로 오히려 먹지 않음만 못한 것들이 많다. Kevin이 수없이 강조하여 왔다. 교정이라고 똑같이 부르는 교정이지만, 시술하는 사람마다 그 효과가 전부 다르듯이, 똑같은 이름으로 파는 순댓국이나 칼슘 보충제가 다 맛과 효과가 다르다는 것을… 늘 잘 골라야 한다. 칼슘제와 철분제는 잘못 고르면 오히려 몸에 손해가 난다. 골다공증 치료제의 문제를 이야기하는 것도 같은 맥락이다. 잘못된 골다공증 치료제는 나의 뼈를 더욱 망가뜨리기 때문이다.

<u>야채 속의 칼슘을 녹여내는 것이 바로 위액이다. 즉 위산이 나와서 야채 속의 칼슘과 다른 기타 미네랄도 녹여 내어 내 몸으로 흡수하는 것이다.</u>

야채나 과일의 딱딱한 겉껍질에 미네랄이 많이 들어있는데 전부 깎아 먹고, 곡식도 한 꺼풀 다 깎아서 먹고, 소금은 몸에 해롭다고 저염식을 한다. 물도 역삼투압 방식의 정수기를 사용하여 그나마도 부족한 미네랄이 더 부족해진다. 역삼투압 정수기를 판매하는 회사는 물속에 있는 극미량의 미네랄을 먹으려 하지 말고 그런 미네랄은 음식에서 보충하면 된다고 하는 입장이다. 그러나 우리가 먹는 음식은 미네랄을 찾아보기 힘들다. 우리가 유기농을 찾아서 먹고 야채와 과일을 자주 사 먹더라도 부족한 미네랄을 채우기엔 부족하다. 아직 내가 설명하지 않은 더욱 심각한 문제들이 있다.
미네랄은 여러 가지 작용을 하는데 일반인들이 잘 모르는 내용이 있다.

일단 미네랄이 없으면 소화가 잘 안 된다. 소화가 되기 위해서

> 는 미네랄과 소화액이 필요하다. 미네랄이 효소를 구성하는 기본 물질이기 때문에 미네랄이 부족하면 바로 소화효소나 대사효소의 생산량이 적어지면서 바로 소화에 문제가 온다.

그래서 원활한 소화를 하기 위해서는 미네랄과 품질 좋은 강력한 위산이 필요하다. Kevin이 한번 얘기한 적이 있다. 우리나라 5,000만 명 중에 4,900만 명은 위장에 다 문제가 있는 사람들이라고. 왜 그런 말을 했을까? 좋지 않은 음식을 함부로 먹을 뿐만 아니라 우리 생활과 음식 속에 미네랄이 엄청나게 부족해져 있기 때문이다. 그래서 미네랄이 부족하고 좋은 위액이 부족하기 때문에 소화가 잘될 수가 없는 것이다. 그래서 우리는 모두 위장병 환자들이다.

이때 소화에 도움이 되는 미네랄을 보충해주는 것이 바로 좋은 소금이다.

어떤 소금? 좋은 소금! 이상한 소금 먹으면서 좋은 소금 먹는다고 하지 마라. 가장 많이 물어보는 게 '핑크 솔트'인데 그것은 암염이라서 우리나라 천일염에 비해 미네랄이 현저하게 부족하다. Kevin은 핑크 소금을 비추한다! 그래서 반드시 좋은 소금을 사용하여 간을 적절하게 해주어 부족한 미네랄을 보충해주어야 일상에서 부족한 미네랄이 보충될 수 있다. Kevin은 좋은 소금 두 종류를 유튜브를 통해 설명하였고, 저염식을 하면 절대 안 된다고 여러 번 강조하였다. 복부를 온열 하면서 좋은 소금을 해죽순이나 음식에 넣어서 먹으면 위장 기능 회복에 아주 따봉이다. 소금이 위산, 즉 위액의 재료가 되기 때문이다.

*유튜브 동영상에 "Kevin 소금"이라고 치면 저염식을 하면 안 되는 이유와 좋은 소금에 대한 소개, 그리고 복용법까지 다 볼 수 있다.

골다공증이 오는 사람은 100% 위액 분비에 문제가 있는 사람이며, 위장을 고쳐줘야 골다공증도 제대로 치료가 될 수 있다. 우리가 음식을 먹고 소화 시킨 영양소 중에서도 가장 정미로운 엑기스(엑기스는 표준어는 아니지만 여러분들이 이해가 쉽도록 사용)는 혈관을 통해 뼈로 전달이 된다.

<u>골다공증이 온 사람은 첫 번째로 위장이 좋지 않은 사람이다.</u> 위장기능이 저하된 사람이란, 위산의 양이 적고, 위산의 품질이 떨어진 상태의 사람인데 이 사람이 식사 때마다 국이나 물을 많이 먹어 위산의 농도를 더욱 저하시키면, 소화 장애가 오게 된다. PH 1의 강력한 위산이 위장으로 들어온 음식을 확실하게 녹여낼 때 야채 속의 미네랄을 녹여 내어 체내로 흡수할 수가 있다. 그러나 농도가 묽어져 버린 위액은 미네랄을 녹여서 흡수해 낼 수가 없는 것이다.

두 번째로 잘못된 식습관을 부모로부터 배우고, 이 방식을 오랜 기간 실천해온 우리들 대부분에 해당한다. 생채식을 하지 않고 오랫동안 열을 가하여 음식을 만들어서 먹는 화식(火食)을 하면 골다공증이 잘 온다. 이 말인즉슨 우리가 외식을 거의 하지 않고 집밥만 열심히 먹어도 골다공증이 올 수 있다는 것이고, 음식 솜씨 좋은 어머니가 가족들을 위해서 정성껏 음식을 만들었더라도 열을 가해서 음식을 만드는 지금의 식생활이 바로 고혈압, 당뇨, 암, 비만, 고지혈증, 골다공증으로 이어질 수 있다는 것이다.

세 번째로 몸이 잘 붓거나 부종이 있는 사람들도 강력한 골다공증 예비 후보들이다. 부종이 있게 되면 영양소가 세포 속으로 잘 들어갈 수가 없기 때문인데, 부종이 온 사람들은 세포가 이미 띵띵 부어 있다는 뜻이므로, 그 사이를 비집고 영양소가 들어갈 수 없게 된다. 부종의 원인은 대부분의 경우에 몸에 독소가 많고, 혈액이 탁한 경우에 발생한다.

네 번째로 단 음식을 즐기는 사람들이 골다공증이 잘 온다. 과다한 설탕 복용이 피를 끈적하게 하면서 당 독소를 만들어 내고 이를 체외로 내보내기 위해서 우리 몸속에 있는 칼슘을 소비시킨다. 그렇기 때문에 콜라나 사이다를 즐기는 사람, 요구르트나 아이스크림, 초콜릿, 단맛 나는 과자를 즐기는 사람들은 골다공증이 오기 쉽다.

칼슘은 마그네슘과 비타민 D가 있을 때 체내로 흡수가 잘된다. 그렇기 때문에 마그네슘 섭취와 비타민D를 보충해주는 것도 또한 중요하다.

칼슘은 시금치, 우유, 멸치 사골국에 많이 들어있다고 알고 있고, 시금치를 삶아 먹거나, 우유, 멸치, 사골국을 챙겨 먹는다. 그러나 이 모두는 칼슘을 섭취하기 위한 최악의 방법이라는 것을 알아야 하며, 절대 이런 식품을 먹어서는 안 된다.

─우리가 먹는 것이 칼슘인가? 아니면 석회인가를 알아야 한다

칼슘은 식물 속에 있을 때 제일 좋은 섭취원이 된다. 태양 빛과 자연의 토양에서 자라난 식물과 곡물은 아주 좋은 활성 칼슘이고 천연 칼슘이 된다. 다만 동물의 뼈처럼 식물이 아닌 동물에서 얻어지는 칼슘은 재생 칼슘에 해당 되고 흡수율과 효능이 떨어진다. 막 새로 만든 타이어와 재생 타이어와 같은 개념이다. 태양 빛과 토양에서 흡수한 야채와 곡물의 칼슘은 천연 칼슘이고 이를 먹어서 동물이 만든 칼슘은 재생 칼슘이 되는 것이다.

다른 미네랄도 마찬가지다. 모든 미네랄은 야채와 곡식에서 얻는 것이 좋고, 소금같이 마시면 바로 이온화가 진행되는 미네랄을 복용하는 것이 좋다. 우리가 흔히 알고 있는 칼슘이 많이 들어있다는 우유, 멸치가 별로 좋지 않은 것이 이 칼슘들은 재생 칼슘이기 때문이

다.

또한 우유는 점액질을 잘 만드는 식품이고 우유 속의 성장 호르몬제가 문제가 된다. 멸치는 머리와 뼈에 칼슘이 많은데, 멸치의 머리를 떼고, 내장 떼고, 뼈를 발라서 고기만 먹는다. 소의 뼈인 사골을 사골국으로 자주 고아서 먹는 집은 반드시 고혈압, 당뇨나 혈관질환으로 고생하게 되어 있다. 왜냐하면 사골국은 칼슘이 많이 들어 있으나 이것은 재생칼슘에 해당한다. 이번 추석에 부모님 몸 보(補) 되시라고 소뼈 사 가는 분이 안 계실지 걱정이 된다.

자, Kevin 말을 따라서 이제 우유랑, 멸치랑, 사골뼈를 안 먹기로 결정했다고 하자. 그럼 이제부터는 야채와 곡식을 먹으면 되는 거다. 그런데 대부분의 가정집에서 음식을 할 때 모든 야채를 다 삶거나, 볶거나, 튀기거나 구워서 먹는다. 이렇게 되면 문제가 발생한다.

<u>이전에 말했듯이 비타민, 미네랄, 효소는 열에 약하여 열을 가해서 음식을 해버리면 이 좋은 성분들이 다 꽝이 된다. 비타민, 효소는 다 죽어 버리고, 미네랄은 석회로 변해 버린다.</u> 그러면 살짝 데쳐 먹으면 괜찮을까? 여러분 손가락을 살짝 끓는 물에 넣으면 어떻게 될까? 이미 다 익어버릴 것이다. 마찬가지다. 살짝 데치는 경우에도 모두 영양 성분이 다 파괴된다. 이미 야채 속의 칼슘은 돌 성분으로 바뀐다. 치석이 되는 재료로 바뀌어 버린 것이다. <u>데쳐서 삶아서 구워서 지져서 먹으면 여러분은 칼슘을 먹는 것이 아니라 석회라는 돌을 먹는 것이다.</u> 채식주의자들도 이것을 모른다. 생야채가 아닌 열을 가한 야채를 먹기 때문이다. 그래서 겉절이를 해 먹거나 쌈으로 싸서 먹는 것이 좋다.

― 골다공증약의 부작용을 안다면 골다공증약을 먹을 수 없다

병원에서 본 스캔(Bone Scan) 후에 골다공증약을 처방하는데 Ke

vin은 여러분이 이 골다공증약을 드시는 것을 추천하지 않는다. 이 골다공증약이 부리는 조화를 알게 되면 사실 드실 수가 없다. 이 약의 부작용을 알게 되면 복용할 수가 없는 약이라는 말이다. 미리 얘기하지만 이 약을 처방하는 대한민국 의사들은 포사맥스라는 골다공증 치료약이 이와 같은 부작용이 있다는 것을 이미 확실하게 알고도 처방을 해주고 있다는 것이다. 아래에 소개하는 부작용들은 외국 의학 잡지와 FDA에서 발표한 것이다.

골다공증 치료약은 다른 여느 양약처럼 가벼운 부작용 증세들이 있다. 예를 들면 두통, 어지럼증, 메슥거림, 미열, 손발 저림, 소화불량, 가슴 부위의 통증 증상이 있을 수 있고 좀 심한 경우에는 뼈와 근육이 심하게 아픈 온몸 근육통이 올 수도 있다. <u>장기 복용을 할 경우에는 더 많은 심각한 부작용을 일으킬 수 있는데 심방세동이라는 부정맥을 일으키기도 하며 제일 웃긴 것은 이 약을 장기 복용하면 100명 중 5명 정도가 턱뼈가 녹아내리는 부작용을 겪을 수도 있다는 것이다. 그것뿐만이 아니라 골다공증약을 장복하면 대퇴골과 골반뼈가 오히려 부러지기 쉽다고 한다.</u>

잉? 골다공증 치료 약을 먹었는데, 장기간 복용하면 턱뼈가 녹아내리고 대퇴골, 골반뼈가 부러진다고?

나이 들면 골다공증이 오고 이 때문에 엉덩방아를 찧으면 고관절이나 골반뼈가 망가질 수 있기 때문에 이를 예방하려고 골다공증약을 먹는 것인데, 오히려 골다공증약을 장기 복용하면 대퇴골과 골반뼈가 잘 부러진다니! 이 역시 원래 인간의 뼈가 하는 자연스런 원리를 따라가지 못하는 양약의 한계다. 포사맥스는 파골(破骨) 작용을 막는 기능을 하는데 인체에서 알아서 하는 작용을 억지로 막아버리니 이런 문제가 발생하는 것이다. 양약을 복용하니 뼈가 파괴되는 것을 막아주어 T-Score는 호전되지만 장기 복용을 하고 나면 뼈가 엿가락 부러지듯이 똑똑 부러져버리는 일이 발생한다. 수치만 좋아지면 건강해

진 것으로 판단하는 일관된 양방의 잘못, 골다공증에도 정확히 적용된다. 의사의 말을 듣고 열심히 골다공증약을 먹어야 하겠는가? 말아야 하겠는가?

　*뼈는 조골(造骨)세포와 파골(破骨)세포가 있어서 스스로 뼈를 만들기도 파괴하기도 한다.

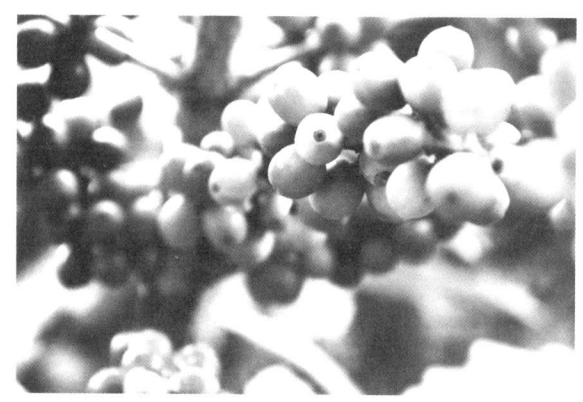

─ 칼슘제의 문제

칼슘과 관련하여 잊으면 안 되는 4가지 사항!

> 1. 칼슘이 부족하면 골다공증만 오는 줄 안다.
>   하지만, 칼슘이 부족하면 147가지의 질병이 온다.
> 2. 우리는 태어나서부터 죽을 때까지 칼슘 부족에 시달린다.
> 3. 가장 좋은 칼슘은 야채와 과일, 곡식에서 얻는 것이다.
> 4. 당뇨도, 고혈압도, 암도 모두 칼슘 부족 증상이라는 사실

칼슘은 식물이나 동물의 딱딱한 부분에 많이 존재한다. 예를 들면 단단한 식물 줄기나 과일 껍질, 동물의 뼛속에 존재한다. 풀도 바람 불면 휘청휘청하는 가는 줄기가 있고 소가 뜯어먹는 딱딱하고 긴 줄기를 가진 거친 풀도 있다. 이런 딱딱한 줄기 속에는 미네랄 성분이 가늘고 연한 줄기보다 많은데 주로 칼슘이 많이 들어 있다. 잎의 색깔이 푸른색이 강할수록 칼륨이 많이 들어있는 것과 같은 이치다.

우리가 잘 모르고 있는 사실이 있다. 우리가 생명을 유지하기 위해 필요한 비타민, 미네랄, 효소는 탄수화물, 지방, 단백질에 비해 많이 늘 항상 부족하다.

현대인들은 영양 과잉으로 병이 온다는 말을 하는데, 영양 과잉이라는 말은 탄수화물, 지방, 단백질이 넘친다는 말이지 비타민, 미네랄, 효소도 넘친다는 말이 아니다. 탄수화물, 지방, 단백질은 넘쳐나는데 이를 태우고 소화시킬 재료인 비타민, 미네랄, 효소는 늘 부족하다.

음식을 소화시키기 위해서는 위액과 함께 미네랄이 필요하다고 이전에 언급하였는데, 늘 미네랄이 부족한 식습관을 하기 때문에 소화 불량이 오게 된다.

스님들이 산속에서 살면서도 각종 대사질환 병이 오는 이유가 화식(火食)을 하기 때문이며, 신도들이 사 온 상태 좋은 과일들을 전부 껍질을 깎아서 과다 섭취하기 때문이다. 과일 껍질 속에 있는 미네랄은 전부 제거하고 당도 높은 속살만 섭취하니 문제가 되는 것이다. 쌀도 도정을 가해서 만든 백미로 만든 밥으로 식사를 한다.

비타민, 미네랄, 효소는 하나의 묶음처럼 자주 거론이 되는데, 여기에는 여러분이 모르는 내용이 있다. 비타민, 미네랄, 효소를 제대로 순서대로 얘기하자면 미네랄, 비타민, 효소의 순서로 쓰는 것이 좋겠다. 왜냐하면 미네랄이 바로 비타민, 효소를 만들어내는 기본 단위이기 때문인데 미네랄이 여러 개가 모여, 비타민과 효소가 만들어진다.

또한 비타민, 미네랄, 효소의 공통점이 하나 있는데 열에 매우 약하다는 것이다. 열을 가하면 비타민과 효소는 금방 파괴가 일어나고, 미네랄은 변성이 되어 석회가 되어 버린다. 그렇기 때문에 제대로 된 비타민, 미네랄, 효소를 섭취하기 위해서는 우리가 음식을 만들 때 흔히 하는 데치기, 삶기, 볶기, 조리기 등을 하면 안 된다는 것이다. 일단 열을 가하면 원래 채소나 과일, 곡식 속에 살아있던 신선한 비타민, 미네랄, 효소는 모두 파괴되고 변성이 되어 버린다.

우리는 브로콜리, 시금치, 미나리를 삶아서 맛있게 음식을 만들어 먹고 "채식 위주로 밥을 먹었다" 하고 만족하고 있겠지만 이미 이 채소들은 비타민, 효소가 높은 온도에 의해서 다 파괴되어 버린 음식이고, 이 안에 들어있던 수많은 칼슘, 칼륨, 마그네슘, 망간, 크롬 같은 미네랄은 전부 산소와 결합하여 돌, 석회로 바뀌어 버린 후다. 이런 석회가 우리 모세혈관을 다 막으면서 내 몸에 고혈압과 같은 증상이 출현한다.

> 그렇기 때문에 "음식을 조리하여 먹는 집밥이 최고다"라고 하는 여러분들의 생각이 틀려 있는 것이다. 이 내용은 매우 매우 중요하며 현대인들과 거의 모든 의료인들이 다 놓치고 있는 개념이다. 너무너무 중요하다.

우리에게 늘 부족한 칼슘, 그리고 늘 부족한 다른 미네랄과 비타민, 효소를 내 몸에 충분하게 보충을 하려면 어떻게 식사를 해야 할까? 조금 이따가 설명할 것이다.

자, 그럼 시중에 나와 있는 칼슘제를 먹으면 좋은 칼슘이 보충이 될까? 시중에는 칼슘 보충제가 워낙 많은데, 이런 칼슘 보충제가 이익보다는 손해를 입히는 경우가 대부분이라는 것을 아는 사람이 얼마나 될까? 시중에서 판매하는 비타민은 모두 합성 비타민이다. 자연에서 직접 섭취하는 것이 제일 좋은 방법이다. 칼슘도 마찬가지로 자연의 음식에서 섭취하도록 하자. 칼슘제나 철분제의 흡수율이 5%도 되지 않고 소화 장애를 일으키는 경우가 많다는 기사를 본 적이 있을 것이다. 자연에서 섭취한 것이 아니기 때문이다. 좋은 음식을 놔두고 굳이 칼슘제를 사 먹을 필요가 없다.

암 환자의 암세포에는 정상 세포의 칼슘의 100분의 1밖에 칼슘이 존재하지 않는다. 칼슘이 100개가 있어야 하는데, 암세포에는 1개밖에 없으니 얼마나 몸속의 칼슘 부족이 심해진 것인가?

당이나 영양소는 혈관에 있다가 미네랄을 만나야 세포 속으로 이동이 가능하다. 그래서 포도당이 혈색소 대신에 미네랄을 만나야 세포 속으로 잘 들어간다. 미네랄이 부족하면 포도당이 혈색소와 결합하여 당화혈색소가 되고 이것이 혈관을 막아버린다.

미네랄 중 가장 필요한 것이 칼슘이고, 소금과 생과일, 생야채에 많이 들어 있다. 칼슘이 부족해지면 147가지의 질병이 발생할 수 있고 칼슘은 150종의 효소 생성과 관련이 된다. 또한 칼슘은 알칼리성 미네랄이기 때문에 몸이 산성화된 경우에 몸의 산성화를 막아주는 필수적인 미네랄이다. 그러기에 칼슘은 즉 약방의 감초처럼 미네랄 중의 감초에 해당한다.

　-칼슘제를 먹지 말고, 자연의 음식에서 보충하라

　가장 좋은 칼슘 공급원은 바로 생과일과 생야채, 곡식이다. 칼슘은 너무나 중요하고 미네랄 중에서 우리 인체에 가장 많이 쓰이는 원소이기 때문에 아주 흔한 공기나 물처럼 지구 곳곳에 배치를 해 두었고, 마찬가지로 내 몸에도 뼈의 형태로 99%를 만들어 두었다.

　사실 소금 속에도 미네랄이 매우 많다. 칼슘의 공급원의 하나로 소금을 사용해도 매우 좋은 선택지가 된다. 나트륨, 칼슘, 마그네슘이 매우 풍부하고 물에 녹으면 쉽게 이온화되어 내 몸에 흡수가 된다. 생과일, 생야채, 곡식을 먹으면서 좋은 소금을 같이 첨가하여 먹으면 1석 2조가 된다.

> 혈액 속에 들어있는 '당을 포함한 여러 영양소들'은 '미네랄'을 만나야만 그 영양소들이 세포 속으로 들어가서 쓰일 수 있다. 대표적인 미네랄 부족병으로 당뇨가 있는데 혈액 속에 당이 많아지면서 피가 끈적해지는 당뇨는 당이 미네랄을 만나지 못해 혈관 속의 당이 세포로 이동하지 못하여 발생하는 현상이다.

　당뇨병이 미네랄 부족병이라는 것을 알고 있는 사람은 거의 없었을 것이다!

　미네랄의 대표적인 것이 칼슘인데 칼슘을 비롯한 다양한 미네랄이 결핍된 증상이 바로 당뇨병인 것이다. 그러므로 당뇨 환자는 미네랄이 풍부한 야채와 과일을 먹어주어야 한다. 잠깐-! 당뇨 환자가 과일을 많이 먹어야 한다고? 의사들은 당뇨 환자는 사과도 1/4쪽만 먹으라고 말을 하지 않는가? 그러나 여기에도 바로 의사들의 잘못된 식이 지도가 드러난다.

당뇨 환자들이 의사로부터 이런 말을 들었을 때 환자들은 분명히 사과를 껍질을 잘 깎아서 1/4만 먹을 것이다. 하지만 껍질을 깎지 않고 사과 하나를 다 먹으면 문제가 되지 않는다. 더 많이 먹어도 문제가 되지 않는다. 먹고 나면 당 수치가 일시적으로 올라가기는 할 것이다. 그러나 껍질을 제거한 과일이 문제지, 과일을 먹을 때 껍질을 같이 먹으면 오히려 당뇨에 도움이 된다. 왜냐하면 그 딱딱한 껍질 속에 미네랄과 파이토케미컬이 많이 들어 있기 때문이다. 현미의 거친 식감이 싫어서 도정을 해버린 후에 흰 밥을 먹는 것이 당뇨의 문제를 일으키는 것처럼, 껍질을 제거한 과일이 병을 만드는 것이다.

미네랄은 딱딱한 채소 줄기, 단단한 과일 껍질에 많이 존재한다는 것을 잊지 말라. 의사들은 현미는 먹으라고 하면서 과일은 왜 껍질 채 먹으라고 하지 않는가? 미네랄의 관점에서 보면 과일을 껍질 째 복용하는 것이 현미를 먹는 이유와 동일하다. 의사들의 잘못된 식이지도는 여러 군데에서 드러난다.

> 소금을 먹으면 혈압이 올라간다는 말, 당뇨 환자는 당이 많아서 문제이므로 당이 많은 과일을 먹으면 안 된다는 말, 전립선비대 환자는 자기 전에 물을 마시면 안 되고, 평소에도 물 섭취량을 줄이라는 말도 있다.

서양 의학의 질병 진단이 다 틀렸기 때문에 그리고 환자의 증상이 줄어들면 그것이 낫는 것인 줄 알기 때문에 이런 엉터리 음식 생활지도가 나오는 것이다. 이런 틀린 생활지도 때문에 환자의 병이 낫지 않고 더욱 심해진다.

소금은 많이 섭취하면 처음에 혈압을 올리는 것 같지만, Kevin이 알려준 좋은 소금을 6개월 이상 장기로 복용하면 오히려 혈압이 오르지 않고 정상치에 다가갈 수 있다. 왜냐하면 좋은 소금은 최고의 미네랄 공급원이기 때문이다. 미네랄은 간에서 만드는 2만 5천 가지의 효소를 만드는 데 필수 재료이고, 미네랄이 부족하면 150여 가지의 질병이 발생하는데 그중 하나가 고혈압이다. 당뇨도 또한 미네랄이 부족해서 오는 질병인데 껍질째 먹는 과일은 엄청난 미네랄 공급원이 된다. 그래서 오히려 당뇨 환자는 껍질과 같이 과일을 많이 섭취해주어야 한다.

골다공증약 대신, 칼슘제 대신 야채와 과일을 충분히 먹고 좋은 소금을 먹는 것이 이런 양약에 대한 훌륭한 대안이 된다.

마지막으로 전립선염이나 전립선비대 환자는 잠을 자는 새벽에 뇨의가 자꾸 생겨서 소변을 보기 위해 2시간마다 잠을 깬다. 그렇기에 의사들은 자기 전에 물을 먹으니까 소변이 마려워서 자꾸 잠을 깬다고 생각하고 전립선에 문제가 있는 사람들에게 자기 전에 물을 먹지 말고 그것뿐만 아니라 평소에도 물을 많이 먹지 말라고 지도한다. 그런데 의사의 말을 듣고 물 마시는 양을 줄이면 어떤 일이 벌어지는 줄 아는가? 물을 마시지 않으면 소변이 묽지 않고 진하게 농축이 일어나고 이렇게 진하게 농축이 된 소변은 방광에 머물면서 강한 소변독이 되어 방광을 더욱 강하게 자극하게 된다. 그렇게 되면 방광 내부조직이 더욱 손상을 입고 이로 인해 더욱 소변을 자주 보게 된다.

전립선이나 방광 기능에 문제가 있는 환자들은 오히려 평소에 충분히 물을 마셔주어야 농축뇨에 의한 방광 자극증상이 줄어든다. 실제로 한번 해보라. 대신 자기 전에는 물을 적게 마시는 것은 맞다. 평소 깨어있을 때나 저녁에 활동할 때까지는 물을 충분히 마셔주도록 하자.

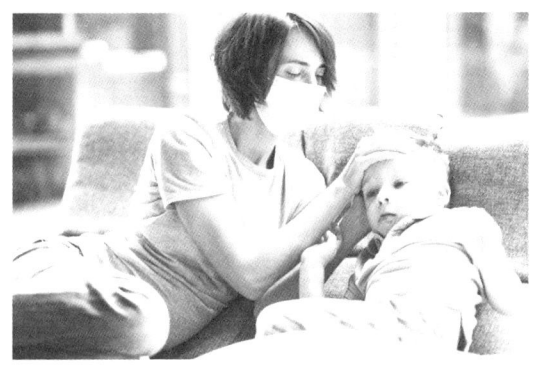

─해열제의 문제

내 몸에 熱이 나고 아프고(痛) 붓는 것(浮腫)은 내 몸이 스스로 살려고 하는 몸부림!

> **내 몸에 나타나는 온갖 불편한 증상(열나고, 아프고, 붓고, 가렵고, 콧물 나고, 재채기하고)은 나에게 이로운 것들이다. 심지어 당뇨나, 고혈압 증상과 암까지도…** 이런 사실들을 이해하지 못하면 여러분이 유튜브 건강 채널을 아무리 시청해봐야 다 시간만 낭비하는 것이다.

감기 초기에 콧물이 주룩 나오는 것을 경험해 보았을 것이다. 감기 초기에 나오는 콧물도 또한 내 몸속으로 침입하는 세균이나 바이러스를 콧물을 통해 체외로 보내려는 신체 반응이다. 식중독에 걸리면 토하거나 설사를 하는 것도 체내에 독소가 오래 머물면 큰일이 나기 때문에 내 몸이 알아서 내보내는 것이다.

아토피 환자가 가려움을 느끼는 이유는 또한 내가 살려고 가려운 것이다. 아토피가 생기면 피부가 닫히게 된다. 스트레스나 음식에 의해서 내부에 열이 생기면 일반적인 경우는 땀이나 호흡으로 열을 배출하는데, 일부는 피부로도 배출이 된다. 아토피나 기타 피부병 환자들은 피부로 제대로 혈액 공급이 되지 않기 때문에 피부를 통한 이산화탄소 배출이 잘되지 않는다. 또한 체내 온도가 상승할 때 피부를 열어주지 못하면 그 열이 피부에 잔뜩 몰리게 된다. 이때 뇌에서는 내 몸의 열을 배출하기 위해 피부를 가렵다고 느끼게 만들고, 가려움을 느낀 자신은 피부에서 피가 나도록 긁어 그 피가 나고 긁힌 피부가 열리어 열이 배출되면 비로소 시원함을 느끼고 가려움이 가라앉는 것이다.

-감기나 몸살이 오면 열(熱)이 나는 이유

시상하부의 체온중추는 항상 내 몸의 온도를 36.5도로 유지하려고 노력을 한다. 그런데 일정 시간 이상 몸이 감내할 수 없는 정도로 찬 바람을 맞거나 옷이 젖거나, 찬물 속에 몸이 담가져 있으면 체온을 36.5도로 유지하기가 어렵다. <u>즉 우리 몸이 한기에 감촉이 되면 몸이 스스로 온도를 올려 찬 기운을 몸에서 제거하기 위해 작동한다.</u>
TV 예능 프로그램인 정글의 법칙을 보니 작곡가인 돈 스파이크가 물속에서 물고기 잡고 찬바람에 상당히 긴 노출이 되었고 한참 후부터 이분의 몸이 으슬으슬 아프고 열이 나면서 몸살감기가 왔다.

몸살감기가 오는 이유: 찬 기운에 계속 노출이 되어 더 이상 내 몸의 온도를 정상으로 유지하지 못하여 감기가 오려 할 때, 최후의 수단으로 체온 중추가 작동을 하여 자신의 몸 온도를 평소 정상 온도보다 확 높여준다. <u>백혈구는 체온이 올라가면 전투력이 급상승하여 체내로 들어온 세균이나 바이러스를 빠르게 잡아먹을 수 있는 힘이 생긴다. 그렇기에 자기 체온을 최소 1도 이상을 더 높여서 백혈구가 잘 활동하고, 강해질 수 있도록 방어하는 시스템인 것이다. 체온을 올리면 내 몸은 몸살이 온다. 전신 마디가 아프고 열이 난다. 하지만 백혈구에게는 떨어진 체력</u>

> 을 확 올려주는 의미와 같다. 몸살이 왜 몸살인가? 몸이 살아나기 위한 몸부림인 것이다.

체온이 1도가 오르면 면역력이 5배가 늘어난다는 말은 다 들어서 알 것이다. 힘이 강해진 백혈구는 강력한 대식 활동을 시작할 수 있다. 자, 내 몸에 열이 나는 것은 나에게 나쁜 것인가? 좋은 것인가? 이런 상황에서 열을 못 내는 사람이 몸이 더 좋지 않은 것이다. 열을 내지 못하는 사람은 그 열을 낼 수 있는 에너지 자체가 부족하거나, 뇌의 조절기능이 떨어진 사람이기 때문이다.

사람이 고열이 날 때도 사람마다 온도 차이가 난다. 열이 난다고 할지라도 그 사람의 몸 컨디션, 건강 상태에 따라 열이 얼마까지 올라가는 지가 다 다르다. 38도로 열이 나는 경우, 39도로 열이 나는 경우, 그 이상의 열이 나는 경우가 있다. 독한 세균, 바이러스가 침범한 경우, 오랜 기간 와병으로 기초 체력이 완전히 바닥이 난 경우나 급성 감염으로 패혈증이 온 경우, 오장육부에 염증이 와서 실질 장기가 녹아내리는 경우는 체온이 올라가는 정도가 다 다를 수밖에 없다. 이럴 때 우리는 정말 해열제를 급하게 써야 하는지 말아야 하는지 판단을 해야 한다. 정말 급할 때는 해열제를 써야 하기 때문이다. <u>응급상황, 사람의 목숨이 경각에 붙어 있을 경우에는 의학적인 방법이 최고다. 부정할 수 없다.</u> 열이 40도 가까이 올라간 경우에, 자칫 목숨이 경각에 메일 수 있기 때문에 이런 경우에는 급하게 해열제, 항생제가 필요하고 혹은 스테로이드제까지 사용해야 한다. 응급의학이 수없이 많은 사람을 살리고, 분초를 다투는 응급환자를 살린 것은 바로 이런 약이 있었기 때문이다. 한의학적인 방법으로는 대부분의 경우에 응급에 처한 환자를 구해내기 어렵다.

이런 응급의 상황이 아닌 경우에 열이 오르면서 몸이 아프기 시작하면 어떻게 해야 할까? 일반적으로 우리가 피곤해서 혹은 찬 기운에 감촉이 되어서 감기나 몸살이 온 경우에는 이런 해열제가 필요치 않다. 1~5세 정도의 아이들의 경우는 보통 열이 오를 경우가 음식을 잘 못 먹은 뒤 체했을 경우, 열성 경련이 발생했을 경우로 나누는데, 체기를 해결해주거나, 열성 경련을 해결해주면 열이 바로 떨어진다.

> 일반적인 성인의 경우 내 몸을 무리하거나 스트레스로 몸이 피곤하거나 등산 혹은 갑자기 운동을 심하게 하여 **열이 나면서 몸살이 오려고 할 때 해결하는 방법을 소개해드리겠다. 얼마든지 해열제 없이 셀프로 케어가 가능하다.** 즉 우리가 흔히 걸리는 감기와 몸살 정도는 양약 한 알 먹지 않고 해결할 수 있다. 이 부분은 정말 중요한 내용이고 앞으로 우리가 코로나바이러스에 접촉되어 발열이 시작되었어도 똑같이 적용할 수 있는 방법이기에 매우 중요하다. 온 가족과 친지들에게 알려주기 바란다.

1. 어린아이들의 해열 방법

음식을 먹고 탈이 나면 체해서 위장이 꽉 막히게 되면 상하로 기혈순환이 되지 않으면서 열이 난다. 차라리 토하고 설사를 하면 나을 수 있는데 구토나 설사가 없으면 열이 발생한다. 이때 아이들의 등 부위(흉추 5, 6, 7, 8, 9번 부위)를 살살 쳐주면서 엄지손가락 부위의 소상혈(少商穴) 자리를 피를 내주거나, 가운뎃손가락의 지문 부위 개비혈(開脾穴)을 같은 방식으로 피를 빼주면 거의 바로 해결이 된다. 피를 빼기 전에 손가락을 손으로 쥐어짜서 피를 몰아주고, 피를 낸 후에 계속 손을 짜서 피를 더 빼내 주면 열과 체기는 금방 내려간다. 이 방법은 성인에게 사용해도 좋다.

열성 경련이 있을 때도 이런 방법을 써주면 된다. 열성 경련이라는 것은 열이 많은 아이들에게 있어 내부의 열이 추가로 더해지는 상황인데, 그 정도가 극렬할 때 열성 경련이 발생하는 것이다. 이것도 결국 체내의 열이 체외로 방출이 되지 않기 때문이므로, 손에서 피를 빼주어 혈액 순환이 되게 해주면 대부분의 경우 경련이 가라앉는다. 그리고 몸을 따뜻하게 보온해주면 열성 경련이 빠르게 가라앉는다.

2. 일반 성인들의 해열 방법

일반 성인들이 과로나 스트레스, 피곤함, 찬 기운에 감촉되어 열이 날 때 해열제를 쓰지 않고 스스로 열을 꺼버리는 방법
1. 상, 하의 옷을 두껍게 입어준다. 양말까지 신고 바닥에 장판을 켜라.
2. 따뜻한 물을 마시고 배를 온열 벨트를 통해 온열을 가한 상태로 몇 시간 잠을 자라.
3. 관장하기 – 평소 관장 방법을 배워두고 이런 증상이 올 때 관장을 해주면 좋다.

=) 이렇게 하고도, 혹은 해열제를 먹고도 열이 내리지 않으면, 이 때는 정말 병원에 가서 검사를 해봐야 할 질환일 수가 있다.

*열이 나더라도 경련이 심하거나, 오한이 심할 경우, 복통이나 설사가 심한 경우가 있다. 그런데 복통과 설사는 보통 위장의 문제로 인해 열이 오르기도 하므로 체했기 때문에 열이 오르는 경우도 많다. 그래서 손가락을 따는 거나,(소상혈이나 개비혈을 따 준다) 등 부위를 두드려주거나 교정해주면 위장이 풀리면서 열이 금방 떨어진다. 위에 설명한 해열법은 평소 건강에 크게 문제가 없는 일반적인 분들이 컨디션의 저하로 혹은 체온 저하로 인해 혈액 순환의 문제가 오면서, 몸살과 감기 기운이 있을 때 열을 풀어 헤쳐버리는 방법이 되겠다.

자, 이제부터는 해열제를 사용하면 안 되는 이유를 설명하도록 하겠다. 내 몸의 컨디션이 저하될 때 발열이 일어나는 것이 몸살이다.

몸살: 몸이 살기 위해 일어나는 현상이다. 몸이 살기 위해 열을 올리려고 하는 것인데 해열제는 열이 오르는 것을 내 몸에 해로

> 운 현상으로 간주하고 열을 억지로 꺼버린다. 내 몸이 스스로 치유하기 위해(백혈구의 활력을 위해, 즉 면역력을 높이기 위해) 간신히 열을 올려놓았는데 해열제로 겨우 살아난 불을 확 꺼버리는 것이다.

'감기가 오려고 하면 뜨끈한 국물에 고춧가루를 왕창 뿌려서 소주랑 마시고 자면 된다'는 말이 있다. 그러면 감기가 낫는다고. 그러나 감기가 오거나 몸에 염증이 있을 때 술을 마시면 절대 안 된다. 알코올이 몸의 염증을 더욱 심하게 만들기 때문이다. 다만 고춧가루를 뜨거운 국에 타서 마셔서 온열을 도와준다는 그 의미만 취하면 된다. 해열제가 탄생하기 전에 우리는 모두 열을 해열제가 아닌 보온의 방법으로 풀었다. 열이 날 때 이불을 덮어 열이 더 잘 날 수 있게 해주는 것이다.

열이 나는 어린아이 환자가 응급실에 가니 그 아이의 옷을 벗기고 알코올로 몸을 닦는 것을 보았다. 사실 머리에 열은 오르지만 몸은 오들오들 오한이 심하게 난다. 이런 아이를 옷을 벗기고 알코올로 몸을 닦으면 더욱 심하게 몸이 꺾이며 경련이 발생한다. 또한 어른들의 경우에도 열이 날 경우에 해열제를 복용하고 다행히 열이 떨어지면 좋은데, 해열제를 먹은 몇 시간만 괜찮다가 다시 열이 재발하여 하루 몇 알씩 해열제를 먹어도 계속 열이 재발 경우가 발생한다. 그러면서 해열제로도 열이 잡히지 않고 링거 같은 수액을 맞아도 열이 오르기도 한다. 이런 경우 증상이 계속 심해진다는 증거다. 일반 환자 중에는 일주일에 2~3일을 계속 열이 재발하여 그때마다 응급실에 가는 사람도 있다. 검진 결과는 '원인불명의 발열'이라고 나온다. 의사들이 원인을 모르는 것이다.

이런 사람들은 대개 기본 면역력이 매우 저하되어 있어서 백혈구가 숫자는 많으나 지금의 북한 병사처럼 밥을 못 먹어 키도 작고, 힘도 없는 백혈구인 것이다. 그러니 외부의 작은 세균, 바이러스, 스트레스의 침해로부터 이겨내지 못하고 계속 열이 재발하는 것이다. 강한 군대가 확 가서 싸움을 끝내야 하는데, 전쟁이 지지부

진하여 계속 일어나는 형국이다.

또한 이런 환자들은 열이 오르고 아프다고 하기 때문에 의사로부터 해열제나 소염제, 항생제를 계속 투여받기 때문에 이 환자의 오장육부는 손상이 심해진다. 특히 간 기능은 심하게 저하되며(양약 독의 피해가 여러분의 생각보다 훨씬 크다), 해독 기능이 떨어진 상태라서 더욱 세균, 바이러스와 전쟁을 하기가 힘들어진다. 그래서 낫지 않고 계속 재발, 재발하는 것이다. 그렇기 때문에 해열제는 근본치료가 아닌 증상을 없애는 치료인데, 어떤 환자에게는 해열제가 크게 잘못된 치료가 될 수도 있다는 것이다.

그러나 고려 시대 같은 과거에 맹장이 터진 사람은 어떻게 되었을까? 죽지 않았을까? 뼈가 부러지거나, 내장을 절제하는 수술을 했을 경우에, 혹은 중풍으로 뇌혈관이 터져 생명이 위급한 상황에서는 해열제, 진통제, 소염제, 항생제, 스테로이드제가 없으면 사람이 죽는다. 그런 응급상황에서는 반드시 필요한 약들이고 이런 부분에서 이상의 양약들은 매우 훌륭한 치료제라고 하겠다.

이 책 내용 중에 현재 위력을 발휘하고 있는 코로나바이러스를 비롯한 감기, 독감, 다른 바이러스가 내 몸에 들어와서 발열이 나기 시작할 때, 병원에 가지 않고 스스로 이것을 해결하는 방법을 공개하였다. 코로나바이러스가 의심되면 병원에 먼저 가봐야 한다고 생각하지만, 많은 사람들이 생업이 달려 있기 때문에 일단은 숨기려고 하는 것이 인지상정인 것 같다. 생업을 버리고 병원에 2주간 격리되어 한가하게 치료받을 수 있는 사람이 얼마나 되겠는가? <u>다만 초반에 열이 막 나기 시작할 때 Kevin이 알려주는 방식으로 온열</u>을 통해 열을 확 올려주어 몸의 열을 떨어뜨리면 2주간 격리 치료를 받지 않고도 그 전에 몸이 빠르게 호전되어 완쾌 가능하다는 것을 알기 바란다. 병원에 가보더라도, Kevin의 방식으로 열을 확 내준 후에 열을 잡고 병원에 가면 여러분의 치료 기간이 확 단축된다.

-진통제의 문제

진통제를 복용하거나 근육 이완제를 먹고 나면 아무리 아프던 무릎도 아프지 않고 테니스 엘보나 허리가 아프던 것도 금방 아프지 않게 된다. 환자들은 밤새 쑤시거나 조금만 사용해도 아프던 증세가 호전되니 "어? 이 약, 이 주사 효과 좋네, 이제 안 아프고 살 거 같네"라고 만족해한다. 그러면서 아파서 고생했던 엘보나 팔, 허리가 다 나은 줄 알고 다시 맘껏 사용하게 된다. 생각해보자. 진통제로 통증은 완화되었다고 하자. 그런데 환자는 통증이 다 나은 줄 알고 팔이나 팔꿈치, 무릎, 허리, 골반 등의 근육과 관절을 조심하지 않고 계속 함부로 사용하게 된다. 관절이 불편한 근본 원인이 해결되지 않은 상태에서 이를 계속 사용하다 보면 관절의 마찰은 늘어나고, 관절은 계속 더 마모가 이루어지고, 관절도 더 심하게 변형이 된다. 몇 달 정도 지속되던 진통제의 효과가 떨어지게 되면 다시 통증이 나타나게 되는데 그 원래 통증이 발생한 문제 부위는 이제 처음보다 더 악화되어 통증도 더 심해지고, 관절이 더욱 망가지게 되어 처음보다 더 회복하기 힘든 지경에 이르게 된다.

진통제, 소염제, 스테로이드제의 힘은 매우 강하여 아무리 아프던 곳도 주사를 맞고 나면 바로 통증이 씻은 듯이 나아버린다. 사실 상태가 너무 위중하거나 급한 경우 진통제나 스테로이드만 한 약이 없다. 그러니 의사들은 명의가 될 수 있는 그런 약들을 절대 멀리할 수가 없다. 만약 한의사들도 진통제나 스테로이드를 사용할 수 있다고 한다면 한의사가 의사보다 진통제를 더 쓰게 될 수도 있다. 왜냐하면 통증을 가라앉히는 데에는 이만한 약이 없고 또한 환자들의 만족도도 매우 클 것이기 때문이다. 사람 마음은 다 똑같다. 통증 환자가 대부분인 한의원에서 진통제를 쓸 수 있다면 진통제로 먼저 진통을 시키고 난 후에 한의원에서 행하는 치료가 진행되면 한의사나 환자가 서로 매우 편할 것이다.

이런 양약을 장기간 혹은 과량 사용하면 인체에 해롭다고 하는 것은 의사라면 누구나 잘 알기 때문에 최대한 적게 처방하려고 노력할 것이다. 그러나 진통제의 이런 마법 같은 효과 때문에 진통제는 잦은 빈도로 처방될 수밖에 없고 또한 환자들이 진통제를 원한다. 의사의 양심으로 진통제 처방을 해주지 않으면 환자가 병원을 바꾸어 버린다. 이러니 환자들은 진통제로 인한 이런 악순환의 사이클을 벗어나기가 힘들다.

양약은 효과가 빠른 만큼 독성이나 부작용도 강하다는 것을 우리는 반드시 알아야 한다. 진통제, 소염제, 해열제, 항생제, 스테로이드제, 호르몬제, 수면제 등은 이를 해독해야 하는 간과 신장뿐만 아니라 소화 흡수기관인 위장, 소장, 대장에도 매우 해롭다.

쉽게 말해 술이나 담배가 들어가면 간이 이를 해독하는데 해독을 하면서 간세포는 엄청나게 파괴가 된다. 간은 해독을 주로 하는 장기로 알고 있지만 특히 간에게 있어 담즙을 만들어내는 소화 기능도 매우 강력한 기능 중의 하나이고 간이 위, 췌장, 소장, 대장에서 간문맥으로 들어오는 모든 영양물질을 피로 바꾸어 주는데 이때 영양물질 속에 들어있는 각종 독소들을 또한 간이 제거해야 한다. 그런 이유로 잦은 양약 복용은 이런 간을 손상시키고, 간의 해독 기능을 급속도로 저하시킨다.

> 해독=간세포 파괴
>
> 간이 해독할 일거리가 많다면 간의 세포는 계속 파괴가 된다는 것!

진통제를 사용하기보다는 내 몸에 만성 염증을 만드는 행위를 중단해야 한다. 설탕이 많이 들어간 음식, 액상과당이 많이 들어간 음식은 당 독소로 작용하여 피를 끈적하게 만들고 이로 인해 염증이 발생한다. 단맛을 먹고 싶다면 껍질째 과일을 먹도록 하라. 찬 음식을 많이 섭취하여 복부 냉기를 만들지 마라. 복부 냉기를 만들 음식을 먹었다면 방치하지 말고 복부에 온열을 해주어라. 그래야만 위장, 소장, 대장의 피해를 최소화할 수 있다. 그리고 꾸준히 근육에 온열과 마사지를 해주고 충분하게 스트레칭을 해주라. Kevin이 마사지나 스트레칭을 하기 위해 필요한 부위별 도구는 후에 따로 알려 드리겠다.

- 호르몬제의 문제

 여성들이 40대 후반에서 50대 중반 정도 생리가 끝나면 갱년기가 찾아온다. 이때 상당수의 여성들이 갱년기 증상을 겪는데 이럴 경우에 호르몬제를 먹어야 할까? 말아야 할까? 갱년기 여성들 대부분은 호르몬제의 부작용을 염려하여 가능하면 호르몬제를 먹지 않으려고 한다는 조사가 있다. 그 이유는 조사해 보았더니 이와 같은 결과가 나왔다.

〈대한폐경학회 2015년 자료를 보면〉

 여성들이 폐경 이후 호르몬제를 복용하는 것을 두려워하는 이유에 대한 설문 조사가 나와 있다.

1. 질 출혈, 체중 증가, 유방 압통 등 부작용　　47%
2. 암 발생에 대한 두려움　　41%
3. 효용이 없다고 생각　　7%
4. 가격에 대한 부담　　1%
5. 기타　　4%

 <u>무려 89%에 해당하는 여성들이 호르몬제 부작용에 대해 두려움을 갖고 있으며 7%는 호르몬제의 효능이 없다고 생각하고 있는 것으로 조사되었다.</u>

 폐경이 온 중년 여성이 가장 흔하게 호소하는 증상이 바로 열이 수시로 얼굴로 치밀어 오르면서 가슴이 심하게 두근거리고 불안, 초조한 증상이다. 불안, 초조 증상은 사실 본인 스스로가 맘을 달래고 안정을 위해 혼자 애를 써봐도 컨트롤이 되지 않는다. 병원의 치료 없이 견디기가 힘든 수준이다. 도둑질을 한 것도 아닌데 도둑질한 사람처럼 심장이 두근 두근거리고 극심한 불안감이 온다. 얼

굴이 붉어지기도 하기 때문에 보통 의사들은 이런 증상을 열성 홍조라고 부른다.

의사들의 말에 따르면 열성 홍조가 오는 이유는 폐경으로 인해 난소의 기능이 저하되면서 난소에서 분비되는 에스트로겐 호르몬의 양이 급격히 감소했기 때문이라고 한다. 그래서 의사들은 모든 치료의 원칙을 감소된 에스트로겐 수치를 그 이전 상태로 회복하는 것에 둔다.

의학에서는 열성 홍조가 발생하는 이유를 뇌에 위치한 시상하부의 온도조절 중추에 장애가 온 것으로 보는데 시상하부에는 발한점과 오한점을 느끼는 체온중추가 있고 그 체온중추에 이상이 생기면서 발한점와 오한점의 중립구간 범위가 좁아지면서 정상 범위의 체온변화인데도 내 몸은 이를 덥다고 느낀다고 설명한다. 체온 중립구간이 좁아지면서 발한과 오한이 정상보다 쉽게 오게 된다는 이론이다.

의사들은 열성 홍조를 비정상의 상태로 보고 열성 홍조가 있는 사람은 열성 홍조 증상이 다른 질환까지 유발한다고 생각한다. 그렇기에 열성 홍조 증상을 심장질환이나 혈관질환의 출발점으로 보고 이를 예방, 치료하기 위해 호르몬제 복용을 권장한다.

그러나 Kevin의 생각은 다르다. 폐경이 온다고 해서 모두 열성 홍조가 나타나는 것도 아니고 열성 홍조가 나타나는 경중도 사람마다 다르다. 몸이 건강하지 못한 사람일수록 홍조 증상이 심하고, 더불어 불안, 초초, 호흡곤란, 어지러움, 울렁거림, 이명, 소화 장애까지 같이 나타난다.

또 하나 눈여겨볼 것은 폐경이 온 40~50대의 여성만 이런 증상이 나타나는 것이 아니라는 것이다. 폐경이 오기 훨씬 전인 20대의 여성들도 이런 열성 홍조가 오고 70세가 넘은 할머니들도 똑같이 이런 증상이 온다. 그렇다면 이런 열성 홍조가 폐경으로 인한 에스트로겐 호르몬 감소 때문이라고 확정을 할 수 있을까? 그렇지 않다.

한의학에서는 이런 증상을 상열(上熱) 증상이라고 부르는데 이 증상은 주로 심장이나 간의 열에 의해서 발생한다고 간주한다. 또한 음양(陰陽)의 기운 중에 음(陰)의 기운이 부족할 때 발생한다고 본다. 그래서 부족한 음의 기운을 보충해주면 나이에 상관없이 이런 상열 증상이 호전되는데 보통 혈액과 진액을 채워주는 한약재를 사용해주면 며칠 안으로 증상이 잦아들기 시작한다. Kevin은 이런 경우에 자음강화탕이라는 한약 처방을 자주 쓴다고 얘기를 한 적이 있다.

의사들이 잘 모르는 것이 한의학에서 강조하는 한열(寒熱)의 개념이라고 앞서서 설명한 적이 있는데 열성 두드러기라고 해서 온몸에 붉은 반점이 다닥다닥 나는 경우가 있다. 아니면 장미꽃잎처럼 붉게 피부 곳곳에 생기는 경우도 있다. 이때 피부가 따갑고 간지러운 증상이 많이 생기는 데 이 또한 열이 극성(極盛)한 때문이다. 위에서 말한 것처럼 음의 기운이 부족하여 열이 뻗치는 경우가 대부분이고, 음의 기운이 부족한 가운데 열을 만드는 음식을 먹었다거나 며칠 무리하여 몸에 허열(虛熱)이 발생했을 경우에도 발생할 수 있다.

의사들은 폐경 후에 호르몬 치료를 하더라도 아주 적은 수에서만 부작용이 발생하고 오히려 이 호르몬 치료를 통해 사망률과 관상동맥 심장질환의 발병률이 저하되는 도움을 줄 수도 있다고 주장한다. 하지만 여성들이 호르몬 치료가 아닌 다른 방법을 통해 갱년기 때의 열성 홍조, 불안, 초조 등을 케어할 수 있다면 아무도 호르몬 치료를 하지 않을 것이다. 호르몬 치료가 암을 일으킬 수 있다는 사실을 알고 있기 때문에 아무리 확률적으로 적은 비율이라도 암이 올 수도 있다는 데 굳이 호르몬 치료를 하고 싶지는 않을 것이다. 그러나 의사와 병원에 대한 무조건적인 신뢰를 보내는 사람들도 있기 때문에 의심 없이 호르몬제를 택하는 사람도 많을 것으로 생각된다.

그러나 호르몬제를 복용하는 것이 위험할 수 있다는 것은 단순히 암이 발생할 수도 있는 가능성 때문만이 아니고, 호르몬제는 혈액 응고인자를 더 많이 만들어 내어 복용한 지 1년 이내에 정맥혈전증이 생기기도 하며, 혈전 색전증이 폐 쪽에 발생하면 이 또한 사망에 이를 수 있다. 우리는 유튜브에서 구충제가 한동안 큰 이슈가 되었을 때 의사나 약사들은 우리가 먹는 구충제가 간에 해롭다면서 함부로 먹지 말 것을 수없이 경고하였다. 만약에 구충제를 먹으면 암이 생긴다거나, 혈전 색전증으로 죽을 수 있다는 보고가 나왔다면 구충제가 아무리 효과가 좋다고 하였어도 Kevin도 구충제를 먹지 않았을 것이다. 그러나, 오늘도 의사들은 호르몬제를 갱년기 환자들에게 권하고 있다. 자신들의 방법만이 옳고 나머지는 전부 의학적인 근거가 없고, 비과학적이라는 태도를 견지한다. 그럴 때마다 논문을 근거로 예를 들고 이런 논문은 아주 전문가들에 의해 엄청난 돈을 들여 만든 보고서라면서 이런 논문을 믿어야지, 민간요법이나, 대체요법을 믿으면 큰일이 난다고 한다.

논문도 결과가 상반되는 논문이 얼마나 많은가? 같은 실험을 해도 결과가 반대인 논문이 너무 많다. 경찰이나 검찰이 사건을 수사할 때 좋지 않은 수사관들은 수사 결과를 미리 정해 놓고 수사하듯이, 논문을 쓸 때 논문의 결과를 정해 놓고 쓰는 짓들이 비일비재한 것은 조금만 의학에 관심이 있는 사람이라면 다 알 수 있다. 이것은 Kevin의 음모론이 아니다. 1조 원의 개발비가 들어가서 발매되는 양약이 있을 때 당신은 투자한 돈이 아까워서라도 논문을 통해 별 조작질을 다 할 수도 있다는 것이다. 그리고 우리는 그런 사례를 과거로부터 현재까지 수없이 많이 보아 왔다.

당뇨에 사용하는 호르몬인 인슐린도 실제 내 몸에서 분비하는 인슐린과 동일한 호르몬이 아닌 인슐린과 비슷한 물질을 합성하여 주는 것이다. 에스트로겐이나 프로게스테론 같은 호르몬제들도 사실 우리 몸에서 만드는 호르몬과 동일한 호르몬이 아니라 비슷한 물질을 합성한 것에 지나지 않는다.

호르몬은 극소량으로도 몸에 강한 활성작용을 한다. 극소량으로 강한 활성작용을 하는 것들은 그 용량이 조금이라도 지나치거나 나의 몸 상태와 맞지 않으면 아주 강하게 내 몸을 해치는 방향으로 작용한다. 스테로이드가 바로 그렇다. 내 몸에서 호르몬이 줄기는 했어도 호르몬을 분비하는 기관이 아주 소량이라도 진짜의 호르몬을 분비해주는 게 낫지, 외부에서 가짜 호르몬을 공급해주면 내 몸에서 진짜 호르몬을 분비하는 일을 아예 멈춰 버린다. 그렇기에 외부에서 호르몬을 공급하는 일은 두 가지의 문제를 야기할 수 있다.

1. 그나마 작동하던 호르몬 분비 기관들이 더 이상 일을 하지 않게 된다.
2. 내 몸에서 분비되는 진짜 호르몬과 동일하지 않은 비슷한 인공 호르몬은 그 자체가 내 몸에 독소로 작용한다.

그렇기 때문에 갱년기에 사용하는 여성 호르몬제가 유방암을 유발할 수 있다고 하는 것이다. 골다공증약은 식도암을 유발할 수 있다. 무섭다. 이런 내용을 모르는 젊은 여성들은 피임약을 아무렇지 않게 먹는다. 심지어 여드름을 가라앉히기 위해 이런 호르몬제를 복용한다. 정말 큰일이 아닐 수 없다.

신장 결석이 생긴다고 비타민 C를 먹으면 큰일 나는 것처럼 얘기하는 의사들이 있다. 호르몬제와 골다공증약은 암을 일으킬 수도 있는 엄청 무서운 약인데 이런 사실을 여러분들은 모두 고지받았는가? 구충제를 많이 복용하면 간수치가 올라간다고 절대 먹으면 안 된다고 다수의 의사들이 얘기했다. 정말 씁쓸할 뿐이다. 열성 홍조가 일어나는 경우, 갱년기 증상이 오는 경우에도 호르몬제 처방 없이 좋아질 수 있는 방법들이 많이 있다. 체형을 교정해주어도 효과가 좋고, 침을 맞아도 효과가 좋다. 한약을 먹어도 좋다. 음식을 바꾸어줘도 좋다. 얼마든지 자연스럽게 해결할 수 있는 방법들이 많으니 함부로 호르몬제를 복용하지 말자.

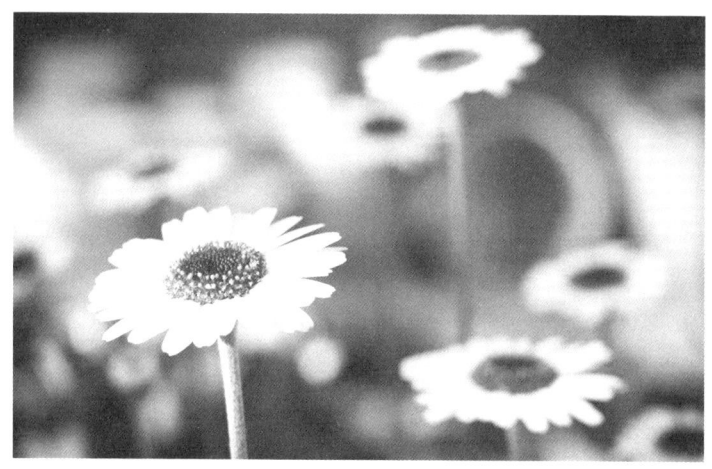

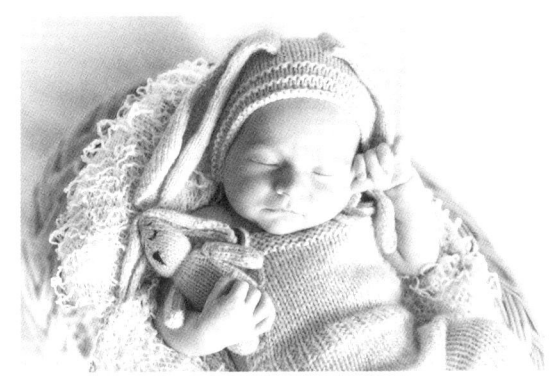

－수면제와 정신과 약의 문제

Kevin은 환자를 상담하면서 상당히 많은 사람들이 수면제나 신경정신과 약을 복용하고 있다는 것을 알게 되었고, 지인 후배 약사에게 물어보니 자신의 약국에서도 수면제가 상당히 높은 빈도로 처방되고 있다고 알려주었다.

가끔 수면제를 치료제가 아닌 나쁜 방향으로 복용하는 사람도 있다. 졸피뎀 같은 경우는 향정신성의약품으로 의사의 처방이 있어야만 처방받을 수 있는데 불면증을 몇 년간 앓던 여성 환자가 자신의 이름과 지인의 이름을 통해 병원 진찰을 받고 그 처방전을 통해 졸피뎀을 다량으로 구매한 뒤 수면제로 사용하는 것이 아니라 이를 일종의 환각제의 용도로 사용하는 사람도 보았다. 이 환자가 들려주는 졸피뎀 복용 후기는 양약을 다루지 않는 나에게는 좀 충격적이었다. 이분이 졸피뎀을 수시로 복용하고 환각 상태에서 보낸 카톡을 Kevin에게 보여준 적이 있는데 정말 그 내용은 마약을 복용한 사람이라고 생각할 수밖에 없는 황당무계한 내용들이었다. 변기 속으로 빨려 들어가서 배를 타고 여행하며 여러 사람들을 만난 얘기부터 기승전결도 없고 내용 자체도 황당한 글들을 새벽 3시부터 계속 지인에게 보낸 내용이었다. 그리고 수면제를 먹거나 신경 안정제 등을 먹고 난 후 몇 시간 있다가 자신이 한 일들을 다 잊어버리고, 복용 후에 몸에 힘이 다 빠지면서 좀비처럼 흐느적흐느적, 터벅터벅 걷게 된다는 자신의 체험들을 얘기해주었을 때는 정말 소름이 끼쳤다.

정신과 의사들은 이런 약들을 치료를 하기 위해서 처방하고 있고, 효과가 있는 경우도 많다고 당당하게 얘기한다. '정신병원에 들어갔다가 치료가 돼서 제대로 퇴원해서 잘살고 있는 사람도 물론 있겠지'라고 생각하지만 고개가 절레절레 흔들어진다. <u>이런 약들이 FDA 승인을 받았고 이런 약들이 합법적으로 환자 치료를 위해 쓰인다는 사실이 너무 놀라울 뿐이다.</u>

정신과 약이 꼭 필요한 사람이 있다고 정신과 의사는 얘기할 것이고 그렇게 말하고 싶을 것이다. 그러나 Kevin의 의견은 많이 다르다. 유튜브를 검색하다 보면 정신과 약을 다양하게 복용하는 분들이 많은데 효과를 보았다는 분들도 있지만, 대부분의 경우 일시적인 효과는 있지만 나중에 부작용이 크기 때문에 가능하면 먹지 말라는 댓글들이 대부분이다. 그리고 그 환자분들이 항상 가장 강조하여 하는 말은 복용했던 정신과 약을 끊으면서 엄청난 금단현상으로 고생했으니 여러분은 절대 정신과 약을 처음부터 먹지 말라고 당부한다.

예전에 EBS 공중파 의학 관련 프로그램에서 불면증과 수면제에 관한 주제로 국내 최고의 의대를 졸업한 의사들이 나와서 인터뷰를 하고 불면증에 관한 얘기를 이끌어 나갔는데 1시간 가량의 내용에서 정말 쓸 만한 내용이 단 한 줄도 없었다. 처음부터 끝까지 자세히 다 보았는데 불면증과 수면제의 얘기가 계속되고 국내 최고의 의사들이 불면증 치료에 관하여 내린 결론은 결국 이것이었다.

1. 잠이 오지 않으면 수면다원검사를 받아라(당시 비용이 80만 원).

2. 수면다원검사를 받고 나의 불면증의 원인이 무엇인지를 파악하라(원인을 알아도 치료의 답은 없음).
3. 수면다원검사를 받고 나서 원인은 크게 상관없이 수면 유도제나 수면제를 먹어라(어차피 원인을 모름).

의사들이 검사할 때 사용하는 여러 의학적 용어는 화려하다.

1. 코골이 수면무호흡증, 몽유병, 하지불안증후군, 기면증 검사 등을 실시한다.
2. REM 수면, 비-REM 수면, 입면장애, 조기각성, 수면유지 장애 등등 잠을 못 이루는 증상을 분류하여 진단한다.

다 좋다. 그런데 뇌파를 검사하고 수면의 양태를 검사해서 뭐를 어떻게 하겠단 말인가? 병원에서 수면무호흡증이나 하지불안증후군을 치료를 하는 것을 보면 참 재밌다. 하지 불안은 다리로 가는 신경이 요추 신경 부위에서 압박되어 발생하는 일종의 신경 통증이고 허리나 엉덩이 부위의 신경 압박을 풀어주면 간단히 풀린다. 이런 것을 하지불안증후군이라는 이름을 붙여서 원인도 모르고, 치료법도 모른다고 하는 의학이 참 재밌다는 것이다. 선배 의사들이 해부학에 이미 밝혀 놓은 대로 허리나 엉덩이 쪽의 신경 압박만 풀어주면 간단히 해결된다. 왜 의사들은 자신들이 다 밝혀 놓고 정리해 놓고도 이런 것을 활용하지 못하는가? 하지불안증후군은 증후군이라고 이름 붙일 꺼리가 안되는 증상이다. 수면무호흡증도 경추의 교정과 체중감량 혹은 목 부위의 문제를 해결해 주면 좋아진다. 그러나 수면무호흡증은 몸을 정화시키는 방법까지 같이 병행해야 하지만 해결은 가능하다.

Kevin이 1시간 가량을 TV를 보고 알게 된 사실은 이와 같았다. 수면다원검사를 해봐야 결국은 모두 수면제 처방을 하는 것, 그 하나 밖에 답이 없었다. 불면증의 원인은 수면다원검사로 알 수 있는 것도 아니고, 수면제를 먹으면 더욱 증상이 악화되는 경우가 대부분이다. 모든 것을 약으로만 치료하려는 잘못된 출발점이 오히려 환자를 더 피폐하게 만드는 것이다. 수면제를 자주 먹어 본 사람은 알 것이다. 얼마나 머리가 멍해지고 제정신을 차릴 수 없게 되는지를. 그리고 시간이 지날수록 수면제에 대한 의존성이 커지면서 처음 복용할 때보다 복용량을 늘려야만 겨우 잠이 들 수 있고 시간이 지나면 이마저도 잠이 잘 들지 않는다는 것을.

유튜브를 보거나, 인터넷 검색을 하면 흔히 의사들이 불면증에 좋은 생활지침들을 알려준다.

> 1. 평소 운동을 하고, 2. 햇볕을 쬐며 산보를 하고, 3. 우유를 따뜻하게 마시고, 4. 초저녁 시간에 침대에 눕는 버릇을 하지 말고, 5. 잠들기 전에 온수로 목욕을 하고, 6. 양파를 잘라서 머리맡에 놓아라 등등.

그러나 이런 정도로 잠이 오는 사람은 불면증 축에도 들지 못하는 사람이다. 이런 것을 실천해보지 않은 불면증 환자는 없을 것이다. 진짜 심한 불면증은 이런 것이 아무런 소용이 없다. 그 정도가 되어야 진짜 불면증 환자라고 할 수 있다. 그런데 재밌는 것은 20대 30대의 불면증 환자도 많다는 것이다. 20~30대의 불면증 환자는 사실 너무 치료가 잘 된다.

> 대부분의 경우에는 음식 습관을 고쳐 주고 목이나 등, 체형을 바로 잡아주면 매우 빠르게 불면증이 해결된다. 50대 이상인 분들이 불면증이 올 때 정말 시간이 걸리고 어렵지 20대, 30대는 대부분의 경우에 체형의 문제에서 불면증이 오기 때문에 체형만 제대로 잡아 줄 수 있으면 의사들이 애먹을 일이 없다. **다만 공황장애가 같이 있는 경우는 공황장애를 치료해주어야 불면증도 같이 사라진다.**

자, 대표적인 정신질환이라고 일컬어지는 공황장애는 어떤가?

공황장애를 마음의 병으로 보는 순간, 이미 이 질병은 의사의 손을 떠난다. 마음의 병이고, 마음의 안정을 위한 교육과 훈련으로 공황장애를 치료하려는 순간 이미 이 병은 못 고치게 되는 것이다. 10점 만점에 1점짜리 치료 방법을 들이대는 것이다! 효과가 있겠는가? 10점짜리 과녁에 1점을 맞추는 게 그런 것이 치료인가?

치매 환자에게 음악치료를 하고 그림을 그리는 훈련을 시키는 순간 치매 치료는 물 건너가는 것과 같다. Kevin의 눈에는 뻔히 보인다. 공황장애나 자율신경실조증, 불안, 초조, 불면, 우울의 증상이 육체의 증상이지 정신의 증상, 마음의 증상이 아니라는 것이다.

육체에서 생긴 병이 낫지 않을 때 이 증상들이 정신을 괴롭히게 된다. 육체에 생긴 문제, 육체의 구조적 결함이 정신 증상까지 유발한다는 것을 의사들은 전혀 알지 못한다. 오직 뇌의 어느 부분에 문제가 왔고, 무슨 호르몬, 무슨 단백질이 부족하다고 생각하기 때문에 오답을 들고 환자를 보는 것!

이런 주장은 Kevin의 뇌피셜이 아니다. 이미 의학적으로, 해부학적으로, 신경학적으로 다 밝혀져 있다. 의사들이 Kevin의 주장이 참인지 검증하자고 하면 의사들이 만들어 놓은 해부학책을 펴 놓고 30분이면 모두 설명이 가능하다.

그런데 어떤 정신과 의사가 불면증이나 공황장애 환자가 왔을 때 체형을 검사하고 체형을 교정해주던가? 불면증이나 공황장애에 대한 요체를 전혀 파악하지 못했기 때문에 체형에는 관심도 없는 것이다. 그저 약, 검사, 주사~!!

젊은 불면증 환자들의 특징은 머리와 턱관절, 경추, 흉추 부위의 틀어짐이 보이고 목, 어깨가 늘 무겁고, 베개를 베도 편하지가 않아서 여러 개의 다양한 베개를 구입해서 사용하는 경우가 대부분이다. 왜냐하면 경추와 턱관절, 목, 어깨가 구조적으로 틀어져 있으니 베개를 베도 불편한 것이다. 뭔가 목 부위에서 아귀가 맞지 않으니 베개를 베도 편하지가 않고, 이것이 계속 뇌를 자극하는 것이다. 이런 부분을 교정해주면 되는 것인데, 체형을 잡아주지 않으니 젊은 연령의 환자들의 불면증, 우울증, 정신질환들이 낫지 않고 좀비처럼 변해 가는 것이다.

정신질환이 오는 이유는 체형 문제 외에도 자율신경에 문제가 온 경우가 많다. 사실 체형과 자율신경의 문제는 직접적인 연관이 있어서 체형을 잡아주는 것이 근치가 될 수 있고, 또한 먹는 음식에 대한 조절이 반드시 필요하다.

다음은 유튜브 댓글 중에서 발췌한 내용으로 정신과 약물을 먹고 있거나 복용해봤던 분들이 실제 자신의 경험을 올려놓은 내용이다. 정신과 약을 먹으면 안 된다는 사실에 대해 장황한 설명보다 정신과 약을 오래 복용한 사람들의 실제 경험담들이 여러분에게 훨씬 더 큰 경각심을 줄 것이다.

사례 1) 힘드신 분들 많으실 건데 끊을 수 있어요. 12년 넘게 약을 복용했는데, 약이 떨어지면 가족 지인 이름 팔아 타 먹고 심각한 약쟁이로 살아오다 계속 먹으면 진짜 자살할 것 같아서 이 악물고 끊었습니다. 우울증, 불면증약들은 절대 치료제가 아닙니다. 뇌를 중독시켜서 정신을 마비시키고 파괴하고 인생을 망가뜨립니다. 먹는 동안은 내 정신이 아닌 약에 조종당하며 생활하는 거예요. 끊는데 두 달 안 걸린 것 같은데 절대 조급하게 끊으려고 생각하실 필요 없어요. 약에 중독되었던 만큼 끊는 기간은 고통스럽습니다. 몸과 정신이 분리된 공포감과 비현실감, 불안, 심장 통증, 두통, 이명, 온몸 저림 증상, 내 피부가 아닌 기분 등등… 약에 중독됐던 내 몸을 원래대로 돌리기까진 정말 힘들었습니다. 그치만 아무도 도와줄 수가 없어요. 나 자신과의 싸움이었고 힘들어서 밤마다 고통에 울면서도 제 자신을 믿었습니다. 먹던 약을 조금씩 쪼개고 또 쪼개고, 물을 하루에 4리터 가까이 마셨습니다. 이건 약 땜에 입이 마르니 저절로 많이 마셔지긴 했지만 일부러 더 마셨어요. 그리고 밤엔 내 자신과의 싸움에 이기려고 일기를 썼습니다. 그날 복용한 약 용량과 증상들을 한 달 넘게 기록했어요. 어느 순간 심했던 증상들이 조금씩 사라져서 일기 내용이 점점 가벼워지더라구요. 혼자 밤에 힘들어서 울던 것도 사라졌구요.. 가족들한테 상처 주고, 나 자신을 지옥 속에 살게 했던 저는 없고 다시 태어났다고 생각하고 있습니다. 끊는 게 힘든 걸 아니까 '안 끊고 약 먹고 편하게 살래' 하는 분들은 그분들 선택이니 할 말은 없지만, 전 10년이 넘는 세월 동안 약 때문에 소중한 걸 잃은 게 많아서, 날 알고 사랑해준 사람들에게 상처 주고 제일 사랑해야 될 내 자신을 학대해서, 모든 생활이 약이 중심이었던 그 시간들이 저에겐 지옥이나 다름없었어요. 할 수 있습니다. 대신 급하게 끊으려고 생각하실 필요 없어요. 전 맘을 먹어서인지 생각보다 빨리 끊은 것 같지만 진짜 조급하게 생각하실 필요 없어요. 자기 자신을 믿으세요. 그리고 물 많이 마시는 것과 일기로 기록하는 거 꼭 추천합니다. 우리 몸과 정신은 내가 믿어주기 시작하면 생각하는 것보다 훨씬 강하더라구요. 할 수 있습니다. 한 분이라도 도움이 되셨으면 좋겠어요. 그리고 유튜브 올려주셔서 감사합니다.

사례 2) 잠들기가 너무 힘들고 밤을 꼬박 샐 때가 너무 많아서 정신신경과 약을 처방받아 복용했는데 먹으면 바로 잠들고 눈뜨면 아침이고 몸도 가볍고 너무 좋아서 아무 생각 없이 무슨 약인지도 모르고 알아볼 생각도 않고 몇 개월을 먹던 중 어느 날부터 기억력이 안 좋아지는 것을 느끼기 시작했고 공사 현장 가서 잠깐 화장실 가서 볼일 보고 돌아서서 금방 나온 문을 못 찾아서 1시간 헤매기도 했어요. 그때부터 이 약들이 안 좋다는 걸 검색해서 알게 되어 끊으려고 5개

중의 3개 빼고 2개만 먹었어요. 첫날은 별 반응 없이 지났는데 두 번째 날 저녁이 되자 머리에서 윙윙 소리가 나고 눈앞이 흐려지고 술 취한 것처럼 사물이 2~3개로 보이고 환청이 들리고 땀이 나고 입이 마르고 금방이라도 쓰러질 것 같았어요. 금단현상이란 걸 알게 되었죠. 다시 약을 먹으니 그 무섭던 증상들 싹 없어지더라구요.

그때부터 조금씩 줄이는 게 2년이 넘은 현재도 복용 중입니다. 5개 중의 3개 반. 그 반개에서 더 못 줄이고 있어요. 하루는 1/2, 하루는 1/4, 이렇게 한 달 넘게 시도했는데 1/4 먹은 날은 금단현상 자꾸 생겨서 너무 힘들어요.

사례 3) ADHD약을 12살 때부터 17살 때까지 복용했으며 학습과 대인관계에 문제가 생겼고, 현재도 단기 기억력 저하, 집중력 저하, 몸무게 저하, 장기능 저하로 고생 중입니다. 많은 사람들이 좀 알았으면 합니다. 피해가 없도록요.

5년간 정신과 약 콘서타를 하루도 빠짐없이 아침에 복용한 결과입니다. 게다가 그 의사는 콘서타 양을 더 늘리고 각종 다양한 정신과 약을 더 많이 처방했습니다. 그 결과 제 뇌가 망가진 건지 모르겠지만 다른 이들보다 공부하는 것도 느리고 집중도 느리고 삶이 더욱 처참해졌습니다. 그래도 열심히 오늘도 주변에 해야 할 일들을 종이로 적어서 붙여놓고 잊어버리지 않으려고 노력 중입니다.

사례 4) 정신과 약을 끊을 수 없을까요…저두 19년 동안 정신과 약을 먹구 있습니다. 제 정신과 약 이름은 아티반. 리볼트릴, 바륨, 프로작을 19년 동안 먹어요. 금단증상이 엄청납니다. 어떻게 살아야 할지 막막합니다 제발…제발…여러분 도움을…도와주세요….

유튜브를 검색하다 보니, <u>사연 많은 여자, 고순심</u>이라는 유튜버가 있었고, 이분이 평소에 정신과 약을 복용하고 있는 분인데 직접 정신과 약을 복용하고서 실시간으로 자신의 상태 변화를 보여주는 동영상이 있다. 글로만 보는 것보다 직접 동영상을 통해 확인을 해보니 더욱더 정신과 약을 함부로 복용하면 안 되겠다는 생각이 들었다. 여러분도 한번 들어가서 시청해보기 바란다.

> **의사들은 정신에 문제가 온 병을 육체의 문제에서 비롯된 병이라고 생각하지 않는다.** 정신질환은 오직 정신의 영역에만 해당하고, 인체에서 정신영역에 해당하는 장기가 뇌이기 때문에 정신병은 뇌에서 발생한 문제이고, 뇌에 문제가 왔기 때문에 뇌에 작용하는 약물을 쓰는 것이 유일한 답이라고 생각한다. 환자의 뇌를 촬영하여 수많은 기전에 대한 논문을 내고 연구하여 문제 부위를 해결할 수 있는 약물을 써야 한다는 것이 의사들의 주장이다.

하지만 Kevin이 아는 정신병이라는 것은 정신영역의 문제라기보다는 뇌 부위와 다른 육체 부위가 병들어서 온다고 생각한다. 뇌도 심장이나 간처럼 하나의 장기로 보면 이해가 쉽다. <u>간에 문제가 오면 여러 증상이 출현하듯이 뇌로 가는 신경전달과 혈액 공급에 문제가 오면 뇌도 제 기능을 못하게 되는 것일 뿐이고 그것이 정신 증상으로 출현하는 것뿐이다.</u>

> **육체의 문제-> 장기간 해결되지 않으면 결국 정신병을 유발한다.**
> **어린아이의 정신병-> 부모의 몸 상태가 좋지 않을 때 유전되어 타고남**

육체가 병든 것이 심해지고 고쳐지지 않으면 정신이 병이 들기 시작한다. 이런 증거는 매우 많다. 가장 흔히 알고 있는 ADHD로부터 우울증, 건강염려증, 불안증, 조울증, 간질, 자폐증, 정신분열, 조현병 등도 모두 사실 육체에 병이 온 상태가 시의적절하게 제대로 치료되지 않게 되면 그것이 정신병으로 가게 된다고 Kevin은 보고 있다. 장청뇌청(腸淸腦淸)이라는 단어가 바로 육체의 병이 정신의 문제까지 이르게 된다는 증거가 될 수 있다. 정신질환은 장의 문제뿐만 아니라 구조의 문제, 영양의 문제, 독소의 문제가 다 걸려있다!

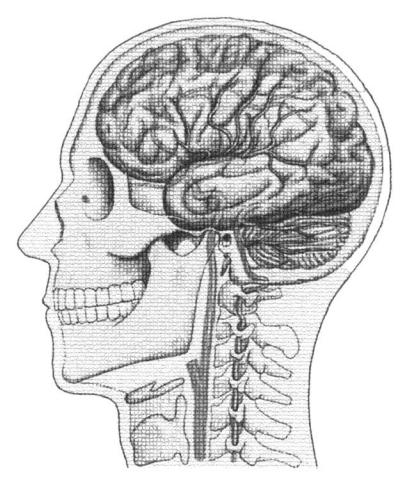

뇌로 혈관이 지나가고 혈액이 간다

혈액병이 뇌 질환을 만들고 목뼈의 틀어짐이 정신질환까지 유발한다

또한 아이들이 태어나자마자 발달 장애가 오거나 뇌 질환을 가진 경우는 모두 부모나 혹은 조부모의 체형 구조나 영양에 문제가 있는 경우가 대부분이다. 아이들의 태아 세포가 분열할 때 꼭 필요한 미네랄이나 비타민, 효소 등이 부족할 때 영양의 결핍이 발생하면서 뇌에 문제가 오게 된다. 그래서 아이를 가질 예비 엄마와 아빠들은 아이를 갖기 전에 철저하게 자신의 몸을 건강하게 만들어 놓고 아이를 갖도록 해야 한다. 그렇지 않으면 평생 자식에게 미안한 마음을 안고 살아가야 할 수도 있게 된다. 그러나 그런 아이가 태어났다 하더라도 후천적인 노력에 의해 웬만한 정신질환도 치료할 수가 있으므로 너무 좌절할 필요는 없다. 당연히 그 치료 방법은 정신과 약을 먹는 방법은 아니다.

양방에서는 정신질환을 뇌의 질환으로 보고 있고, 한의학에서는 좀 더 넓게 보는데, 오장육부의 질환과 관계가 있다고 보고 있다. Kevin은 여기에 더 붙여서 구조, 영양, 어혈, 독소의 문제가 역시 정신질환까지 만들어낸다고 보고 있다. 의학의 주장대로 뇌에 문제가 발생하여 정신질환이 생긴다고 가정을 해 보자. 뇌의 문제로 발생한 정신질환에 대한 해결책을 Kevin은 세 가지로 정리하고 싶다.

1. 뇌로 가는 혈액 순환의 장애로 인해 뇌 기능이 저하된 것 - 순환장애 해결
2. 뇌 근처의 경추나 흉추가 틀어짐으로써, 뇌로 가는 신경과 혈관이 막혀 버린 상태(특히 경추나 목의 근육에서 문제 많이 발생함)
3. 뇌가 받아먹는 피가 엄청나게 오염되어 있다.(장의 독소로 인함 - 음식 습관이 잘못되어 발생) 또한 기생충, 세균, 바이러스와 내독소가 가득하여 뇌세포와 신경세포가 제대로 작동하지 못하는 상태

구조, 영양, 어혈, 독소의 측면에서 뇌 질환을 접근하게 되면 그 어떤 방법보다 빠르고 쉽게 정신질환도 호전이 될 수 있다는 것을 기억하라.

병원에서 의사들이 혈액 검사를 하고 수치상 문제가 있거나 병을 발견하게 되면 으레 양약을 처방한다. 양약을 일정 기간 먹고 다시 검사를 하여 검사를 한 수치가 정상으로 돌아오면 의사는 기뻐하고 검사 수치를 잘 유지하고 있으니 이대로 잘 지내라고 한다. 그런데 수치가 좋아지면 나는 과연 건강해진 것일까? 양약을 복용하였다 하더라도, 대부분의 경우에는 질병이나 증상의 원인을 제거한 것이 아닌, 증상을 조금 약화시켰거나, 원인이 아닌 불편함만을 호전시킨 것일 뿐이기에 이 사람은 건강체가 된 것이 아니다.

예를 들자면, 콜레스테롤 수치가 높아진 데에는 이유가 있다. 인체가 콜레스테롤 수치를 높여야만 했던 이유가 분명히 있는 것이다. 예를 들어, 내 몸의 온도가 열이 나면서 39도가 되어야 했던 그 이유

가 있을 것인데, 의사들은 그 이유는 바이러스 감염이나 세균감염이 와서 그렇다고 하면서 해열제나 항생제 처방을 하고 마무리해버린다. 그 약들을 처방받고 다행인 사람이 있을 수도 있으나 약 기운이 떨어지면 다시 계속 발열이 되면서 증상이 악화되는 사람도 많다. 늘 만성병이 되고 병이 악화되는 것은 바로 이런 후자의 경우인데 사실 해열제뿐만 아니라 고혈압약, 당뇨약, 고지혈증약, 골다공증약, 호르몬제 등 모든 약들이 다 이런 잘못된 진단에 의한 의학 시스템에서 만들어진다. 내 몸에서 콜레스테롤 수치가 올라간 것에는 다른 이유가 분명히 있다. 그 분명한 이유를 알고 그 이유를 제거해야지, 콜레스테롤 수치만을 낮추기 위해 간에게 콜레스테롤을 생산하지 못하게 하기만 하면 이것이 치료인가? 아니면 땜질인가? 땜질이면 다행이다. 병을 더 악화시키는 것이 대부분이다.

결론: 정신과 약을 끊고, 정신과 약을 먹지 않고 정신이 건강해지는 방법

당신이 불면증으로 고생하고 있다면 일단 우유와 유제품(버터, 치즈), 그리고 밀가루로 된 빵이나 파스타, 과자, 국수, 면류 제품부터 당장 끊어야 한다. 이것들이 당신의 장과 뇌를 동시에 괴롭히기 때문에 불면증이 낫지 않는 것이다. 수면제를 먹으면 무엇하나? 이런 문제(체형과 음식 섭취 문제)가 해결되지 않으면 영원히 불면증에서 벗어날 수 없다. 이렇게 얘기를 해주어도 꼭 이런 사람이 있다. **제가 면류를 너무 좋아해요. 제가 빵을 너무 좋아해요. 제가 국수를 너무 좋아해요!** 이렇게 말하고 싶은 사람은 그냥 불면증을 갖고 계속 살면 된다.

또한 불면증 외의 다양한 정신질환(불안증, 우울증, 간질, 조울증, 조현병, 망상, 강박증 등)들도 식단을 완전히 새롭게 해야 한다. 간단하다. '나는 자연인이다'라는 프로그램에 나오는 사람들

처럼 먹고살면 된다. 입으로는 늘 고기와 콜라, 아이스크림, 아이스 아메리카노, 삼겹살, 곱창, 피자, 햄버거, 치킨을 먹으면서 "아, 나는 왜 이렇게 우울하고, 초조하지?" "정말 죽고 싶다" "나는 삶의 이유를 모르겠어"라고 말하는 사람들이 매우 많다.

Kevin이 오프라인 건강캠프를 열어 이런 분들에게 완전한 식단을 만들어서 정신이 맑고 깨끗해지고, 행복을 느낄 수 있는 삶을 살 수 있도록 해드리겠다. **모든 병은 당신의 입에서 시작한다. 그 입을 단속하고, 몸에 좋은 참 맛, 진정한 맛을 배우라. 교육이 제대로 되면 사람은 바뀐다!**

불면증은 음식뿐만 아니라 여러분의 자세와 체형과도 매우 밀접한 관련이 있다. 불면증뿐만이 아니라 정신질환 모두 치료법은 동일하게 적용할 수 있다. <u>불면증, 정신 질환은 모두 심장-목-뇌의 축을 교정해주어야 한다.</u> 심장의 기능에 문제가 오면 이것은 전신의 육체의 문제를 일으키기도 하지만 이에 앞서 뇌로 가는 혈액의 양이 확 줄어들기 때문에 뇌의 정신작용에 문제가 생긴다. 당연히 불면증 환자 중에 혈압약을 먹는 사람이 있다면 그 혈압약이 당신의 불면증을 악화시키는 요인이 된다. 혈압약을 복용하여 혈압을 낮추니 뇌로 혈액이 못 갈 것 아닌가?

당신의 흉곽, 경추가 틀어지고 목 부위의 근육이 뭉치면서 뇌로 가는 혈류량이 확 줄어드는 것으로 보인다.

Kevin이 유튜브 강의에 여러 번 얘기했듯이 여러분의 목을 잘 케어해주는 것은 당신의 목숨을 잘 케어하는 것과 같다. 뒷목을 만져보고 옆 목을 만져보고 앞목을 만져보라! 당신은 엄청난 통증을 느낄 것이다.

<u>모든 의사와 한의사들이 이런 심장과 목의 문제를 인식하고 이</u>

를 치료에 응용하길 간절히 바란다!

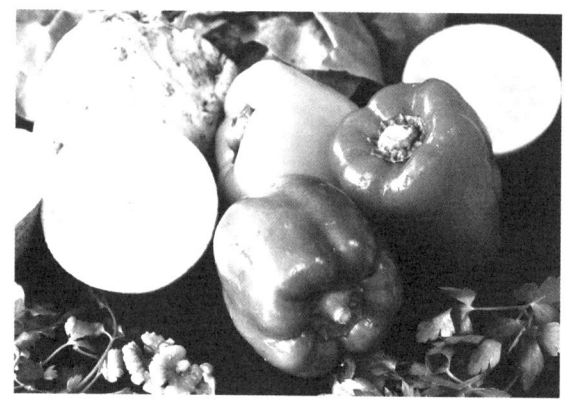

−채소나 과일 속에 기생충이 있다고 무서워하시는 분들을 위해

채소나 과일 속에 기생충이 있다는 동영상을 유튜브를 통해서 본 분들이 많이 있다. 상추나 깻잎, 오이, 당근, 딸기를 잘게 썰어서 현미경으로 관찰하니 그 안에 엄청나게 많은 기생충이 꼬물거리고 있다는 동영상을 보신 분들이 있으실 것이다. 그러나 그런 정도의 미생물은 우리 몸에 들어오면 강한 위산에 의해서 다 사멸된다. 위산이 얼마나 강한가? PH 1-2의 강산이다. 그런데 문제는 그런 현미경 상으로 보이는 미세 기생충들이 아니다.

현미경 상으로 우리 눈에 보이는 이런 미생물들은 위산에 의해서 녹아버리기 때문에 인체에 해가 되지 않는다. 다만 이런 살아있는 미생물보다는 기생충의 탈피 과정에 있는 알들이 문제다. 이런 알들은 구충제로도 잘 죽지 않을 뿐만 아니라, 이 알들은 위산을 만나면 파티가 시작된다. 이 알을 싸고 있는 단단한 껍질을 위산이 녹여내기 때문에 위산을 만나게 되면 알에서 탈피하여 기생충이 될 수 있기 때문이다.

피를 먹으면 피가 되는 것이 아니고, 콜라겐이 많은 돼지 껍데기를 먹으면 그것이 다 콜라겐으로 변하는 것이 아니다. 마찬가지로 살아있는 미생물이나 기생충들은 일단 체내로 들어오면 강한 소화액에 의해 다 분해가 된다. 피를 먹었다고 그것이 피가 되는 것이 아니라 다 소화가 되어버리는 것이다. 그러니 현미경 상에 보이는 기생충이 내 몸에 들어와 내 피를 빨아먹을 것이라는 생각은 하지 않아도 된다. 야채나 과일 속의 현미경을 보고 기겁을 하고 나서 모든 야채를 삶아서 먹는다는 분들이 많은데 그것은 인체의 원리를 잘 모르기 때문에 발생한 것이다. 오히려 회나 돼지고기 속의 기생충 알이 문제다.

－Kevin이 의학, 한의학을 깎아내린 진짜 이유

Kevin이 이 책을 통해 의학과 한의학을 많이 비판하였다. 그러나 이것은 의학이나 한의학이 아예 가치가 없다는 말을 하는 것이 아니다. 이 책을 잘 읽으신 독자라면 Kevin의 진의를 알고 있을 것이라고 생각한다.

한의학이든 의학이든 강점을 가지는 분야가 있다. 한의학의 음양오행, 사상의학, 12 경락 이론이 아예 쓸모없다는 것이 아니다. 마냥 쓸모없는 학문이었으면 수천 년간을 지금까지 이어져 내려오며 사람들의 치료와 양생을 위해 쓰였을 리가 없다. 또한 의학도 지금까지 수없이 많은 응급에 처한 환자들을 죽음에서 살려냈다. 목숨이 경각에 달린 많은 사람을 살려낸 의학은 충분히 그 가치가 있다. 다만 의학이든, 한의학이든 사람을 살려야 하고 병든 환자가 고통에서 빠르게 벗어날 수 있게 해야 하는 절대적 사명이 있다.

그래서 의학이든, 한의학이든 옳지 않은 것들은 개혁해나가야 한다. 아닌 것은 아닌 것이다. 그 아닌 부분만 과감히 도려내면 된다.

진리는 늘 간명하다. 자질구레 말이 많고 길면 그건 답이 아니다. 인체에 대한 답도 매우 간명하다.

Kevin이 인체의 90%를 공식처럼 만들어 놓았으니 추후에 같이 공부해 보도록 하자. 당신이 배우고 당신이 치료하라!

－우리에게 익숙한 병원 진료실 풍경을 바꾸자!

의사들이 환자에게 골다공증약을 처방하면서 "이 골다공증약을 복용하게 되면 앞으로 골밀도가 좋아지고 골다공증이 치료될 거니까 빼먹지 말고 열심히 복용하세요."라고 말해줄 것이다. 그리고 몇 달을 복용을 한 후에 골밀도 수치를 다시 검사해 보라고 얘기할 것이다. 그리고 몇 달 후에 T-스캔을 해보니 골밀도가 채워지면서 호전된 것을 확인할 수 있었다. 의사는 환자에게 골밀도 수치가 상승하여 좋아졌으니 이제 꾸준히 골다공증약을 복용하면 된다고 얘기할 것이다.

이것이 여러분들이 골다공증 해결을 위해 병원에 갔을 때 흔히 일어나는 진료 풍경일 것이다. 그러나 이 진료 풍경에는 매우 많은 문제점이 숨어 있다. 우리 의료소비자들은 환자로서 제대로 알 권리가 있다. 이 알 권리는 매우 소중한 권리로서 돈보다도 소중한 우리의 목숨이 달려 있기 때문이다.

방금 본 병원 진료실 풍경 속에 숨겨진 많은 문제점을 한번 알아보자.

의사는 골다공증이 있는 환자를 만나면 본 스캔(bone scan)을 통해 환자의 골밀도를 검사하고 골밀도가 저하된 환자에게 골다공증약을 처방한다. 본 스캔을 통해 정상 이하의 골밀도가 의사와 환자 눈에 의해 확인이 될 것이다. 당연히 환자는 아무런 거부감이 없이 자신의 골밀도에 문제가 온 것을 확인하고 의사에게 어떻게 하면 되는

지에 대한 답을 기다릴 것이다. 의사들은 식생활 개선과 함께 적절한 운동을 지시할 것이며 더불어 골다공증 수치 개선을 위한 골다공증약을 처방할 것이다. 이 약은 골다공증이 있는 거의 모든 환자들이 복용하고 있고 안전성이 검증되었으며 몇 달간 꾸준히 먹고 난 후에 골밀도를 재검진하여 골밀도가 향상되는 것을 확인해 보자고 할 것이다. 골밀도 수치가 저하된 것에 대해 놀랬지만 의사가 이를 치료할 수 있는 양약을 주니 안심하고 열심히 이를 복용하는 것으로 진료실의 풍경은 끝이 난다.

하지만 Kevin은 의사들이 결정적인 잘못을 저지르고 있다고 생각한다. 환자들도 큰 잘못을 하고 있다. 두 사람의 잘못 중에 의사가 저지르는 잘못이 훨씬 크다. 자, 지금부터 말해보겠다.

1. 일단 의사들이 골다공증약의 부작용에 대해 충분한 설명을 했느냐는 것이다. 이 골다공증약에 대해 여러분들이 정확히 알게 되면 모두 헛웃음이 날 것이다. 우리나라에서 많이 팔리고 있는 골다공증약은 Fosamax(포사맥스)로 현재도 많은 분들이 의사로부터 이 약 복용을 권유받고 있다. 그런데 이 골다공증약의 부작용이 무엇인 줄 아는가? 당신이 장기간 골다공증약을 복용하면 당신의 뼈가 부러질 확률이 매우 높아진다. 그리고 식도암이 올 수도 있다.

이런 부작용에 대한 보고는 Kevin이 지어낸 것이 아니라 이 약의 생산과 판매를 허가한 미국의 FDA에서 나온 자료들이다. 한국의 식약청에서는 이런 사실을 모르고 있을까? Kevin 같은 사람이 알고 있는데 외국에서 생산된 약품을 국내에서 판매하는 것을 허가하는 해당 관청인 식약청에서 이를 모르고 있다는 것은 말이 되지 않는다. 알면서도 이런 약이 버젓이 병원과 약국에서 처방되고 판매되고 있다. 알약 외에도 주사제를 맞는 경우도 있다.

<u>알약이 아닌 호르몬이나 항체를 이용한 골다공증 치료 "주사"는</u>

부작용이 없을까? 이미 많다!

그런데도 의사들은 이런 얘기를 우리에게 해주지 않고 새로 나온 좋은 치료제라고 하면서 6개월, 1년마다 이 주사를 맞으라고 한다. Kevin이 한의학을 공부했다고 해서 의사를 비난하는 것이 아니다. 틀린 것은 틀린 것이고 잘못된 것은 잘못된 것이다. 지금 골다공증을 예로 부연 설명하였지만 약국과 병원에서 판매하는 모든 해열제, 진통제, 소염제, 항생제, 호르몬제, 수면제, 정신과 약 등이 모두 다 이런 식이다. 제약회사-식약청-병원-의사-언론-방송 모두 한통속이다. 좋은 약을 만들어서 판매하는 것이 무슨 문제가 되겠는가? 효과가 좋은 약이라면 비싸도 좋다. 그러나 현실은 우리의 기대와 너무 동떨어져 있다.

> 어서 빨리 양약과 병원, 그리고 의사에 대한 환상에서 벗어나라! 이를 하루라도 빨리 벗어나야 여러분은 진짜로, 제대로 건강해질 수 있는 것이다!

2. 환자들의 잘못이라는 것은 그동안 환자들은 의사들이 진단하고 처방한 것을 그대로 철석같이 믿기만 했고 의사가 준 약으로 자신이 잘 치료될 것이라고 생각한 것이 큰 잘못이라는 것이다. 또한 병이 생기면 거기엔 그 병을 치료하는 양약이 있을 것이라고 생각하는 점이다. 골다공증이 의심되니 당연히 병원에 가서 진단해보고, 이를 잘 치료해줄 수 있는 의사를 만나고 의사가 주는 약을 먹으면 내 병이 나을 수 있을 것이라는 큰 착각을 하고 지금까지 살아온 것이다.

이런 진료실 풍경 때문에 여러분의 병은 계속 커지고 늘어나고 만성병이 되어가면서 약으로 인해 더욱 손해를 보는 몸 상태가 되는 것이다.

이런 진료실 풍경은 옳지 않다. 정의롭지 못하다. 인간답지 못하다. 요즘처럼 투명한 세상에 전혀 어울리지 않는 그림들이다. 그래서 바꿔야 한다. 알리고 개혁해야 한다. 이 모든 진료실 풍경의 피해자는 당신이고, 당신 가족이고, 당신의 부모님이기 때문이다.

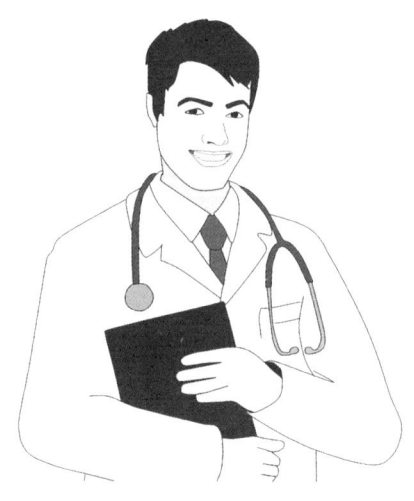

〈내 병을 고쳐줄 의사나 한의사를 만나려거든…〉

1. 구조를 살필 줄 아는 능숙한 의사나 한의사를 만날 것

2. 구조를 알고, 이를 제대로 교정하며 고쳐낼 수 있는 즉, 교정법을 시행할 수 있는 의사나 한의사를 만날 것

3. 영양에 대한 지식이 풍부한 의사를 만날 것
비타민 A, B, C, D를 채소나 과일이 아닌 정제로 된 제품이나 건강기능식품을 구해서 먹으라는 의사나 한의사가 있다면 그곳을 더 이상 다니지 말 것

4. 내 몸속의 독소를 제대로 해독할 수 있는 방법을 아는 의사나 한의사를 만날 것

인터넷에 흔히 올라와 있는 해독주스 같은 것을 만들어 마시라

고 한다면, 진짜 해독에 대해서는 모르는 것이므로 고개만 끄덕이고 나올 것

5. 내 몸속의 어혈을 어떻게 효과적으로 빠르게 제거하는지에 대한 방법을 아는 의사나 한의사를 만날 것. 부항 치료를 해서 피만 빼주면 어혈이 제거가 된다는 한의사가 있으면 '내일 다시 올게요' 하고 나올 것.

6. 소금의 필요성과 중요성을 알고 어떤 소금이 좋은 소금인지 설명할 수 있어야 하고, 왜 소금이 중요한지 말해주며 얼마나 되는 소금을 먹어야 하는지, 어떤 소금이 좋은지를 추천해주는 의사나 한의사를 만날 것

저염식을 강조하는 의사나 한의사가 있다면 조용히 뒷걸음질 치며 나올 것

7. 온열의 필요성과 중요성, 온전한 온열의 방법을 알고 이를 환자에게 제대로 설명하고 어떤 도구를 이용해서 어떻게 해줘야 하는지 아는 의사를 만날 것.

8. 약만 15일, 30일치를 주면서 이 약 안 먹으면 큰일 난다고 하는 의사를 만나면 고개만 끄덕이고 나올 것.

9. 침도 혹은 도침이라고 부르는 침술을 사용할 줄 아는 한의사를 만날 것

10. 구조, 영양, 어혈, 독소를 동시에 치료해야 하는데도 이 중에 한, 두 가지만 얘기하는 의사나 한의사가 있다면, "집에 가스불을 켜고 나온 것 같습니다. 다음에 또 올게요."라고 하고 나오면 된다.

Kevin의 주관적인 견해가 많이 들어간 내용이지만 여러분들이 많은 경우에 동의를 할 수도 있고, 때로는 갸우뚱할 수도 있다. 그러나 Kevin은 임상을 통해 한의학과 의학의 장단점과 잘못된 부분을 수도 없이 보고 느끼고 이를 개선해가면서 만성병, 난치병 환자를 치료해 보고 느낀 점을 여러분과 공유하는 것이다.

　의학은 분명히 잘못된 길을 가고 있다. 그것을 지적하면 의사들에게 많은 비난을 받을 수 있지만 이런 글이 여러분께 큰 계몽과 울림이 되었으면 좋겠다. 잘못된 길을 가는 사람에게 그 길이 아니고 저 길로 가는 것이 맞다고 얘기해주는 사람은 좋은 사람이 아닌가?

　인간은 인간 자체로서의 가치가 중요한 것인데, 인간이 인간 자체의 가치가 아닌 값어치로 계산되고 있는 요즈음이 아닌가 해서 매우 씁쓸한 마음을 감출 길이 없다. 더구나 이런 일이 병원에서 일어나고 있기에 누군가는 이를 언급해야 한다고 생각했다.

　Kevin은 이 글이 일반 의료소비자뿐만 아니라 의료인 모두(의사, 한의사, 치과의사, 간호사, 조산사)에게도 읽혀지기를 간절히 바란다. Kevin의 어쭙잖은 지식과 지적에 대해 귀를 기울여주고, 의료인들이 지금 자신들이 하고 있는 의료행위에 대해 돌아보고 반성하며, 개혁하는 마중물이 되길 바라는 마음 간절하다.

2020년 10월 추석　Kevin 쓰다.

맺음말

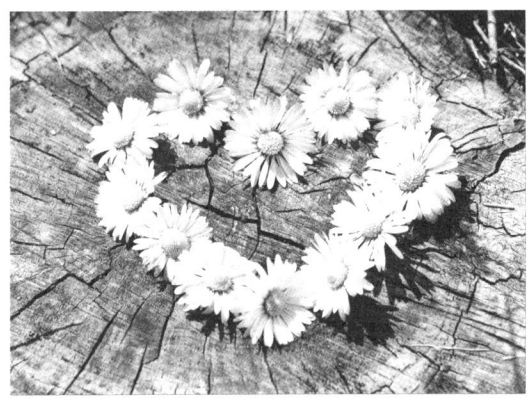

건강은…

> 바른 체형+건강한 혈액+깨끗한 혈관+소화력(온열과 충분한 소화액)+독소 제거로 이루어진다. 영양이 아무리 좋은 음식을 먹더라도, 그 음식이 내 몸속에서 제대로 발효가 되어서 잘 소화, 흡수되지 못하면 건강한 혈액이 만들어질 수 없다. 3끼를 먹어서 늘 소화가 안 되어 방귀를 뿡뿡 뀌면 내가 오늘 먹은 음식들은 전부 부패가 되어서 내 몸속에 활성산소로 작용하는 독소가 되어 버린다.

건강을 위해 해야 할 *최소한의 기본적 사항들*

> 1. 체형 바로 잡기 - 모든 척추와 발목
> 2. 소화력을 증진시킬 것 - 복부 온열과 좋은 소금, 해죽순차 복용
> 3. 비타민, 미네랄, 효소가 충분한 음식을 먹어서 탄수화물, 지방,

> 단백질을 잘 태우고, 각종 대사가 원활히 일어나도록 할 것
> 4. 오래전부터 쌓인 숙변을 제거해 줄 것
> 5. Kevin이 알려주는 셀프 스트레칭법과 운동법 따라 하기

효소, 비타민, 미네랄이 많이 필요하고 우리가 많이 먹어야 한다고 하는데 왜 그런 것인가? 효소는 화학반응의 대사속도를 빠르게 해주는 역할을 하는데, 효소는 반드시 미네랄(Ca, Mg, Na, Cu, Mn, Fe, Co, Mo, Zn, Se 등등)이 있어야만 합성이 된다. 또한 이런 효소 25,000 종류를 만들어 내는 곳이 간이다. 간이 건강하지 못하면 대사효소, 소화효소 같은 것을 만들어내지 못한다.

탄수화물, 지방, 단백질을 태워서 에너지원으로 만드는 것이 바로 비타민, 미네랄, 효소라는 사실을 반드시 알아야 한다. 또한 비타민의 기본 구성 요소는 바로 미네랄이다. 여러 가지 미네랄이 모여서 비타민의 분자구조를 이룬다.

그러므로, 간, 비타민, 미네랄, 효소는 서로가 서로를 요구하고 필요하며, 서로가 절대적으로 필요한 친구들인 것이다. 이 중에서 하나라도 부족하게 되면 내 몸속의 영양과 대사작용은 점차 무너지는 것이다. 그러나 우리의 현재의 식습관과 주변 환경이 비타민, 미네랄, 효소가 부족하게 먹는 방향으로 변해버렸고 그나마 몸 안에 있는 비타민, 미네랄, 효소도 단 음식이나 식품첨가물이 많이 든 음식을 통해 다 소비해 버리고, 절제 없는 의식주 생활로 인해 간의 기능을 떨어뜨리는 방향으로 너무 많이 변해 왔다. 이제 구체적인 의식주 개혁, 특히 음식 개혁에 대해 앞으로 Kevin과 같이 공부해 나가도록 하자.

<u>Kevin이 언급하기를 인체는 90% 정도를 공식화하여 진단하고 치료하는 방법이 있다고 말하였다. 인체를 소우주로 어렵게만 보지 말고 공식화시킬 수 있는 객체로 보아야 질병에 대한 정복이</u>

가능하기 때문이다. 이 책에는 그 공식화된 내용을 실을 수 없음을 이해해 달라. 현실 인식과 잘못된 의료환경을 진단하는 데만도 500페이지가 넘는 분량이 소요되어서 다음 저서나 강의 때 그 공식에 대해 자세히 설명하도록 하겠다. 그 공식을 알면 일반인이라도 지금의 잘못된 현대 의학보다 뛰어난 의학지식을 알게 되고 통증 없이 자신의 질환들을 상당 부분 셀프로 고쳐낼 수 있다. 당신이 간염이든, 성대 결절이든, 탈모든, 여드름이 많이 난 사람이든, 디스크 환자든, 심근경색이든, 치질 환자든, 전립선비대 환자든, 역류성 식도염 환자든, 족저근막염, 테니스 엘보 환자든 상관없다.

진단 방법과 치료 방법을 표준화하고 눈에 보기 쉽고 직관적으로 만들겠다. 몸 치료는 의료인들만의 것이어서는 안 된다. 적어도 지금 수준의 의학에는 여러분의 몸을 맡길 수 없다. 사실 돈이 아까운 지경이다. 현재의 의료는 Pro가 아니다.

그리고 Kevin은 여러분의 몸이 최대한 아프지 않고 시원하게 나을 수 있는 각종 스트레칭, 마사지를 위한 도구들을 개발하고 있으며, 의식주 개선을 위한 다양한 신박한 제품들을 가지고 여러분들이 각 가정에서 쉽게 자신의 불편함을 해결할 수 있도록 만들어 드리겠다.

Kevin은 한류 영화, K-POP, K-방역에 이어 K-의료까지 한국이 1위가 될 수 있다고 생각한다. 왜냐하면 진단이면 진단, 치료면 치료, 운동법이면 운동법 모두 다 갖추어 놓고 전 세계인들이 보고 따라 할 수 있는 시스템이 이미 갖추어져 있기 때문이다. 언택트 시대에 적합한 셀프 치료법들로 전 세계인이 도움을 받을 수 있을 것이다. 이제는 현대 과학 수준에 걸맞은 의학이 펼쳐질 때가 왔다.

온 국민을 우민화(愚民化)시키는 지금의 TV 매체와 유튜브에서 탈출하자!

*Kevin의 유튜브 동영상을 보고 싶은 분이 있다면…
=〉유튜브 검색창에 '케빈 건강캠프'이라고 치시면 시청 가능함

*Kevin의 다음 카페에 가입하고 싶은 분이 있다면…
=〉cafe.daum.net/liveyoung365로 들어오시면 케빈의 카페에 가입 가능

*Kevin의 건강제품 온라인 쇼핑몰에 가입하고 싶은 분이 있다면…
www.dibidibi.com/ohs10003 에 방문하시면 됨.

구조의 문제가 정신질환도 일으킨다!!

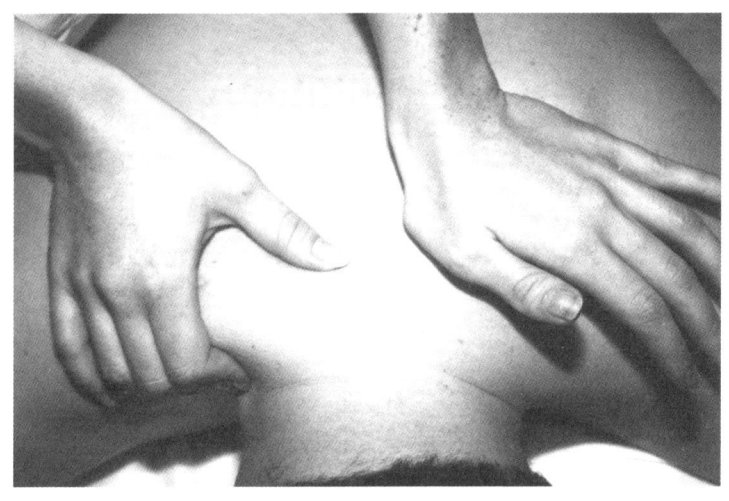

　구조의 문제가 정신 관련 질환들을 일으키는 기전에 대해서 기존 의학이 관심을 갖거나 그 원리를 정확히 밝힌 적이 아마 거의 없을 것이다.

　Kevin이 이 책에서 정신 관련 질환에 대해 약간 언급한 내용이 있으나 사실 이 책에 언급한 내용보다 훨씬 더 깊은 내용들이 있다.

　구조의 틀어짐이 여러분의 몸에 어떤 악영향을 끼치는지 정확한 원리와 메커니즘을 알게 되면 여러분은 놀라움을 금치 못하게 될 것이다.

　구조의 틀어짐을 바로 잡을 때마다 많은 정신적 문제가 사라진다.

> 기생충의 영역이 드러나 온 국민이 효과를 본 사건이 한 차례 지나갔다.
>
> 그렇듯이 아직도 그 효능이 제대로 드러나지 않은 영역이 바로 구조의 영역!

구조가 틀어지는 것, 말은 간단 하지만 그 내용 안에 여러분이 상상하지 못할 귀중한 내용이 들어 있다.

유튜브에서 정형외과 의사나 물리치료사들이 알려주는 여러 스트레칭법이나 운동법들 중에 도움이 되는 내용도 많다. 하지만 대부분의 경우에 있어 이런 방법만으로는 구조의 문제가 확실하게 해결되지 않는다. 이 방식들은 한계가 분명하다.

유튜브나 네이버, 구글을 아무리 검색해도 Kevin이 의미하는 내용은 단 한 줄, 단 한마디도 나와 있지 않을 것이다. 누구를 통해 배우거나 책으로, 영상으로 배운 내용이 아니기 때문이다.

구조가 틀어지는 원리를 알고, 그 구조의 틀어짐을 해결할 줄 알면 당신이 알고 있는 많은 질병이 눈 녹듯 사라질 수 있다.

기생충을 죽이는 구충제를 먹었을 때 몸 전체에서 서로 연관이 없어 보이는 다수의 증상들이 동시에 좋아진 것을 경험했을 것이다.

말도 안 되게 여러 증상이 호전되는 그 경험처럼…
구조를 제대로 잡아주면 그런 일이 벌어진다.

믿고 안 믿고는 차차 지켜보면 알게 될 것이다.

Kevin이 의미하는 구조의 문제는 단순하게 목뼈가 틀어지거나, 턱관절이 틀어지거나, 흉추가 틀어지고, 골반이 틀어지는 것을 의미하는 것이 아니다.

그보다 훨씬 깊은 밑단의 개념이 들어 있다.

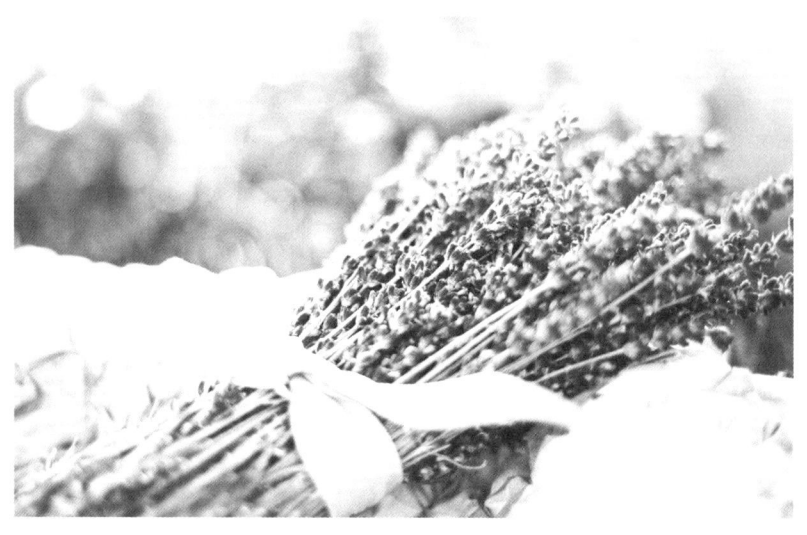

이 책을 읽어주시고 아껴 주심에 감사드립니다!
이 책은 여러분의 건강에 대한 노력과 비용, 시간을 엄청나게 아껴드릴 것입니다.

저와 함께하시면 고혈압, 당뇨, 치매, 암, 디스크 같은 무서운 질환에서 자유로울 수 있습니다. 미리 예방하시기 바랍니다.

앞으로도 Kevin은 여러분들이 여러 가지 질환들을 편하고 쉽게 고쳐나갈 수 있도록 다양한 건강 아이템들을 선보이도록 노력하겠습니다. 계속 많은 격려와 관심 부탁드립니다.

다음 책이나 강의에서 만날 내용-!

일단 두통, 어지럼증, 불면증, 위염, 간염, 역류성 식도염, 허리디스크, 오십견 등 여러분이 흔히 많이 가지고 있는 질환에 대한 진단과 치료법을 단행본 책으로 풀어내고자 한다. 이 방식들은 거의 대부분 의사나 한의사 도움 없이 본인이 스스로 해결하는 방법에 대한 설명으로 이루어질 것이다. 통증 없이 기분 좋게 자면서도 치료가 돼버리는 행복한 치료법이 될 것입니다.

구조, 영양, 어혈, 독소의 4가지를 유념에 두면 여러분은 건강의 문제에서 자유롭게 되고, 젊게 살 수 있습니다.

-구조 교정법

-음식 혁명-음식을 완전하게 새롭게 바꾸는 방법

-체내 어혈 제거법

-체내 독소 제거법

기상 시 운동법

자기 전 운동법

식사 후 운동법

출근 시 운동법

운전할 때 운동법

청개구리 운동법

구조 문제를 셀프 케어를 통해 풀 수 있는 도구 제작 중!

머리부터 발까지 모든 관절을 셀프로 푸는 법
한 달 집중 케어로 새사람 되는 법
자면서도 치료하는 법, 탈모를 스스로 치료하는 법

인간은 자신의 입으로 계속 해로운 음식을 집어넣는 행위를

멈추지 않으면서, 의사가 처방해 주는 양약을 통해

자신의 몸을 치료하고자 하는 게으른 심리가 있다.

－Kevin－

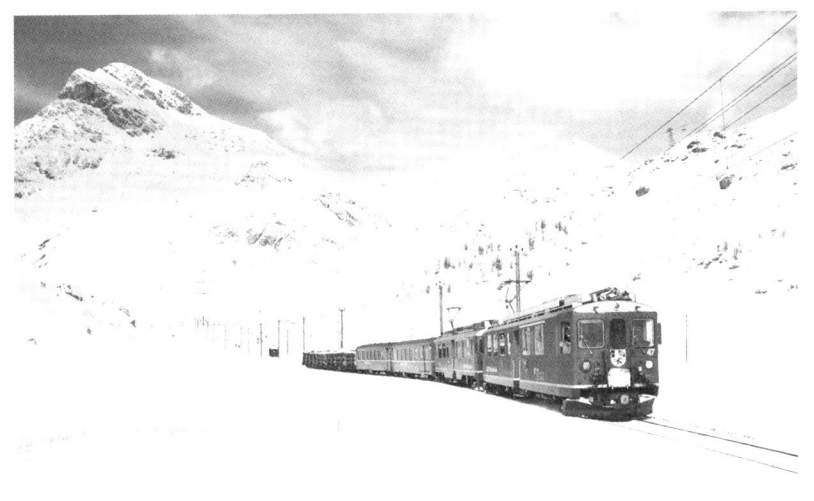

여러분들은…

그런 잘못된 방향으로 가는 열차에서 빨리 뛰어내려야 한다!

〈저자 약력〉

원광대 한의대 졸업
한의사로 20년 가까이 진료함
Youtuber, 작가, 온라인, 오프라인 건강 강사로 활동 중

유튜브 채널: "Kevin의 건강캠프" 운영
다음 카페: "리브영365" 운영
네이버 카페: "건강 온라인 교육 강좌" 운영

건강해지려면 절대 의사 말을 믿지 마라

초판 1쇄 발행일 _ 2020년 12월 31일
　　3쇄 발행일 _ 2021년 10월 22일

지은이 _ 오남재
펴낸이 _ 손근호

펴낸곳 _ 도서출판 그림과책
출판등록 2003년 5월 12일 제300-2003-87호

03030 서울 종로구 통일로 272, 210호(송암빌딩)
　　　도서출판 그림과책
전화 (02)720-9875, 2987 _ 팩스 (02)720-4389
도서출판 그림과책 homepage _ www.sisamundan.co.kr
후원 _ 월간 시사문단(www.sisamundan.co.kr)
E-mail _ munhak@sisamundan.co.kr

ISBN 979-11-90411-26-4(03810)

값 35,000원

본 책은 저작자의 지적 재산으로서 무단 전재와 복제를 금합니다.

이 도서의 국립중앙도서관 출판예정도서목록(CIP)은 서지정보유통지원시스템 홈페이지(http://seoji.nl.go.kr)와 국가자료공동목록시스템(http://www.nl.go.kr/kolisnet)에서 이용하실 수 있습니다. (CIP제어번호 : CIP2020054276)